U0214691

现代中医
临床产科学

XIANDAI ZHONGYI
LINCHUANG
CHANKEXUE

谢德聪
吴冬梅——
主编

海峡出版发行集团｜福建科学技术出版社

图书在版编目（CIP）数据

现代中医临床产科学 / 谢德聪, 吴冬梅主编.
福州 : 福建科学技术出版社, 2024. 11. -- ISBN 978-7-
5335-7388-1

Ⅰ. R271.4

中国国家版本馆CIP数据核字第202413WT89号

出 版 人　郭　武
责任编辑　林之瑶
策划编辑　李　英
装帧设计　刘　丽
责任校对　王　钦

现代中医临床产科学

主　　编	谢德聪　吴冬梅
出版发行	福建科学技术出版社
社　　址	福州市东水路76号（邮编350001）
网　　址	www.fjstp.com
经　　销	福建新华发行（集团）有限责任公司
印　　刷	福州德安彩色印刷有限公司
开　　本	700毫米×1000毫米　1/16
印　　张	26.5
字　　数	420千字
版　　次	2024年11月第1版
印　　次	2024年11月第1次印刷
书　　号	ISBN 978-7-5335-7388-1
定　　价	298.00元

守正创新

发展中医产科学

杨长波 敬祝

庚子年春

徐　萍　（福建中医药大学附属第二人民医院）

黄思萍　（福建中医药大学）

龚婷婷　（福建中医药大学附属第二人民医院）

谢德聪　（福建中医药大学附属第二人民医院）

编委会特聘专家

吴黎雅　（福建中医药大学附属第二人民医院）

游　涛　（福建中医药大学附属第二人民医院）

编写秘书

刘用诚　（福建中医药大学附属第二人民医院）

谢德聪

国家中医药管理局第五批老中医药专家学术经验继承工作指导老师，福建省首批名中医，福建中医药大学妇科教研室主任，福建中医药大学妇科硕士学位创建者、硕士研究生导师，福建中医药大学附属第二人民医院妇产科学术带头人。

1968年毕业于福建中医学院六年制本科中医医疗专业，从医执教半个多世纪，主要从事中医妇产科临床及研究工作。

　　妊娠、分娩和疾病始终伴随着人类共同存在，可见产科学是医学的一个重要组成部分。众所周知，中医妇产科的萌芽很早就有了，从我国最早期的文字甲骨文来看，至少在三千年前，我国就已有关于某些妇产科疾病的历史资料，早在《诗经》和《山海经》中就明确记载了某些药物在妇产科中的作用。《黄帝内经》有关妇产科的内容已相当丰富，也为中医妇产科学奠定了理论基础。汉与三国时期，中医妇产科开始专科化，此后的两千多年，中医妇产科的经验与知识不断得以丰富与完善，形成了完整的理论体系和技术方法，也为保障孕妇的健康和民族血脉的延续，作出了巨大的贡献。

　　谢德聪教授是福建省内外知名的中医妇产科专家，她早年毕业于福建中医学院（现为福建中医药大学），后师从中医著名妇科专家陈雨苍教授，在中医妇科、中医产科等领域，有着扎实的理论功底和丰富的临床经验。谢德聪教授德艺双馨，数十年来，一直坚持在中医妇产科的教学、临床和科研工作第一线，取得了丰硕成果，得到了学生的爱戴和患者的广泛好评。《现代中医临床产科学》一书是谢德聪教授在产科领域的学术思想和临床经验的总结，也是她近年来出版的系列著作之一。

　　本书共分 17 章，系统阐述了中医产科的生理、病理特点，及其在优生优育、围产期疾病诊治等方面的特色和优势，既有传承又有创新，既有理论又有实践，体现了谢德聪教授知行合一的医者风范。

　　谢德聪教授是我的老师，此次新书出版，本人有幸先睹为快，深感这不仅是一部非常有意义的中医产科学专著，对于广大中医药工作者，尤其是从事中医妇科、产科专业的同道而言，更是一本难得的参考书。

　　同时，我也借此机会表达对谢德聪教授的敬意！是为序。

福建中医药大学校长　李灿东

2024 年 8 月 1 日于福建中医药大学

前言

　　中医产科学是中医学的组成部分，源远流长，为中华民族的繁荣昌盛立下了丰功伟绩。经过数千年的发展已经形成了完整而独立的理论体系，积累了丰富的临床经验，我们不仅要挖掘继承，进入新时代更要努力加以创新，为女性的健康作出新贡献。

　　中医妇产科学起源于对女性孕育的认识，是世界上最早关注产育的医学。商代甲骨文卜辞有许多生育方面的内容，《易经》载"天地氤氲，万物化生，男女媾精，胎孕乃成"，揭示了生命的起源。又载"妇三岁不孕"，提出了不孕的病名与诊断，为世界医学引用至 20 世纪末。马王堆汉墓出土的《胎产书》有原始的胚胎发育的记载，堪称世界胚胎学之始。春秋以前，产育已涉及产门破裂、逆生、过期妊娠、胎动不安、难产、胎教以及妇产科药物的内容。《黄帝内经》对此加以总结，有女性解剖、生理、病理、诊断、治则、方药等记载，为妇产科形成与发展奠基。随着产科著作不断增多，妇产科理论不断发展，临床经验得以提高。《金匮要略》开创了妇产科疾病的辨证论治，此后，妇产科发展步入快车道。《诸病源候论》全面阐述了妇产科的病因病机。徐之才的《逐月养胎法》记载的胚胎发育与现今临床已十分接近。杨子建《十产论》记述了正常分娩、难产的处理，胎位不正的纠正手法等，多与现今临床相切，可想当时的产科临床是何等的发达！宋代时我国领先世界最早成立产科。中国有许多产科史上的世界之最如女性特有的生殖器官"子宫"之称，最早见于《神农本草经》；《诸病源候论》有"人工流产""子痫"及妇产科病源的首载；扁鹊的医案、脩己胸坼而生禹、药物堕胎等。这些无不彰显产科的辉煌。但到了明代，由于封建礼教盛行，产科的发展受到极大的限制。清末西医的传入、崇洋媚外的心态，使中医产科几乎被西医替代，中医产科发展进一步受挫。

直到中华人民共和国成立，我们才迎来了中医药发展的春天。各地陆续开办了中医高等教育院校，培养中医专门人才，开办中医医院，分科诊疗，经过老一辈中医妇产科专家及一代代年轻中医的不断努力，继承、发展、创新，中医妇产科理论与临床都取得了新进展，现代的中医妇产科已经成为独具特色的中医学科，有博士、硕士学位点，有人才培养规划、重点攻关课题，有中医流派传承等。但成果多集中在妇科，相较妇科，中医产科发展较滞后。可喜的是，许多中医医院都开设了产科，终能使中医产科的优势得以发挥，近年中医产科还逐渐深入辅助生殖技术的研究。但是，目前多数产科从业者为西医，有的中医医院的产科是纯西医，中医参与产科工作者并不普遍。个中之因，首先是产科教学的缺失。高等中医药院校教材为《中医妇科学》，内容侧重妇科，缺乏产科基本知识与技能的培训，就连正常分娩的接产技术都无涉及，因而降低了中医学生参加工作的底气。再者，中医产科在盆腔解剖方面的研究相对不够精准，而且在疾病命名与诊断方面也存在一定的局限性，缺乏中医产科专著，也没有专门中医产科的国家标准，使中医产科临床遇到不少困惑。

为了更好地继承与发扬中医产科学的理论，总结临床新经验、新方法，推广新成果，推介更加切合临床的治疗方法与经验，也为规范中医产科临床诊断与治疗进行一点探索，经名医工作室全体同仁的努力，我们秉承传承与创新之旨，编写了这部《现代中医临床产科学》，以供中医院校的医学生、教师、产科临床医师参考。并借此抛砖引玉，以进一步规范中医产科的教学与临床，推动中医产科的发展与创新。

本书内容分上、下篇及附篇，上篇总论主要论述了产科基础，包括中医产科学发展简史、女性生殖器官的解剖与功能、妊娠生理、妊娠诊断、产前检查与孕期保健、正常分娩、产褥期生理以及遗传咨询、产前筛查和产前诊断。"中医产科学发展简史"是笔者史料方面的处女作，主要参考马大正主编的《中医妇产科发展史》及其他史料。在阅读史料过程中，笔者数次为产科成就激动不已，冀望能使读者从中领略中医产科曾经的辉煌，以激励学者继承、弘扬、创新中医产科。"女性生殖器官的解剖与功能"主要介绍现代人体解剖学方面的内容，这并不有悖中医。清末西医传入，王清任即著《医林改错》，接纳了西说，首次在中医医籍里描述了子宫的解剖位置，传承至今。若是王氏再世，他一定还会改错。《黄帝内经》里就有关于解剖的内容，只是由于当时条件的限制不能细化。人体器官的解剖不因中、西有别，而是客观的存在，其中西名称与功能大多也能互通，有现成的，中医可以引用。只有解剖清楚了，才能了解妊娠的起始，这是产科必备的知识。"妊娠生理"在阐明中医基本理论的前提下，采用了宏观与微观相结合的叙述方式。科学在发展，时代在前进，中医的科学发展必定会走进微观，这也是目前产科临床的需要。上篇其余几章也详细介绍了产科基础中的其他重要内容。与以往妇科学总论篇不同的是，本书基础部分仅涉及产科生理，未讨论病因病机、诊断、治法，因孕产疾病涉及胎儿，有其特殊性，为更切合临床，亦为避免重复，本书将病因病机、诊断、治则在下篇中叙述。下篇主要论述了产科常见疾病，其中的病名以采用中医的说法为主，而产科急症因中医相对缺乏针对性强的病名而多采用西医病名，如羊水栓塞、子宫破裂、胎盘早剥、胎膜早破等。其实诸如羊水、子宫、胎膜、胎盘都是中医固有的名称，应该立足临床实事求是，以立异位妊娠为中医病名的态度来改革中医产科病名，使其更切合临床。因此，本书率先应用子宫破裂、胎盘早剥等病名，希望不要落入"不中不西"的骂名。葡萄胎、胎盘早剥、前置胎盘等，这些病名明了直观，易为患者理解接受，而中医医籍也有相关症状的记载，我们认为中医应该接纳西医这些直观的病名，正如子痫是中医传统病名，西医亦称子痫，中西医同用。科学的病名有利于疾病的诊治，我们率先采用此法，冀希同行的认可，亦建议以后中医产科采用之。下篇主要侧重临床诊断与临床实用、有效、简便、安全的治疗方药与新技术，也推介一些笔者所在科室常用的治疗方法，供同道参考。书中选入的病种仅限产科常见病，有待后续完备。附篇主要介绍产科常用的诊疗技术，如超声检查、胎儿镜检查、羊水检查等。

《现代中医临床产科学》体现时代特征，主要面向临床，内容坚守中医基本理论与传统的中医诊疗技能，亦接受了现代新的检测技术，如生化、超声、胎心监护等以充实中医诊断方法。即使华佗再世，相信也会与时俱进，采用新的科学技术创新中医。书中增加的手术治疗是产科必备，也是中医传统的治疗方法。书中采纳了一些西医内容是鉴于当前中医国家诊疗标准的要求，如中医病历必须要有西医诊断，以此适应当今产科临床。笔者冀望中医药类高等院校毕业的学子都能通过学习掌握产科临床技能。

编写本书是笔者的夙愿。在编写过程中，笔者得到了全国人大代表、国医大师、中国中医科学院首批学部委员、全国名老中医药专家学术经验继承工作指导老师、福建中医药大学附属第二人民医院原院长、脾胃病专家、博士生导师杨春波教授的支持与鼓励，并为本书题词；得到福建中医药大学校长、全国著名的中医诊断学专家、闽江学者、全国名中医、博士生导师李灿东教授的关心与鼓励，并在百忙中为本书作序。诸位的关怀与鼓励让笔者深受感动，自内心深表感谢，并致崇高的敬意！同时，笔者还得到知名乳腺病专家吴黎雅主任、超声医学专家游涛主任的鼎力协助，为本书撰稿，奉献宝贵的临床经验，深表谢意。本书的面世更是名医工作室同仁共同努力的结晶，非常感谢同仁的鼎力相助！

　　本书作为中医产科专著意为抛砖引玉，鉴于水平有限，且初次尝试，错失难免，望能斧正，引起争鸣，以逐步完善中医产科临床诊疗标准，更好地继承中医产科，发扬中医产科、创新中医产科，此乃笔者编写本书之初衷。

谢德聪

2024 年 9 月

目　录

目录

产科特殊检查

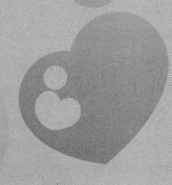

上篇一总论

·第一章·

中医产科学发展简史

中医产科学为中华民族的繁荣昌盛立下丰功伟绩，是世界最早关注产育的医学，具有悠久的历史、深厚的科学理论和丰富的临床诊治经验，值得进一步挖掘与提高。

一、春秋战国以前

从文字记载伊始，医学首先重视嗣育，以延续生命，发展人口。在殷墟出土的四五千年前的殷商甲骨文中，就有"疾育"及预测分娩时间、分娩吉凶等女性孕育方面的卜辞，如"贞，（卜辞）子母其毓不丼""戊子贞：妇来（人名）有子"等。《易经》载"天地氤氲，万物化生，男女媾精，胎孕乃成"，揭示了生命起源的机理。同时，还有不孕病名及诊断的记载"妇三岁不孕"，三年不孕的诊断时限为世界医学沿用至 20 世纪末。《史记·楚世家》载："陆终生子六人，坼剖而产焉"，《史记·夏本纪》载："脩己胸坼而生禹"，这是我国最早的类似剖宫产的记载。公元前 11 世纪至前 6 世纪成书的《诗经》里，记载了治疗妇产科疾病的药物，如"蓷"（益母草）、"蘆茹"（茜草）及食之使人"宜子"与"无子"的"鹿蜀""菁蓉"。春秋初年，《左传·隐公元年》载："庄公寤生，惊姜氏，故名曰'寤生'，遂恶之。"朱骏声《说文通训定声·豫部》记载："寤，假借为'牾'，足先见，逆生也"，正是足先露分娩的最早记载。《左传·僖公十七年》载："惠公之在梁也，梁伯妻之，梁嬴孕，过期"，正是过期妊娠的记载。

马王堆汉墓出土的古医书中《胎产书》是至今发现最早的产科专著，其中论述妊娠十月胚胎形成的过程及养生，现存字数仅 600 多字，其中"禹问幼频"一段中描述了古人对十月胚胎发育的初步认识，谓：一月名曰流刑，二月始膏，三月始脂，四月始成血，五月始成气，六月始成筋，七月始成骨，八月始成肤革，九月始成毫毛，十月气陈。这是胚胎发育的最早记载。同时，书中还记载了逐月饮食、生活起居等的调护。这在当时确实了不起，对后世影响较大，尤其孕期调护诸法包括调饮食、禁房事、避风寒、和情志、慎起居等，影响深广。与《列女传》中记载的周文王之母"妊文王，目不视恶色，耳不听淫声，口不出敖言，生文王而明圣……君子谓太任为能胎教"一脉相承，至今乃被视为胎教之典范。同时出土的《五十二病方》中也有妇产科疾病治疗的内容。《淮南子·精神训》也有关于胚胎发育的记载："一月而膏，二月而胚，三月而胎，四月而肌，五月而筋，六月而骨，七月而成，八月而动，九月而躁，十月而生。"文字描述更接近临床，而且更直白，在《胎产书》之后，此说多为后世沿用，可以被认为是世界最早的胚胎学雏形。

中医经典巨著《黄帝内经》总结了周以前的医学经验，有女性生殖器官"女子胞"、妊娠生理、妊娠诊断、妊娠用药原则等记载，称子宫为"女子胞""胞""子处"，属"奇恒之府"，还有子门、毛际、前阴的记载。《灵枢·本神》载："生之来，谓之精，两精相搏谓之神"，《灵枢·经脉》载："人始生，先成精，精成而脑髓生，骨为干，脉为营，筋为刚，肉为墙，皮肤坚而毛发长"，《灵枢·决气》载："两神相搏，合而成形，常先身生，是谓精"，揭示了生命的起源。书中将怀孕称为"怀子""有子""重身"，并以脉象等诊断妊娠。《素问·阴阳别论》载："阴搏阳别，谓之有子。"《素问·平人气象论》载："妇人手少阴脉动甚者，妊子也。"《素问·腹中论》载："何以知怀子之且生也？岐伯曰：身有病而无邪脉也。"书中还有妊娠子暗、乳子而病热（产后发热）病因脉证与治则预后的论述。《素问·六元正纪大论》载："妇人重身，毒之何如？岐伯曰：有故无殒，也无殒也。帝曰：愿闻其故，何谓也？岐伯曰：大积大聚，其可犯也，衰其大半而止，过者死。"《灵枢·五禁》载："新产及大血之后……皆不可泻。"这些记载指出了妊娠病及产后出血的治疗与用药原则。《黄帝内经》为产科理论奠基，影响至今。

二、秦汉时代

东汉有"女医"与"乳医"的记载，似指妇产科医师。据考证，妇产科医籍有张仲景的《疗妇人方》一卷、卫汛的《妇人胎藏经》、佚名氏的《妇人婴儿方》、《伤寒论》原序里曾提及的产科专著《胎胪药录》，惜均未见存留。唯存东汉末年医圣张仲景所著的《金匮要略》，其中妇人妊娠、产后、杂病篇计23证、35方，开创了产科疾病辨证论治的理论体系。其中不仅有关于常见妊娠病与产后病的诊治的内容，同时，还有关于产后"三病"等急重病救治的内容，至今乃指导着产科临床。其有关"三病"的内容中，妊娠与产后病篇在先，妇人病篇在后，体现了汉代仍然独重产科。妇人病里首先被重视的不是月经与带下，而是分娩的痛苦与死亡。《汉书》中有"妇人免（娩）乳大故，十死一生"之说，死亡率之高自然引起重视，故使当时的人独重胎产。《金匮要略》"禽兽鱼虫禁忌并治"篇中还提出有的食物妊妇食之，"令子青盲""令子淫乱无耻""女子绝生"。在"果实菜谷禁忌并治"篇中提出"产后不宜多食梨，否则令人寒中"。《史记·扁鹊仓公列传》记载了淳于意的 25 个病案，其中有 2 例关于闭经与难产的病案，被认为是最早的妇产科医案。汉代名医华佗，在世界医学史上发明了第一种麻醉药——麻沸散，使妇产科手术治疗有了可能，同时还有他以针药并用下死胎的记载。中国最早的药物学专著《神农本草经》记载中药 365 味，阐明具有治疗妇产科疾病功用的有 85 味。在紫石英条文首次记载了女性生殖器官"子宫"，曰："主女子风寒在子宫，绝孕十年无子"。不难想象，如果中医没有解剖怎么可能有子宫的名称。之后成书的《名医别录》，梁·陶弘景撰著的《本草经集注》中辑入《名医别录》的药物计 730 味，其中 140 味有标明具有妇产科方面的功效，比《神农本草经》多 55 味。这些足见汉代在妇产科药物方面的探讨已取得瞩目的成就。

可以认为，秦汉时期在女性生殖器官、妊娠生理、妊娠诊断、胚胎发育、孕期调护、正常分娩的认识，以及孕产疾病的诊治、难产的处理等领域都具有一定的水平，有理论、有实践。该时期已出现妇产科医生，独重孕产，产科的理论与临床水平都领先于妇科，产科学已日渐成熟。

三、魏晋南北朝时期

魏晋时期在产科理论方面有了一定发展，如王叔和的《脉经》记载了以脉象诊断妊娠，分别男女胎，预测妊娠月份、分娩时日等，其中"激经""离经脉"一直为临床所沿用。书中还有妊娠十月分经养胎的记载。同时，书中还首次记载了胎膜早破导致的堕胎："妇人怀娠六月、七月，暴下斗余水，其胎必倚而堕。此非时，孤浆预下故也。"书中还载有"妇人有胎腹痛，其人不安，若胎病不长，欲知生死，令人摸之……冷者为死，温者为生"，以切诊方式，根据腹部冷热来判断胎儿的生死，在当时是一大发明。同时，书中还提出用川芎、瞿麦治疗胎死不下，以大豆紫汤治产后中风，至今仍为临床所沿用。书中还提出妇人产后"满百日方可会合"，对妇人产后保健极具意义。

子痫的病名、症状与治疗最早见于陈延之的《小品方》。在"葛根汤"条文下载："主痉冒，疗妊娠临月，因发风痉，忽闷愦不识人，吐逆眩倒，小醒复发，名为子痫。"在"竹沥汁"条文下载："疗妊娠忽闷，眼不识人，须臾醒，醒复发，亦乃不醒者，名为痉病，亦号子痫病，亦号子冒。"与今临床相符。《小品方》

中还有"堕胎方"与"断产方"的记载。《小品方》还创胶艾汤、苎根汤、安胎止痛汤、安胎桑寄生汤治疗胎动不安，具有很好的临床疗效。此外，《小品方》中还有以淡渗利湿的猪苓散、清热利湿的地肤饮、清利湿热与安胎并用的黄柏寄生汤治疗子淋，以甘草、当归、干姜、大枣治疗胎不安，用干竹皮、当归、川芎、黄芩治疗母有热、胎不安的记载，体现其辨证论治思想。

难产关系母子安全，《针灸甲乙经》称难产为"乳难"，并以气冲、太冲、中封、昆仑等穴治疗。《小品方》中有"横产""倒产""手足先出"等难产的记载及处理，都有一定的临床价值。其中也有以甘草散（甘草、黄芩、大豆黄卷、粳米、麻仁、干姜、桂心、吴茱萸）等药物预防难产的记载，谓"未生一月前预服，过三十日，步行动作如故，儿生坠地，皆不自觉"，含无痛分娩寓意。《刘涓子鬼遗方》也记载以药物、膏方、丸药内服、外摩治疗难产。《三国志》有魏晋时期"腋生""剖胁生"剖宫产母子存活的记载。《晋书》还有连体胎儿、先天性脊椎裂、两性畸形的胎儿畸形的记载。由此可见，魏晋时期产科理论与临床都达到较高的水平。

南北朝时期产科的发展主要体现在临床诊疗与方药的不断丰富。据考证，当时的产科著作有德贞常的《产经》《注解胎产大通论》、徐之才的《逐月养胎法》等，惜已散佚，幸后著如孙思邈的《千金方》等收录了部分内容。对产科影响至深的是《逐月养胎法》，其在《胎产书》的基础上进一步动态观察了十月胚胎发育的全过程，细化了十月分经养胎法。其曰："妊娠一月始胚，二月始膏，三月始胞，四月形体成，五月能动，六月筋骨立，七月毛发生，八月脏腑具，九月谷气入胃，十月诸神备，日满即产矣。"较之《胎产书》中的记载大有进展，已基本符合胚胎生长发育的全过程。在科学不发达的年代，对胚胎发育有如此接近的认识，确系难能可贵。这是中医较早的胚胎学，影响深广，流传一千多年，此后凡是涉及胚胎发育的内容大多将其作为重要参考。同时，《逐月养胎法》提出孕期饮食精美、居处宁静、情志舒怡、衣着适度、劳逸结合、讲究卫生等调护法，对胎儿的发育、母体的健康，都是十分科学与重要的，亦充分体现了当时对孕妇的高度关注。

这一时期关于孕产疾病的诊治记载亦比较多，仅就《集验方》为例，书中就涉及子烦、恶阻、怀胎不长、妊娠心痛、胎动不安、子肿、产后淋、产后渴、产后小便数、产后阴下脱等病的诊治方药。同时，还有"易生"及以牛膝、葵子治疗产后胞衣不下的记载。《僧深方》中有养胎易生丹参膏治疗的记载，可见当时膏剂的制作工艺已经成熟。

针刺引产在南北朝已具相当水平。据《南史·张邵传》记载："宋后废帝出乐游苑门，逢一妇人，有妊，帝也善诊，诊之曰：'此腹是女也。'问文伯，曰：'腹有二子，一男一女，男左边，青黑，形小于女。'帝性急，便欲使剖，文伯恻然曰：'若刀斧恐其变异，请针之立落。'便泻足太阴，补手阳明，胎便应针而落。二儿相续出，如其言。"此后，针泻足三阴交穴、补手合谷穴下胎的方法一直被效法。此外，当时还有关于预产期的计算、畸形胎儿（如一头二身、四手、四脚、三耳等），以及"一产四男，四产十六男"的记载，在产科史上都是宝贵的资料。总之，此期有关胚胎的发育、逐月养胎、预产期的计算、畸胎分娩、多胎、针刺下胎的记载及一些产科疾病的诊治技法等在中医产科发展史上具有重要意义。

四、隋代

隋文帝统一了南北朝，在位24年发展生产，社会安定，百姓安居，为医学的发展创造了良好的条件。这一时期妇产科的成就主要体现在病因病机的形成、产科专著的丰富及产科临床技术的进一步提高。但由于受到当时盛行的道教与佛教的影响，妇产科蒙上了一些鬼神色彩，对此后产科的发展影响不小。

巢元方的《诸病源候论》是中医第一部论述病因、病机、证候的专著，其中论述妊娠病与产后病各2卷，共283论，内容丰富，分析详尽。书中首次将子淋病因以"虚热"立论。书中将子肿病因描述为"脾胃虚弱，脏腑之间有停水而挟以妊娠故也"，认为胎间水气为之，并根据肿胀部位、发生时间、肿胀程度以别生理与病理之不同及预后，对羊水过多与过少影响胎儿发育，甚或胎死有详细的描述，表明是时产科水平已不一般。即使对子烦这样的一般病症，巢氏也首次分析其因有痰饮、痰火、虚热之不同，病证分析全面。除因妊而病之外，书中又曰："四时之间，忽有非节之气……一气之至，无人不伤……妊娠遇之，重者伤胎也。"不仅记述流行病的传播，并指出对胎儿的影响，可致伤胎、堕胎，主张逐月养胎，以防疾病来袭。妊娠期间，若孕母有疾"令胎不长"或"兼害妊妇"者，巢氏提出益母养胎与去胎保母的不同处理方法，成为妊娠病治疗的一大原则，影响至今。滑胎，时人称"数失子"，巢氏认为"妇人数失子者，或由乖阴阳之理，或由触犯禁忌""妇人肾以系胞，妊娠而腰痛甚者，多堕胎"，指出房劳肾虚是其主因，成为后世益肾安胎的依据。巢氏不仅全面阐述妊娠病病因病机，同时，对妊娠合并内科疾病，如时气、中风、热病、伤寒、吐血、尿血、咳嗽、胸痹、疟疾等病因病机多有涉及，对临床具有重要指导意义。

马大正指出，《诸病源候论》是最早记载产妇分娩体位的书，曰："妇人产有坐有卧，若坐产者，须正坐……卧产者，也须卧定，背平着席，体不得伛曲。"关于难产的病因，巢氏指出"产难者，或先因漏胎，去血脏燥，或子脏宿夹疹病，或触禁忌，或始觉腹痛，产时未到，便即惊动，秽露早下，致子道干涩，产妇力疲，皆令难也""产时未到，秽露已尽，而胎枯燥，故子死腹中"。这些科学的论述与当今临床情况相切。

巢氏对产后病的病因病机、证候也有广泛而详细的论述。尤其在产后急重症方面，如首次称胞衣不下为"息胞"，其因用力过早"体已疲顿"，"外冷乘之"，并提示"弥须急以方药救治"，不可怠慢，认识到胎盘不下必须紧急处理。对产后恶露不绝、产后腹痛的病因，巢氏以"瘀血""风冷"立论，影响至深。同时，对产后血晕其以病因、证候辨虚实，指出预后之凶险，曰："心烦气欲绝是也，亦有去血过多，亦有下血极少，皆令运。若产去血过多，血虚气极，如此而运闷者，但烦闷而已。若下血过少而气逆者，则血随气上掩于心，亦令运闷，则烦闷而心满急，二者为异。亦当候产妇血下多少，则知其产后应运与不运也。然烦闷不止，则毙人。"对张仲景产后"三病"中的"郁冒"证多有发挥。

巢元方的《诸病源候论》是现存最早的中医病因、证候学著作，也开创了中医妇产科最全面的病因病机学说，中医妇产科从此成为具有生理、病理、诊断、治疗等完整理论体系的学科。巢氏之作也是隋代病因病机学成就的代表。

隋代妇产科著作以产科为多，据记载有专门推算预产期的专书等，惜多以散失，唯有《产经》的部分内容被收录于日本丹波康赖的《医心方》中。据载，《产经》有许多治疗妊娠病与产后病的方药，还有82味妊娠禁忌药，脐带烧末治疗数落子，牛膝根治疗子死腹中不出，以外治法、阴道纳药中止妊娠与绝育、治疗不孕，以及"儿生颅破者死"（即无脑儿）等有价值的记载，均体现了中医产科临床在不断发展。

五、唐代

唐代文化经济繁荣昌盛，百姓安居乐业，太平盛世达二百多年，医学亦因此得到极大的发展，因当时妇女受重视，故妇产科得到迅速发展。唐代人口的大量增长，为妇产科临床的发展提供有利的条件，积累了许多临床经验与方药，也在临床中发展了妇产科的理论，这些成就集中体现在临床水平的提高与有跨越时代意义的妇产科著作不断涌现，产科趋向专科发展。

唐代妇产科著作以产科内容为主，不少著作不仅对当时妇产科的发展起着重要作用，直至现今仍有重要的科学价值。据记载，当时的妇产科著作有诸如《妇人方》、崔知悌的《崔氏产鉴图》、王岳的《产书》、时贤的《产经》等，惜多已佚，仅昝殷的《经效产宝》得以保存流传，还有《产经》的部分内容散落在其他医籍里。《经效产宝》是至今现存的第一部理论与方药俱备的产科专著，其在论述胎动不安中指出"安胎有二法，因母病以动胎，但疗母疾，其胎自安。又缘胎有不坚，故致动以病母，但疗胎则母瘥。其理甚效，不可违也"。这种辩证的科学安胎观被沿用至今，且与现今临床相符。其在辨别胚胎死活，以"胎不动，不知子死生者，但看母唇。口青者，儿死母活；口中青沫出者，子母俱死；口舌赤青沫者，母死子活也"。这在当时没有医疗检测设备的年代是一个创举，可见其临床之精，一直被后世医籍引用。该书对产科疾病临床症状的记载也比较详细，其用当归、川芎治胎动下血，谓具"死即下，活即安"的双向作用，成为妇产科诊断性治疗第一方。唐代临床治疗善于辨证论治，仅脾虚子肿治疗就有健脾利水、健脾和血、健脾降气、健脾渗湿等不同治法，还有外治法。唐代医家从临床中总结出许多有效的方药，如孙氏的"千金鲤鱼汤"沿用至今。当时的药物有按功用分类，还有按科归类。《新修本草》中就有安胎、堕胎、难产、产后药的记载。

唐代的产科已具相当水平，《外台秘要》里有正常分娩全过程与蹲式分娩、助产手法的记载。当时难产很受重视，医籍记载难产的病因有情志不安、孕期过逸、胎儿过大、坐草过早、产妇力疲、接产不慎等，处理方法就有瘦胎方、缩胎方、滑胎方、催产术等。其中许多处理方法经过临床验证，确实有宝贵的治疗效用。如《产书》记载的"催产走马散子方"以马齿苋为主，现代研究已表明，马齿苋注射液有收缩子宫平滑肌的作用。此外，还有外用药、针刺肩井穴等都是有临床价值的方法。唐代医书中对产后疾病多有涉及，对产后胞衣不下、产后血晕等急重证都有急救与治疗方药的记载。唐人十分重视产后调护，医籍多从饮食、起居、情志诸方面论述之，并有以药物预防产后病的记载。

唐代妇女社会地位较高，经孕产乳病情复杂，孕产死亡者多，引起医者重视，故孙思邈在《千金要方》中提出妇人别立专论："夫妇人之别有方者，以其胎孕崩伤之异故也，是以妇人之病比之男子十倍难疗……所以妇人别立方也。"同时《千金要方》还纂妇人病三卷立于书中之首，以示对妇人的重视。而医籍的这种开创性编排，是推动妇产科成为独立专科的前奏曲。

唐代的妇产科在当时占有重要的地位，临床发展相当迅速，探讨的病种广泛，方药十分丰富，治疗手段多样，尤其重视胎前、产后的调护，可以认为中医围产医学已经形成。临床的发展成就了不少具有划时代意义的妇产科著作，如王岳的《产书》，据考证可能是现存最早的产科著作，内容涉及妊娠与产后诸多病种，同时有诸如胎动不安、失胎伤胎、预防难产、催生、胞衣不下、产后血晕、出血不止等产科急重症的治疗，足见当时产科水平之高。《经效产宝》是我国现存产科理论与方药最为完备的专著，现存 3 卷 41 篇 374 方，每篇篇首多论述病因病机或治疗大法，再介绍具体病症的治疗，创制许多效验之方，流传甚广。唐宋至清"讲妊育者，当以是书为最古矣"，其还流传至日本、朝鲜，是产科著作中有着重要价值的专著。此外，在其他著作中还零散记载了专门去胎的药物，一胎多子，两性、连体等畸形胎儿及连体胎儿手术分离术。

唐代妇产科的发展步入快车道，有的成就具划时代意义，并为产科建立独立专科奠基。但唐代妇产科的发展仍重产科，妇科发展相对落后，这主要因社会对繁衍的重视及孕产危急重症的影响所致。

六、宋代

宋代经济与社会文化的发展，活字版的问世，造纸业的发展，推动了医学的发展。熙宁九年（1076 年）朝廷设立太医局，开展医学教育，总结临床经验，提高理论水平，下设九科，产科为其中独立一科，极大地推动了产科的发展。这一时期临床出现专业妇产科医生，产科设有教授，且都是医学能人，诸如郭稽中、陈自明，既是医学教授，也从事临床，还能著书立说，理论与临床相结合，极大地提高了妇产科的理论与学术水平，创作出许多妇产科专著，唐以前著作多为临床治疗与方药总结，宋代较之更重视理论探讨。正如陈自明在其《妇人大全良方》序中谓前医之作"纲领散漫而无统，节目谆略而无备，医者尽于简易，不能深求遍览"，而称其作"纲领节目，灿然可观"。宋代妇产科理论发展之一，是对阴阳学说的阐发与应用。由朝廷组织编写的北宋最大方书《太平圣惠方》提出"夫妇人者，众阴之所集"。阴血与阴精是妇女生理的根本，以此推测病因，并以阴平阳秘的理论指导临床诊疗，如《圣济总录》提出产后虚热因"阳气偏盛，使阴阳不得平均"。《普济本事方》曰:"大率妇人妊娠,唯在抑阳助阴";"若阳盛搏之,则经脉妄行,胎乃不固";"阴阳调匀,有益胎嗣"。其二是妇产科中气血学说的确立。《圣济总录》中提出妇人"以血为本,以气为用",《陈素庵妇科补解》曰:"男子以气为主,女子以血为主",故治妇人病陈自明《妇人大全良方》提出"大率治病,先论其所主。男子调其气,女子调其血""然妇人以血为基本,气血宣行,其神自清"。在女子以血为主的生理病理观指导的临床中出现了许多燮理气血的方药,最有代表性的则是《太平圣惠方》的四物汤,主妇人一切血症。妇科阴阳与气血学说是妇产科理论的基石,在这些理论的指导下,妇产科临床逐渐步入辨证论治的轨道,提出"夫论治病之道者,必求本以为先务"。陈自明反对"无方可据,揣摩臆度",认为"夫通用方者,盖产前、产后皆可用也,或一方而治数十证(病),不可入于专门",反对一病一方的治病方式。在谈到四物汤的临床应用时,其列举了许多症状的加减配伍,可见其辨证之灵动。四君子汤、归脾汤、二陈汤、平胃散等都是当时的辨证明确、功效卓著的代表方。

宋代妇产科临床已达到比较成熟的阶段,在理论指导下对临床疾病诊治更加全面,诸如《妇人大全良方》《产科百问》《产育宝庆集》《卫生家宝产科备要》等妇产科名著都分门别类全面记载妇产科疾病的诊疗,即便如《本事方》《太平圣惠方》等大型方书,亦立专篇讨论妇产科疾病,内容广博,不仅涉及胎教、逐月养胎将息、预服滑胎令易产及一般的妊娠病,对妊娠胎动不安、下血、腹痛、胎水肿满、胎不长、堕胎后、产后出血不止、产难胞衣不出、子死腹中、鬼胎、逆产、横产等急重症多有诊疗记载。许多诊疗方法影响至今,如《普济本事方》以紫苏散治疗子悬、愈风散治疗产后中风,陈自明以天仙藤散治疗妊娠肿胀、趁痛散治疗产后身痛,《太平惠民和剂局方》分别以花蕊石散、黑神散治疗败血与寒凝所致胞衣不下。《太平圣惠方》以兔脑入药的催生丹,是以动物脑髓以求获得类似于催产素效果的第一名方。胎儿发育不良,宋代称"胎瘦",《陈素庵妇科补解》提出"专从补脾",以脾为气血生化之源,可服三才固本膏,创立健脾补母、充养胎儿的新理论。该书还有"鬼胎"的记载,"妊娠腹内鬼胎者,由营卫虚损,精神衰耗,以致妖魅精气感入藏府。状如怀妊,腹大如抱一瓮,按之无凹凸。不动也。间下黑血或浊水等物,不可作安胎治之。痛甚者,宜雄黄散。"这是最早的以妊娠腹部异常增大、不能触及胎体、无胎动、阴道反复流血为主症诊断葡萄胎的记载,并以雄黄、斑蝥、芫花根、牛膝等药物祛胎,对葡萄胎的诊断与治疗作出了不起的贡献。子痫病宋以前从外风论治者多，《严氏济生方》以羚羊角散治"妊娠中风头项强直，经脉挛急，言语塞涩，痰涎不消，或发搐不省人事，名曰子痫"，转向内风论治，确立了子痫从内风论治的理论。

宋代对分娩与难产十分重视，流行"入月预备药物"以备急用，接生用品《妇人大全良方》记载非常详细，其中有"断脐线及剪刀"等。同时指出："凡临产初，腹痛或作或止，名曰弄胎"，以别于正产之规律宫缩。宋代对难产的处理已有丰富的经验，如因胎儿过大引起的难产，宋代流行用枳壳以瘦胎，如瘦胎散（《经史证类大观本草》）、神寝丸（《妇人大全良方》）均以枳壳为君。对胎膜早破，羊水过多流失，产道干涩所致难产，《陈素庵妇科补解》以补血活血、调气滑利之剂"培荣滑胎散"（当归、川芎、熟地黄、冬葵子、益母草、香附等）治疗。《妇人大全良方》载："乃更用如润滑石末涂产户里，次服前催生药则万全矣"，开创了用阴道润滑剂治疗羊膜早破，产道干涩的难产之先河。对交骨不开的难产，《陈素庵妇科补解》曰："如交骨不开……宜加料佛手散"（当归、川芎、蟹爪、龟甲、肉桂、生芝麻），并用催生散使"气血和调而易产"。其中最具代表性的方剂是催生如意散及兔脑催生丹，对后世产科影响至深。

宋代产科最具影响意义的是杨子健的《十产论》，首次系统地记载了妇人正常分娩与难产原因及处理的方法，十产即正产、伤产、催产、冻产、热产、横产、倒产、偏产、碍产、坐产。此外还有盘肠产。正产是指正常分娩，"正产者，盖妇人怀胎十月满足，阴阳气足，忽然腰腹作阵疼痛，相次胎气顿陷，至于脐腹疼痛极甚，乃至腰间重痛，谷道挺进，继之浆破血下，儿子遂生"，简明扼要地描述了正常分娩的全过程，并以此对照十种难产。各种难产不仅有病因与临床描述，而且均有处理方法，对倒产、偏产、碍产、坐产，首次记载了助产手法，使许多产妇摆脱了死亡的危险，是宋代产科跨时代的重大进展。此后，凡涉及分娩与难产，无一不参考此内容，继往开来，影响至今，也表明了宋代产科已进入鼎盛时期。陈自明《妇人大全良方》对妊娠病诊治记载全面，同时对妊娠合并内科疾病亦多有记载，对产后病诸如产后"三病"，以及发热、出血、胞衣不下等均有诊治方药，而对于产后精神异常，如不语、恍惚、惊悸、乍见鬼神等均是产后抑郁症的起始记载。《黄帝内经》"有故无殒"是妊娠用药原则，而《妇人大全良方》集前人妊娠禁忌药，首次编成"孕妇妊娠药忌歌"流传至今，成为妊娠禁忌药典范。

对于产后病宋代医家提出的治疗原则影响深远，如《陈素庵妇科补解》曰："产后以百日为准，凡百日内得病，皆从产后气血二亏，参求用药，即有伤寒、伤食等症，亦宜补气血药中略加见症，从治一二味为正论"，认为产后多虚，主张产后大补气血；《三因极一病证方论》曰："产后血气既衰，五脏俱损，唯得将补，不可转利，虽恶血未尽，亦不可便服补药，须俟七日外，脐下块散，方可投之"，认为产后虽气血、脏腑俱虚，亦当瘀化方可行补；《仁斋直指方论》曰："产前为之顺气安胎，产后为之扶虚消瘀"，认为产后多虚多瘀，主张扶虚消瘀并行。后世对此都各有效仿者。宋代对产后急重症的诊治有重大进展，如《陈素庵妇科补解》对产后"三冲"的因、症、治有具体的记载："产后血晕，因败血冲心故也……上逆冲心则发晕，额出冷汗，口噤牙紧，甚至不测，宜桃姜煎及琥珀保生锭子"；"产后气喘者，由败血冲肺，九死一生之症也……奔冲入肺，则面黑发喘，最险难治，急宜夺命散或琥珀保生锭子急煎，定喘保肺汤可救一二"；"产后发哕者，由败血上冲入胃也……凡病发呃必凶，宜安胃汤"。其不仅具体记载了"三冲"的症候，而且以活血化瘀方药治疗，此成为后世治疗产后"三冲"的铁则。对产后发热，《陈素庵妇科补解》曰："产后发热，其症不一，有属外因者，外感风邪发热，伤寒发热，夏月产室人喧，热气遏郁，冒暑发热，七日内玉门未闭进风发热，或七日内手试冷水发热，产后未满月，或爱洁，或畏暑当风，浴不拭干，凉风外袭发热，皆属外因。……有属内因者，劳动太早，体虚发热，瘀血闭而不行，阴阳乖度发热，三日内蒸乳发热，产后去血多，肝虚血燥，阴火上炎，迫阳于外发热，产后胃气未复，饮食不节，停滞胸膈，或伤于生冷，呕吐恶心发热，产未满月交合，劳伤肾气发热，皆属内因。治宜分别，皆从产后大补气血为主，而加见症之药"，认识到产后发热有外感、血虚、血瘀、伤食、蒸乳等不同，治宜分别，发前人之所未发，推陈出新。产后胞衣不下，时人已认识到其症之危急，陈自明曰："妇人病……既产莫甚于胞衣不下"，陈素庵言："救治稍迟……气闷而死"，治疗不仅有夺命散、牛膝散、花蕊石散（《妇人大全良方》）等内服药，而且《类编朱氏集验医方》还有徒手取下胞衣的记载，可以认为这是中医清宫术的开端。从正常分娩、难产的处理到产科急症的诊治等，均表明宋代产科已具划时代的巅峰水平。

七、金元时期

金元时期的医学争鸣推动了医学的发展，成就了金元四大家，虽然他们不是妇产科大家，但对妇产科都有杰出的贡献，如刘完素为火热论代表，他主张以清热泻火治疗经带胎产疾病，《河间六书》曰："夫难产或死胎不下，皆由风热燥涩紧敛结滞而不能舒缓，故产户不得自然开通"，主张用"三一承气汤"治疗，并提出"产后诸积不可攻，当养阴清热"，对月经病治疗以"女子不月，先泻心火，血自下也"称著，带下病以"皆湿热结于脉"立论。同时，他还提出"妇人童幼天癸未行之间，皆属少阴。天癸既行，皆从厥阴论治；天癸既绝，乃属太阴经也"，开创了妇产科新理论，影响深远。

张从正主以汗、吐、下治疗疾病，被称为攻下派的代表，主张治病先攻邪，邪去正自安，认为"妇人产余之疾，皆败血恶物"，"催生下乳，磨积逐水，破经下气，凡下行者，皆下法也"，以益元散滑利通窍，更用木梳梳通乳络治疗产后缺乳。同时，还指出产后缺乳"天生者不治"，"或因啼哭悲怒郁结，气溢闭塞以致乳络不行"，发展了产后缺乳的科学的辨证论治。《名医类案》里还记载了张从正救治一接产不慎，臂断子死产妇的案例，产妇命在须臾，针药无效，急取秤钩，钩取死胎，成功挽救产妇生命，马大正认为"这是当今读到的最早运用器械取下死胎的记载，读来令人叹为观止"。另外张氏"凡治妇病，当先问经"，认为带下病主因痰湿下注等，都是极具历史意义的论证。

李杲，金代人，以其重视脾胃而号称补土派。其以健脾益胃升阳法广泛用于治疗妇产科血证等诸疾，认为凡血证当用甘温健脾收功，"妇人分娩及半产漏下……当补而升举之"。补中益气汤、当归补血汤、升阳举经汤便是其代表而被广泛用于妇产科临床，确立了脾胃论在妇产科的地位。

朱丹溪为元代医家，在创新妇产科理论与临床上有着巨大的成就。在医学史上他首次具体地描述了女性生殖器官子宫的形态与功能，《格致余论·受胎论》曰："阴阳交媾，胎孕乃凝，所藏之处，名曰子宫，一系在下，上有两歧，一达于左，一达于右。"在六百多年前对子宫解剖学有这样的认识，是妇产科学史乃至医学史上的伟大成就。朱氏是滋阴派的代表，他主张"产前当清热养血"，提出"产前安胎，白术、黄芩为妙药"，流传千古。而对产后病治疗则承宋代陈素庵主补益论，"产后不得令虚，当大补气血为先，虽有杂证，以末治之"，影响至深。朱氏还以人参、黄芪、白术、茯苓、当归、桃仁、陈皮、猪尿脬补气健脾生肌治愈产伤导致的尿漏，这在没有手术治疗的年代，能以药物治愈，也是了不起的贡献。在妇科方面，朱氏创"气主血配"，以调经、燥湿化痰助孕，都对妇产科的发展起着重要的作用。另外，据罗天益《卫生宝鉴》记载，元代已经发明应用导尿术，使妊娠小便不通（转胞）的治疗达到了新水平。

金元时期虽然没有产科大家，但金元四大家在产科都有独特的理论与诊疗特色，发展了产科学术，推动了产科发展，尤其是子宫形态与功能的记述及导尿术的发明，是产科的重大成就。

八、明代

明代现存的妇产科著作为历代之最，有的影响至深。举世瞩目的《本草纲目》问世，丰富、规范了妇产科用药。万全《广嗣纪要》记载了"五不女"与"五不男"，揭示了男女生殖器官畸形而致的不能生育。而张景岳在朱丹溪的基础上完善了子宫的位置、形态与功能的描述，其《类经附翼》曰："夫所谓子户者，即子宫也，即玉房之中也，俗名子肠，居直肠之前，膀胱之后，当关元、气海之间，男精女血，皆存于此，而子由是生，……子宫之下有一门，其在女者，可以手探得，俗人名为产门。"通过阴道触诊，可以触及"产门"，即子宫颈，可以认为当时可能有了妇科检查。

关于胎孕的形成，张景岳在内经的基础上有了发挥，他在《类经·脏象类》中言："盖男女相合，两精和畅，本无血至之事。唯是结胎之后，男以精肇其元，女以血成其体，此以男精女血而谓之构，自是正理"，通俗易懂，切合实际。《女科准绳·胎前门》引袁了凡："凡妇人一月经行一度，必有一日氤氲之时，于一时辰间，……此的候也。……顺而施之，则成胎也"，指出了受孕的最佳时间为"氤氲之时"（即"排卵期"），如此细微的观察，可见医之用心！关于孕期及预产期，《医学入门》中有明确的记载："气血充实，则可保十月分娩……凡二十七日即成一月之数"，与现今的孕期接近。《万氏妇人科》提出孕期六戒："曰房事、曰饮食、曰七情、曰起居、曰禁忌、曰医药，须预先调养，不可少犯。"以上关于受孕的器官、受孕的机理、受孕的最佳时间、孕期、预产期的计算、孕期调护等都有明确的论述，妊娠生理理论已十分全面。

明代在总结前人治疗疾病经验的基础上，已建立了比较完备的辨证论治的理论体系，使孕产疾病的治疗更加规范，如赵养葵提出"安胎与固胎的不同"。张景岳并不效法朱丹溪产前宜凉，产后宜温，在《景岳全书·妇人归》中如是说，"凡妊娠胎气不安者，证本非一，治亦不同，盖胎气不安，必有所因，或虚或实，或寒或热，皆能为胎气之病，去其所病，便是安胎之法，故安胎之方不可执，亦不可泥其月数，但当随证随经，因其病而药之，乃为至善，若谓白术、黄芩乃安胎之圣药，执而用之，鲜不误矣。"又曰："凡产后气血俱去，诚多虚证，然有虚者，有不虚者，有全实者。凡此三者，但当随证随人，辨其虚实，以常法治疗，不得执有诚心概行大补，以致助邪，此不可辨之不真也。"诚哉是言！对妊娠出血，他以辩证的观点提出安胎与去胎的不同治疗方法："若去血未多，血无所积，胎未至伤而不止者，宜凉则凉，宜补则补，唯以安之固之为主治。若血已离位，蓄积胞宫，为胀为痛而余血未出者，欲与留之，有不可得，欲去其血而不伤营气，则唯四物汤大加当归为最宜也。若察其胎气已动，势有难留，则五物煎、决津煎皆切要之药"，"决津煎、五物煎助其血而落，最为妥当"。以药物治疗堕胎难留是当时的唯一选择，时至今日应该加以弘扬，以免除手术之苦。

《邯郸遗稿》指出胎死腹中的指征，"视其母舌色指甲青黑者，腹闷，口中作尿臭，此胎死矣"。《产鉴》还记载以大剂芎归汤加官桂、牛膝、葵子治疗见母面青身蓝、胎死腹中的成功案例。对于子痫，宋以前多从"风"论治，《校注妇人良方》开创了从脏腑论治，主以内风，切合临床。对于孕痫，宋代《妇人大全良方》载有龚颜德孕痫方，谓"治孕痫立效"，其方主用乌药，实只理气止痛。《邯郸遗稿》则记载孕痫的证治。《景岳全书》对产后血晕分虚实论治，认为气脱证"速用人参"，血逆证宜用"失笑散"，"若痰盛气粗，宜二陈汤"。一改以往多从血瘀气逆论治的统治法，体现了明代妇产科以脏腑、气血的辨证论治体系已经确立。《校注妇人良方》还记载了另一种断脐法："断其脐带，先用线近脐扎紧，帛裹咬断……以油纸捻烧断，此又为回生起死之法。"又曰："世用刀器断脐带，子母致危者，竟不知其由矣。""烧断"法可避免因刀器消毒不严而导致的恶果，这也是产科的一大发明。此外，明代创制了大量妇产科临床实用的方剂，至今乃为沿用。但是，由于明代封建礼教盛行，医生看病不能尽望闻问切之能事，阻碍了医学的发展，使产科的发展停滞不前。

九、清代至民国

中医历经数千年的发展，至清代已经形成了完整的理论体系，积累了丰富的临床经验，开办了中医教育，实行分科诊疗。清代有志之士纷纷著书立说，总结经验，提出新说。清末西医传入，中医亦接受了西说，出现中西汇通。至民国民族虚无主义泛滥，民国政府歧视中医，甚至欲消灭中医，使中医发展受到极大影响。

清代妇产科著作数量居历代之首，现存的就有一百余部，其中具权威性的如清政府组织编写的医书《医宗金鉴·妇科心法要诀》，流传甚广的如傅山的《傅青主女科》，具改革创新的有王清任的《医林改错》，中西汇通的有张锡纯的《医学衷中参西录》等，对妇产科理论与临床都有所发挥，而且更加科学，更加切合临床。如《医林改错》对战国以来流传的《胎产书》及北齐徐之才的《逐月养胎法》提出了异议："古人论胎在子宫，分经轮养：一月肝经养，二月胆经养……若依其论，胎至两月，自当肝经交代，胆经接班，此论实在无情无理。儿在母腹，全赖母血而成，一言可了，何必图取虚名，故作欺人之论。"新说更有理，而传世于后。其还参照西医，在该书中首次阐述了胎衣、胎膜、脐带的形成过程，并指出母血通过脐带营养胎儿。还有胚胎发育、胎儿十月形态等胚胎学的论述较之前人之说更科学，更切合临床。

奇经八脉理论源于《黄帝内经》，发挥于《难经》，《诸病源候论》以冲任理论阐发妇产科的病机，但临床却少人运用，及至清，吴鞠通《温病条辨·解产难》曰："产后虚在八脉，孙真人创始于前，叶天士畅明于后，当首识者也。盖八脉隶于肝肾，如树木之有本也，阴阳交媾，胎前产后，生生化化，全赖于此。"叶天士《临证指南医案》既有治疗奇经病的用药原则，同时罗列了众多治疗奇经病的药物。如奇经阻滞"必用苦辛，和芳香，以通脉络。"若奇经虚证"必辛甘温补，佐以流行脉络。"这些新说，很有创见，确立了冲任理论在妇产科中的地位，对临床有着重要的指导作用。

临床方面，阎纯玺认为妊娠恶阻的发生主要是孕妇脾胃素虚，不能平抑上逆的冲气，其《胎产心法》载："怀子病月，不在形之强弱，在于脏腑虚实，如中宫气健，胃中宿无痰饮，清浊自能升降，不令秽气上壅，自无恶阻等证。"对于跌扑伤胎，《傅青主女科》载："妊娠有失足跌损，致伤胎元，腹中疼痛，势如将堕者，人只知是外伤之为病也，谁知有内伤之故乎！为凡人内无他症，胎元坚固，即或扑跌闪挫，安然无恙。惟内之气血素亏，故略有闪挫，胎便不安。若只作闪挫外伤治，断难奏功，且恐有因治而反堕者，可不慎与！必须大补气血，而少加以行瘀之品，则瘀散胎安矣。"与阎氏一样主内因，主孕妇体质，治疗主张大补气血。孕期用药《黄帝内经》提出"有故无殒"，周学霆《医学百问》作了精辟发挥，"黄芩安胎圣药也，乌附伤胎也，而胎当寒结，黄芩转为伤胎之鸩血，乌附又为安胎之灵丹。白术安胎者也，芒硝伤胎者也，而胎当热结，白术反为伤胎之砒霜，芒硝又为安胎之妙品。无药不可以安胎，无药不可以伤胎，有何一定之方，有何一定之药也。"沈尧封《沈氏女科辑要》记载了气肿、水肿、妊娠肿胀的机制及临床鉴别，并首次提出痰湿所致妊娠肿胀："更有痰湿一证，痰虽水类，然凝聚质厚，不能遍脾及皮肤，唯壅滞气道，使气不宣通，亦能作肿，其皮色不变，故用理气药不应，加化痰之品，自然获效。"清代已普遍认识到羊水过多和胎儿畸形与死胎的关系，有"生子手足软短有疾，甚至胎死腹中"，"形体残疾，或水下即死。"子痫病明代以前常作"外风"论治，明代从脏腑、气血论治，及至清方正式步入内风论治，如唐容川《血证论》载："子痫者，血分之风也"，指出了子痫的病机与风有关。《胎产心法》载："此由血虚生热，热盛生风，皆内起之风火，养血而风自灭"，指出血虚生风的机理及治疗原则。《医宗金鉴·妇科心法要诀》认为子痫乃"肝、心二经风热"，主张用羚羊角散、钩藤汤治疗。林佩琴还认为子痫证因火热夹痰，其在《类证治裁》中道："子痫……此阴火鼓动其痰。"这些新论述完善了子痫的诊治，也更切合临床。对胎死不下的治疗，既往多以祛瘀攻下，而《女科正宗》提出"须谨慎，不可轻用猛药"，《胎产心法》则曰"必先固妊娠本元，补养气血而后下之"，吴鞠通《解产难》谓："死胎不下，不可拘执成方而悉用通法，当求其不下之故，参之临时所现之证若何，补偏救弊，而胎自下也"，死胎不下的治疗已经步入辨证论治的轨道。

难产的原因，自《十产论》后无人发挥，许廷哲《保产要旨》言："难产之故有八，有因子横、子逆而难产者，有因胞水沥干而难产者，有因女子矮小，或年长遣嫁，交骨不开而难产者……有因体肥脂厚，平素逸而难产者，有因子壮大而难产者，有因气虚不运而难产者。"其认为产难之因有产力、产道、胎儿、胎位异常及产妇初产年高或身形矮小骨盆异常等，补充了《十产论》的不足，完善了难产的原因，在当时有如此的水平，可谓难能可贵！《医宗金鉴·妇科心法要诀》提出"试胎"与"弄胎"以别"正产"，以防过早"坐草"而导致难产。亟斋居士《达生篇》提出"睡、忍痛、慢临盆"临产六字真言，具无痛分娩的思想，对预防难产有积极的意义而广为流传。此外，清代已有比较明确的毁胎术的应用，如《王氏医存》载："用钩搭儿手足，零割而下"，这是中医产科手术治疗难产的明证，并且是在西医传入之前。

产后急重病《金匮要略》有痉、郁冒、大便难三病的记载，宋代医书有冲心、冲肺、冲胃之三冲症，至清代《张氏医通》总结有三急："产后诸病，唯呕吐、盗汗、泄泻为急，三者并见，必危。"张氏还提出产后病的诊断必行"三审"：凡诊断产妇，先审少腹痛与不痛，以征恶露之有无；次审大便通与不通，以征津液之盛衰；再审乳汁的行与不行及饮食多少，以征胃气之充馁。对产后病的诊断起着重要的指导作用。

在产后病的治疗方面，清代更讲究辨证论治，反对固守"产后宜温"，产后必服生化，认为"服此方以消血块，生新血，能保产后一切危症，且长精神"，"能生又能化"，为"万全之剂"，并提倡辨证治疗。王孟英《回春录》曰："凡产后，世俗多尚生化汤，是以一定之死方，疗万人之活病，体寒者故为妙法，若血热之人，或兼感温热之气者，而一概投之，骤则变证蜂起，缓则蔚损渐成。"《病机机要》还提出产后用"三禁"："治胎产病，当以厥阴证论之，无犯胃气及上二焦，是为三禁，谓不可汗、不可下、不可利小便。……然病变不同，尚有是证，则不得不用是药，所谓有病则病受之也。经常之法，固不可不知，而应变之权，也不可执一也。"《医宗金鉴》提出以恶露的颜色、气味辨恶露之虚实与治则，"当审其血之色，或污浊不明，或浅淡不鲜，或臭、或腥、或秽，辨其为实、为虚，而攻补之"，皆为临床之旨。《傅青主女科》是妇产科极具实用价值的临证专著，其孕产疾病计妊娠病一卷，产后病二卷，涉及妊娠、小产、难产、正产、产后 93 种病症的诊治，论证不落古人巢穴，制方无一抄袭，味少力专。其不仅辨证精当，而且用药也十分灵动，以生化汤随症加减治疗产后 18 种病证即是典范，而被效法为产后必备之剂。其在妊娠门立"妊娠多怒堕胎"，提示愤怒为妊娠之忌，心平气静、情志愉悦是养胎之良方。对小产的治疗重在补气以固胎；对胎位异常而致难产，创用转天汤治疗，而沿用至今；对产后诸证的治疗崇尚朱丹溪"产后宜温"，提出"大抵产后先宜补血，次补气"，其加味生化汤、加参生化汤多有人参，黄芪。"补集"中记载的保产无忧散，具"保胎"作用，"催生如神"，俗称"十二胎保"，世人常视其为安胎妙药，临床也常常引用。又保产神效方，称其具有"未产能安，临产能催，偶伤胎气，腰疼腹痛，甚至见红不止，势欲小产，危急之际，一服即愈，再服全安。临产时交骨不开，横生逆下，或子死腹中，命在垂危，服之奇效"，值得探讨。傅青主是明末清初的文人和著名医家，后人誉其医著谓"立方固奇，立论甚正，聚数贤之心思，发古人之灵慧，审疾疢之几微，定医治之龟鉴。"

清末西医的传入对我国医学的影响很大，西医在多数大都市如上海、北京等开设医院，更有妇产医院，实行新法接生、剖腹取胎，对中医发起挑战。一些中医有志之士，如王清任、张锡纯等吸纳了西说，而有《医林改错》《医学衷中参西录》之中西汇通，可以认为是中医向微观认识人体生理病理的进步。张锡纯在《医学衷中参西录》中使用"流产"病名，认为其因主要与胚胎相关，创寿胎丸以治之，流传至今，成为当今临床治疗流产的首选。恽铁樵在《对于统一病名建议之商榷》一文中使用"子宫""卵巢"等病名，并将中医的形能之法与解剖进行比较。再后来又有丁甘仁、张山雷、恽铁樵先后在上海等地创办了中医学校，培养新一代中医人才，还创办发行中医杂志等以发展中医。西医的盛行，致民族虚无主义泛滥，民国政府还企图废除中医，妇产科也在这逆境中艰难发展。

十、现代

中华人民共和国成立后，中医的发展迎来了春天，毛泽东主席肯定了中医是伟大的宝库，并号召加以挖掘。国家制定了发展中医的一系列政策。1956 年，我国创办了中医高等教育，随后统编了《中医妇科学》第 9 版教材。四川中医学院（即现在的四川中医药大学）王渭川等为《中医妇科学》教材编写第一人，奠定了妇科教材的模式。2009 年，国医大师、北京中医药大学肖承悰教授主编卫生部"十一五"全国高等中医药院校研究生第一部教材《中医妇科临床研究》，详细、全面地阐述了现代中医妇科学的发展，将继承与创新相结合，把研究生的教育推向新水平。我国 1978 年开设硕士学位，1981 年开设博士学位培养妇科专门人才。广州中医药大学、成都中医药大学、南京中医药大学、上海中医药大学、黑龙江中医药大学都是率先开展学位教育的院校。现在研究生教育已遍布全国各高等中医药院校，各大院校均制定了完善的培养规划与实施方案，培养出了一大批高层次的中医妇科专门人才。

老一辈中医学家对中医妇科学术不断继承与创新。以罗元恺、韩百灵、夏桂成等为代表的妇科大家，他们都是新中国第一批中医妇科教授和硕士研究生、博士研究生导师。学术各有发挥。罗元恺首先提出"肾 - 天癸 - 冲任 - 子宫生殖轴"学说，发展了妇科理论，影响深广，代表作如《罗元恺医著选》。韩百灵的"肝肾学说"丰富了"同病异治、异病同治"的理论，代表作有《百灵妇科》等。夏桂成为首届国医大师，他的"心（脑）- 肾 - 子宫"学说，使女性生理生殖有了新理论。他提出的"月经周期与调周法"为月经病的治疗开创了新方法，影响深远。

夏老学验俱丰，年逾古稀仍精勤不倦，著书立说，代表作如《中医临床妇科学》。他们的学术继承者及新中国第二、第三代妇科学者均代代相传，在继承与创新中作出新贡献，如广州中医药大学妇科教研室的欧阳惠卿创建了妇科实验室；罗颂平全面继承罗元恺的学术思想，研制出新药"滋肾育胎丸"治疗习惯性流产，开启了习惯性流产从肾治疗的新篇章。

　　中医产科从远古走来，具有独特的理论，积累了丰富的临床经验。之后西医传入，王清任著《医林改错》，接纳新说。现代中医不妄自菲薄，也与西医合作，取长补短，发挥特色，开展科研，在一些急症及西医治疗手段有限的领域取得了不少成果。如1958年山西中医研究所创宫外孕Ⅰ、Ⅱ号方治疗宫外孕，成为中医治疗宫外孕的开山鼻祖，大大提振了中医治疗急症的信心，免除了部分患者手术之苦，造福百姓。江西妇幼保健院世界首创药物"三品一条枪"锥切治疗宫颈癌，不仅使患者免除手术之苦，还让其保存了生殖能力。广州中医药大学中医药防治流产与复发性流产取得重大进展，其研制的"滋肾育胎丸"列入国家中药保护品种，为临床必备之药。子晕、子痫（妊娠期高血压疾病）为产科急重症，国医大师朱南孙的验方（茯苓、山药、芡实、泽泻、猪苓、土茯苓、萆薢、续断、桑寄生、五味子）具健脾益肾、利水消肿、消除蛋白尿之功。山东莘县第三人民医院报道自拟平肝安胎汤（当归、茯苓、白芍、桑寄生、钩藤、菊花、白术、泽泻、石决明）治疗子痫。湖北中医学院附属医院研制出止抽散治疗子痫，也有报道用脉络宁注射液静脉注射以达解痉降压、消除蛋白尿的效用。西安医学院附属医院报道用活血化瘀治疗妊娠高血压疾病。传统中药羚羊钩藤汤（《通俗伤寒论》）、安宫牛黄丸及针灸治疗子痫也有很好的疗效。对妊娠期肝内胆汁淤积综合征的中医药治疗，已取得肯定的佳效，治病与安胎并举，更好地保护母婴。临床研究一致认为妊娠期肝内胆汁淤积综合征的病因主要是肝胆湿热，肝藏血，湿热熏蒸，伤络入血，瘀热互结，导致胆汁淤积，肝细胞破坏，而发生皮肤瘙痒、黄疸等，治疗主用茵陈蒿汤、大柴胡汤、五苓散等以清热利湿、化浊通络，使湿热随二便而解。清热利湿使肿胀消、气血行，活血必兼利水。并用生地黄、大黄凉血化瘀，使热解、湿祛、瘀化，气血畅行，淤积随化，用药后增高的胆汁酸可明显下降。见肝之病，知其传脾，当先实脾，且脾主运化水湿，为气血生化之源，妊娠胚胎靠气血濡养，据此，焦作妇幼保健院提出因人、因症，结合妊娠特殊生理，按疾病的早、中、晚期分别采取清肝利胆、利水活血、清热健脾利湿的方法。疾病后期治以补虚通络，用补中益气汤合生脉饮，可促进肝细胞分泌，预防胆汁淤积性肝硬化，传承中孕育着创新。胎儿宫内发育迟缓，中医称胎萎不长。中医以调补气血、健脾补肾弥补了西医治疗的欠缺。妊娠羊水过多的中医药治疗也发挥出独特的疗效，有按传统辨证论治者，也屡见以当归芍药散（《金匮要略》）等治愈的记载。针灸治疗胎位异常的疗效特别神奇，福建妇科学家陈雨苍用当归芍药散治疗胎位异常也是妙招。这些疾病的治疗中，中医药已成为不可或缺的技术。

产后发热也是产科的急重症，《黄帝内经》有此病名及以手足寒温辨死生的记载："帝曰，乳子而病热，脉弦小者，何如？岐伯曰，手足温则生，寒则死。"《金匮要略》有瘀血发热、阳明府实腹痛发热、外感风邪发热及热入血室发热等记载，为产后发热辨证论治之始祖，嗣后代有发挥。《陈素庵妇科补解》曰："风入阴户，直至胞门血海，散入经络"，"玉门未合，进风发热，一危证矣"。《景岳全书》有"火证发热"的论述。这些记载与西医的产褥感染十分相切。1964年的《中医妇科学》教材结合临床，在产后发热病中加入"感染邪毒证"发热。在此基础上妇科学者不断探索，根据其临床特征、传变规律，在1974年出版的《中医妇科学》中加入温热病论述，以卫气营血进行辨证论治，充实产后发热的理论，进一步规范了产后发热的诊治，大大提高了产后发热的疗效。21世纪初即有侯玉华等学者报道中医药参与产褥感染的治疗后，不仅提高了疗效，同时还缩短了抗生素用药时间与患者住院时间。这些均显示了中医药在产科急重症中的多手段综合治疗能力。百姓对中医药治疗产后一般疾病是非常认可的，中医药在治疗产后缺乳、汗症、身痛、恶露不净、腹痛等症时，都有着西医不可替代的佳效。

中医妇科著作于20世纪70年代后如雨后春笋般出现，皆以妇科为主，胎产疾病一并列入，迄今为止未见中医产科专著。刘敏如、谭万信主编的《中医妇产科学》是当代最具影响力的著作，开创妇产一家，为产科的继承与发展创新了理论。刘敏如是中华中医药学会妇科分会第二届主任委员、国医大师，是新中国第二代杰出的妇科学家。此书历时4年，广纳了70多位当时各省市的妇产科优秀人才，保证了该书的先进性与广泛性。韩百灵为该书序，言其"乃集现代妇产科学之大成，且继承中有创新，发扬中有准绳"。产科方面，该书首列"羊水过少""葡萄胎""母儿血型不合"，并首次编著"妊娠合并症篇"，列9个常见且有中医治疗特色的疾病，填补了该领域的空白。其在"产后病篇"又创新性地增加了产后抑郁症，继承总结了古医籍相关论述并结合现代有所发挥。该书继承与创新了中医产科理论，是产科发展史上的里程碑，也为笔者本次编写《现代中医临床产科学》提供了勇气。

十一、展望

中国是个文明古国，中医产科源远流长。每当笔者读到那些居世界第一的记载，诸如针灸下死胎与治疗难产、子痫、子宫等，都为之震憾。尽管现代研究注重妇科，产科中医从业人员少，中医院产科大多数由西医执业，以致中医在产科生理与急重症等研究方面少有参与。但笔者认为，中医产科发展留下的空间仍然大有可为。首先，中医产科史料丰富，基础好。其次，中医诊治有诸多简便可行、绿色、价廉的技术，更利于优生优育，并具有更好的社会效益。同时，中国人对中医有很高的认可度。相较于妇科，产科形能更明确，与西医有更多切合之处。当前，产科基础薄弱，产科急、重症的救治方面还缺乏稳定的技术，诸如"三病""三冲"的中医研究仍为空缺，有些病名还有待进一步规范，任重而道远，同道仍需努力。我们应趁着当前中医药发展的大好时机，加快中医产科高层次专门人才的培养，增加产科从业人员，吸纳现代科学技术，开展科研，推动产科的继承与创新，为立下丰功伟绩的中医产科学开创新的未来。

· 第二章 ·

女性生殖器官的解剖与功能

女性生殖器官分为外生殖器与内生殖器，女性外生殖器包括阴阜、大阴唇、小阴唇、阴蒂、阴道前庭、会阴等；女性内生殖器包括阴道、子宫、输卵管及卵巢。女性外生殖器与阴道是性交器官，内生殖器是卵子受精、囊胚输送、胎儿发育等的部位。

第一节 | 女性外生殖器

女性外生殖器官指生殖器官的外露部分，《素问厥论》称其为"前阴"，汉代《养生方》载有"女阴图"。《诸病源候论》称其为"四边"，实指外阴，其位于两股内侧间，包括所有自耻骨联合到会阴所能见到的结构，即阴阜、大阴唇、小阴唇、阴蒂、阴道前庭、会阴等（图 2-1）。

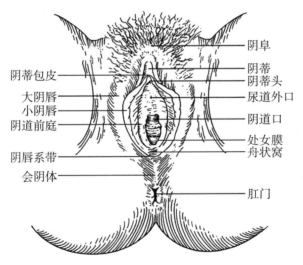

图 2-1　女性外生殖器

注：图片来源于《妇产科学（第 10 版）》（孔北华、马丁、段涛主编，人民卫生出版社出版）。

●● 一、阴阜

阴阜是一脂肪垫，位于耻骨联合的前面。青春期后，阴阜的皮肤覆盖有卷曲的阴毛，形成盾式分布。一般来说，阴毛的分布在两性不同，女性阴毛布于一三角形的区域，基底部是耻骨联合的上缘，少量阴毛向下分布至大阴唇的外表面。《灵枢·脉经》称"毛际"。

二、大阴唇

大阴唇为两股内侧一对富含脂肪组织的皮肤皱襞，自阴阜向下向后延伸。通常，大阴唇长7~8cm，宽2~3cm，厚1~1.5cm，并且在下端变细。成年女性的大阴唇结构外观上有一定程度的差异，主要原因是这些组织中所含脂肪量的不同。子宫圆韧带终止于大阴唇上缘。多次分娩后，大阴唇会变得不太明显。大阴唇向上与阴阜直接连续，向后融合入会阴，此处这些结构在中间结合形成后联合。

三、小阴唇

当分开大阴唇后，可见到两片扁平的粉红色的组织皱襞，此结构即小阴唇，双侧小阴唇在外阴上端融合在一起。小阴唇上无毛囊，但有许多皮脂腺泡，偶尔有一些汗腺。小阴唇皱襞的内部由含有许多血管与一些平滑肌纤维的结缔组织构成，与典型的可勃起结构一样，这些结构中有大量神经末梢，并且极其敏感。

四、阴蒂

阴蒂位于外阴的最上端附近。这一勃起器官向下突起于小阴唇上端分叶之间，后者则融合形成阴蒂的包皮与系带。阴蒂包括阴蒂头、阴蒂体及两个阴蒂脚。阴蒂头富有神经末梢，极度敏感。有勃起功能的阴蒂的血管与前庭球相连。阴蒂是女性主要的性欲器官。

五、阴道前庭

阴道前庭是一椭圆形的区域，其侧壁由小阴唇围成，且从阴蒂延至阴唇系带。前庭是胚胎泌尿生殖窦功能性成熟的女性结构。在成熟状态，它经常有6个开口：尿道口、阴道口、两侧巴氏腺管开口、同时有两个尿道旁腺开口。在阴唇系带和阴道口之间的前庭后部称为舟状窝，通常仅见于未产妇。

1. 前庭球　又称球海绵体，位于前庭两侧，由具有勃起性的静脉丛构成，其前部与阴蒂相接，后部与前庭大腺相邻，长3~4cm，宽1~2cm，厚0.5~1cm。前庭球位置对应于坐骨耻骨支，并且部分为坐骨海绵体肌和阴道收缩肌覆盖。下端通常在阴道口的中部，并且在前面前庭球向上延伸至阴蒂部。

2. 前庭大腺　又称巴多林腺、巴氏腺，其是一直径 0.5~1cm 的复合结构。巴氏腺位于前庭下方阴道口的旁边，如黄豆大小，左右各一，它们即前庭大腺。腺管长 1.5~2cm，开口在阴道前庭的边上，恰恰在阴道口侧缘的外侧。在有性欲时，腺体会分泌黏液样物。这些腺体可隐伏淋病双球菌或其他细菌，进而引起化脓或巴氏腺脓肿。

3. 尿道外口　尿道的下 2/3 直接位于阴道前庭之上。尿道口位于阴道前庭的中线上，尿道口是一垂直裂隙，直径能扩张到 4~5mm。中医形象地称为"溺孔"。

4. 阴道口和处女膜　阴道口在大小和形态上有相当大的变化。主要由弹力纤维和胶原纤维组成的处女膜覆盖阴道口，其形态和韧度也有明显差别。处女膜内外两面均被复层鳞状上皮覆盖，无腺体及肌肉组织，并且它不含有神经纤维。无孔处女膜是一种少见的病变，阴道口完全阻塞，引起经血潴留。

六、会阴

1. 会阴　会阴的大部分由盆膈和尿生殖膈所支持。盆膈包括肛提肌加上后部的尾骨肌以及覆盖在这些肌肉上的筋膜组成。肛提肌是位于盆底的成对扁阔的肌肉带，它起于耻骨支表面的后部，坐骨棘表面的内侧及这两点之间的闭孔肌筋膜。泌尿生殖膈是位于盆膈外在坐骨结节和耻骨弓之间的三角形区域。尿生殖膈由会阴深横肌和尿道缩肌及覆盖的内外层筋膜所组成。

会阴的主要血供来自阴道内动脉和其分支。阴部内动脉的分支包括直肠下动脉和阴唇后动脉。

会阴的神经主要由阴部神经和它的分支支配。阴部神经起源于脊髓的 S_2、S_3 和 S_4 部分。

2. 会阴体　位于肛门和阴道之间的肛提肌的楔形软组织，由会阴中心腱加强，球海绵体肌、会阴浅横肌和肛门外括约肌聚焦在会阴中心腱处。这些构成会阴体并加强会阴的结构，在分娩中经常会撕裂，除非行会阴切开术。中医称其为"后阴"。

第二节 | 女性内生殖器

女性内生殖器位于真骨盆内，包括阴道、子宫、输卵管和卵巢。输卵管和卵巢，合称为子宫附件（图 2-2）。

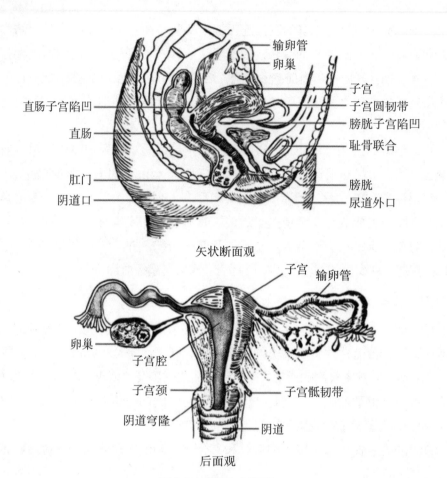

矢状断面观

后面观

图 2-2　女性内生殖器

注：图片来源于《妇产科学（第 10 版）》（孔北华、马丁、段涛主编，人民卫生出版社出版）。

一、阴道

阴道之名，最早出现于隋代巢元方《诸病源候论》，该书列"产后阴道病候""产后阴道开候"。

1. 位置与形态　阴道位于真骨盆下部的中央，为一上宽下窄的一管状的肌肉黏膜结构，从外阴延至子宫，位于膀胱和直肠之间。这一器官有许多功能：它是子宫的排泄管道，通过它子宫分泌物及经血可流出；女性性交的器官；产道的一部分。阴道的上部分来源于苗勒氏管，下部分由泌尿生殖窦形成。阴道前壁与膀胱和尿道相邻、中间由结缔组织分隔，即通常所指的膀胱阴道隔。阴道后壁在较低部分与直肠之间，有构成直肠阴道隔的相似组织。通常，阴道的上 1/4 是由直肠子宫陷凹与直肠分隔，此陷凹又称 Douglas 陷凹。

正常情况下，阴道前、后壁相互靠近，上部的阴道穹隆的末端被子宫颈分为前后和两侧穹隆。因阴道附着于子宫颈后壁要高于其附着于宫颈前壁，因此，后穹隆明显深于前穹隆。后穹隆通常提供一通向腹腔的外科通道。阴道长度有很大的变化，通常，阴道前、后壁长分别为 6~8cm 和 7~10cm。

2. 组织结构　阴道黏膜是由未角化的复层鳞状上皮组成，在上皮下层有一薄的纤维肌层，通常由内层环形平滑肌和外层的纵形平滑肌组成。正常情况下，阴道内无腺体。未妊娠女性，阴道由少量的子宫分泌物来保持湿润，妊娠女性阴道内有丰富的酸性阴道分泌物，此分泌物通常由卷曲的脱落上皮及细菌组成。妊娠女性总的乳酸杆菌浓度高于非妊娠女性，这些细菌是妊娠时的优势菌群。酸性的环境主要是由于乳酸的存在，乳酸来源于由乳酸杆菌作用的黏膜细胞的糖原代谢。阴道分泌物的 pH 值与卵巢分泌激素的状态有相应关系。在青春期前，女性的阴道分泌物 pH 值为 6.8~7.2，而成年女性的阴道分泌物 pH 值通常为 4~5。在妊娠期，阴道微生物菌群不论在质和量上都有显著变化。在妊娠前有正常菌群的女性，其中 80% 在妊娠后菌群仍然正常。阴道有丰富的血供，上 1/3 由子宫动脉的宫颈阴道支供应，中 1/3 由膀胱下动脉供应，而下 1/3 由直肠中动脉和阴部内动脉供应。阴道周围有丰富的静脉丛，静脉与动脉伴行，最后这些静脉入髂内静脉。大部分情况下，阴道下 1/3 的淋巴和外阴淋巴注入腹股沟淋巴结，中 1/3 注入髂内淋巴结，上 1/3 注入髂总淋巴结。

二、子宫

子宫是孕育胚胎、胎儿和产生月经的器官。

子宫之名首见于秦汉时期成书的《神农本草经》的"紫石英"条文："女子风寒在子宫，绝孕十年无子。"《黄帝内经》称其为"女子胞"，金元时期朱丹溪《格致余论·受胎论》首次描述了其功能与形态"阴阳交媾，胎孕乃凝，所藏之处，名曰子宫，一系在下，上有两歧，一达于左，一达于右"，与现代解剖学描述相近。其后张景岳《景岳全书·妇人规》又补充其功能"女子之胞，子宫是也，亦以出纳精气而成胎孕者为奇"，其有"主月经，孕育胎儿"的功能。

1. 位置与形态

（1）子宫：位于骨盆中央，前临膀胱，后临直肠，下口连接阴道。双侧宫角连着输卵管，两侧有卵巢。子宫底位于骨盆入口平面以下，子宫颈外口位于坐骨棘水平的上方。成年子宫的位置多呈前位。

子宫是个有腔的由腹膜或浆膜覆盖的壁厚的肌性器官，呈前后略扁的倒置梨形。成年子宫长 7~8cm，宽 4~5cm，厚 2~3cm，重 50~70g，子宫腔容量约 5ml。

在妊娠期，子宫作为接受、种植、保留和营养胚胎的场所并在分娩时排出胎儿。子宫后壁几乎全部由浆膜或腹膜覆盖，腹膜或是浆膜较低的部分形成直肠阴道陷凹（即 Douglas 陷凹）的前界。子宫前壁仅仅上部分为腹膜覆盖，较低的部分由一层固定的但通常是疏松的结缔组织与膀胱后壁相关联。

子宫是一扁梨似的结构，由两个主要但不同组织成分组成：上面三角形的宫体和下面梭形的宫颈；宫颈伸向阴道内。子宫体的前面几乎是平坦的，而后表面明显凸起。输卵管从子宫上缘与侧缘交连处的宫角发出。在两侧输卵管插入点之间凸出的节段称为宫底。侧壁低于输卵管根部的子宫部分没有直接被腹膜覆盖，是子宫阔韧带附着处。子宫在大小、形态上变化很大，并且受年龄和产次的影响很大。在青春期前，这一器官长度上的变化是 2.5~3.5cm。在成年未产妇的子宫长度为 6~8cm，与之对应经产妇的子宫长度为 9~10cm。在重量上，未产妇子宫与经产妇子宫也相当不同，前者平均为 50~70g，后者平均为 80g 或更多。子宫体为上宽下窄的三角形，尖端朝下接子宫颈管。子宫体与子宫颈之间形成最狭窄的部分，称为子宫峡部，在非孕期长 1cm，其上端因解剖上狭窄，称为解剖学内口。子宫颈内腔呈梭形，称为子宫颈管。成年女性长 2.5~3.0cm，其下端称为子宫颈外口，通向阴道。宫体与宫颈长度的关系同样变化很大。对于初潮前的女孩来说，宫体长度只是宫颈的 1/2；对于未产妇来说，这两部分长度大约相等；对于经产妇来说，宫颈仅占整个子宫长度的 1/3。

宫体的大部分是由肌组织构成。子宫前后壁的内表面几乎贴着，在两壁之间的腔隙仅形成一小裂隙。宫颈管是梭形的，并且由一小孔开口于两端，即内口和外口。在额状切面上，子宫体的腔是三角形的而宫颈的腔是梭形的。经产妇子宫的边界是凹形的而不是凸形的，因此，宫腔的三角形显示不是很明显的。在绝经后，因为子宫肌层和内膜均有萎缩，则子宫的大小有明显的减小。子宫峡部有特殊的产科意义，因为在妊娠时，它形成子宫下段。苗勒氏管融合的先天异常可引起不少子宫畸形，可用子宫输卵管造影或磁共振检查出来。

子宫在妊娠期会显著增长，由于子宫肌纤维的肥大增生，它的重量从非妊娠状态的 70g 增至足月妊娠的 1100g，总容积平均为 5L。在增长过程中，子宫底由原来平坦的凸面变成拱形。在妊娠期，子宫圆韧带看起来位于子宫中上 1/3 处，输卵管拉长，卵巢大体上无变化。

（2）子宫颈：子宫颈中医称为"子门"，是排月经、泌带液、胎儿娩出之门。子宫颈是低于峡部的子宫的特殊部分，在前面，宫颈的上界即宫颈内口，大约相当于腹膜反折到膀胱的水平。宫颈在阴道的附着处分为阴道部和阴道上部。在阴道上部的后表面有腹膜覆盖。在侧面，它由子宫主韧带附着，其前面由疏松的结缔组织与膀胱隔开，外口位于宫颈阴道部的下缘。宫颈外口的外观变异较大，在分娩前它是小的规则的椭圆形开口，分娩后这个开口变成一横裂，即被分成通常所说的宫颈前后唇。如果分娩时宫颈严重裂伤，它将以不规则结节状或星状的方式愈合。这些变化足以让检查者确认一位女性是否由阴道分娩过。宫颈主要由胶原组织、弹力组织和血管组成，另外，它含有一些平滑肌纤维。宫颈管黏膜由附于一薄层基底膜上的单层高柱状上皮细胞组成，椭圆核位于柱状细胞的底部，由于富含黏液，细胞的上半部分显示相当清楚，这些细胞表面有大量的纤毛。因为没有黏膜下层，有许多宫颈腺体直接由宫颈内黏膜表面延伸到相邻结缔组织。这些腺体提供黏稠的宫颈管分泌物。如果宫颈腺管堵塞，就会形成潴留囊肿，即"纳氏囊肿"。正常情况下，在近宫颈外口处，宫颈阴道部的鳞状上皮与宫颈管的柱状上皮形成一明显的分界线，即鳞柱交界。由于炎症和损伤的影响，复层鳞状上皮可逐渐向上延伸至宫颈管并且达到宫颈管下的 1/3，偶尔甚至到达下 1/2 处。这些变化在经产妇尤为明显，这些女性的宫颈经常是外翻的。

2. 组织结构

（1）子宫：子宫体壁由三层组织构成，由外向内分为浆膜层、肌层和内膜层组成。

子宫浆膜层：为覆盖宫底部及其前后面的脏腹膜。在子宫前面，近子宫峡部处的腹膜向前反折覆盖膀胱，形成膀胱子宫陷凹，在子宫后面腹膜沿子宫壁向下，至子宫颈后方及阴道后穹窿再折向直肠，形成直肠子宫陷凹。

子宫肌层：子宫肌层由大量平滑肌组织、少量弹力纤维与胶原纤维组成。其分为 3 层：内层肌纤维环行排列，痉挛性收缩可形成子宫收缩环；中层肌纤维交叉排列，在血管周围形成"8"字形围绕血管，收缩时可压迫血管，制止子宫出血；外层肌纤维纵行排列，极薄，是子宫收缩的起始点。

子宫内膜层：衬于子宫腔表面。其分为 3 层：致密层、海绵层和基底层。内膜表面 2/3 为致密层和海绵层，统称为功能层，受卵巢性激素影响，发生周期性变化而脱落成为月经。基底层为靠近子宫肌层的 1/3 内膜，不受卵巢性激素影响，无周期性变化。子宫内膜是子宫最里面的部分，非妊娠女性子宫腔的子宫黏膜层。由于生育期重复的周期变化，子宫内膜厚度变化很大，从 0.5~5mm。子宫内膜由上皮腺体和在其中有许多血管的腺体间质组成。子宫内膜在每一卵巢周期中经历不断受激素控制变化，分为月经期、增殖期（卵泡期）和分泌期（黄体期）三个基本阶段。组成子宫主要部分的子宫肌层，由富含弹力纤维的结缔组织联结成的平滑肌纤维束所构成，子宫肌纤维含量在向宫体下端时逐渐减少，以致在宫颈组织中肌纤维仅占 10%。在妊娠期，肌纤维因肥大而体积显著增加。

（2）子宫颈：主要由结缔组织构成，含少量平滑肌纤维、血管及弹力纤维。子宫颈管黏膜为单层高柱状上皮，黏膜内腺体分泌碱性黏液，形成黏液栓堵塞子宫颈管。黏液栓成分及性状受性激素影响，可发生周期性变化。子宫颈阴道部由复层鳞状上皮覆盖，表面光滑。子宫颈外口柱状上皮与鳞状上皮交界处是宫颈癌的好发部位。

●● 三、子宫韧带

子宫韧带维持子宫位置的韧带主要有 4 对：子宫阔韧带、子宫圆韧带、子宫主韧带、宫底韧带。

1. 子宫阔韧带 子宫阔韧带由子宫侧壁延伸至骨盆壁因而把盆腔分为前后两部分的两翼样结构组成。每一子宫阔韧带均由腹膜皱襞组成，并由上侧缘、下缘和内侧缘组成。上界内 2/3 形成输卵管系膜，输卵管附着于此。子宫阔韧带上界外 1/3，即从输卵管伞端延伸至盆壁，形成骨盆漏斗韧带（卵巢悬韧带），卵巢血管经过此处。卵巢内侧与宫角之间的子宫阔韧带稍增厚，称为卵巢固有韧带或卵巢韧带。卵巢与子宫阔韧带后叶相接处称为卵巢系膜。输卵管以下、卵巢附着处的子宫阔韧带称为输卵管系膜，内含中肾管遗迹。在宫体两侧子宫的阔韧带中有丰富的血管、神经、淋巴管及大量疏松的结缔组织，称为宫旁组织。子宫阔韧带的底部很厚，与骨盆的结缔组织连续，最密的部分——子宫主韧带或宫颈横韧带，是由坚固结合在宫颈阴道上部的结缔组织所组成。在子宫阔韧带底部，包含有子宫血管和输尿管下段。

2. 子宫圆韧带 子宫圆韧带因呈圆索状而得名。其由平滑肌和结缔组织构成，全长 12~14cm。子宫圆韧带是从子宫侧壁并且在输卵管开口的前下方起始。每一子宫圆韧带位于与子宫阔韧带相连接的腹膜皱襞中，并且向下向外至腹股沟管，经过腹股沟管终止在大阴唇的上部。在非妊娠女性，子宫圆韧带的直径变化在3~5mm，并且由直接与子宫壁的肌纤维细胞相连续的平滑肌细胞和一定量的结缔组织而构成。在妊娠期，子宫圆韧带会肥大增生，其直径与长度都有明显的增加。每一宫骶韧带从子宫阴道上部的后侧壁向后环绕直肠并附着于第二、三骶椎的筋膜上。当一非妊娠女性站立时，通常子宫体几乎是水平的，一定程度的前屈，其底依靠于膀胱上，而宫颈是向后朝向骶骨顶端，并且其外口大约在坐骨棘水平上，由于膀胱或/和直肠不同膨胀程度的作用，子宫体位置是变化的。

3. 子宫主韧带　子宫主韧带又称子宫横韧带。在子宫阔韧带的下部，横行于子宫颈两侧和骨盆侧壁之间。其为一对坚韧的平滑肌和结缔组织纤维束，是固定子宫颈位置、防止子宫脱垂的韧带。

4. 宫骶韧带　起自子宫体和子宫颈交界处后面的上侧方，向两侧绕过直肠到达第2、3骶骨前面的筋膜。韧带外覆腹膜，内含平滑肌、结缔组织和支配膀胱的神经，宫骶韧带短厚有力，向后向上牵引子宫颈，维持子宫前倾位置。

四、输卵管

输卵管为一细长而弯曲的肌性管道，为精子与卵子结合的场所，是运送受精卵的通道。位于子宫阔韧带上缘内、外侧与子宫角相连通，外端游离呈伞状，与卵巢相近。

输卵管的长度为8~14cm，被腹膜所覆盖，它的管腔由黏膜层所覆盖。每一输卵管分为间质部、峡部、壶腹部和伞端。间质部是进入子宫肌层的部位，它的大致途径是从子宫腔斜行向上。峡部是与子宫相邻输卵管的最狭窄部分，它逐渐进入变宽的外侧部分，即壶腹部。伞端是有毛缘的末端，是输卵管远端漏斗形的开口。输卵管的厚度变化相当大，峡部最狭窄部分的直径为2~3mm，壶腹部最宽部分的直径是5~8mm，除了卵管系膜附着处，输卵管完全由腹膜所包绕。伞端的毛缘末端开口入腹腔。输卵管的肌结构总体上分为两层，内环形肌和外纵形肌。在输卵管的远端不很明显，靠近伞端则变为一交织的肌纤维网。输卵管的肌肉系统有节律性收缩，其变化的频率与卵巢周期性变化的激素有关。在卵子运行过程中，这收缩的频率及强度达到最高。在妊娠期间，收缩的频率及强度是慢的、弱的。输卵管内层被覆一单层柱状上皮细胞，一些柱状上皮细胞是有纤毛的，而其他则有分泌作用。因为没有黏膜下层，上皮与其下面的肌肉紧密接触。在输卵管的黏膜层，有与子宫内膜相似但不如其明显的周期性的组织学的改变。输卵管富有弹力纤维组织、血管和淋巴。

五、卵巢

卵巢是一对扁椭圆形的器官，它的功能包括卵子的生成和排出及类固醇激素的合成和分泌。卵巢的大小变化相当大，在生育期，卵巢长2.5~5cm，宽1.5~3cm，厚0.6~1.5cm。绝经后，卵巢大小明显减小。正常时卵巢位于骨盆腔的上部，在髂内外血管分叉处骨盆侧壁轻度的凹陷内Waldeyer卵巢窝，卵巢的位置易于变化，很少发现两个卵巢在同一水平。卵巢系膜与子宫阔韧带相连，子宫卵巢韧带从子宫的侧后壁伸出（恰在输卵管根部正面），到卵巢的较低端。骨盆漏斗韧带或称卵巢悬韧带从上部或输卵管顶端延伸至骨盆壁，卵巢血管和神经经过此处。卵巢的表面随着年龄增长有着明显的变化。在年轻女性中，这一器官是平滑的，并有一灰白膜，通过灰白膜可反映出几个小的清晰的卵泡。随着女性衰老，卵巢变得更皱缩，在老年女性中，卵巢表面可呈显著皱缩样。卵巢总的结构可分为皮质和髓质，厚度随年龄而改变并且随年龄的增长变薄。卵子和囊状卵泡位于皮质层，皮质外层是灰白膜样物，被称为白膜，在它的表面有一单层立方上皮，即Waldeyer生发上皮。髓质或称卵巢的中央部分，是由卵巢系膜延续而来的疏松结缔组织组成，其中有大量的动静脉及由卵巢悬韧带延续而来的少量平滑肌纤维，它在卵巢的运动中可能起着某种作用。交感和副交感神经支配着卵巢，交感神经大部分来源于伴随卵巢血管的卵巢丛，小部分来源于围绕子宫动脉卵巢支的神经丛。卵巢富有无髓鞘神经纤维，它大部分与血管伴行（图2-3）。

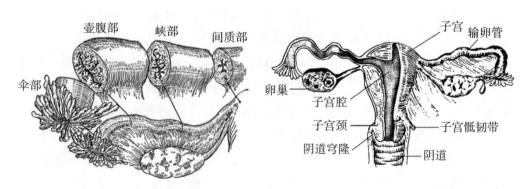

图2-3　输卵管各部、横断面及卵巢

注：图片来源于《妇产科学（第10版）》（孔北华、马丁、段涛主编，人民卫生出版社出版）。

第三节 | 女性骨盆

骨盆是躯干和下肢之间的骨性连接，是支持躯干和保护盆腔脏器的重要器官，而且是胎儿娩出时的必经的骨产道。分娩机制是胎儿与其通过的骨产道相协调的基本过程，因此，骨盆的大小及形状在产科是极为重要的。女性骨盆较男性骨盆宽而大，有利于胎儿娩出。

一、骨盆的组成

1. 骨盆的骨骼　女性骨盆有着适应分娩的特殊结构，由4块骨组成：骶骨、尾骨和2块无名骨。每块无名骨均由髂骨、坐骨和耻骨融合而成。无名骨以骶髂关节与骶骨相连，以耻骨联合与对侧无名骨相连，耻骨联合中医称"交骨"（图2-4）。

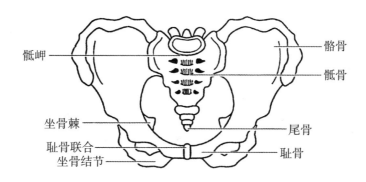

图 2-4　正常女性骨盆

注：图片来源于《妇产科学（第10版）》（孔北华、马丁、段涛主编，人民卫生出版社出版）。

2. 骨盆的关节与韧带　骨盆的关节包括耻骨联合、骶髂关节和骶尾关节。

骨盆的前面由耻骨联合连接，这一结构由纤维软骨和上下耻骨韧带组成，后者时常被称为耻骨弓状韧带，此联合具有一定活动度，活动程度在妊娠期可增加，尤其是经产妇。骨盆的后界由骶骨和髂骨部分之间的关节所连接（图2-5），这些关节也有一定程度的活动性。在妊娠期间，这些关节可能由于激素的改变而松弛。耻骨联合松弛开始于妊娠前半期并且在后3个月增加，分娩后立即恢复而完全恢复在3~5个月内。妊娠期间耻骨联合宽度亦有增加（经产妇比初产妇更明显），并且在分娩后不久恢复至正常。妊娠期骨盆相当明显的活动是由骶髂关节向上滑动引起，在膀胱截石位时，这个移动很大，可增加出口直径1.5~2.0cm。这是让产妇以这个位置分娩的主要理由。

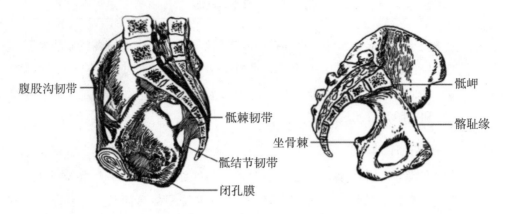

腹股沟韧带

骶棘韧带

坐骨棘

骶岬

髂耻缘

骶结节韧带

闭孔膜

图 2-5　骶髂关节和骨盆韧带

注：图片来源于《妇产科学（第 10 版）》（孔北华、马丁、段涛主编，人民卫生出版社出版）。

二、骨盆的分界

　　骨盆以耻骨联合上缘、髂耻缘及骶岬上缘的连接线为界，将骨盆分为假骨盆和真骨盆两部分。假骨盆又称大骨盆，位于髂耻线上，而真骨盆则低于这个解剖界限。假骨盆由腰椎围绕其后边，由髂窝形成其侧边，在前面边界是由前腹壁的下部形成。由于髂骨的外展，假骨盆的大小有着很大变化，与产道无直接关系。真骨盆又称小骨盆，是胎儿娩出的骨产道。真骨盆有上、下两口，上口为骨盆入口，下口为骨盆出口，两口之间为骨盆腔，上界由骶岬、骶骨翼、髂耻线和耻骨上缘构成，下界为骨盆出口。真骨盆腔被描述成斜的弯柱状，其后面高度最大，因为其前壁在耻骨联合处测得约 5cm，而其后壁大约 10cm。直立的女性，骨盆腔的上部分是指向下、后方，而它的较低处弯曲的并指向下、向前。真骨盆壁是部分骨性的、部分韧带性的，后界是骶骨的前表面，侧壁是由坐骨内面和骶坐切迹和韧带构成，骨盆前壁由耻骨、坐骨升支和闭孔组成。每个坐骨后边缘中部的伸展形成坐骨棘，其间距通常代表骨盆腔最短的直径，因此它在产科中具有极其关键的作用。因为坐骨棘的位置可通过阴道或肛门检查相对容易地被触及，因此它在估计胎儿先露部已降至真骨盆水平时作为有价值的标志。骶骨形成骨盆腔的后壁，它能为临床骨盆测量提供一个标志。正常情况下，骶骨有一在垂直方向较明显而水平方向不明显的弧度，此凹度在不正常的骨盆中可有重要的改变。从骶骨岬到骶骨尖画一垂直线通常测得为 10cm，而沿着凹面的距离平均为 12cm。

三、骨盆的平面和径线

骨盆被描绘为 4 个假想平面: ①入口平面(上口)。②出口平面(下口)。③中骨盆平面(最小的骨盆径线)。④最大骨盆径线。

骨盆入口平面: 上口在其后由骶骨岬和骶骨翼构成, 侧方为髂耻线, 前面由耻骨水平支和耻骨联合所围绕。描述骨盆入口经常用 4 条线: 前后径、横径和 2 条斜径。产科中最重要的前后径是骶骨岬与耻骨联合之间最短的距离, 被称为产科结合径。正常情况下, 测得产科结合径为 10cm 或更多, 但是在不正常骨盆中它可以相当短。横径与产科结合径形成一直角并代表在两侧髂耻线间最长的距离。它经常与产科结合径在骶骨前大约 4cm 处交叉。从两线交叉点到骶骨岬的这些距离被称为入口径线的后矢状径。每一斜径均由一侧骶髂关节延至骨盆对侧的髂耻隆突, 平均小于 13cm, 并根据其是否起源于左或右的骶髂关节处被称为左、右斜径。

中骨盆平面: 在坐骨棘水平的中骨盆平面是难产中胎头衔接之后的尤为重要的因素。棘间径为 10cm 或稍多于此值, 通常是骨盆中的最小径线。通过平面的前后径测得正常值至少为 11.5cm。在骶骨和棘间径连线之间的后面部分(后矢状径), 通常至少为 4.5cm。

骨盆出口平面: 是由有共同基线的两个不在同一平面的三角形区域组成, 此基线即坐骨结节连线, 后多三角的顶点是骶骨的末端, 侧边是骶棘韧带和坐骨结节, 前三角是由耻骨弓下的区域形成的。骨盆出口的三条径线通常描述为前后径、横径和后矢状径。前后径(9.5~11.5cm)是从耻骨联合下缘到骶骨前端, 横径(11cm)是在两侧坐骨结节内侧缘之间的距离, 后矢状径是从骶骨末端到两坐骨结节连线的垂直线, 骨盆出口矢状径正常时超过 7.5cm。由中骨盆或骨盆出口狭窄引起的难产, 阴道分娩的结果往往取决于骨盆出口后矢状径的长度。

四、骨盆的类型

1. 女型骨盆　女型骨盆入口的后矢状径仅仅轻微短于前矢状径, 后部分的边界是圆的宽的。由于骨盆入口横径或等于后矢状径或稍长于它, 因此入口或是轻微椭圆形或是圆形。骨盆的侧壁是垂直的并且坐骨棘是不突的, 耻骨弓是宽的并且在坐骨棘水平的横径为 10cm 或更多。骶骨既不前倾也不后倾, 骶坐切迹是圆形且不狭窄。女型骨盆占女性骨盆的 50%。

2. 男型骨盆　其入口后矢状径明显短于其前矢状径, 限制胎头对后面空间的使用, 后部分的边不是圆的, 而是与相应前部分的边在连接处趋于形成一楔形。

前面的盆腔是窄的而且是呈三角形，侧壁常常是内收的，坐骨棘是突的，耻骨弓下缘是窄的。骨骼以重为特点，骶骨切迹是窄的并有轻微弓形。骶骨在骨盆中朝前，通常是直的，几乎没有弯度，后矢状径长度由于骶骨的前倾而从入口到出口是减少的，骶骨末端前倾是相当常见。

3. 类人猿型骨盆　特点是入口的后径明显大于其横径，产生一前一后的椭圆形，并且前面部分有些窄和尖，骶坐切迹是大的，侧壁常常是内收的，骶骨通常有 6 节且是直的，使类人猿型骨盆比其他类型骨盆深得多。坐骨棘常是突的，耻骨弓较窄但开关较好。

4. 扁平型骨盆　有一短的前后径和一宽的横径，正如典型女型骨盆那样，横径在骶骨前位置很好，前骨盆角很宽，并且髂耻线的前髂耻部分和髂骨部分弯度很好。骶骨常是弯曲的并向后旋的，骶骨是短的并且骨盆浅，造成一宽的骶坐切迹（图 2-6）。

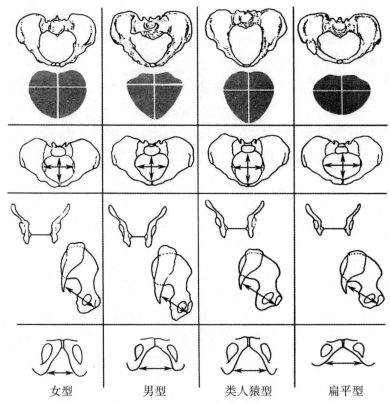

图 2-6　4 种基本类型骨盆及其各部比较

注：图片来源于《实用妇产科学（第 4 版）》（徐丛剑、华克勤主编，人民卫生出版社出版）。

除此之外，还有中间型骨盆。中间型骨盆又称为混合型骨盆，比单纯型更常见。

第四节｜骨盆底

骨盆底由多层肌肉和筋膜组成，封闭骨盆出口，承托并保持内生殖器、膀胱及直肠等盆腔脏器于正常位置。若骨盆底结构和功能发生异常，则可导致盆腔脏器脱垂或功能障碍。分娩可能引起骨盆底组织不同程度的损伤。

一、位置

骨盆底前方为耻骨联合和耻骨弓，后方为尾骨尖，两侧为耻骨降支、坐骨升支和坐骨结节。两侧坐骨结节前缘的连线将骨盆底分为前后两个三角区：前三角区为尿生殖三角，向后下倾斜，有尿道、阴道通过；后三角区为肛门三角，向前下倾斜，有肛管通过（图 2-7）。

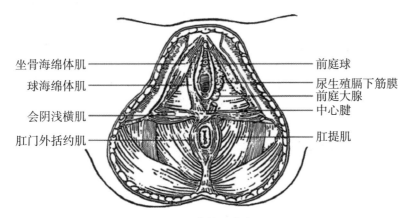

图 2-7　女性骨盆底

注：图片来源于《妇产科学（第 10 版）》（孔北华、马丁、段涛主编，人民卫生出版社出版）。

二、结构

骨盆底由外向内分为 3 层。

1. 外层　位于外生殖器与会阴皮肤及皮下组织的下面，由会阴浅筋膜及其深面的三对肌肉（球海绵体肌、坐骨海绵体肌、会阴浅横肌）及肛门外括约肌组成，肛门外括约肌为围绕肛门的环状肌束，会于中心腱。

2. 中层　为尿生殖膈。由上、下两层坚韧的筋膜及其间的一对会阴深横肌及尿道括约肌组成，覆盖于由耻骨弓、两侧坐骨结节形成的骨盆出口前部三角形平面的尿生殖膈上，又称三角韧带。其中有尿道和阴道穿过。

3. 内层　为盆膈，是骨盆底最坚韧的部分，由肛提肌及其内、外面各覆一层筋膜组成，自前向后依次有尿道、阴道通过。其中肛提肌起最重要的支持作用，加强肛门和阴道括约肌的作用。骨盆底组织对骨盆内器官起着支托作用，若因分娩或年老及其他原因致骨盆底组织损伤或功能减弱时，则可致骨盆脏器失去支托而发生脱垂或功能障碍。

第五节｜血管、淋巴及神经

女性生殖器官的血管与淋巴相伴行，各器官间静脉及淋巴管以丛、网状相吻合。

一、血管

子宫血管供应主要来源于子宫动脉和卵巢动脉、阴道动脉及阴部内动脉（图2-8）。

1. 子宫动脉　是髂内（下腹）动脉的主要分支，在腹膜后沿骨盆侧壁向下向前行，进入子宫阔韧带底部，并且向内侧走行到子宫外侧，这时，它跨越到输尿管前面，子宫动脉在与宫颈的阴道上部相邻接处马上分为上、下两支，下支较细小的宫颈阴道动脉供应宫颈较低部分与阴道上部的血运。上支较粗，向上形成沿子宫边缘向上的高度卷曲的血管。一相当大的分支延伸至宫颈上部，大量的其他分支穿入子宫体。在子宫动脉的主要分支达到输卵管前，它分为三个终末支：宫底支、输卵管支和卵巢支。子宫动脉的卵巢分支与卵巢动脉的终末支相吻合；输卵管支穿行于输卵管系膜并营养部分输卵管。子宫底部的分支分布于子宫的最上部。大约在宫颈旁2cm，子宫动脉横跨过输尿管，子宫动静脉与输尿管的这一靠近点是有外科意义的，因为，在全子宫切除时，钳夹和缝扎子宫血管的过程中可能会结扎或损伤输尿管。到骨盆的主要血供是髂内动脉的分支血管，除了子宫动脉，髂内动脉前干的分支包括脐动脉、膀胱中下血管、直肠中动脉、闭孔动脉、阴部内动脉、痔中动脉、阴道动脉、臀下动脉。髂内动脉后部的分支包括骶骨侧动脉、臀部上动脉和髂腰动脉。

2. 卵巢动脉　是腹主动脉的直接分支，通过骨盆漏斗韧带进入子宫阔韧带。在卵巢门，它分成大量小的分支进入卵巢（图2-8）。卵巢动脉的主干经过靠近输卵管系膜的子宫阔韧带的全长，并进入子宫侧缘的上部。在此，它与子宫动脉的卵巢支吻合，在宫体两旁的动脉还有许多额外的交通支。当子宫收缩时，其大量静脉腔是塌陷的，子宫壁大部分由扩张的静脉窦占据，弓形静脉汇集形成子宫静脉。

3. 子宫静脉　汇入髂内静脉，然后汇入髂总静脉。部分子宫上半部的血液和卵巢血液及子宫阔韧带上部分血液由一些静脉汇集，这些静脉在子宫阔韧带形成大的蔓状丛，终止于卵巢静脉。

4. 卵巢静脉　右卵巢静脉汇入腔静脉，而左卵巢静脉汇入左肾静脉。在妊娠期，供应子宫的血管肥大增生明显。

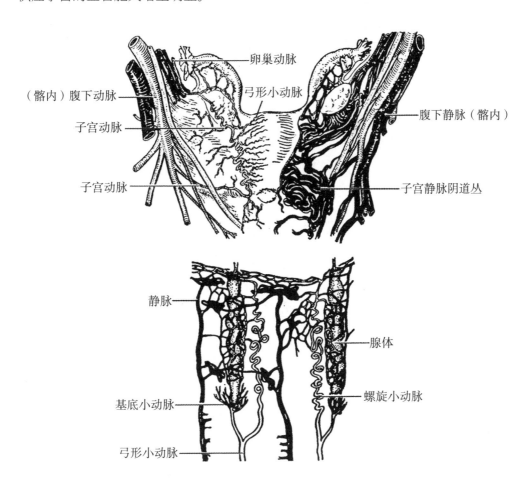

图 2-8　女性盆腔动静脉

注：图片来源于《实用妇产科（第 4 版）》（徐丛剑、华克勤主编，人民卫生出版社出版）。

二、淋巴

1.**外生殖器淋巴**　主要为腹股沟淋巴结，分为深浅两部分。腹股沟浅淋巴结分上下两组，上组沿腹股沟韧带排列，收纳外生殖器、阴道下段、会阴及肛门部的淋巴；下组位于大隐静脉末端周围，收纳会阴及下肢的淋巴。其输出管大部分汇入腹股沟深淋巴结，少部分汇入髂外淋巴结。腹股沟深淋巴结位于股静脉内侧，收纳阴蒂、腹股沟浅淋巴结，汇入髂外及闭孔等淋巴结。

2.**盆腔淋巴**　主要有髂淋巴、骶前淋巴及腰淋巴。

子宫内膜富含大量的淋巴管，但真正的淋巴管大部分局限于基底层。子宫肌层的淋巴管朝向浆膜面的数量增加，并且在其下形成丰富的淋巴丛，尤其是在子宫后壁，而在子宫前壁范围小。由子宫各节段汇集的淋巴汇入各自的淋巴结，一般子宫底、输卵管、卵巢淋巴部分汇入腰淋巴结，部分汇入髂内外淋巴结。子宫体前后壁淋巴可分别回流至膀胱淋巴结和直肠淋巴结。子宫体两侧淋巴沿子宫圆韧带汇入腹股沟浅淋巴结。阴道下段淋巴主要汇入腹股沟浅淋巴结，阴道上段淋巴大部汇入髂内及闭孔淋巴结，小部分汇入髂外淋巴结，经髂总淋巴结汇入腰淋巴结和骶前淋巴结（图2-9）。

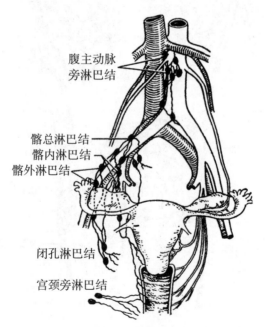

图 2-9　女性生殖器淋巴流向

注：图片来源于《实用妇产科学（第4版）》（徐丛剑、华克勤主编，人民卫生出版社出版）。

三、神经

女性生殖器官　主要由交感神经支配，也有部分来自脑脊髓神经系统及副交感神经系统。来自第Ⅱ、Ⅲ、Ⅳ骶神经的一些神经纤维组成的副交感神经系统出现于两侧骨盆神经内，交感神经系统通过来自主动脉神经丛的髂内神经丛恰在骶岬下方进入骨盆。这些神经丛的分支支配子宫、膀胱及阴道上部，由有髓鞘纤维和无髓鞘纤维组成。第11和12神经根内含有来自子宫的感觉神经纤维，这些纤维将子宫收缩时的疼痛刺激传导至中枢神经系统。来自宫颈和产道上部的感觉神经纤维通过骨盆神经到达第Ⅱ、Ⅲ、Ⅳ骶神经，而那些来自产道下部纤维则主要通过阴部神经而到达（图2-10）。

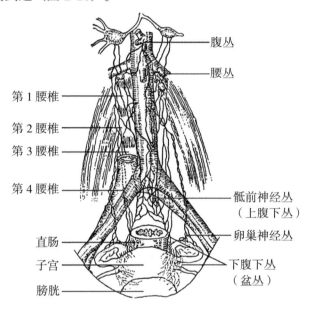

图 2-10　女性外生殖器神经

注：图片来源于《实用妇产科学（第4版）》（徐丛剑、华克勤主编，人民卫生出版社出版）。

第六节│邻近器官

女性生殖器官与尿道、膀胱、输尿管、直肠及阑尾相邻，当女性生殖器官出现病变时，常会累及邻近器官，增加诊断与治疗上的难度，反之亦然。女性生殖器官的发生与泌尿系统同源，故女性生殖器官发育异常时，也可能伴有泌尿系统的异常。

1. 尿道　一肌性管道，始于膀胱三角尖端，穿过尿生殖膈，终于阴道前庭的尿道外口，长 4~5cm，直径约 0.6cm。肛提肌及盆腔筋膜对尿道有支持作用，在腹压增加时提供抵抗而使尿道闭合，如发生损伤可出现张力性尿失禁。由于女性尿道短而直，与阴道邻近，容易引起泌尿系统感染。

2. 膀胱　一囊状肌性器官，排空的膀胱位于耻骨联合和子宫之间，膀胱充盈时可凸向盆腔甚至腹腔。膀胱分为顶、底、体和颈 4 部分，底部与子宫颈及阴道前壁相连，其间组织疏松、盆底肌肉及其筋膜受损时，膀胱与尿道可随子宫颈及阴道前庭一并脱出。

3. 输尿管　一对圆索状肌性管道，全长 30cm，粗细不一，起自肾盂，在腹膜后沿腰大肌前面偏中线侧下行（腰段），在骶髂关节处跨髂外动脉起点的前方进入骨盆腔（盆段），并继续在腹膜后沿髂内动脉下行，到达子宫阔韧带基底部向前内方行，在子宫颈外侧约 2cm，于子宫动脉下方穿过，位于子宫颈阴道上部的外侧 1.5~2cm 处，斜向前内穿越输尿管隧道进入膀胱。在输尿管走行过程中，支配肾、卵巢、子宫及膀胱的血管在其周围分支并相互吻合，形成丰富的血管丛，以营养输尿管，故在盆腔手术时应注意保护输尿管血运，避免因缺血形成输尿管瘘。

4. 直肠　于盆腔后部，上接乙状结肠，下接肛管，前为子宫及阴道，后为骶骨，全长 15~20cm。直肠前面与阴道后壁相连，盆底肌肉与筋膜受损伤，常与阴道后壁一并脱出。肛管长 2~3cm，借会阴体与阴道下段分开，阴道分娩时应保护会阴，避免损伤肛管。

5. 阑尾　为连于盲肠内侧壁的盲端细管，形似蚯蚓，其位置、长短、粗细变异很大，常位于右髂窝内，下端有时可达右侧输卵管及卵巢位置。因此，女性阑尾炎时有可能累及右侧附件及子宫，应注意鉴别诊断，并且如果发生在妊娠期，增大的子宫会将阑尾推向外上侧，容易误诊。

第三章

妊娠生理

妊娠是指从受孕到分娩的全过程。自胎元形成、种植子宫到胎儿、胞衣从母体娩出的全过程，约 280 天。孕期从孕前末次月经第 1 天算起，以 28 天为一个妊娠月计。《黄帝内经》将此过程称为"妊子""怀子""有子""重身"。《金匮要略》始称"妊娠"，其后的医籍还有"有躯""怀娠""怀孕"等描述。马王堆汉墓出土的《胎产书》记载了胚胎发育及养胎与调护；嗣后徐之才《逐月养胎法》载："妊娠一月始胚，二月始膏，三月始胞，四月形体成，五月能动，六月筋骨立，七月毛发生，八月脏腑实，九月谷气入胃，十月诸神备，日满即产矣"，在胚胎发育方面较《胎产书》更为具体形象，可以认为是中医胚胎学的雏形。妊娠以后，冲脉阴血下聚胞宫以养胎，月经停闭。

妊娠是女性生理特征之一。妊娠的机理与脏腑、气血、经络密切相关。《素问·上古天真论》曰："女子……二七而天癸至，任脉通，太冲脉盛，月事以时下，故有子；……七七，任脉虚，太冲脉衰少，天癸竭，地道不通，故形坏而无子也。"肾气盛，天癸至，月经规律来潮，即能有子。正如现今医学所观察到女子青春期后，卵巢规律排卵，月经按期来潮，即具备生殖能力。

第一节 | 妊娠的生理基础

《周易》曰："天地氤氲，万物化醇，男女媾精，万物化生"，指出人类的生殖也是自然生理。子宫是妊娠的器官，妊娠的机理在于肾、天癸、脏腑、气血，冲任共同协调输送精血津液于子宫而形成胎孕。

一、脏腑与妊娠的关系

肾藏精，主生殖。女子二七肾气盛，天癸至，任脉通，冲脉盛，月经规律来潮，便具备生殖能力。届时男女媾精，胎孕乃成。《灵枢·决气》曰："两精相搏，合而成形。"《医宗金鉴·妇科心法要诀》曰："男女媾精，乃能有子"，精血是构成胎孕的原始物质。孕后胚胎靠血养、气载，而气血源于脏腑，脾生血、主中气，肝藏血，主疏泄。心主血，肺主气，朝百脉而输精微，五脏分司着气血的生化、储藏、统摄、调节、运输等作用，只有脏腑功能正常才能形成胎孕并支持胚胎的发育。

二、气血与妊娠的关系

胎靠血养气载。孕后血聚子宫以养胎，月经停闭，而血生于气、行于气，统于气，脏腑化生的阴血靠气的运转、输注至子宫以养胎。同时胎居母腹，靠气以载举，"女子肾以系胎"，胎靠肾气的提系，脾气的载举而不致坠落。故气血调和，冲任冲盛，胎养有源。

三、冲任二脉与妊娠的关系

王冰曰："冲为血海，任主胞胎，二脉相资，故能有子。"冲脉起于胞中，上行支与诸阳经相通，下行支经气冲穴与足少阴肾经、足阳明胃经相交会，与足少阴肾经相并上行，故有"冲脉隶于阳明"之说。足阳明胃经为多气多血之经。冲脉一方面受到先天肾气的资助，一方面又受到后天水谷精微的滋养，先后天之气皆汇于冲脉，是为"太冲脉"，王冰则称"冲为血海"。冲脉之气血充沛旺盛，下注胞宫以主胎孕。

任脉行于人体胸腹部正中，主一身之阴，全身精、血、津、液均为任脉总司，故任脉为"阴脉之海"。王冰说："为之任脉者，女子得之以妊养也。"任脉主"妊养胞胎"。任脉之脉气通盛畅达，与冲脉协调，输注精血于子宫，使子宫行使主胎孕等生理功能。

四、子宫与妊娠的关系

子宫，是女性特有的生殖器官。"子宫"一词，最早见于《神农本草经》"紫石英"条下，曰"女子风寒在子宫，绝孕十年无子。"《黄帝内经》称子宫为"女子胞""子处"，属于"奇恒之腑"；其特性：亦脏亦腑，非脏非腑，能藏能泻；其功能主行月经，主胎孕及分泌带液，排出恶露。子宫位于带脉以下，小腹正中，膀胱之后，直肠之前。在《类经》中指出子宫的功能为"女子之胞，子宫是也，亦以出纳精气而成胎孕者为奇"。金元时期著名医家朱丹溪在《格致余论·受胎论》中也描述了子宫的功能与形态，曰"阴阳交媾，胎孕乃凝，所藏之处，名曰子宫。一系在下，上有两歧，一达于左，一达于右"，明确指出子宫是胎孕所藏之处。子宫发育正常，借冲任胞脉与脏腑取得直接或间接的联络，共同构成了生殖网络，以使子宫具行经孕子之功。

第二节 | 妊娠的机理

一、中医理论

子宫是女子特有的生殖器官，主行经与孕育胎儿。子宫发育正常是妊娠必备条件之一；同时包含"上有两歧"之输卵管发育正常、通畅。肾气盛，天癸至，任脉通，冲脉盛，月事以时下，故有子，意寓卵巢有规律排卵是妊娠必备条件之二；《女科正宗·广嗣总论》谓："男精壮而女经调，有子之道也。"男精壮，包含男子精液与性功能正常，而后男女媾精"两精相搏，合而成形"男女之精妙合结为胎孕。中医也提出在"氤氲"之时（即排卵期）为最佳受孕时间。故妊娠的必备条件：生殖器官发育正常，生殖道通畅，正常排卵，这是中西医的共识。《女科正宗》载："养胎者，血也。"《景岳全书》载："男子以精肇其元，女以血成其体。"胎孕形成后靠母血以濡养，母血中蕴含着胚胎生长发育所需的营养物质与激素。

马王堆汉墓出土的《胎产书》里就有胚胎发育的初步记载，可以认为是我国最早的胚胎学的雏形。《淮南子·精神训》记载的胚胎发育更为具体："一月而膏，二月而胚，三月而胎，四月而肌，五月而筋，六月而骨，七月而成，八月而动，九月而躁，十月而生。"并明确妊娠期为十个月。可见当时中医产科之不凡。医书亦有预产期的计算，如"气血充实，则可保十月分娩……凡二十七日即成一月之数"。对于胎盘（胞衣）、羊水、脐带等胎儿附属物中医均有明确记载。作为文明古国，中医首重产育，因此中国的产科发展先于世界，但由于当时科技的落后而显得粗糙。

二、西医理论

妊娠是胚胎与胎儿在母体子宫内生长发育的过程。卵巢产生卵子并排卵和分泌性激素，卵子是构成胎孕的原始物质，妊娠必备性激素维持胚胎发育。输卵管是卵子与精子相遇、受精及受精卵运行的场所与通道；子宫是妊娠的器官。卵巢、输卵管、子宫等相互协调，共同维持妊娠。

成熟卵子受精是妊娠的开始，胎儿及其附属物自母体娩出是妊娠的终止。妊娠是非常复杂而变化极为协调的生理过程。

1. 受精卵的形成　获能的精子与次级卵母细胞相遇于输卵管结合形成受精卵

的过程称为受精。精液射入阴道后，精子离开精液经子宫颈管、子宫腔进入输卵管腔，在此过程中精子顶体表面糖蛋白被生殖道分泌物中的 α、β 淀粉酶降解，同时顶体膜结构中的胆固醇与磷脂比率和膜电位发生变化，降低顶体膜的稳定性，此过程称为精子获能，需 7h 左右。卵子从卵巢排出，经输卵管伞部进入输卵管，在输卵管内与获能的精子在输卵管壶腹部相遇，精子头部顶体外膜破裂，释放出顶体酶，溶解卵子外层的放射冠和透明带，称为顶体反应。只有发生顶体反应的精子才能与次级卵母细胞融合。精子头部与卵子表面接触，卵母细胞质内的皮质颗粒释放溶解酶体酶，引起透明带结构改变，精子受体变性，阻止其他精子进入透明带，这一过程称为透明带反应。穿过透明带的精子外膜与卵子细胞膜接触并融合，精子进入卵子内。随后卵子迅速完成第二次减数分裂形成卵原核，卵原核与精原核融合，核膜消失，染色体相互混合，形成二倍体的受精卵，完成受精过程。受精后的卵子称为孕卵或受精卵。正常发育成熟并已获能的精子和卵巢排出正常发育成熟的卵子相遇是受精的必要条件。受精多数在排卵后数小时内发生，一般不超过 24h。受精后 30h，受精卵借助输卵管蠕动和输卵管内膜上皮纤毛推动向宫腔方向移动。同时开始有丝分裂即卵裂，形成多个子细胞，称为分裂球。受精后 50h 为 8 个细胞阶段，72h 分裂为 16 个细胞的实心胚，称为桑椹胚。随后继续分裂并在细胞间隙集聚来自宫腔的液体形成早期囊胚。受精后 4 日早期囊胚进入宫腔。受精后 5~6 日早期囊胚透明带消失，体积迅速增大，继续分裂发育，形成晚期囊胚。

2. 受精卵着床　受精后 6~7 天晚期囊胚植入子宫内膜的过程称受精卵着床。受精卵着床需经过定位、黏附和侵入 3 个阶段。定位即指透明带消失，晚期囊胚以其内细胞团端接触子宫内膜；黏附即指晚期囊胚黏附在子宫内膜，囊胚表面滋养细胞分化为两层，外层为合体滋养层，内层为细胞滋养层；侵入即指滋养细胞穿透入子宫内膜内 1/3 肌层及血管，囊胚完全埋入子宫内膜中且被内膜完全覆盖，这一过程称为受精卵着床或植入（图 3-1）。

受精卵着床必须具备的条件：

（1）透明带消失。

（2）囊胚细胞滋养细胞分化出合体滋养细胞。

（3）囊胚和子宫内膜同步发育且功能协调。

（4）体内分泌足量的雌激素和孕酮。成功着床需要由黄体分泌孕激素，孕激素支持的子宫内膜具有容受性。子宫内膜的容受性仅在月经周期第 20~24 天间，这一时期被称为"窗口期"，子宫仅在极短的窗口期允许受精卵着床。

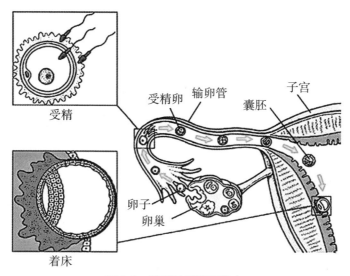

图 3-1　受精及受精卵着床

注：图片来源于《妇产科学（第 10 版）》（孔北华、马丁、段涛主编，人民卫生出版社出版）。

第三节｜胚胎与胎儿的发育特征

孕期从末次月经第一天开始计算，妊娠全过程约 280 天，即 40 周，妊娠 10 周（受精后 8 周）前的人胚称为胚胎，是器官分化、形成时期。自妊娠 11 周（受精后 9 周）开始直至分娩前称为胎儿，是生长、成熟的时期。古代中医如徐之才的《逐月养胎法》记载的胚胎发育"妊娠一月始胚，二月始膏，三月始胞，四月形体成，五月能动，六月筋骨立，七月毛发生，八月脏腑具，九月谷气入胃，十月诸神备，日满即产矣。"虽然粗略，但已具备胚胎发育的雏形，为世界胚胎学的开创。现代胚胎学为临床提供了详细的胚胎与胎儿发育的全过程。

一般以 4 周（一个妊娠月）为一孕龄单位阐述胚胎及胎儿发育的特征。

4 周末：可辨认胚盘与体蒂。

8 周末：胚胎初具人形，头大，占整个胎体的近一半。能分辨出眼、耳、口、手指及足趾，各器官正在分化发育，心脏已形成。

12 周末：胎儿身长约 9cm，顶臀长 6~7cm，外生殖器已发育，四肢可活动。

16 周末：胎儿身长约 16cm，顶臀长 12cm，体重约 110g，可辨别胎儿性别，有胎动。

20 周末：胎儿身长约 25cm，顶臀长 16cm，体重约 320g。皮肤暗红出现胎脂，全身覆盖毳毛，可见少许头发，开始有吞咽、排尿功能。孕妇腹壁可听到胎心音。胎动较活跃。

24 周末：胎儿身长约 30cm。顶臀长 21cm，体重约 630g。各脏器已发育，出生后可有呼吸，但生存力极差。

28 周末：胎儿身长约 35cm。顶臀长 25cm，体重约 1000g。皮肤粉红，有呼吸运动，出生后能啼哭。可存活，四肢活动好。

32 周末：胎儿身长约 40cm。顶臀长 28cm，体重约 1700g。出生后加强护理可存活。

36 周末：胎儿身长约 45cm。顶臀长 32cm，体重约 2500g。皮下脂肪较多，身体圆润，出生后能啼哭及吸吮，生存力良好，存活率高。

40 周末：胎儿身长约 50cm。顶臀长 36cm，体重约 3400g。发育成熟，女胎外生殖器发育良好，男胎睾丸已下降至阴囊内。出生后哭声响亮，吸吮能力强，能很好存活。

第四节 ｜ 胎儿附属物的形成与功能

胎儿附属物包括胎盘、胎膜、脐带和羊水。

●● 一、胎盘

胎盘介于胎儿与母体之间，是维持胎儿生长发育的重要器官。其由羊膜、叶状绒毛膜和底蜕膜组成，具有物质交换、防御、合成及免疫等功能，对保证胎儿的正常发育极为重要。

1. 物质交换功能　包括气体交换、营养物质供应和排出胎儿代谢产物等。

（1）气体交换：母胎间氧气与二氧化碳在胎盘中以简单扩散方式进行交换，相当于胎儿呼吸系统的功能。

（2）营养物质供应：葡萄糖是胎儿代谢的主要能源，以易化扩散方式通过胎盘，胎儿体内的葡萄糖均来自母体。氨基酸、钙、磷、碘和铁以主动运输方式通过胎盘，游离脂肪酸、水、钾、钠、镁及维生素 A、D、E、K 以简单扩散方式通过胎盘。

（3）排出胎儿代谢产物：胎儿代谢产物如尿素、尿酸、肌酐、肌酸等，经胎盘转输入母血，由母体排出体外。

2. 防御功能　胎盘虽然能阻止母血中某些有害物质进入胎儿血中，但其屏障作用极为有限。各种病毒如风疹病毒、巨细胞病毒等及大部分药物均可通过胎盘，影响胎儿生长发育。细菌、弓形虫、衣原体、梅毒螺旋体虽然不能通过胎盘屏障，但可在胎盘部位形成病灶，破坏绒毛结构后进入胎体感染胚胎与胎儿。母血中免疫抗体如 IgG 能通过胎盘，使胎儿在出生后短时间内获得被动免疫力。

3. 合成功能　胎盘合体滋养细胞能合成多种激素、酶和细胞因子，对维持正常妊娠起重要作用。激素有蛋白激素和类固醇激素两大类，蛋白激素有人绒毛膜促性腺激素、人胎盘生乳素等，类固醇激素有雌激素、孕激素等。酶有催产素酶、耐热性碱性磷酸酶等。

（1）人绒毛膜促性腺激素（human chorionic gonadotropin，hCG）：是一种由 α、β 亚基组成的糖蛋白激素，在受精卵着床后 1 日自母血清中即可测出，以此诊断妊娠。妊娠 8~10 周达高峰，以后迅速下降，产后 2 周消失。其能使月经黄体增大成为妊娠黄体，增加甾体激素分泌以维持妊娠；促进雄激素芳香化，转化为雌激素，同时能刺激孕酮的形成；刺激胎儿睾丸分泌睾酮促进男胎性分化；抑制植物血凝素对淋巴细胞的刺激作用，hCG 能吸附于滋养细胞表面，以免胚胎滋养细胞层被母体淋巴细胞攻击；能与母体甲状腺细胞 TSH 受体结合，刺激甲状腺活性。

（2）人胎盘生乳素（human placental lactogen，hPL）：是一种单链多肽激素。其主要功能有：刺激乳腺腺泡发育，刺激乳腺上皮细胞合成乳白蛋白、乳酪蛋白和乳珠蛋白，为产后泌乳做准备；促进胰岛素生成；通过脂解作用，将多余的葡萄糖运送给胎儿，是胎儿的主要能源，也是蛋白质合成的能源来源；抑制母体对胎儿的排斥作用；hPL 是通过母体促进胎儿发育的"代谢调节因子"。

（3）雌激素与孕激素：二者均为甾体激素，妊娠早期由卵巢黄体产生。妊娠10 周后，雌激素主要由胎儿 - 胎盘单位合成，至妊娠末期，雌三醇值为非孕时的1000 倍，雌二醇及雌酮值为非孕时的 100 倍。孕激素于妊娠 8~10 周后由胎盘合体滋养细胞产生，母血孕酮值随妊娠进展逐渐增高，在孕激素与雌激素共同作用下，对妊娠期子宫内膜、子宫肌层、乳腺及母体其他系统的生理变化起重要作用。

（4）催产素酶：属糖蛋白，随妊娠进展逐渐增多，至妊娠末期达高峰，主要作用是灭活催产素分子，维持妊娠。

（5）耐热性碱性磷酸酶（placental heat stable alkaline phosphatase, P-HSAP）：妊娠 16~20 周母血中可测出，随妊娠进展逐渐增多，直至胎盘娩出后下降，产后 3~4 日消失。动态监测其变化，可作为评价胎盘功能的指标。

此外，还有细胞因子与生长因子，其在胚胎与胎儿营养及免疫保护中起一定作用。

4.免疫功能　胎儿是同种半异体移植物。正常妊娠母体能容受，不排斥胎儿主要得益于胎盘的免疫功能，但其具体机制目前尚不清楚。

●● 二、胎膜

胎膜由外层的平滑绒毛膜和内层的羊膜组成。胎膜的重要作用是维持羊膜腔的完整性，对胎儿起保护作用。胎膜含类固醇激素代谢所需的多种酶活性，故与类固醇激素代谢有关。胎膜含大量花生四烯酸（前列腺素的前身物质）的磷脂，且含能催化磷脂生成游离花生四烯酸的溶酶体，故胎膜在分娩发动上有一定作用。胎膜还可防止细菌进入宫腔，故早期破膜容易引起宫腔感染。

●● 三、脐带

脐带是连接胎儿与胎盘的条索状组织，是胚胎发育过程中羊膜囊扩大包围体蒂及卵黄囊而成，内有一条脐静脉和两条脐动脉，保持胎儿和胎盘间的联系。妊娠足月胎儿脐带长 30~100cm，平均 55cm，直径 0.8~2.0cm，保证胎儿在子宫内有一定的活动度。脐带表面被羊膜覆盖呈灰白色。脐带是母儿间气体交换、营养物质供应及代谢产物排出的重要通道。脐带受压使血流受阻时，可致胎儿缺氧，甚至危及胎儿生命。

●● 四、羊水

羊膜腔中的液体称为羊水。

1.羊水的来源　①妊娠早期的羊水主要来自母体血清经胎膜进入羊膜腔的透析液。②妊娠中期以后，胎儿尿液成为羊水的主要来源，羊水的渗透压逐渐降低。③妊娠晚期胎儿肺参与羊水的生成，每日大约有 350ml 液体从肺泡分泌至羊膜腔。④羊膜、脐带华通胶及胎儿皮肤渗出液体，但量少。

2.羊水的吸收　有分泌就有吸收，以保持液体的平衡。胎儿吞咽是羊水吸收的主要方式，妊娠 18 周胎儿开始出现吞咽动作，近足月时每日可吞咽 500~700ml 液体。膜内转运也可共同维持羊水量的稳定。另外，脐带每小时能吸收羊水 40~50ml。妊娠 20 周前，胎儿角化前皮肤也有吸收羊水的功能，但量很少。

3. 羊水的调节与平衡　羊水在羊膜腔内不断进行液体交换，以保持羊水量相对恒定。其调节主要途径有以下几种。

（1）自妊娠后半期开始，胎儿排尿是羊水的主要来源。

（2）胎儿分泌的肺泡液。

（3）每日约有 400ml 羊水通过膜内运输进入胎盘表面的胎儿血管。

（4）胎儿吞咽是羊水吸收的主要途径。

（5）母儿间的液体交换主要通过胎盘，每小时约交换液体 3600ml。

4. 羊水量、性状及成分　妊娠期羊水量逐渐增加，妊娠 38 周羊水量约 1000ml，此后逐渐减少，至妊娠 40 周羊水量约 800ml。妊娠早期羊水为无色澄清液体；妊娠足月羊水略混浊，不透明，可见羊水内悬有小片状物（胎脂、胎儿脱落的上皮细胞、毛发、白蛋白、尿酸盐等）。羊水中含有大量激素和酶。足月妊娠时羊水比重为 1.007~1.025、pH 约 7.20，98%~99% 为水分，1%~2% 为无机盐及有机物。

5. 羊水的功能

（1）保护胎儿：为胎儿提供了适宜的生长环境、适宜的温度和限度的活动空间；使胎儿在羊水中运动自如，从而促进胎儿肌肉、骨骼及其他组织器官的发育；防止胎儿自身及胚胎与羊膜粘连而发生畸形；减轻外界环境的暴力冲击和强烈震动，从而防止对胎儿造成损伤；有利于胎儿体液平衡。

（2）保护母体：羊水还能保护母体，减少胎动所致的不适。临产后羊水囊扩张宫颈口及阴道，有利于产程进展。破膜后羊水润滑和冲洗阴道，减少感染机会。

第五节 | 妊娠期母体的变化

在妊娠这个特殊的时期，为满足母体自身营养需要及胚胎、胎儿生长发育，孕妇体内各系统发生一系列适应性改变。

一、临床表现

妊娠后卵巢停止排卵月经停闭。孕早期有部分孕妇可出现恶心呕吐、择食、头晕等不适，孕3月后一般自行消失；孕后可出现滑脉，"妇人手少阴脉动甚者，妊子也"，常以此诊断妊娠；乳房增大，乳头乳晕着色，孕晚期还可挤出初乳；孕3月后随子宫增大小腹开始膨隆，腹部逐渐增大；孕4、5月可自觉有胎动；孕早、晚期可出现小便频数或便秘，或下肢、脚背肿胀及腰背酸痛。

二、母体变化

（一）生殖器官变化

1. 子宫　在妊娠期子宫的功能是孕育胎儿，满10月（280天）娩出胎儿。

（1）子宫体：妊娠时子宫变化最大。随妊娠进展，胎儿、胎盘及羊水的形成与发育，子宫体逐渐增大变软。妊娠足月时，子宫体积增大至35cm×25cm×22cm；宫腔容量增至约5000ml，是非孕时的500~1000倍；子宫重量增至1100g左右，增加近20倍；妊娠足月时子宫厚度1~1.5cm。妊娠早期子宫呈球状或椭圆状，妊娠12周后子宫增大升出盆腔，在耻骨联合上方可触及。妊娠晚期子宫轻度向右旋转，与乙状结肠占据在盆腔左侧有关。

（2）子宫血流量：妊娠期子宫血管扩张、增粗、子宫血流量增加，以适应胎儿-胎盘循环需要。妊娠早期子宫血流量为50ml/min，主要供应子宫肌层与蜕膜。妊娠足月时子宫血流量为450~650ml/min，80%~85%供应胎盘。

（3）子宫内膜：受精卵着床后，在孕激素与雌激素作用下，子宫内膜腺体增大，腺上皮细胞内糖原增加，结缔组织细胞肥大，血管充血，此时子宫内膜称为蜕膜。按蜕膜与囊胚的关系，将蜕膜分为3层：底蜕膜、包蜕膜、真蜕膜。底蜕膜是囊胚着床部位的子宫内膜，与叶状绒毛膜相似，以后发育成胎盘母体部分；包蜕膜是覆盖在囊胚表面的蜕膜，随囊胚发育逐渐突向宫腔；真蜕膜是底蜕膜及包蜕膜以外覆盖子宫腔其他部分的蜕膜。妊娠14~16周羊膜腔明显增大，包蜕膜和真蜕膜相贴近，宫腔消失（图3-2）。

（4）子宫峡部：是宫体及宫颈间最狭窄的部分。妊娠3个月后，子宫峡部不断伸展，至妊娠末期由非孕期的1cm可伸展达7~10cm，峡部的肌纤维增生，但不如子宫体明显。分娩时，峡部继续伸展，成为软产道的一部分，称"子宫下段"。

（5）子宫颈：妊娠早期，宫颈黏膜充血、组织水肿致宫颈肥大、变软呈紫

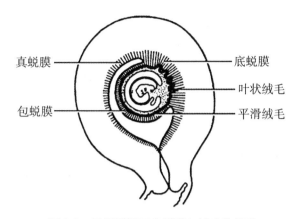

真蜕膜 —— 底蜕膜

叶状绒毛

包蜕膜 —— 平滑绒毛

图 3-2　早期妊娠子宫蜕膜与绒毛的关系

注：图片来源于《妇产科学（第 10 版）》（孔北华、马丁、段涛主编，人民卫生出版社出版）。

蓝色。宫颈管内腺体肥大，黏液分泌量增多，在颈管内形成黏液栓，可防止细菌进入宫腔。

2. 输卵管　妊娠期间伸长，但肌层不增厚，黏膜上皮细胞变扁平。

3. 卵巢　略增大，不排卵。在一侧卵巢中有妊娠黄体继续生长并分泌雌激素和孕激素。妊娠黄体一般在妊娠 3~4 个月后开始萎缩，妊娠 10 周后由胎盘替代卵巢分泌激素。

4. 阴道　肌纤维及弹力纤维增生，易于扩张。黏膜变厚，充血，呈紫蓝色。分泌物增多，呈酸性，可抑制致病菌生长。

5. 会阴　会阴皮肤色素沉着，血管增多、充血，淋巴管扩张，结缔组织变软，故伸展性增大，有利于分娩时胎儿娩出。

6. 外阴　妊娠期外阴充血，皮肤增厚，大小阴唇色素沉着，大阴唇内血管增多，结缔组织松软，伸展性增加，利于分娩时胎儿通过。妊娠晚期因增大的子宫压迫以致盆腔与下肢静脉血回流障碍，有的孕妇可见外阴与下肢静脉曲张，产后大多能自行消失。

（二）乳房变化

妊娠最早几周乳房会发胀，或有刺痛感及触痛，妊娠 8 周后乳房明显增大。乳头、乳晕色素沉着，乳晕因有较多散在皮脂腺肥大而形成的结节状小隆起，称为蒙氏结节。妊娠后期可由乳头挤出少量黄色液体，称"初乳"。

（三）血液及循环系统变化

1. 血容量 从孕 6 周起开始增加，至妊娠 32~34 周达高峰，约增加 35%，平均增加约 1500ml，维持此水平至分娩。血容量增加包括血浆及红细胞增加，血浆增加多于红细胞增加，血浆约增加 1000ml，红细胞容量约增加 500ml，出现血液稀释。

2. 血液成分

（1）红细胞：妊娠期骨髓不断产生红细胞，网织红细胞轻度增生。由于血液稀释，红细胞计数约为 $3.6×10^{12}$/L，血红蛋白值为 110g/L，血细胞比容降至 0.31~0.34，孕妇储备铁约 500mg，为适应红细胞增生及胎儿成长和孕妇各器官生理变化的需要，容易缺铁，应在孕晚期补充铁剂，以防血红蛋白值下降。

（2）白细胞：从孕 7 周起开始增加，至妊娠 30 周时达高峰，约 $10×10^9$/L，有时可达 $15×10^9$/L，主要为中性多核细胞增加，淋巴细胞增加不多，而单核细胞和嗜酸性粒细胞几乎无改变。

（3）凝血因子：妊娠期血液处于高凝状态。凝血因子 Ⅱ、Ⅴ、Ⅶ、Ⅸ、Ⅹ 均增加，仅凝血因子 Ⅺ、Ⅻ 降低。血小板略有减少。妊娠晚期凝血酶原时间、部分孕妇凝血活酶时间轻度缩短，凝血时间无明显变化。血浆纤维蛋白原比非孕期增加约 50%，孕末期可达 4.5g/L。改变红细胞表面负电荷，出现红细胞线串样反应，故红细胞沉降率加快。妊娠期纤维蛋白溶酶增加，优球蛋白溶解出现延长，表明纤溶活性降低，分娩后纤溶活性迅速增高。

（4）血浆蛋白：由于血液稀释从孕早期即下降，至妊娠中期为 60~65g/L，主要是白蛋白减少，约为 35g/L，以后持续此水平直至分娩。

3. 循环改变 由于新陈代谢和循环血量的增加以及为了适应胎盘循环的需要，母体心脏负担加重。每分钟心搏出量自妊娠第 10 周开始增加，至妊娠 32~34 周左右达最高峰，较未孕时增加 30%，心率逐渐增加，最高较未孕时每分钟约增加 10 次。妊娠后期，因子宫增大，横膈上升，可使心脏向左前方移位，大血管轻度扭曲，心尖部可产生收缩期杂音及肺动脉瓣第二亢进，但心电图正常。正常心脏具有代偿功能，故能胜任孕期的负担。但心脏病患者在妊娠、分娩或产后各期，均可出现不同程度的心功能代偿不全。

妊娠早期与中期血压偏低，妊娠 24~26 周后轻度升高，一般收缩压无变化，舒张压受外周血管扩张、血液稀释等影响而轻度下降，使脉压增加。孕妇体位对血压有影响，如妊娠晚期增大的子宫压迫下肢静脉，回心血量减少，心排血量减少，使血压下降，形成仰卧位低血压综合征。侧卧位能解除子宫压迫，改善血液回流，故主张妊娠晚期孕妇睡眠时应左侧卧位。

因妊娠子宫压迫盆腔静脉，使下肢血液回流受阻，股静脉压升高，致妊娠后期常出现足踝及小腿水肿，少数可出现下肢或会阴部静脉曲张。

（四）消化系统变化

早孕期常有食欲不振、恶心、呕吐、择食及唾液分泌增多等现象，数周后多自愈。因胃液分泌减少，胃酸减少，可影响铁的吸收，故孕妇易患贫血。胃肠道蠕动减弱，易引起胃肠胀气与便秘。妊娠后期子宫压迫直肠，可加重便秘，并可因静脉血流淤滞而出现痔疮。

（五）泌尿系统变化

妊娠时，由于母子代谢产物的排泄量增多，增加了肾脏的负担，肾脏血液量及肾小球的滤过率均增加，至足月时比孕前可增加 30%~50%。

早孕时增大的子宫及妊娠末期下降的胎头，可压迫膀胱而引起尿频。妊娠中期以后，在孕激素的影响下，输尿管蠕动减弱，加以输尿管常在骨盆入口处受妊娠子宫的压迫，致尿流迟缓，易引起泌尿系的感染。

（六）呼吸系统变化

妊娠期膈肌上升，孕妇胸廓周径增大，妊娠中期因肺通气量增加约 40%，故有过度通气现象，妊娠晚期以胸式呼吸为主，呼吸深大。由于上呼吸道（鼻、咽、气管）黏膜增厚，轻度充血、水肿，易发生上呼吸道感染。

（七）皮肤变化

妊娠期促黑素细胞刺激激素分泌增多，加之大量雌、孕激素有黑素细胞刺激作用，使黑色素增加，导致孕妇乳头、乳晕、腹中线、外阴、面颊部等处皮肤色素沉着，产后多能自行消失。妊娠期子宫增大使腹壁皮肤张力加大，皮肤弹力纤维断裂，而出现紫色或淡红色妊娠纹。

（八）内分泌系统变化

妊娠期垂体增大，因妊娠黄体及胎盘分泌大量雌、孕激素的负反馈作用，使垂体 FSH、LH 分泌减少，卵巢不排卵。催乳素从孕 7 周开始分泌增多，至分娩前达高峰，为孕前的 10 倍，促进乳腺发育，为产后哺乳做准备。妊娠期促肾上腺皮质激素（ACTH）分泌增加，但具有活性的游离成分较低，故对孕妇无大的影响。内层网状带分泌睾酮增加，一些孕妇阴毛、腋毛增多增粗。孕期受促甲状腺素的影响，甲状腺呈中度增大，但其分泌的激素对孕妇与胎儿无明显作用。

（九）新陈代谢变化

1. 基础代谢率　妊娠早期稍下降，于妊娠中期渐升高，至妊娠晚期可增高15%~20%。

2. 体重　妊娠期体重增加主要来自子宫及内容物、乳房、增加的血容量、组织间液以及少量母体脂肪等。妊娠期体重平均增加12.5kg。

3. 碳水化合物代谢　妊娠期胰腺分泌胰岛素增多，胎盘产生的胰岛素酶、激素等拮抗胰岛素致其分泌相对不足。孕妇空腹血糖值略低，餐后高血糖和高胰岛素血症，以利于对胎儿葡萄糖的供应。因此，妊娠期容易发生糖尿病。

4. 脂肪代谢　妊娠期能量消耗增多，母体脂肪积存多，糖原储备减少，当能量消耗过大时，体内动用大量脂肪，使血中酮体增加，易发生酮血症。

5. 蛋白质代谢　妊娠期孕妇对蛋白质的需要量明显增加，需储备足够的蛋白质以供给胎儿生长发育及子宫、乳房增大的需要，还为分娩期消耗做准备，若蛋白质储备不足，血浆蛋白减少，组织间液增加，则出现水肿。

6. 矿物质代谢　妊娠期总钾、钠储存增加，但由于血容量的增加，血清中钾、钠浓度与非孕期相近。孕期血清磷无明显变化，血清铁浓度下降。胎儿生长发育，尤其孕晚期胎儿骨骼的发育需要大量的钙，故在妊娠中、晚期应注意加强饮食中钙的摄入，并注意补充钙剂。妊娠期孕妇需要1000mg的铁，其中300mg转运到胎盘、胎儿，500mg用于母体红细胞生成，200mg通过各种生理途径（主要为胃肠道）排泄。孕期铁的需求主要在妊娠晚期，每日6~7mg，多数孕妇铁的储存量不能满足需要，应加强饮食中铁的摄入，若有缺铁指征可以额外补充铁剂。

（十）骨骼、关节及韧带变化

妊娠期间骨质多无变化，仅在妊娠次数过多、过密又不注意补充维生素D与钙剂时易引起骨质疏松。孕期胎盘分泌松弛素，可使骨盆韧带及椎骨间关节、韧带松弛致有的孕妇感腰骶部及肢体酸痛不适，活动受限，或因耻骨联合松弛而感疼痛，产后大多数能自行消失。

第四章

妊娠诊断

临床上常将妊娠全过程分为 3 个时期，妊娠开始至 13 周末称为早期妊娠，第 14~27 周末称为中期妊娠，第 28 周及其后称为晚期妊娠。

第一节｜早期妊娠诊断

一、临床表现

1.停经　育龄期女性，平时月经尚规则，若出现停经时，应首先考虑妊娠。

2.早孕反应　一般在停经 6 周后出现畏寒头晕、恶心呕吐、乏力嗜睡、择食纳少等现象，称为早孕反应。多在孕 12 周后逐渐自行消失。

3.脉滑　停经且出现六脉滑利，尺脉按之不绝，可考虑为妊娠。正如《素问》曰："阴搏阳别，谓之有子""妇人手少阴脉动甚者，妊子也"。

4.乳房变化　妊娠后乳房逐渐增大，可有胀痛。同时，乳头增大，乳头和乳晕着色加深。乳晕周围皮脂腺增生，出现深褐色结节，称为蒙氏结节。

5.二便改变　孕早期因妊娠子宫增大，压迫膀胱，可出现尿频，当增大的子宫越出盆腔时，症状便逐渐消失。孕晚期因胎头下降压迫膀胱与直肠，可见小便频数与便秘。

6.妇科检查　阴道及宫颈松软，呈紫蓝色。有时子宫峡部特别柔软，宫颈和宫体似不相连，称为黑加征。妊娠 6 周后，宫体呈圆球状，之后子宫逐渐增大，孕 12 周后子宫底超出盆腔时，可在耻骨联合上方触及宫底。

二、辅助检查

1.妊娠试验　通常受精后 8~10 日即可在血清中检测到血 β-hCG 升高，亦可以采用简便快速的试纸法进行定性检测。结果阳性时，要结合临床表现与体征综合分析，才能明确妊娠诊断。

2.超声检查　孕早期超声检查不仅能帮助诊断妊娠，同时还可排除异位妊娠、滋养细胞疾病及多胎妊娠、估计孕龄等。经阴道超声较腹部超声可提前近 1 周确定早期妊娠。妊娠 6 周后则能探测到胚芽与原始心管搏动。孕 11~13 周测量胎儿头臀长度能较准确地估计孕周，校正预产期。同时检测胎儿颈项透明层厚度和胎儿鼻骨等，可作为早孕期胎儿染色体疾病筛查的指标。妊娠 9~13 周超声检查可排除严重的胎儿畸形，如无脑儿。

3. 基础体温测定　具有双相型体温的女性，停经后高温持续 18 日以上仍不见下降者，早孕可能性大。如高温持续超过 3 周，则早孕的可能性更大。

育龄女性，性生活正常，出现停经或月经异常，均应考虑妊娠的可能。血或尿 β-hCG 阳性提示妊娠。超声检查证实宫内存在孕囊、卵黄囊、胚芽可确诊为宫内妊娠；见原始心管搏动，提示胚胎存活。

第二节 ｜ 中、晚期妊娠诊断

中、晚期妊娠是胎儿生长和各器官发育成熟的重要时期，临床诊断的重点主要是胎儿宫内生长发育情况。

●● 一、临床表现

1. 腹部增大　早期妊娠后，子宫随孕周增长逐渐增大，孕妇也自觉腹部膨胀，并可根据子宫底高度判断妊娠月份（表 4-1）。

表 4-1　孕周与宫底高度及子宫长度

妊娠周数	手测宫底高度	尺测耻骨上子宫长度 /cm
12 周末	耻骨联合上 2~3 横指	
16 周末	脐耻之间	
20 周末	脐下 1 横指	18（15.3~21.4）
24 周末	脐上 1 横指	24（22.0~25.1）
28 周末	脐上 3 横指	26（22.4~29.0）
32 周末	脐与剑突之间	29（25.3~32.0）
36 周末	剑突下 2 横指	32（29.8~34.5）
40 周末	脐与剑突之间或稍高	33（30.0~35.3）

2. 胎动　孕妇多在孕 20 周后自觉胎儿肢体在子宫内活动，此称胎动。妊娠 18 周后超声检查可发现。妊娠 32~34 周胎动达高峰，妊娠 38 周后胎动逐渐减少。

妊娠 28 周后正常胎动次数每 2h > 10 次。

3. 胎儿心音　于妊娠 12 周用多普勒胎心听诊仪能探测到胎心音，妊娠 18~20 周用听诊器经孕妇腹壁可闻及胎心音，如钟表的"滴答"声，正常每分钟 110~160 次，以在胎儿背部听诊最清楚。

4. 胎体　妊娠 20 周后，可经腹壁触到胎体，妊娠 24 周后更为清楚，可区分圆而硬的胎头，有浮球感；宽而软的胎臀，形状不规则；宽而平坦的胎背和小而不规则的四肢。

5. 皮肤变化　在孕妇面部、乳头、乳晕及腹壁正中线有色素沉着。

二、辅助检查

1. 超声检查　超声检查可以显示胎儿数目、胎产式、胎先露、胎方位、胎心搏动、胎盘位置及其与宫颈内口的关系、羊水量。其还可用于测量胎头双顶径、头围、腹围和股骨长度，评估胎儿体重，了解胎儿生长发育情况。妊娠 20~24 周，可采用超声对胎儿进行系统检查，筛查胎儿结构畸形。

2. 彩色多普勒超声　可检测子宫动脉、脐动脉和胎儿动脉的血流速度和波形。妊娠中期子宫动脉血流舒张期早期切迹可评估子痫前期的风险，妊娠晚期的脐动脉搏动指数（pulsatile index, PI）和阻力指数（resistance index, RI）可评估胎盘血流。胎儿大脑中动脉（middle cerebral artery, MCA）的收缩期峰值流速（the peak systolic velocity, PSV）可判断胎儿贫血的程度。

3. 胎儿心电图　常用间接法检测胎儿心电图，通常于妊娠 12 周后即能显示较规律的图形，于妊娠 20 周后的成功率更高，对诊断胎心异常有一定价值。

第三节｜双胎或多胎妊娠的诊断

一、病史及临床表现

孕前曾用促排卵药或体外受精移植多个胚胎，或有家族史；孕早期妊娠反应较为严重；孕中期后体重及腹部增大明显；孕晚期常有呼吸困难，活动不便。

二、产科检查

子宫大于停经周数，妊娠中晚期腹部可触及多个小肢体或 3 个以上胎肢；胎头较小，与子宫大小不成比例；不同部位可听到两个胎心，其间有无音区，或同时听诊 1min，两个胎心率相差 10 次以上。双胎妊娠时胎位多为纵产式，以两个头位或一头一臀常见。

●● 三、超声检查

妊娠 6~7 周时宫腔内可见两个或以上妊娠囊，妊娠 9 周时可见两个或以上原始心管搏动。妊娠 20~24 周可筛查胎儿结构畸形，如联体双胎、开放性神经管畸形等。判断双胎类型，胎儿性别不一致，可以确诊为双卵双胎；胎儿性别一致，根据两个羊膜囊间隔厚度估计，间隔厚度＞2mm 提示双羊膜囊、双绒毛膜双胎，间隔厚度＜2mm 提示双羊膜囊、单绒毛膜双胎。超声检查还可帮助确定胎儿的胎位。

第四节｜胎姿势　胎产式　胎先露　胎方位

妊娠中期胎儿较小，羊水量相对较多，胎儿在子宫的活动空间较大，胎儿在子宫的位置不固定，孕 32 周以后，胎儿生长迅速，羊水量相对较少，胎儿活动空间受限，其姿势和位置相对较固定。但受胎儿大小、羊水量、母体等因素影响，胎姿势、胎方位也可以发生改变。胎产式、胎先露、胎方位与分娩方式密切相关。

●● 一、胎姿势

正常的胎姿势为胎头俯曲，下颌贴近胸部，脊柱略前屈，四肢屈曲交叉于胸腹前。使胎儿的体积保持于较小状态，整个胎体成为头端小、臀端大的椭圆形。

●● 二、胎产式

胎产式指胎体纵轴与母体纵轴的关系，二者平行者为纵产式，约占足月妊娠分娩总数的 99.75%；胎体纵轴与母体纵轴直者，称为横产式，约占足月分娩总数的 0.25%；胎体纵轴与母体中轴交叉者，称为斜产式，一般是暂时的，分娩过程多转为纵产式，个别转为横产式（图 4-1）。

●● 三、胎先露

胎先露指最先进入母体骨盆入口的胎体部分。纵产式有头先露和臀先露，根据胎头屈伸程度，头先露分为枕先露、前囟先露、额先露及面先露（图 4-2）；臀先露分为单臀先露、完全臀先露、不完全臀先露，不完全臀先露又有单足先露与

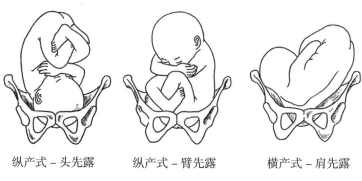

纵产式 – 头先露　　　纵产式 – 臀先露　　　横产式 – 肩先露

图 4-1　胎产式

注：图片来源于《实用妇产科学（第 4 版）》（徐丛剑、华克勤主编，人民卫生出版社出版）。

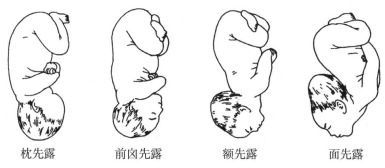

枕先露　　　　　前囟先露　　　　　额先露　　　　　面先露

图 4-2　头先露

注：图片来源于《实用妇产科学（第 4 版）》（徐丛剑、华克勤主编，人民卫生出版社出版）。

双足先露之分（图 4-3）。横产式时最先进入骨盆的是胎儿肩部称为肩先露偶见胎儿头先露或臀先露与胎手或胎足同时入盆，称为复合先露（图 4-4）。

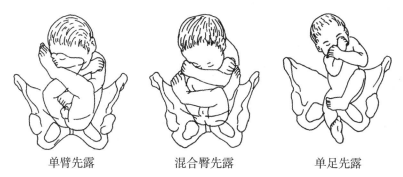

单臂先露　　　　　混合臀先露　　　　　单足先露

图 4-3　臀先露

注：图片来源于《实用妇产科学（第 4 版）》（徐丛剑、华克勤主编，人民卫生出版社出版）。

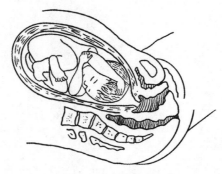

图 4-4　复合先露

注：图片来源于《妇产科学（第 10 版）》（孔北华、马丁、段涛主编，人民卫生出版社出版）。

四、胎方位

　　胎方位指胎儿先露部的指示点与母体骨盆的关系。枕先露以枕骨、面先露以颏骨、臀先露以骶骨、肩先露以肩胛骨为指示点。每个指示点与母体骨盆入口左、右、前、后、横的不同位置构成不同胎位（图 4-5、图 4-6）。

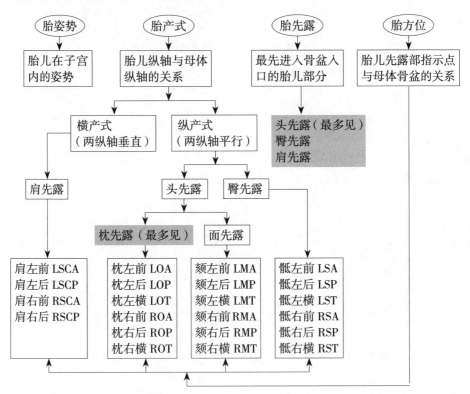

图 4-5　胎产式、胎先露和胎方位的关系及种类（1）

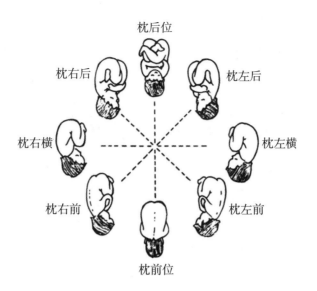

枕后位

枕右后　　　　枕左后

枕右横　　　　枕左横

枕右前　　　　枕左前

枕前位

胎产式、胎先露和胎方位的关系及种类

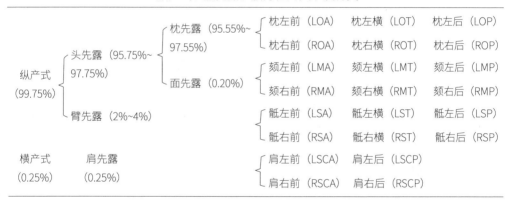

图 4-6　胎产式、胎先露和胎方位的关系及种类 (2)

第五章

产前检查与孕期保健

第一节 │ 产前检查

产前检查是监测胎儿发育和宫内生长环境，监护孕妇各系统变化，促进健康教育与咨询，提高妊娠质量，减少出生缺陷的重要措施。规范和系统的产前检查是确保母儿健康与安全的关键环节。

一、产前检查的时间、次数与孕周

合理的产前检查时间及次数是保证孕妇与胎儿健康的重要环节。根据发展中国家无并发症的孕妇，世界卫生组织（2016 年）建议产前检查次数至少 8 次，分别为妊娠 < 12 周、20 周、26 周、30 周、34 周、36 周、38 周和 40 周。根据我国《孕前和孕期保健指南（2018 年）》，目前推荐的产前检查孕周分别是 6~13 周、14~19 周、20~24 周、25~28 周、29~32 周、33~36 周、37~41 周（每周 1 次）。即从确诊早孕时开始，首次检查时间应在 6~8 周为宜，妊娠 20~36 周期间为每 4 周检查 1 次，妊娠 37 周后为每周检查 1 次，共行产前检查 9~11 次。高危孕妇酌情增加产前检查次数。

二、产前检查的项目

（一）首次检查

从确定妊娠至孕 13 周之前应进行首次产前检查，主要内容包括如下几方面。

1. 病史

（1）年龄：< 18 岁或 ≥ 35 岁为高危因素，≥ 35 岁为高龄孕妇。

（2）职业：是否从事有毒物质或放射线等工作。

（3）本次妊娠过程：了解本次妊娠有无早孕反应、病毒感染与用药情况；有无阴道流血、头痛、心悸、下肢浮肿；饮食、睡眠、大小便情况等。

（4）推算预产期（expected date of confinement, EDC）：按末次月经（last menstrual period, LMP）第 1 日算起，月份减 3 或加 9，日数加 7。可以结合

超声检查核对预产期。尤其是对记不清楚末次月经或哺乳期无月经来潮而受孕者，应采用超声检查以协助推算预产期。

（5）月经史和孕产史：包括月经初潮年龄、周期、有无痛经等。经产妇应了解有无流产、死胎死产、难产及时间；新生儿情况及有无产后出血等。

（6）既往史和手术史：有无高血压、心脏病、糖尿病、血液病、结核病、肝肾疾病等，及其发病时间与治疗情况。了解有无手术史。

（7）家族史：了解家族有无高血压、糖尿病、结核病、双胎妊娠及其他与遗传相关的疾病。

（8）配偶情况：主要了解丈夫健康状况、有无遗传性疾病等。

（9）建立孕期保健手册。

2. 全身检查　观察孕妇发育、营养及精神状态；注意步态及身高，身材矮小（＜145cm）常伴有骨盆狭窄；测量体重，评估营养状况。测量血压；检查乳房发育情况；常规妇科检查了解生殖道发育及是否畸形、阴道分泌物等。进行必要的辅助检查，如血常规、血型、尿常规、肝肾功能、空腹血糖、术前四项和彩超检查。妊娠早期彩超检查可确定是否宫内妊娠和孕周、胎儿存活、胎儿数目和双附件情况等。

3. 健康教育

（1）妊娠后阴道出血的认识和预防。

（2）营养和生活方式指导。

（3）每天补充叶酸 0.4~0.8mg 至妊娠 3 个月。

（4）避免接触有毒有害物质。

（5）慎用药物，避免使用可能影响胎儿正常发育的药物。

（6）改变不良的生活习惯及生活方式；避免高强度的工作、高噪声环境和家庭暴力。

（7）保持心理健康，解除精神压力，预防妊娠期及产后心理问题的发生。

●● 三、妊娠中晚期检查

1. 询问孕妇　有无异常情况出现，如头痛、眼花、水肿、阴道流血、阴道分泌物异常、胎动变化、饮食、睡眠、运动情况等，经检查后给予相应的处理。

2. 全身检查　测量血压、体重（包括增长速度），评估孕妇体重增长是否合理；检查有无水肿及其他异常。复查血常规和尿常规，有无贫血和尿蛋白。

3.产科检查　包括腹部检查、产道检查、阴道检查及胎儿情况（胎心率、胎儿大小、胎位、胎动及羊水量）。适时行彩超检查。

（1）腹部检查：孕妇排尿后仰卧在检查床上，头部稍垫高，暴露腹部，双腿略屈曲稍分开，使腹肌放松。检查者应站在孕妇的右侧。

1）视诊：注意腹部形态和大小。

2）触诊：先用软尺测子宫长度及腹围，子宫长度是从宫底到耻骨联合上缘的距离，腹围是平脐绕腹一周的数值。随后进行四步触诊法检查子宫大小、胎产式、胎先露、胎方位及胎先露是否衔接（图5-1）。

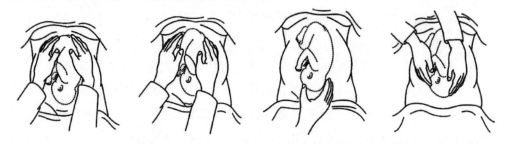

图5-1　胎位检查四步触诊法

注：图片来源于《妇产科学（第10版）》（孔北华、马丁、段涛主编，人民卫生出版社出版）。

3）听诊：胎心在靠近胎背上方的孕妇腹壁上听得最清楚。枕先露时，胎心在脐右（左）下方；臀先露时，胎心在脐右（左）上方；肩先露时，胎心在靠近脐部下不同胎方位胎心音听诊方听得最清楚。听诊部位取决于先露部和其下降程度(图5-2）。

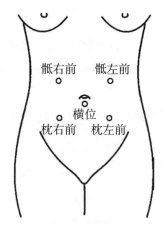

图5-2　不同胎位胎心听诊部位

注：图片来源于《妇产科学（第10版）》（孔北华、马丁、段涛主编，人民卫生出版社出版）。

（2）骨盆测量：

1）骨盆内测量：骨盆内测量的内容包括对角径、坐骨棘间径、坐骨切迹宽度、出口后矢状径。

对角径：指耻骨联合下缘至骶岬前缘中点的距离，正常值为 12.5~13cm，此值减去 1.5~2cm 为骨盆入口前后径长度，又称真结合径，正常值为 11cm（图 5-3）。

坐骨棘间径：即两坐骨棘间的距离，正常值为 10cm（图 5-4）。

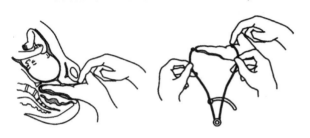

图 5-3　测量对角径

注：图片来源于《妇产科学（第 10 版）》（孔北华、马丁、段涛主编，人民卫生出版社出版）。

图 5-4　测量坐骨棘间径

注：图片来源于《妇产科学（第 10 版）》（孔北华、马丁、段涛主编，人民卫生出版社出版）。

坐骨切迹宽度：即坐骨棘与骶骨下部间的距离，亦即骶棘韧带宽度，正常值为 5.5~6cm，即能容纳 3 横指（图 5-5）。

出口后矢状径：即坐骨结节间径中点至骶骨尖端的长度，正常值为 8~9cm（图 5-6）。

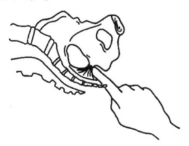

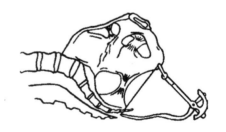

图 5-5　测量坐骨切迹宽度

注：图片来源于《妇产科学（第 10 版）》（孔北华、马丁、段涛主编，人民卫生出版社出版）。

图 5-6　测量出口后矢状径

注：图片来源于《妇产科学（第 10 版）》（孔北华、马丁、段涛主编，人民卫生出版社出版）。

2）骨盆外测量：骨盆外测量的内容包括髂棘间径、髂嵴间径、骶耻外径等。髂棘间径，正常值为 23~26cm；髂嵴间径，正常值为 25~28cm；骶耻外径，正常值为 18~20cm；坐骨结节间径，无需常规测量。当有怀疑骨盆出口狭窄时，可测量坐骨结节间径（正常值为8.5~9.5cm）和耻骨弓角度（正常值为90°）（图5-7~图5-10）。

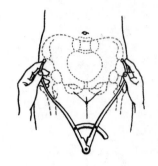

图 5-7　测量髂棘间径
注：图片来源于《妇产科学（第10版）》（孔北华、马丁、段涛主编，人民卫生出版社出版）。

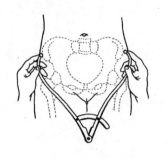

图 5-8　测量髂嵴间径
注：图片来源于《妇产科学（第10版）》（孔北华、马丁、段涛主编，人民卫生出版社出版）。

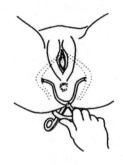

图 5-9　测量坐骨结节间径
注：图片来源于《妇产科学（第10版）》（孔北华、马丁、段涛主编,人民卫生出版社出版）。

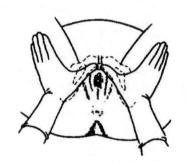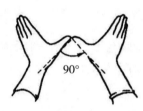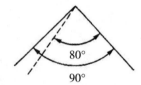

图 5-10　测量耻骨弓角度
注：图片来源于《妇产科学（第10版）》（孔北华、马丁、段涛主编，人民卫生出版社出版）。

4.胎儿情况检查　包括了解胎产式、胎方位、胎心率、胎儿大小（包括生长速度）、胎动及羊水量。必要时行B超检查。

5.辅助检查　常规检查红细胞计数、血红蛋白值、血细胞比容、白细胞总数及分类、血小板数、肝功能、肾功能、糖耐量、宫颈细胞学检查、阴道分泌物、尿蛋白、尿糖、尿液镜检，根据具体情况做下列检查：①出现妊娠并发症，按需要进行血液化学、电解质测定以及胸部X线透视、心电图、乙型肝炎抗原抗体等项检查。②对胎位不清、听不清胎心者，应行B型超声检查。③对高龄孕妇、有死胎死产史、胎儿畸形史和患遗传性疾病的孕妇，孕16周应进行唐氏筛查、血甲胎蛋白（alpha-fetoprotein, AFP）检测、羊水细胞培养行染色体核型分析等。

6.其他　进行孕妇卫生宣教，并预约下次复诊日期。

第二节 | 孕期保健

胎儿的正常发育与孕期的摄生关系密切。中医学历来重视孕期调护与胎教。马王堆汉墓出土的《胎产书》有胚胎发育的粗略记载，也有胎教"内象成子"及饮食养胎、运动养胎等观点提出，宋代以后养胎之法逐渐完善。如宋代《妇人大全良方》载："子在腹中，随母听闻。自妊娠之后，则须行坐端严，性情和悦，常处静室，多听美言，令人讲读诗书、陈礼说乐，耳不闻非言，目不观恶事……世传胎教之道，是谓此也。"西医学则提出"围产期"的概念，指妊娠 28 周后至产后 1 周，这段时期是与妊娠和分娩有关的各种疾病的高发时期，因此非常重视围产期保健，应做好预防与生产有关的各种疾病的重要措施。

一、调饮食，缓衣带

南北朝时期徐之才《逐月养胎法》不仅动态描述胚胎的发育，同时还有逐月饮食及运动、衣着等详细记载，此后医籍不断完善。隋代《诸病源候论》提出"缓带自持而待之"，缓带即宽束衣带，意为孕妇的衣着需宽松舒适，不宜过紧以致胎儿发育受到约束。明代《济阴纲目》亦记载养胎法，言明妊娠一月至妊娠十月调摄方法，指出"饮食精熟""羹宜鱼雁，是谓盛血气，以通耳目""其食稻麦，其羹牛羊，和以茱萸，调以五味，是谓养气，以定五脏""毋太饥，毋甚饱，毋食干燥"。说明妊娠期饮食应营养充足且饮食有节，方能使脾胃气血生化有源，脏腑气血和调，同时满足胎儿发育之需求。孕期营养不良不仅与流产、胎萎不长、早产、难产、死胎、孕期贫血、子痫、产后出血等病相关，同时胎儿也可能因先天不足，使出生后的生长发育受影响。孕早期饮食宜清淡，"脾以喜为补"，以孕妇口味进食，避免恶阻发生。适当增加主食，可少量多餐，多吃含叶酸的食物并补充叶酸，每日 400~800μg。妊娠中晚期应适当增加鱼、禽、蛋、瘦肉、奶制品等优质蛋白质食物；常吃含碘、铁、钙的食物，如海带、紫菜、虾皮、动物肝脏等；多吃新鲜蔬菜与水果，以满足孕妇对维生素的需求，并可预防便秘与痔疮。合理饮食可保证孕妇营养，但不要过食，以免胎儿过大，孕妇肥胖。孕期戒烟禁酒。

二、适劳逸，避风寒

《济阴纲目》言："卧必晏起，沐浴浣衣，深其居处，浓其衣服，朝吸天光，以避寒殃"，"身欲微劳，无得静处，出游于野"，"劳身摇肢，无使定止，动作屈伸，以运血气"。《万氏妇人科》曰："妇人孕胎之后，凡行立坐卧，俱不宜久，久则筋骨肌肤受伤，子在腹中，气通于母，必有伤者"，又云："妇人怀胎，睡卧之处，要人护从，不可独寝，邪气易侵，虚险之处，不可往来，恐其堕跌。"《大生要旨》提出"慎寒温，胎前感冒外邪或染伤寒时证，郁热不解，往往小产堕胎"。由上可知，妊娠期间生活起居要有规律，应当适当运动；睡眠要充足但不宜贪睡，以免气滞难产；要注意清洁卫生，多吸新鲜空气；注意冷暖，避免感冒；少去人员拥挤之公共场所，不涉险峻之地。

三、畅情志，重胎教

情绪平和，则气血调和，百病不生，利于养胎。孕妇注重精神修养，给胎儿以良好的影响，是谓胎教。历代医家对胎教都十分重视，周代《列女传》就有"胎教"相关记载："太任者，文王之母也，及其有娠，目不视恶色，耳不听淫声，口不出敖言。"《诸病源候论》曰："欲令子贤良盛德，则端心正坐，清虚和一，坐无邪席，立无偏倚，行无邪径，目无邪视，耳无邪听，口无邪言，心无邪念，无妄喜怒，无得思虑，食无邪脔，无邪卧，无横足，思欲果瓜，啖味酸菹，好芬芳，恶见秽臭，是谓外象而变者也。"《万氏妇人科》曰："凡视听言动，莫敢不正，喜怒哀乐，莫敢不慎，故其子女多贤，此非贤母不能也……其母伤，则胎易堕，其子伤，则脏气不完，病斯多矣，盲聋、喑哑、痴呆癫痫，皆禀受不正之故也。"可以看出孕母的各种活动能够影响胎儿发育，特别是妊娠早期胎儿形象始化，禀质未定，较易受环境的影响，孕妇应该重视自己的视听、言动、喜怒哀乐，如母亲伤于七情，则涉及胎儿，可致胎儿脏气不实，虽产而多疾瘤。

四、禁房事，慎用药

《胎产心法》曰："妇人有孕，令老妪伴宿，不与夫接，勿乱服药，勿过饮酒……纵情交接，以扰子宫，有触动胎无一月而堕者……有生子多疾，痘疮稠密者，皆由纵欲之故。"孕期勿犯房劳，实属重要。房事过度，易伤肾损精，肾虚无力系胞，致胎元不固，易堕胎、小产。精伤不能养胎，生子多疾。

对于妊娠期禁用药，《本草纲目》记载有85种之多。《济阴纲目》载歌曰："斑蝥水蛭及虻虫，乌头附子配天雄，野葛水银并巴豆，牛膝薏苡与蜈蚣，三棱代赭芫花麝，大戟蛇蜕黄雌雄，牙硝芒硝丹皮桂，槐花牵牛皂角同，半夏南星与通草，瞿麦干姜桃仁通，硇砂干漆蟹脚爪，地胆茅根莫用好。"上述诸药多系有毒，或剧泻，催吐，或扰动子宫，对胎儿均有不良影响，故孕期应慎用或禁用。

五、疗母病，安胎儿

《妇人大全良方·胎动不安方论第四》曰："一因母病而胎动，但疗母疾，其胎自安。"《竹林女科证治》言："愚者株守强忍，以致失于调养，气血亏损，诸证蜂起，卒致难治。安可因噎而废食乎？若知保养，随时调治，气充血盈，胎安产易，其所以安全母子者，药饵之功正不浅也。"孕妇患病可致胎动不安、胎漏、胎萎不长，故应积极治疗孕期疾病，保证胎儿正常发育。

第三节 | 胎儿健康状况评估

高危孕妇应于妊娠 32~34 周开始评估胎儿健康状况，严重并发症孕妇应于 26~28 周开始监测。

一、胎儿宫内状态的监护

1. 确定是否为高危儿　①孕龄 < 37 周或 ≥ 42 周。②出生体重 < 2500g。③巨大儿（≥ 4000g）。④出生后 1 分钟 Apgar 评分 ≤ 4 分。⑤产时感染。⑥高危孕产妇的胎儿。⑦手术产儿。⑧新生儿的兄姐有新生儿期死亡。⑨双胎或多胎儿。

2. 胎儿宫内监护的内容

（1）妊娠早期：行妇科检查确定子宫大小及是否与孕周相符；B 型超声检查在妊娠第 5 周见到妊娠囊；妊娠 6 周时，可见到胚芽和原始心管搏动；妊娠 9~13^{+6} 周 B 型超声测量胎儿颈项透明层（nuchal translucency，NT）和胎儿发育情况。

（2）妊娠中期：借助手测宫底高度或尺测子宫长度和腹围，判断胎儿大小及是否与孕周相符；监测胎心率；应用 B 型超声检测胎头发育，进行结构异常的筛查与诊断；进行胎儿染色体异常的筛查与诊断。

（3）妊娠晚期：除产科检查外还应询问孕妇自觉症状，监测心率、血压变化；下肢水肿及进行必要的全身检查。

1）定期产前检查：手测宫底高度或尺测子宫长度和腹围，了解胎儿大小、胎产式、胎方位和胎心率。

2）胎动计数：胎动监测是通过孕妇自测评价胎儿宫内情况最简便有效的方法

之一。随着孕周增加，胎动逐渐由弱变强；至妊娠足月时，胎动又因羊水量减少和空间减小而逐渐减弱。若每 2h 胎动计数≥ 6 次则为正常，每 2h 胎动计数＜ 6 次或减少 50% 提示胎儿有缺氧可能。

3）胎儿影像学监测及血流动力学监测：

胎儿影像学监测：B 型超声是目前使用最广泛的胎儿影像学监护仪器，可以观察胎儿大小（包括胎头双顶径、腹围、股骨长）、胎动及羊水情况；还可以进行胎儿畸形筛查，发现胎儿神经系统、泌尿系统、消化系统和胎儿体表畸形，且能判定胎位及胎盘位置、胎盘成熟度。对可疑胎儿心脏异常者可应用胎儿超声心动诊断仪对胎儿心脏的结构与功能进行检查。

血流动力学监测：彩色多普勒超声检查能监测胎儿脐动脉和大脑中动脉血流。脐动脉血流常用指标有收缩期最大血流速度与舒张末期血流速度比值（S/D）、搏动指数（PI）、阻力指数（RI），随妊娠期增加，这些指标值应下降。尤其在舒张末期脐动脉无血流时，提示胎儿将在 1 周内死亡。

（4）电子胎儿监护：电子胎儿监护仪在临床广泛应用，能够连续观察和记录胎心率（fetal heart rate，FHR）的动态变化，也可了解胎心与胎动及宫缩之间的关系，评估胎儿宫内安危情况。监护可在妊娠 34 周开始，高危妊娠孕妇酌情提前。

●● 二、胎盘功能检查

1. 胎动　与胎盘功能状态关系密切，胎盘功能低下时，胎动较前期有所减少。

2. 孕妇尿雌三醇值　用于评估胎儿胎盘单位功能。24h 尿＞ 15mg 为正常值，10~15mg 为警戒值，＜ 10mg 为危险值。也可测尿雌激素 / 肌酐比值，＞ 15 为正常值，10~15 为警戒值，＜ 10 为危险值。有条件者还可测血清游离雌三醇值，正常足月妊娠时临界值为 40nmol/L，低于此值提示胎盘功能低下。

3. 孕妇血清人胎盘生乳素（human placenta1 lactogen，hPL）测定　足月妊娠 hPL 值为 4~11 mg/L。若该值于足月妊娠时＜ 4mg/L，或突然降低 50%，提示胎盘功能低下。

●● 三、胎儿成熟度检查

测定胎儿成熟度（fetal maturity）的方法，除计算胎龄、测子宫长度、腹围 [胎儿体重（g）= 宫高（cm）× 腹围（cm）+200] 及 B 型超声测量（BPD ＞ 8.5cm）外，还可通过经腹壁羊膜腔穿刺抽取羊水，进行下列项目检测。

1. 羊水卵磷脂 / 鞘磷脂（lecithin/sphingomyelin，L/S）比值　该值 > 2，提示胎儿肺成熟。能测出羊水磷脂酰甘油，提示胎儿肺成熟。此值更可靠。

2. 羊水泡沫试验或震荡试验　是一种快速而简便测定羊水中表面活性物质的试验。若两管液面均有完整的泡沫环，提示胎肺成熟。

第四节｜孕期常见症状及处理

妊娠是女性生理之一，但因养胎母体"因孕重虚"，受素体、情志、调护等的不同，有部分孕妇可能出现一些与妊娠有关的症状，这些症状有的需要治疗，有的只要通过饮食、生活等的调理就可以缓解，有的是妊娠期间短期内出现的症状，不必处理亦可缓解，或产后自愈。因此，对孕妇而言不必顾虑，医师在积极处理相关症状的同时，必须重视心理干预，并指导孕期调护。

一、恶心呕吐

孕早期出现恶心呕吐、厌食择食者，乃因孕期冲脉之血聚于胞宫以养胎，冲脉之气偏盛，随阳明经上逆犯胃而致，可随饮食所喜而缓解，或常食酸甘之品健脾养肝以平冲气，也可以予维生素 B_6，一般至孕 12 周后可自行缓解。若恶心呕吐严重者，按恶阻处理。

二、贫血

胎儿在子宫靠母体气载血濡，若母体素体血虚、脾胃虚弱或孕期营养不良、慢性疾病等以致贫血，轻者调整饮食，增加营养，多食含铁量高的食品。适当食用动物肝脏，并每天补充元素铁 60mg。确诊为孕期贫血者，应增加元素铁至每天 100~200mg。

三、腰背酸痛

"肾系胞胎"，孕晚期如母体肾气不足，加之"腹中递增一物"气机升降受阻，气血失于流畅，故可见轻微腰背酸痛。西医认为与增大的子宫前突使身体重心改变，腰椎随着向前以致背肌持续紧张状态有关。注意适当增加卧床休息，不宜久站久行。可酌情服用保产无忧散（《傅青主女科》）。

四、抽筋

妊娠中晚期若出现下肢肌肉痉挛，应多食用含钙高的食物，如虾皮、芝麻等，并补充钙剂。肝主筋，肾主骨，也可酌情服用补益肝肾之剂。

五、下肢肿胀

孕晚期若出现下肢肿胀，经休息可以消退，小便检查正常者，不必处理，但要注意避免久站，睡觉时可适当抬高下肢以利下肢静脉回流，产后可自行消失。

六、痔疮

"腹中递增一物"使气机升降受阻，受增大子宫的压迫，尤其胎先露入盆后，痔静脉受压，回流受阻使之曲张，出现便秘后，用力努责，症状加重，可导致痔疮出血。宜鼓励孕妇多食新鲜蔬菜与水果、多饮水、少食辛辣生食物，或酌情予麻仁丸、生地黄、麦冬等滋阴增液润肠。

第六章

遗传咨询、产前筛查和产前诊断

出生缺陷指胚胎或胎儿在发育过程中所发生的结构或功能异常，其产生原因可因染色体异常、基因突变等遗传因素、环境及二者共同作用。提高人口素质，实行优生优育是我国一项重要国策，出生缺陷的防治越来越受到重视。遗传咨询、产前筛查和产前诊断是出生缺陷防治过程中十分重要的环节。

出生缺陷可以分为三类：

（1）由于胎儿本身发育异常导致胎儿的结构和功能畸形，如肢体挛缩导致的弯曲变形，发育不良。

（2）子宫内环境发生改变导致胎儿结构的畸形，如羊水过少导致胎儿肢体畸形。

（3）发育正常胎儿遭受外界的损害，阻断了正常的发育过程。如妊娠早期的胎膜早破，导致胎儿肢体变形。

出生缺陷的防治可分三级：一级预防是受孕前干预，防止出生缺陷胎儿的发生。二级预防产前干预，是在出生缺陷胎儿发生之后，通过各种手段检出严重缺陷胎儿，阻止出生；或通过胎儿干预，矫正畸形。三级预防是产后干预，在缺陷胎儿出生之后，及时诊断，给予适宜的治疗，防止致残。

第一节 ｜ 遗传咨询

遗传咨询是由从事医学遗传的专业人员或咨询医师，对咨询者就其提出的家庭中遗传性疾病的发病原因、遗传方式、诊断、预后、复发风险、防治等问题予以解答，并就咨询者提出的婚育问题提出医学建议。

1. 遗传咨询的意义　遗传咨询是在临床遗传学、细胞遗传学、分子遗传学的基础上，及时确定遗传性疾病患者和携带者，并对其后代患病风险进行预测，商讨应对策略，从而减少遗传病儿的出生，降低遗传性疾病的发生率，提高人群遗传素质和人口质量。

2. 遗传咨询对象　主要为遗传性疾病的高风险人群，包括夫妇双方或家系成员患有某些遗传病或先天畸形者或曾生育过遗传病患儿的夫妇；不明原因智力低下儿童或先天畸形儿的父母；不明原因的反复流产或死胎、死产的夫妇；孕期接触不良环境因素及患有某些慢性病的夫妇；常规检查或遗传病筛查发现异常者；常染色体遗传病者；婚后多年不孕及 35 岁以上的高龄孕妇等。

附　人类疾病的遗传方式

（1）染色体疾病：包括染色体数目异常和结构异常。染色体数目异常包括整倍体（多出一倍体、二倍体或三倍体等）和非整倍体（如 21- 三体、18-三体等）；结构异常包括染色体部分缺失、易位、倒位等。

（2）单基因遗传病：许多遗传病的染色体外观正常，但染色体上的基因发生突变，由单个基因突变引起的疾病。

（3）多基因遗传病：有一定家族史，如先天性畸形（无脑儿、脊柱裂、唇腭裂等）。

3. 遗传咨询的步骤

（1）明确诊断：首先通过家系调查、家谱分析、临床表现和实验室检查等手段，明确是否存在遗传性疾病。收集详细的病史资料，根据其临床表现进行系统的体格检查和实验室检查以明确诊断。

（2）确定遗传方式：评估遗传风险预测遗传性疾病患者子代再发风险率，可根据遗传性疾病类型和遗传方式作出评估。

（3）是否近亲结婚及其对遗传性疾病的影响。

（4）提出医学建议，通常有以下选择：①不能结婚，如直系血亲和三代以内旁系血亲。②暂缓结婚，如可以矫正的生殖器畸形。③可以结婚，但禁止生育，如男女一方患严重的常染色体显性遗传性疾病。④限制生育，对于产前能够作出准确诊断或植入前诊断的遗传病可在获确诊报告后对健康胎儿进行选择性生育。⑤领养孩子。⑥人工授精，夫妇双方都是常染色体隐性遗传病的携带者，采用健康捐精者的精液人工授精，可以预防遗传病的发生。⑦捐卵者卵子体外受精，子宫内植入。

4. 遗传咨询类别　遗传咨询包括婚前咨询、孕前咨询、产前咨询与一般遗传咨询。通过详细的询问个人与家族史，再结合全面的医学检查以确诊遗传缺陷，并根据其传播规律，推算出影响下一代优生的风险度，提出对结婚、生育等的具体指导意见，从而减少甚至可以避免遗传病儿的出生。

第二节 | 产前筛查

妊娠早期和中期采用由超声检查、血清学检查和无创产前检查技术组成的各种筛查策略可以发现非整倍体染色体异常的高风险胎儿。

妊娠 18~24 周，通过超声对胎儿的各器官进行系统的检查，可发现严重的、致死性的胎儿结构异常；可行先天性心脏病的超声筛查。

1. 非整倍体染色体异常

（1）妊娠早期联合筛查：包括超声测定胎儿颈项透明层 NT 厚度和孕妇血清学检查，血清学检查包括妊娠相关血浆蛋白 -A 和 β-hCG，两项联合检查，唐氏综合征检出率为 85%。

（2）妊娠中期筛查：通常采用三联法，即甲胎蛋白、人绒毛膜促性腺激素和游离雌三醇，根据三者的变化，结合孕妇年龄、孕龄等情况，计算出唐氏综合征的风险度。

（3）妊娠早、中期整合筛查：整合妊娠早期 10~13 周与妊娠 15~20 周的检查项目可提高检出率，降低假阳性率。

（4）超声遗传学标志物筛查：核型异常的胎儿常存在解剖学改变和畸形，可以通过超声筛查。

（5）无创产前检查技术：该技术是根据孕妇血浆中胎儿来源的游离 DNA 信息筛查常见的非整倍体染色体异常的方法。目前大都采用二代测序和信息生物学技术，筛查的准确性高。

（6）染色体疾病的高危因素：孕妇年龄大于 35 岁的单胎妊娠；孕妇年龄大于 31 岁的双卵双胎妊娠；夫妇中一方染色体易位；夫妇中一方染色体倒置；夫妇非整倍体异常；前胎常染色体三体史；前胎 X 染色体三体史；前胎染色体三倍体史；妊娠早期反复流产史；产前超声检查发现胎儿存在严重的结构畸形。

2. 神经管畸形

（1）血清学筛查：约 95% 的神经管畸形患者无家族史，但 90% 患者的血清和羊水中的 AFP 水平升高，因此血清的 AFP 可作为神经管畸形的筛查指标。

（2）超声筛查：99% 的神经管畸形可通过妊娠中期的超声检查获得诊断。

（3）高危因素：家族史；暴露在特定环境中，如 1 型糖尿病、高热、某些药物；遗传综合征和结构畸形；高发地区如中国东北、印度；抗叶酸受体抗体的比例增高。

3. 胎儿结构畸形筛查 在妊娠 18~24 周期间，通过超声对胎儿的各器官进行系统筛查，目的是发现严重致死性畸形无脑儿、严重脑膨出、严重开放性脊柱裂、严重胸腹壁缺损并内脏外翻、单腔心、致死性软骨发育不良等疾病。

4. 先天性心脏病 大部分先天性心脏病无遗传背景，发病率约为 0.7%。可在妊娠 18~24 周行先天性心脏病的超声筛查，四腔心切面、左心室流出道及主动脉长轴切面、右心室流出道及肺动脉长轴切面检查可筛查出大部分严重的先天性心脏畸形。

第三节 │ 产前诊断

产前诊断又称宫内诊断或出生前诊断，指对可疑出生缺陷的胎儿出生之前应用各种先进的检测手段，影像学、生物化学、细胞遗传学及分子生物学等技术，全面评估胎儿宫内的发育状况，如观察胎儿有无畸形，分析胎儿染色体核型，监测胎儿的生化检查项目和基因等，对先天性和遗传性疾病作出诊断，为胎儿宫内治疗（手术、药物、基因治疗等）及选择性流产创造条件。

1. 产前诊断对象 产前诊断的对象为出生缺陷的高危人群。①羊水过多或者过少。②筛查发现染色体核型异常的高危人群，胎儿发育异常或胎儿有可疑畸形。③孕早期时接触过可能导致胎儿先天缺陷的物质。④夫妇一方患有先天性疾病或遗传性疾病，或有遗传病家族史。⑤曾分娩过先天性严重缺陷婴儿。⑥年龄 ≥ 35 周岁。

2. 产前诊断的疾病 ①染色体异常，包括数目异常和结构异常。②性连锁遗传病，以 X 连锁隐性遗传病居多。③遗传代谢缺陷病：多为常染色体隐性遗传病。④先天性结构畸形：其特点有明显结构改变，如无脑儿。

3. 产前诊断方法

(1) 观察胎儿结构：利用超声、X 线检查、胎儿、磁共振等观察胎儿的结构是否存在畸形。

(2) 分析染色体核型：利用羊水、绒毛、胎儿细胞培养，检测胎儿染色体疾病。

(3) 检测基因：利用胎儿 DNA 分子杂交、限制性内切酶、聚合酶链反应技术、原位荧光杂交等技术检测胎儿基因的核苷酸序列，诊断胎儿基因疾病。

(4) 检测基因产物：利用羊水、羊水细胞、绒毛细胞或血液，进行蛋白质、酶和代谢产物检测，诊断胎儿神经管缺陷、先天性代谢疾病等。

（5）胎儿染色体病的产前诊断：主要依靠细胞遗传学方法，因此必须获得胎儿细胞及胎儿的染色体。

4. 超声、磁共振的产前诊断

（1）胎儿超声检查：妊娠期胎儿超声检查可以发现许多严重的结构畸形以及各种细微的变化，逐渐成为产前诊断重要的手段之一。

（2）胎儿磁共振成像检查：优点在于可通过多平面重建及大范围扫描，使得对复杂畸形的观察更加容易。检查的主要指征是对不确定的超声检查发现作进一步评估。

第七章

正常分娩

妊娠满 28 周及以后的胎儿及其附属物从临产发动至从母体全部娩出的过程称分娩。妊娠满 28 周至不满 37 足周（196~258 日）间分娩称早产，妊娠满 37 周至不满 42 足周（259~293 日）间分娩称足月产，妊娠满 42 周及其后（294 日及 294 日以上）分娩称过期产。

第一节 | 分娩动因

分娩发动的原因复杂，公认由多因素综合作用的结果。随着医学进步，有关分娩发动机制的研究进展很快，但直至今日仍无统一结论和满意解释。

一、炎症反应学说

大量研究表明，炎症在分娩启动中起了重要作用。母体的免疫系统参与调节母 - 胎界面免疫微循环，使母体在妊娠期间对胎儿产生特异性免疫耐受以维持妊娠。在分娩启动过程中免疫系统发生变化，包括母胎界面也有变化，免疫平衡的改变可能在分娩启动中起重要作用。同时，分娩前子宫蜕膜、宫颈均出现明显的中性粒细胞和巨噬细胞的趋化和浸润，炎症因子表达增高，提示存在非感染性炎症。

二、机械性刺激

随着妊娠进展，子宫容积及张力不断增加，至妊娠末期，胎儿增长速度超过子宫增长速度，宫内压升高，子宫肌壁和蜕膜明显受压，肌壁上的机械感受器受刺激，尤其是胎先露部压迫子宫下段及宫颈时，子宫下段及宫颈发生扩张的机械作用，通过交感神经传至下丘脑，使垂体后叶释放催产素，引起子宫收缩。双胎妊娠、羊水过多常导致早产支持机械性理论。但发现血中催产素值增高是在产程发动之后。故不能认为机械性理论是分娩发动的始发原因。

三、内分泌控制理论

分娩启动时子宫平滑肌由非活跃状态向活跃状态转化，这种转化受多种内分泌激素的调控，最终触发宫缩及宫颈扩张，启动分娩。

1. 孕妇方面 现已确认前列腺素（prostaglandin，PG）不仅能诱发宫缩，还能促宫颈成熟，对分娩发动起主导作用，但其合成与调节步骤尚不确切了解。孕妇体内各器官几乎均能合成 PG，PG 只能在合成组织中及其附近发挥作用。因 PG 进入血循环中迅即灭活。能够引起宫缩的 PG 必定产生于子宫本身。现已证实，子宫肌层、子宫内膜及宫颈内膜均能产生 PG。在妊娠末期、产前，孕妇血浆及羊水中 PG 显著增多，系因游离花生四烯酸明显增加，在前列腺素合成酶等的作用下 PG 值逐渐增多，直接作用于子宫平滑肌细胞受体使子宫收缩，导致分娩发动。但发现分娩发动前，母血中并未见 PG 特异增高，也不能认为是分娩发动的始发原因。

足月妊娠及临产前子宫催产素受体显著增多，增强子宫对催产素的敏感性。但届时血中催产素值并未升高，且催产素单一因素并不能发动分娩。雌激素能兴奋子宫肌层，使其对催产素敏感性增加，产生规律宫缩，但无足够证据证实雌激素能发动分娩，雌激素对分娩发动的影响可能与前列腺素增多有关。妊娠末期血浆中孕酮值下降，"孕酮阻滞"消失，可促使子宫收缩，但分娩前检测血中孕酮值并未见显著下降。内皮素（endothelin，ET）通过自分泌和旁分泌形式，直接在产生 ET 的妊娠子宫组织局部对子宫平滑肌产生明显收缩作用，还能通过刺激妊娠子宫和胎儿胎盘单位使合成和释放 PG 增多，间接调节宫缩诱发分娩。

2. 胎儿方面 动物实验证实，胎儿下丘脑 - 垂体 - 肾上腺轴及胎盘、羊膜和蜕膜的内分泌活动与分娩发动有关。胎儿随妊娠进展需氧和营养物质不断增加，胎盘供应相对不足，胎儿腺垂体分泌促肾上腺皮质激素（adrenocorticotropic hormone，ACTH），刺激肾上腺皮质产生大量皮质醇，皮质醇经胎儿胎盘单位合成雌三醇。雌三醇在孕妇体内经水解迅速使未结合型激素增加，促使蜕膜内 PG 合成增加，从而激发宫缩，但临床给未足月孕妇注射皮质类固醇并不导致早产。

四、神经介质理论

子宫主要受自主神经支配，交感神经能兴奋子宫肌层的肾上腺素能受体，促使子宫收缩。乙酰胆碱能使子宫肌细胞膜对 Na^+ 的通透性增加 Na^+ 向细胞内移，K^+ 向细胞外移，加强子宫收缩。

综上所述，妊娠末期的炎症反应、内分泌变化、神经介质的释放、机械性刺激，均能够促使子宫下段的形成和逐渐成熟，成熟的子宫下段及宫颈受宫腔内压力而被动扩张，继发前列腺素及催产素释放，子宫肌层规律收缩，形成分娩发动。

分娩发动是一个复杂的综合作用的结果，这综合作用的主要方面就是胎儿成熟。

第二节 | 决定分娩的因素

影响分娩的四因素是产力、产道、胎儿及社会心理因素。若各因素均正常并相互适应，胎儿经阴道顺利娩出为正常分娩。

一、产力

将胎儿及其附属物从子宫内逼出的力量称产力。产力包括子宫收缩力（简称宫缩）、腹肌及膈肌收缩力（统称腹压）和肛提肌收缩力。

（一）子宫收缩力

子宫收缩力是临产后的主要产力，贯穿于整个分娩过程。临产后的宫缩能迫使宫颈管变短直至消失、宫口扩张、胎先露部下降和胎盘、胎膜娩出。临产后的正常宫缩特点有如下几点。

1. 节律性　宫缩的节律性是临产重要标志。正常宫缩是宫体部不随意、有规律的阵发性收缩伴有疼痛。故有阵痛之称。每次阵缩总是由弱渐强（进行期）。维持一定时间（极期），随后由强渐弱（退行期），直至消失进入间歇期。间歇期子宫肌肉松弛。阵缩如此反复出现，直至分娩全过程结束（如图 7-1）。

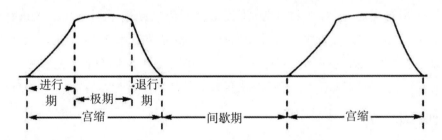

图 7-1　宫缩节律

注：图片来源于《妇产科学（第 10 版）》（孔北华、马丁、段涛主编，人民卫生出版社出版）。

临产后正常宫缩节律性示意临产开始时，宫缩持续约 30s，间歇期 5~6min。宫缩随产程进展持续时间逐渐延长，间歇期逐渐缩短。当宫口开全（10cm）后，宫缩持续时间长达 60s；间歇期缩短至 1~2min。宫缩强度也随产程进展逐渐增加，宫腔内压力于临产初期升高至 25~30mmHg，于第一产程末可增

至 40~60mmHg，于第二产程期间可高达
100~150mmHg，阵痛也随之加重，而间歇
期宫腔内压力仅为 6~12mmHg。宫缩时，子
宫肌壁血管及胎盘受压，致使子宫血流量减
少。但于宫缩间歇期，子宫血流量又恢复到
原来水平，胎盘绒毛间隙的血流量重新充盈。
宫缩节律性对胎儿有利。

2.对称性　宫缩起自两侧宫角部，以微
波形式均匀协调地向宫底中线集中，左右对
称，再以 2cm/s 速度向子宫下段扩散，约在
15s 内扩展至整个子宫，此为宫缩对称性。

3.极性　宫缩以宫底部最强、最持久，

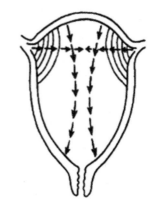

图 7-2　子宫收缩力的对称性和极性
注：图片来源于《妇产科学（第 10 版）》
（孔北华、马丁、段涛主编，人民卫生
出版社出版）。

向下逐渐减弱，宫底部收缩力的强度几乎是子宫下段的 2 倍。此为宫缩极性（图 7-2）。

4.缩复作用　宫体部平滑肌与其他部位的平滑肌和横纹肌不同，其为收缩段。
每当宫缩时，宫体部肌纤维缩短变宽，收缩后肌纤维虽又松弛，但不能完全恢复
到原来长度，经过反复收缩，肌纤维越来越短，这种现象称缩复作用。缩复作用
随产程进展使宫腔内容积逐渐缩小，迫使胎先露部不断下降及宫颈管逐渐短缩直
至消失。

（二）腹肌及膈肌收缩力

腹壁肌及膈肌收缩力（腹压）是第二产程时娩出胎儿的重要辅助力量。当宫
口开全后，胎先露部已降至阴道。每当宫缩时，前羊水囊或胎先露部压迫骨盆底
组织及直肠，反射性地引起排便动作，产妇主动屏气，喉头紧闭向下用力，腹壁
肌及膈肌强有力的收缩使腹内压增高，促使胎儿娩出。腹压在第二产程，特别是
第二产程末期配以宫缩时运用最有效，否则容易使产妇疲劳和造成宫颈水肿，致
使产程延长。腹压在第三产程还可促使已剥离的胎盘娩出。

（三）肛提肌收缩力

肛提肌收缩力有协助胎先露部在骨盆腔进行内旋转的作用。当胎头先露部位
于耻骨弓下时，能协助胎头仰伸及娩出。胎儿娩出后，胎盘降至阴道时，肛提肌
收缩力有助于胎盘娩出。

二、产道

产道是胎儿娩出的通道，包括骨产道与软产道两部分。

（一）骨产道

骨产道指真骨盆，是产道的重要部分。骨产道的大小、形状与分娩关系密切。

1. 骨盆各平面及其径线　为便于了解分娩时胎先露部通过骨产道的过程，将骨盆腔分为3个平面。

（1）骨盆入口平面及其径线：指真假骨盆的交界面，呈横椭圆形。其前方为耻骨联合上缘，两侧为髂耻缘，后方为骶岬前缘。入口平面共有4条径线（图7-3）。

1）入口前后径：也称真结合径。耻骨联合上缘中点至骶岬前缘正中间的距离，平均值约为11cm，其长短与分娩机制关系密切。

2）入口横径：左右髂耻缘间的最大距离，平均值约为13cm。

3）入口斜径：左右各一。左骶髂关节至右髂耻隆突间的距离为左斜径；右骶髂关节至左髂耻隆突间的距离为右斜径，平均值约为12.75cm。

（2）中骨盆平面及其径线：为骨盆最小，最狭窄平面，呈前后径长的椭圆形。其前方为耻骨联合下缘，两侧为骨盆入口平面各径线。中骨盆平面有两条径线（如图7-4）。

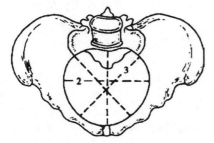

1. 前后径11cm；2. 横径13cm；3. 斜径12.75cm

图7-3　骨盆入口平面及其径线

注：图片来源于《妇产科学（第10版）》（孔北华、马丁、段涛主编，人民卫生出版社出版）。

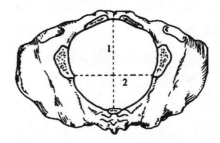

1. 前后径（11.5cm）；2. 横径（10cm）

图7-4　中骨盆平面及其径线

注：图片来源于《妇产科学（第10版）》（孔北华、马丁、段涛主编，人民卫生出版社出版）。

1）中骨盆前后径：耻骨联合下缘中点通过两侧坐骨棘连线中点至骶骨下端间的距离，平均值约为11.5cm。

2）中骨盆横径：也称坐骨棘间径。两坐骨棘间的距离，平均值约为10cm，是胎先露部通过中骨盆的重要径线，其长短与分娩机制关系密切。

（3）骨盆出口平面及其径线：即骨盆腔的下口，由两个在不同平面的三角形所组成。前三角平面顶端为耻骨联合下缘，两侧为耻骨降支；后三角平面顶端为骶尾关节，两端为骶结节韧带。骨盆出口平面有 4 条径线（如图 7-5）。

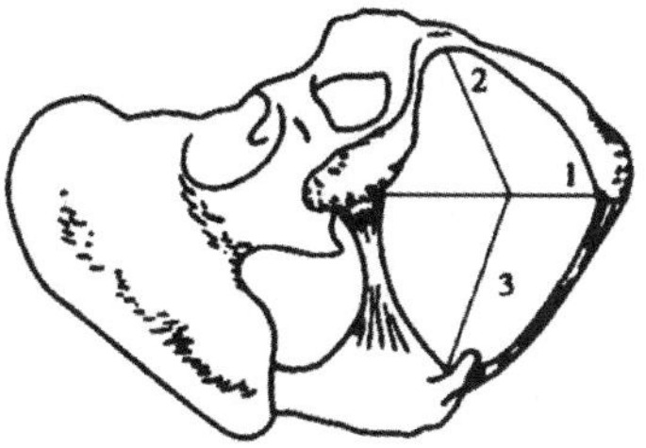

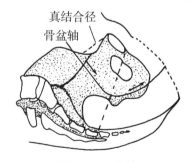

1.出口横径；2.出口前矢状径；3.出口后矢状径

图 7-5　骨盆出口平面

注：图片来源于《妇产科学（第 10 版）》（孔北华、马丁、段涛主编，人民卫生出版社出版）。

1）出口前后径：耻骨联合下缘至骶尾关节间的距离，平均值约为 11.5cm。

2）出口横径：又称坐骨结节间径。指两坐骨结节末端内缘的距离，正常平均约为 9cm，胎先露部通过骨盆出口的径线，与分娩关系密切。

3）出口前矢状径：耻骨联合下缘中点至坐骨结节间径中点间的距离，正常平均约为 6cm。

4）出口后矢状径：骶尾关节至坐骨结节间径中点间的距离，正常平均约为 8.5cm。若出口横径稍短，但出口横径与出口矢状径之和大于 15cm 时，正常大小的胎头可通过后三角区经阴道娩出。

2. 骨盆轴与骨盆倾斜度

（1）骨盆轴：为连接骨盆各平面中点的曲线，代表骨盆轴。此轴上段向下向后，中段向下，下段向下向前。分娩时，胎儿沿此轴娩出，助产时也应按骨盆轴方向协助胎儿娩出（图 7-6）。

（2）骨盆倾斜度：指女性直立时，骨盆入口平面与地平面所形成的角度，一般为 60°（图 7-7）。若倾斜度过大，常影响胎头衔接。

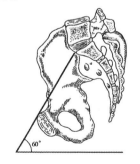

图 7-6　骨盆轴

注：图片来源于《妇产科学（第 10 版）》（孔北华、马丁、段涛主编，人民卫生出版社出版）。

图 7-7　骨盆倾斜度

注：图片来源于《实用妇产科学（第 4 版）》（徐丛剑、华克勤主编，人民卫生出版社出版）。

（二）软产道

软产道是由子宫下段、宫颈、阴道及骨盆底软组织构成的弯曲管道。

1. 子宫下段的形成　子宫下段由非孕时长约 1cm 的子宫峡部形成。子宫峡部于妊娠 12 周后逐渐扩展成为宫腔的一部分至妊娠末期逐渐被拉长形成子宫下段。临产后的规律宫缩进一步拉长子宫下段达 7~10cm。肌壁变薄成为软产道的一部分。由于子宫肌纤维的缩复作用，子宫上段肌壁越来越厚，子宫下段肌壁被牵拉越来越薄。由于子宫上下段的肌壁厚薄不同，在两者间的子宫内面有一环状隆起，称生理缩复环。正常情况下，此环不易自腹部见到（图 7-8）。

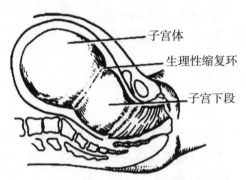

子宫体

生理性缩复环

子宫下段

软产道在临产后的变化

图 7-8　生理复缩环

注：图片来源于《妇产科学（第 10 版）》（孔北华、马丁、段涛主编，人民卫生出版社出版）。

2. 宫颈的变化

（1）宫颈管消失：临产前的宫颈管长 2~3cm，初产妇较经产妇稍长。临产后的规律宫缩牵拉宫颈内口的子宫肌纤维及周围韧带，加之胎先露部支撑前羊水囊呈楔状，致使宫颈内口向上向外扩张，宫颈管形成漏斗形，此时宫颈外口变化不大，随后宫颈管逐渐短缩直至消失。初产妇多是宫颈管先短缩消失，继之宫口扩张；经产妇多是宫颈管消失与宫口扩张同时进行（图 7-9）。

（2）宫口扩张：临产前，初产妇的宫颈外口仅容一指尖，经产妇能容纳一指。临产后，宫口扩张主要是子宫收缩及缩复向上牵拉的结果。胎先露部衔接使前羊水于宫缩时不能回流，加之子宫下段的蜕膜发育不良，胎膜容易与该处蜕膜分离而向宫颈管突出，形成前羊水囊，协助扩张宫口。胎膜多在宫口近开全时自然破裂。破膜后，胎先露部直接压迫宫颈，扩张宫口的作用更明显。产程不断进展，当宫口开全（10cm）时，妊娠足月胎头方能通过。

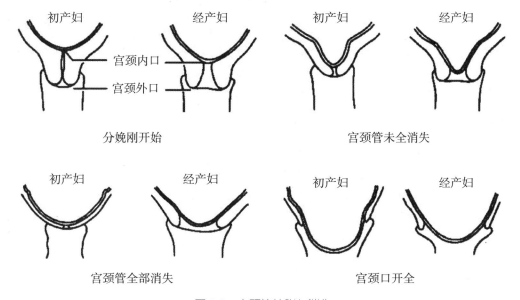

图 7-9　宫颈管扩张与消失

注：图片来源于《妇产科学（第 10 版）》（孔北华、马丁、段涛主编，人民卫生出版社出版）。

3. 骨盆底、阴道及会阴的变化　前羊水囊及胎先露部先将阴道上部撑开，破膜后胎先露部下降直接压迫骨盆底，使软产道下段形成一个向前弯的长筒。前壁短后壁长，阴道外口开向前上方，阴道黏膜皱襞展平使腔道加宽。肛提肌向下及向两侧扩展，肌束分开，肌纤维拉长，使 5cm 厚的会阴体变成 2~4mm，以利胎儿通过。阴道及骨盆底的结缔组织和肌纤维于妊娠期增生肥大，血管变粗，血运丰富。于临产后，会阴体虽能承受一定压力，但分娩时若保护会阴不当，也易造成裂伤。

三、胎儿

胎儿能否顺利通过产道，除产力和产道因素外，还取决于胎儿大小、胎位及有无畸形。

（一）胎儿大小

在分娩过程中，胎儿大小是决定分娩难易的重要因素之一。胎儿过大致胎头径线大时，尽管骨盆正常大，因颅骨较硬，胎头不易变形，也可引起相对性头盆不称造成难产，这是因为胎头是胎体的最大部分，也是胎儿通过产道最困难的部分。

1.胎头颅骨　由顶骨、额骨、颞骨各两块及枕骨一块构成。颅骨间缝隙称颅缝，两顶骨间为矢状缝，顶骨与额骨间为冠状缝，枕骨与顶骨间为人字缝，颞骨与顶骨间为颞缝，两额骨间为额缝。两颅缝交界空隙较大处称囟门，位于胎头前方菱形称前囟（大囟门），位于胎头后方三角形称后囟（小囟门）。颅缝与囟门均有软组织覆盖，使骨板有一定活动余地和胎头有一定可塑性。在分娩过程中，通过颅缝轻度重叠使头颅变形，缩小头颅体积，有利于胎头娩出（图7-10）。

2.胎头径线　主要有：①双顶径（BFD）：为两顶骨隆突间的距离，是胎头最大横径，临床用B型超声测此值判断胎儿大小，妊娠足月时平均值约为9.3cm。②枕额径：为鼻根至枕骨隆突的距离，胎头以此径衔接，妊娠足月时平均值约为11.3cm。③枕下前囟径：又称小斜径，为前囟中央至枕骨隆突下方的距离，胎头俯屈后以此径通过产道，妊娠足月时平均值约为9.5cm。④枕颏径：又称大斜径，为颏骨下方中央至后囟顶部的距离，妊娠足月时平均值约为13.3cm（图7-10）。

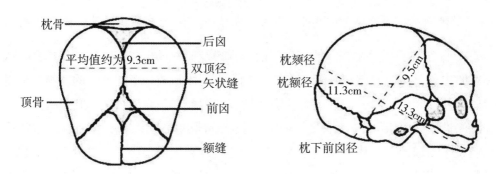

图7-10　胎儿颅骨、颅缝、囟门及径线

注：图片来源于《妇产科学（第10版）》（孔北华、马丁、段涛主编，人民卫生出版社出版）。

（二）胎位

产道为一纵行管道。若为纵产式（头先露或臀先露），胎体纵轴与骨盆轴相一致，容易通过产道。枕先露是胎头先通过产道，较臀先露易娩出，但需触清矢状缝及前后囟，以便确定胎位。矢状缝和囟门是确定胎位的重要标志。头先露时，在分娩过程中颅骨重叠，使胎头变形、周径变小，有利于胎头娩出。臀先露时，胎臀先娩出，较胎头周径小且软，阴道不会充分扩张，当胎头娩出时又无变形机会，使胎头娩出困难。肩先露时，胎体纵轴与骨盆轴垂直，妊娠足月活胎不能通过产道，对母儿威胁极大。

（三）胎儿畸形

胎儿某一部分发育异常，如脑积水、联体儿等，由于胎头或胎体过大，通过产道常发生困难。

四、社会心理因素

分娩虽是生理现象，但分娩对于产妇确实是一种持久而强烈的应激源。分娩应激既可以产生生理上的应激，也可以产生精神心理上的应激。产妇精神心理因素能影响机体内部的平衡、适应力和健康。产科医生必须认识到影响分娩的因素除了产力、产道、胎儿之外，还有产妇精神心理因素。

相当数量的初产妇从亲友处听到有关分娩时的负面言论，害怕和恐惧分娩，怕疼痛、怕出血、怕发生难产、怕胎儿性别不理想、怕胎儿有畸形、怕有生命危险，致使临产时情绪紧张，常常处于焦虑、不安和恐惧的精神心理状态。现已证实，产妇的这种情绪改变会使机体产生一系列变化，如心率加快、呼吸急促、肺内气体交换不足。致使子宫缺氧收缩乏力、宫口扩张缓慢、胎先露部下降受阻、产程延长，致使产妇体力消耗过多，同时也促使产妇神经内分泌发生变化，交感神经兴奋，释放儿茶酚胺，血压升高，导致胎儿缺血缺氧，出现胎儿窘迫。

待产室的陌生和孤独环境，产房频繁叫嚷的噪声，加之产妇自身的恐惧以及宫缩逐渐变频和增强，均能减少子宫、胎盘血流量，极易发生胎儿窘迫。在分娩过程中，产科医生和助产士应该耐心安慰产妇，讲解分娩是生理过程，尽可能消除产妇不应有的焦虑和恐惧心理，告知掌握分娩时必要的呼吸技术和躯体放松的技术，开展家庭式产房，允许丈夫或家人陪伴，以便顺利度过分娩全过程。

第三节 ｜ 枕先露的分娩机制

分娩机制是指胎儿先露部随着骨盆各平面的不同形态，被动地进行一连串适应性转动，以其最小径线通过产道的全过程。临床上枕先露占95.55%~97.55%，又以枕左前位最多见，故以枕左前位的分娩机制为例详加说明（如图7-11）。

1. 衔接　胎头双顶径进入骨盆入口平面，胎头颅骨最低点接近或达到坐骨棘水平，称衔接。胎头以半俯屈状态进入骨盆入口，以枕额径衔接，由于枕额径大于骨盆入口前后径，胎头矢状缝坐落在骨盆入口右斜径上，胎头枕骨在骨盆左前方。经产妇多在分娩开始后胎头衔接，部分初产妇在预产期前 1~2 周内胎头衔接。胎头衔接表明不存在头盆不称。若初产妇临产而胎头仍未衔接，应警惕有头盆不称。

2. 下降　胎头沿骨盆轴前进的动作称下降。下降动作贯穿于分娩全过程，与其他动作相伴随。下降动作呈间歇性，宫缩时胎头下降，间歇时胎头又稍退缩。促使胎头下降的因素有：①宫缩时通过羊水传导，压力经胎轴传至胎头。②宫缩时宫底直接压迫胎臀。③胎体伸直伸长。④腹肌收缩使腹压增加。初产妇胎头下降速度因宫口扩张缓慢和软组织阻力大较经产妇慢。临床上注意观察胎头下降程度，作为判断产程进展的重要标志之一。胎头在下降过程中，受骨盆底的阻力发生俯屈、内旋转、仰伸、复位及外旋转等动作。

3. 俯屈　当胎头以枕额径进入骨盆腔后，继续下降至骨盆底时，原来处于半俯屈的胎头枕部遇肛提肌阻力，借杠杆作用进一步俯屈，使下颏接近胸部，变胎头衔接时的枕额周径（平均 34.8cm）为枕下前囟周径（平均 32.6cm），以最小径线适应产道，有利于胎头继续下降。

4. 内旋转　胎头到达中骨盆为适应骨盆纵轴而旋转，使其矢状缝与中骨盆及骨盆出口前后径相一致的动作称内旋转。内旋转使胎头适应中骨盆及骨盆出口前后径大于横径的特点，有利于胎头下降。枕先露时，胎头枕部位置最低，到达骨盆底，肛提肌收缩力将胎头枕部推向阻力小、部位宽的前方，左枕前位前向中线旋转 45°时，后囟转到耻骨弓下。

5. 仰伸　当胎头完成内旋转后俯屈的胎头即达到阴道口，宫缩、腹压迫使胎头下降，而肛提肌收缩又将胎头向前推进，二者的合力使胎头沿着骨盆轴下段向下向前的方向转向上。当胎头枕骨下部达耻骨联合下缘时，即以耻骨弓为支点，胎头逐渐仰伸，胎头的顶、额、鼻、口、颏相继娩出。当胎头仰伸时，胎儿双肩径进入骨盆入口左斜径。

6. 复位及外旋转　胎头娩出后，为使胎头与胎肩恢复正常解剖关系，胎头枕部向母体左外旋转 45°称复位。前肩向前向母体中线旋转 45°时，胎儿双肩径转成与骨盆出口前后径相一致的方向，胎儿枕部需在外继续向母体左外侧旋转 45°以保持胎头与胎肩的垂直关系，称外旋转。

7. 胎肩及胎儿娩出　外旋转后，胎儿前肩在耻骨弓下先娩出，后肩从会阴体前缘娩出，胎体及下肢随之娩出，分娩全过程完成。

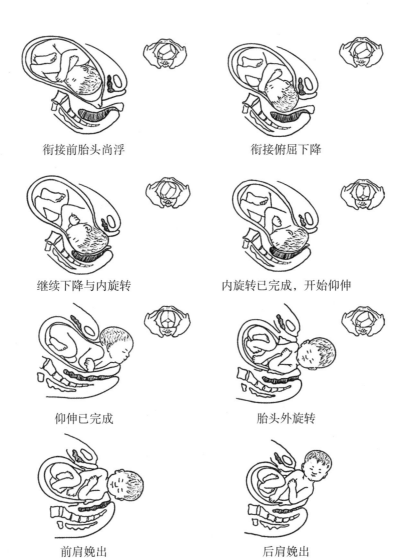

衔接前胎头尚浮　　　　　　　　　　　衔接俯屈下降

继续下降与内旋转　　　　　　　　内旋转已完成，开始仰伸

仰伸已完成　　　　　　　　　　　　胎头外旋转

前肩娩出　　　　　　　　　　　　　后肩娩出

图 7-11　枕先露的分娩机制

注：图片来源于《妇产科学（第10版）》（孔北华、马丁、段涛主编，人民卫生出版社出版）。

第四节 │ 先兆临产及临产的诊断

（一）先兆临产

分娩发动前，出现预示孕妇不久将临产的症状称先兆临产。

1.弄胎（假临产）　《医宗金鉴·妇科心法要诀》曰："若月数已足，腹痛或作或止，腰不痛者，此名'弄胎'（即假临产）。"孕妇在分娩发动前，常出现假临产。其特点是宫缩持续时间短且不恒定，间歇时间长且不规律，宫缩强度不增加，常在夜间出现、清晨消失，宫缩引起下腹部轻微胀痛，宫颈管不短缩，宫口扩张不明显，给予镇静剂能抑制假临产。

2. 胎儿下降感　多数初孕妇感到上腹部较前舒适，进食量增多，呼吸较轻快，系胎先露部下降进入骨盆入口使宫底下降的缘故。因压迫膀胱常有尿频症状。

3. 见红　在分娩发动前 24~48h，因宫颈内口附近的胎膜与该处的子宫壁分离，毛细血管破裂经阴道排出少量血液，与宫颈管内的黏液相混排出，称见红，是分娩即将开始的比较可靠征象。若阴道流血量较多，超过平时月经量，不应认为是先兆临产，应想到妊娠晚期出血，如前置胎盘等。

（二）临产的诊断

临产开始的标志为腹部阵痛，即有规律且逐渐增强的子宫收缩，持续 30s 或以上，间歇 5~6min，同时伴随进行性宫颈管消失、宫口扩张和胎先露部下降。用镇静剂不能抑制临产。

第五节 ｜ 产程与分娩处理

总产程即分娩全过程，是指从开始出现规律宫缩直到胎儿胎盘娩出。临床分为 3 个产程。

第一产程又称宫颈扩张期。从开始出现间歇 5~6min 的规律宫缩到宫口开全（10cm）。潜伏期为宫口扩张的缓慢阶段，初产妇一般不超过 20h，经产妇不超过 14h。活跃期为宫口扩张的加速阶段，可在宫口开至 4~5cm 即进入活跃期，最迟至 6cm 才进入活跃期，直至宫口开全。此期宫口扩张速度应 ≥ 0.5cm/h。

第二产程又称胎儿娩出期。从宫口开全到胎儿娩出。实行硬脊膜外麻醉者，初产妇最长不应超过 3h；经产妇不应超过 2h；未实行硬脊膜外麻醉镇痛者，初产妇 ≤ 4h；经产妇 ≤ 3h。

第三产程又称胎盘娩出期。指从胎儿娩出到胎盘娩出。一般为 5~15min，不超过 30min。

一、第一产程的临床经过及处理

（一）临床表现

1. 规律宫缩　产程开始时，宫缩持续时间较短（约 30s）且弱，间歇期较长（5~6min）。随产程进展，持续时间渐长（50~60s）且强度增加，间歇期渐短（2~3min）。当宫口近开全时，宫缩持续时间可长达 1min 或以上，间歇期仅1~2min。

2. 宫口扩张　通过肛诊或阴道检查，可以确定宫口扩张程度。当宫缩渐频且不断增强时，宫颈管逐渐短缩直至消失，宫口逐渐扩张。宫口于潜伏期扩张速度较慢，进入活跃期后宫口扩张速度加快。若不能如期扩张，多因宫缩乏力、胎位不正、头盆不称等原因。当宫口开全（10cm）时，宫口边缘消失，子宫下段及阴道形成宽阔筒腔。

3. 胎先露下降　是决定能否经阴道分娩的重要观察项目。为能准确判断胎先露下降程度，应定时行肛门检查，以明确胎先露的最低点位置，并能协助判断胎位。

4. 胎膜破裂　简称破膜。宫缩时，子宫羊膜腔内压力增高，胎先露部下降，将羊水阻断为前后两部，在胎先露部前面的羊水量不多，约 100ml，称前羊水，它有助于扩张宫口。当羊膜腔压力增加到一定程度时胎膜自然破裂。破膜多发生在宫口近开全时。

（二）观察产程及处理

1. 产程观察与记录　为了细致观察产程，做到检查结果记录及时，发现异常能尽早处理，目前多采用产程图。产程图横坐标为临产时间（h），纵坐标左侧为宫口扩张（cm）。纵坐标右侧为先露下降程度（cm），画出宫口扩张曲线和胎头下降曲线，使产程进展一目了然。

2. 胎心观察

（1）用听诊器：于潜伏期在宫缩间歇时每隔 l~2h 听胎心一次。进入活跃期后，宫缩频时应每 15~30min 听胎心一次，每次听诊 1min。此法简便，但仅能获得每分钟的胎心率，不能分辨瞬间变化，不能识别胎心率的变异及其与宫缩、胎动的关系，容易忽略胎心率的早期改变。

（2）用胎心监护仪：描记的胎心曲线，多用外监护。将测量胎心的探头置于胎心音最响亮的部位，以窄腹带固定于腹壁上，观察胎心率的变异及其与宫缩、胎动的关系。此法能判断胎儿在宫内的状态，明显优于用听诊器。于第一产程后半期，当宫缩时胎头受压，脑血流量一时性减少，致使胎儿一时性缺氧，胎心率一过性减慢，但每分钟不应少于 100 次，宫缩后胎心率迅即恢复原来水平为早期减速。若宫缩后出现胎心率减慢且不能迅即恢复，或胎心率（每分钟＜110 次或＞160 次），均为胎儿缺氧表现，应边找原因边处理，需立即给产妇吸氧，改左侧卧位等处理。

3. 描记宫口扩张及胎头下降曲线　描记宫口扩张及胎头下降曲线，是产程图中重要的两项，最能说明产程进展情况，并能指导产程的处理。只有掌握宫口扩张及胎头下降的规律性，才能避免在产程进展中进行不适当干预。

（1）宫口扩张曲线：第一产程分为潜伏期和活跃期。潜伏期为宫口扩张的缓慢阶段，初产妇一般不超过20h，经产妇不超过14h。活跃期为宫口扩张的加速阶段，可在宫口开至 4~5cm 即进入活跃期，最迟至 6cm 才进入活跃期，直至宫口开全（10cm）。此期宫口扩张速度应≥ 0.5cm/h。

（2）胎头下降曲线：是以胎头颅骨最低点与坐骨棘平面的关系标明。坐骨棘平面是判断胎头高低的标志。胎头颅骨最低点平坐骨棘平面时，以"0"表达；在坐骨棘平面上 1cm 时，以"–1"表达；在坐骨棘平面下 1cm 时，以"+1"表达，余以此类推（如图7-12）。胎头于潜伏期下降不明显，于活跃期下降加快，平均每小时下降 0.86cm，可作为估计分娩难易的有效指标之一。

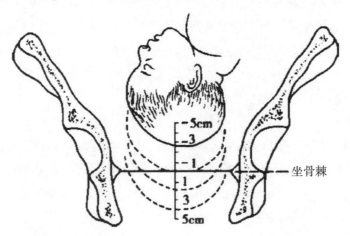

图 7-12　阴道检查判断胎头高低

注：图片来源于《妇产科学（第 10 版）》（孔北华、马丁、段涛主编，人民卫生出版社出版）。

4. 胎膜破裂后处理　胎膜多在宫口近开全时自然破裂，前羊水流出。一旦胎膜破裂，应立即听胎心，观察羊水性状、颜色和流出量，并记录破膜时间。羊水呈黄绿色混有胎粪，警惕胎儿窘迫，应立即行阴道检查明确有无脐带脱垂，并给予紧急处理。羊水清而胎头仍浮动未入盆时需卧床防止脐带脱垂。破膜超过 12h 尚未分娩应给予抗炎药物预防感染。

5. 精神安慰　产妇的精神状态能够影响宫缩和产程进展。特别是初产妇，由于产程较长，容易产生焦虑、紧张和急躁情绪，不能按时进食和很好休息。助产人员应安慰产妇并耐心讲解分娩是生理过程，增强产妇对自然分娩的信心，调动产妇的积极性与助产人员密切合作，以便能顺利分娩。若产妇精神过度紧张，宫缩时喊叫不安，应在宫缩时指导作深呼吸动作，或用双手轻揉下腹部。若产妇腰骶部胀痛时，用手拳压迫腰骶部，常能减轻不适感。也可选用针刺双侧太冲及三阴交穴，以减轻疼痛感觉。

6. 血压　于第一产程期间，宫缩时血压常升高 5~10mmHg，间歇期恢复原状。应每隔 4~6h 测量一次。若发现血压升高，应酌情增加测量次数，并给予相应处理。

7. 饮食　鼓励产妇少量多次进食，吃高热量易消化食物，并注意摄入足够水分，以保证精力和体力充沛。

8. 活动与休息　临产后，若宫缩不强，未破膜，产妇可在病室内活动，加速产程进展。若初产妇宫口近开全，或经产妇宫口已扩张 4cm 时，应卧床并行左侧卧位。

9. 排尿　鼓励产妇每 2~4h 排尿 1 次，因膀胱过度充盈影响子宫收缩及先露部下降。

10. 阴道检查　应在严密消毒后进行，并不增加感染机会。阴道检查能直接摸清胎头，并能触清矢状缝及囟门确定胎位、宫口扩张程度，以决定其分娩方式。

11. 其他　外阴部位应剃除阴毛，并用肥皂水和温开水清洗；初产妇、有难产史的经产妇，应再次行骨盆外测量；有妊娠并发症者，应给予相应治疗等。

二、第二产程的临床经过及处理

（一）临床表现

宫口开全后，胎膜多已自然破裂。若仍未破膜，常影响胎头下降，应行人工破膜。破膜后，宫缩常暂时停止，产妇略感舒适，随后重现宫缩且较前增强，每次持续 1min 或以上，间歇期仅 1~2min。当胎头降至骨盆出口压迫骨盆底组织时，产妇有排便感，不自主地向下屏气。随着产程进展，会阴渐膨隆和变薄，肛门括约肌松弛。于宫缩时胎头露出于阴道口，露出部分不断增大。在宫缩间歇期，胎头又缩回阴道内，称胎头拨露。直至胎头双顶径越过骨盆出口，宫缩间歇时胎头也不再回缩，称胎头着冠（图 7-13）。此时会阴极度扩张，产程继续进展。胎头枕骨于耻骨弓下露出，出现仰伸动作，接着出现胎头复位及外旋转

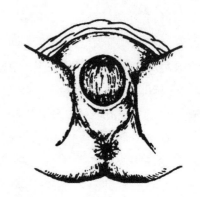

图 7-13　胎头着冠

注：图片来源于《妇产科学（第 10 版）》（孔北华、马丁、段涛主编，人民卫生出版社出版）。

后，前肩和后肩相继娩出，胎体很快娩出，后羊水随之涌出。经产妇的第二产程短，上述临床表现不易截然分开，有时仅需几次宫缩，即可完成胎头的娩出。

（二）观察产程及处理

1. 密切监测胎心　此期宫缩频而强，需密切监测胎儿有无急性缺氧，应勤听胎心，通常每 5~10min 听一次，必要时用胎儿监护仪观察胎心率及其基线变异。若发现胎心确有变化，应立即做阴道检查，尽快结束分娩。

2. 指导产妇屏气　宫口开全后，指导产妇正确运用腹压，方法是让产妇双足蹬在产床上，两手握住产床上的把手，宫缩时先行深吸气屏住，然后如排便样向下用力屏气以增加腹压。于宫缩间歇时，产妇全身肌肉放松、安静休息。宫缩再现时，再做同样的屏气动作，以加速产程进展。若发现第二产程延长，应及时查找原因，尽量采取措施结束分娩，避免胎头长时间受压。

3. 做好接产准备　初产妇宫口开全、经产妇宫口扩张 4cm 且宫缩规律有力时，应将产妇进至产室作好接产准备工作。让产妇仰卧于产床上（或坐于特制产椅上行坐位分娩），两腿屈曲分开，露出外阴部，在臀下放一便盆或塑料布，用消毒纱布球或肥皂水擦洗外阴部，顺序是小阴唇、大阴唇、阴阜、大腿内上 1/3、会阴及肛门周围。然后用温开水冲掉肥皂水，为防止冲洗液流入阴道，用消毒干纱布球盖住阴道口，最后以 0.1% 苯扎溴铵（新洁尔灭）液冲洗或涂以碘伏进行消毒，随后取下阴道口的纱布球和臀下的便盆或塑料布，铺以消毒巾于臀下。接产者按无菌操作常规洗手、戴手套及穿手术衣后，打开产包，铺好消毒巾

准备接产。

4. 接产

（1）会阴撕裂的诱因：会阴水肿、会阴过紧缺乏弹力、耻骨弓过低、胎儿过大、胎儿娩出过快等，均易造成会阴撕裂，接产者在接产前应做出正确判断。

（2）接产要领：保护会阴的同时，协助胎头俯屈，让胎头以最小径线（枕下前囟径）在宫缩间歇时缓慢地通过阴道口，是预防会阴撕裂的关键，产妇与接产者充分合作才能做好。接产者还必须正确娩出胎肩，胎肩娩出时也要注意保护好会阴。

（3）接产步骤：接产者站在产妇右边，当胎头拨露使阴唇后联合紧张时，应开始保护会阴。在会阴部盖消毒巾，接产者右肘支在产床上，右手拇指与其余四指分开，利用手掌大鱼际肌顶住会阴部。每当宫缩时应向上内方托压，同时左手应轻轻下压胎头枕部，协助胎头俯屈和使胎头缓慢下降。宫缩间歇时，保护会阴的右手稍放松，以免压迫过久引起会阴水肿。当胎头枕部在耻骨弓下露出时，左手应按分娩机制协助胎头仰伸。此时若宫缩强，应让产妇张口哈气消除腹压作用，让产妇在宫缩间歇时稍向下屏气，使胎头缓慢娩出。当胎头娩出见有脐带绕颈一周且较短时，可用手将脐带顺胎肩推下或从胎头滑下。若脐带绕颈过紧或绕颈 2 周或以上，可先用两把血管钳将其一段夹住从中剪断脐带，注意勿伤及胎儿颈部。

胎头娩出后，右手仍应注意保护会阴，不要急于娩出胎肩，而应先以左手至鼻根向下挤压，挤出口鼻内的黏液和羊水，然后协助胎头复位及外旋转，使胎儿双肩径与骨盆出口前后径相一致。接产者的左手向下轻压胎儿颈部，使前肩从耻骨弓下先娩出，再托胎颈向上使后肩从会阴前缘缓慢娩出。双肩娩出后，保护会阴的右手方可放松。然后双手协助胎体及下肢相继以侧位娩出，并记录胎儿娩出时间（图 7-14）。

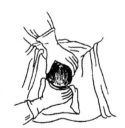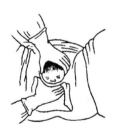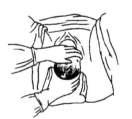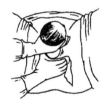

保护会阴，协助胎头俯屈　　　协助胎头仰伸　　　协助前肩娩出　　　协助后肩娩出

图 7-14　接产步骤

注：图片来源于《妇产科学（第 10 版）》（孔北华、马丁、段涛主编，人民卫生出版社出版）。

胎儿娩出后 1~2min 内断扎脐带，在距脐带根部 15~20cm 处，用两把血管钳钳夹，在两钳之间剪断脐带。胎儿娩出后，在产妇臀下放一弯盘接血，以测量出血量。

（4）会阴切开指征：会阴过紧或胎儿过大，估计分娩时会阴撕裂不可避免者，或母儿有病理情况急需结束分娩者，应行会阴切开术。

（5）会阴切开术：包括会阴后 - 侧切开术及会阴正中切开术。

1）会阴后一侧切开术：一般指会阴左侧后 - 侧切开术。阴部神经阻滞及局部浸润麻醉生效后，术者于宫缩时以左手中、食两指伸入阴道内，撑起左侧阴道壁起到引导剪开方向并保护胎头不受损伤。右手用钝头直剪自会阴后联合中线向左侧 45°方向切开会阴。会阴高度膨隆时应为 60°~70°。切口长 4~5cm，注意阴道黏膜与皮肤切口长度一致。会阴切开后出血较多，不应过早切开。切开后用纱布压迫止血，必要时钳夹结扎止血。缝合最好在胎盘娩出后进行。

2）会阴正中切开术：局部浸润麻醉后，术者于宫缩时沿会阴后联合中央垂直切开，长约 2cm，切勿损伤肛门括约肌。此法有剪开组织少、出血量不多、术后局部组织肿胀及疼痛均轻微等优点，但切口有自然延长撕裂肛门括约肌的危险。故胎儿大、接产技术不熟练者不宜采用。

三、第三产程的临床经过及处理

（一）临床表现

胎儿娩出后，宫底降至脐平，产妇感到轻松，宫缩暂停数分钟后重复出现。由于宫腔容积明显缩小，胎盘不能相应缩小与子宫壁发生错位而剥离。剥离面有出血，形成胎盘后血肿。由于子宫继续收缩，增加剥离面积，直至胎盘完全剥离而排出。

胎盘剥离征象：①宫体变硬呈球形，胎盘剥离后降至子宫下段。下段被扩张，宫体呈狭长形被推向上，宫底升高达脐上（图 7-15）。②剥离的胎盘降至子宫下段，阴道口外露的一段脐带自行延长。③阴道少量流血。④用手掌尺侧在产妇耻骨，胎盘剥离时子宫的形状联合上方轻压子宫下段时，宫体上升而外露的脐带不再回缩。

胎盘剥离及排出方式有两种：①胎儿面娩出式：胎盘胎儿面先排出。胎盘从中央开始剥离，而后向周围剥离，其特点是胎盘先排出，随后见少量阴道流血，多见

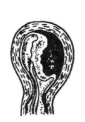
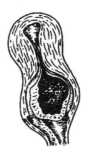

胎盘剥离开始　　　　　　胎盘降至子宫下段　　　　胎盘娩出后

图 7-15　胎盘剥离时子宫的变化

注：图片来源于《妇产科学（第10版）》（孔北华、马丁、段涛主编，人民卫生出版社出版）。

②母体面娩出式：胎盘母体面先排出。胎盘从边缘开始剥离，血液沿剥离面流出，其特点是先有较多量阴道流血，胎盘后排出。

（二）处理

1. 新生儿处理

（1）清理呼吸道：断脐后继续清除呼吸道黏液和羊水，用新生儿吸痰管或导尿管轻轻吸除新生儿咽部及鼻腔黏液和羊水，以免发生吸入性肺炎。当确认呼吸道黏液和羊水已吸净而仍未啼哭时，可用手轻拍新生儿足底。新生儿大声啼哭表示呼吸道已通畅。

（2）阿普加评分及其意义：新生儿阿普加评分法用以判断有无新生儿窒息及窒息严重程度，是以出生后一分钟内的心率、呼吸、肌张力、喉反射及皮肤颜色5项体征为依据，每项为0~2分。满分为10分，属正常新生儿。7分以上只需进行一般处理；4~7分缺氧较严重，需清理呼吸道、人工呼吸、吸氧、用药等措施才能恢复；4分以下缺氧严重，需紧急抢救，行喉镜直视下气管内插管并给氧。缺氧较严重和严重的新生儿，应在出生后5min、10min时分别评分，直至连续两次均≥8分为止。一分钟评分反映在宫内的情况，是出生当时的情况；而5min及以后评分则反映复苏效果，与预后关系密切。阿普加评分以呼吸为基础，皮肤颜色最灵敏，心率是最终消失的指标。临床恶化顺序为皮肤颜色—呼吸—肌张力—反射—心率。复苏有效顺序为心率—反射—皮肤颜色—呼吸—肌张力。肌张力恢复越快，预后越好（表7-1）。

表 7-1　新生儿阿普加评分法

体征	0分	1分	2分	
每分钟心率	0	<100次	≥100次	
呼吸	0	浅慢、不规则	佳	
肌张力	松弛	四肢稍屈曲	四肢屈曲活动好	
喉反射	无反射	有些动作	咳嗽、恶心	
皮肤颜色	全身苍白	躯干红、四肢青紫	全身粉红	青紫

（3）处理脐带：清理新生儿呼吸道约需 30s。随后用 75% 乙醇消毒脐带根部周围，在距脐根 0.5cm 处用粗丝线结扎第一道，再在结扎线外 0.5cm 处结扎第二道。必须扎紧防止脐出血，避免用力过猛造成脐带断裂。在第二道结扎线外 0.5cm 处剪断脐带，挤出残余血液，用 20% 高锰酸钾液消毒脐带断面，药液切不可接触新生儿皮肤，以免发生皮肤灼伤。待脐带断面干后，以无菌纱布包盖好，再用脐带布包扎。目前还有用气门芯、脐带夹、血管钳等方法取代双重结扎脐带法，均可获得脐带脱落快和减少脐带感染的良好效果。处理脐带时，应注意新生儿保暖。

（4）处理新生儿：擦净新生儿足底胎脂，打足印及拇指印于新生儿病历上，经详细体格检查后，系以标明新生儿性别、体重、出生时间、母亲姓名和床号的手腕带和包被。将新生儿抱给母亲，让母亲将新生儿抱在怀中进行首次吸吮乳头。

2. 协助胎盘娩出　正确处理胎盘娩出可减少产后出血的发生。接产者切忌在胎盘尚未完全剥离时用手按揉、下压宫底或牵拉脐带，以免引起胎盘部分剥离而出血或拉断脐带，甚至造成子宫内翻。当确认胎盘已完全剥离时，于宫缩时以左手握住宫底（拇指置于子宫前壁，其余 4 指放于子宫后壁）并按压，同时右手轻拉脐带，协助娩出胎盘。当胎盘娩出至阴道口时，接产者用双手捧住胎盘，向一个方向旋转并缓慢向外牵拉，协助胎盘胎膜完整剥离排出（图 7-16）。若在胎膜排出过程中，发现胎膜部分断裂，可用血管钳夹住断裂上端的胎膜，再继续向原方向旋转，直至胎膜完全排出。胎盘胎膜排出后，按摩子宫刺激其收缩以减少出血，协助胎盘娩出，同时注意观察并测量出血量。

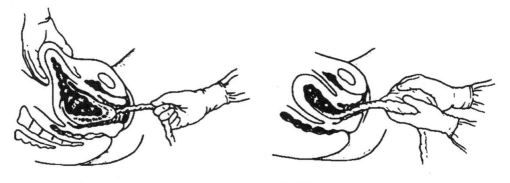

图 7-16　协助胎盘胎膜娩出

注：图片来源于《妇产科学（第 10 版）》（孔北华、马丁、段涛主编，人民卫生出版社出版）。

3. 检查胎盘胎膜　将胎盘铺平，先检查胎盘母体面胎盘小叶有无缺损。若疑有缺损，可用牛乳测试法，从脐静脉注入牛乳，若见牛乳白胎盘母体面溢出，刚溢出部位为胎盘小叶缺损部位。然后将胎盘提起，检查胎膜是否完整，再检查胎盘胎儿面边缘有无血管断裂，及时发现副胎盘。副胎盘为一小胎盘，与正常胎盘分离，但两者间有血管相连。若有部分胎盘残留或大部分胎膜残留时，应在无菌操作下伸手入宫腔取出残留组织。若确认仅有少许胎膜残留，可给予子宫收缩剂待其自然排出。此外，还应检查胎盘、胎膜有无其他异常。

4. 检查软产道　胎盘娩出后，应仔细检查会阴、小阴唇内侧、尿道口周围、阴道及宫颈有无裂伤。若有裂伤，应立即缝合。

5. 预防产后出血　正常分娩出血量多数不超过 300ml。遇既往有产后出血史或易发生宫缩乏力的产妇（如分娩次数 ≥ 5 次的多产妇、双胎妊娠、羊水过多、滞产等），可在胎儿前肩娩出时静注麦角新碱 0.2mg，或催产素 10U 加于25% 葡萄糖液 20ml 内静注。也可在胎儿娩出后立即经脐静脉快速注入生理盐水 20ml 内加催产素 10U，均能促使胎盘迅速剥离减少出血。若胎盘未全剥离而出血多时，应行手取胎盘术。若胎儿已娩出 30min，胎盘仍未排出，但出血不多时，应注意排空膀胱，再轻轻按压子宫及静注子宫收缩剂后仍不能使胎盘排出时，再行手取胎盘术。若胎盘娩出后出血多时，可经下腹部直接注入宫体肌壁内或肌注麦角新碱 0.2~0.4mg，并将催产素 20U 加于 5% 葡萄糖液 500ml 内静脉滴注。

若检查发现宫颈内口较紧者，应肌注阿托品0.5mg及哌替啶100mg。术者更换手术衣及手套，外阴再次消毒后，将一手手指并拢呈圆锥状直接伸入宫腔，手掌面向着胎盘母体面，手指并拢以手掌尺侧缘缓慢将胎盘从边缘开始逐渐自子宫壁分离，另手在腹部按压宫底。待确认胎盘已全部剥离方可取出胎盘。取出后立即肌注子宫收缩剂。注意操作必须轻柔，避免暴力强行剥离或用手抓挖子宫壁导致穿破子宫。若找不到疏松的剥离面不能分离者，可能是植入性胎盘，不应强行剥离。取出的胎盘需立即检查是否完整，若有缺损应再次以手伸入宫腔清除残留胎盘及胎膜，但应尽量减少进入宫腔操作次数。

第六节 | 分娩镇痛

产痛是自人类出现即伴随母亲的痛苦，分娩阵痛仅次于烧伤痛而位居第二，减轻或消除产痛是近百年来医学领域不断探索的目标。无痛分娩是每位产妇的期盼，随着医学模式的转变和人民生活水平的提高，女性对生殖健康、生活质量有了更高的期待，安全舒适的无痛分娩方法，因为有了中医药的参与，研究有了新亮点。产痛导致体力消耗、疼痛、焦虑，心身俱惫，也因此可以导致产程异常，甚至危及母子安全。分娩镇痛的目的不仅是有效减轻疼痛及疼痛引起的体力消耗，同时可能有利于增加子宫血流，减少新生儿窒息与产后出血等。中医古籍早有关注分娩镇痛的记载，如"瘦胎""易产""滑胎"等记载，南北朝《僧深方》记载"养胎易生丹参膏"，称"任身七月便可服，至坐卧忽生不觉。"宋代便十分盛行"预服滑胎令易产"药，服后"易产而全不知"，分明有镇痛的作用。其中包含镇痛的药物，如羌活、枳壳、白芍、当归、川芎、艾叶等。清代亟斋居士的《达生篇》载："睡、忍痛、慢临盆。"极具无痛分娩的思想。《傅青主女科》之"保产无忧散"具"临产热服，催生如神"之功，至今仍为许多临床分娩镇痛之选择。东汉末年著名医家华佗以针药下死胎，闻名天下，针灸在产科的历史悠久。针灸镇痛现今临床使用不仅取得较好的疗效，而且具安全、简便、易行的优点。

●● 一、疼痛发生的机制

分娩的疼痛主要因子宫收缩引起，宫缩时子宫缺血缺氧。产程中宫颈扩张时肌肉过度紧张，通过交感神经经由胸神经 10、11、12 后段传递至脊髓。第二产程疼痛还包括来自胎头对盆底、阴道、会阴的压迫，通过骶神经 2、3、4 的感觉纤维传递至脊髓。产妇的体质、紧张、焦虑可能增加疼痛感。

二、分娩镇痛的原则

分娩镇痛首先不能影响产程进展、对产妇与胎儿的不良作用小、选择的方法作用可靠、安全、起效快、方法简便，易于执行。有创镇痛由麻醉师实施并全程监护。

三、分娩镇痛的方法

产妇自临产至第二产程均可行分娩镇痛。常用方法有心理与关爱治疗、针刺治疗与药物治疗等。

1. 心理与关爱治疗　产痛与精神情绪密切相关，产妇有体质与性格的差异，医护人员应向产妇宣传分娩是"瓜熟蒂落"的自然生理过程，帮助产妇解除心理负担，克服产痛。指导呼吸，使产程进展顺利。丈夫与家人更应予以关爱，照顾好饮食，全程陪伴，导乐，转移产痛注意力。

2. 针刺镇痛　具安全、有效、副作用少、简便易行等优点，值得研究与推广。

（1）体针施术穴位：三阴交、合谷、足三里、八髎、内关、太冲。

（2）耳针施术穴位：子宫、内分泌、神门、交感穴。

临床还有报道用头针镇痛者。

同时可配合按摩腰部与腹部，或其他不适部位。动作要轻柔，宜于宫缩舒张期时操作。

3. 药物镇痛

（1）全身阿片类药物镇静止痛：常用药物有哌替啶、芬太尼、纳布啡等，可静脉注射或肌内注射。可以产生欣快感，但镇痛效果有限。而且可能引起产妇恶心、呼吸抑制、胃肠道排空延长、胎心变异减少、新生儿呼吸抑制等，应谨慎使用。

（2）椎管内麻醉镇痛：全程由麻醉师执行、陪同。有腰麻、硬膜外麻醉，或二者结合。镇痛效果比较好，但有呼吸抑制、低血压、局麻药毒性反应、过敏反应、麻醉后头痛、神经损伤、产时发热、第二产程延长等风险。

4. 体会与探讨　针刺镇痛以其疗效肯定，副作用少、简便易行而在全世界广泛应用，分娩镇痛也在不断推广。研究表明不仅镇痛效果好，同时还有缩短产程、减少产后出血、降低剖宫产率等优点。其方法包括体针、耳针、皮针、手针、电针等，因人而取，同病异治，针异效同。如陈世云等人用腕踝针治疗产痛，治疗组与空白对照组比较，结果治疗组在第一产程活跃期、第二产程结束时疼痛视觉模拟评分明显低于对照组；第一产程、总产程比对照组短（$P < 0.05$），剖宫产率和新生儿窒息率低于对照组（$P < 0.05$），无母婴并发症。其镇痛的机制可能腕踝针激发了产妇体内痛觉调节系统，抑制痛觉感受和情绪反应。许娟等用耳针镇痛，取穴子宫、神门、内分泌等穴，与空白对照组比较，结果产痛、难产率差异显著（$P < 0.01$），并能缩短产程、减少产后出血量，对母婴无不良影响。认为耳针具调节气血、安神定志，从而达到镇痛目的。黄涛等人以足三里、中极、关元为主辨证加减，以电针、经皮电刺激、腰麻 - 硬膜外联合阻滞镇痛组进行治疗比较，结果显示电针组镇痛效果较好，起效时间在针刺后 30min，无副作用。张敏等人在研究针刺镇痛时发现，针刺组治疗前后产妇体内的 β- 内啡肽和 5- 羟色胺的浓度都均相应增加，这可能与针刺治疗的机制相关，通过增加产妇体内的各种神经递质水平而达到镇痛的效果。但也有研究认为不管是手针、电针，或联合使用，针刺都不能降低产妇分娩过程中疼痛程度。同时，对针刺镇痛的临床还没有普遍应用，其镇痛的机制也缺乏研究。因此，有学者呼吁：对针刺疗法在产科中应用更深地研究应该聚焦在大规模的 RCT 和设计合理的动物实验来科学评估其临床、生化和形态学上的影响，以便正确发现针刺疗法在产科中的优点和缺点。

分娩镇痛是一个古老而新鲜的话题。针灸镇痛历史虽然悠久，但由于清末西医的传入，中医被迫退出产科，就目前国内而言，主要西医当家，产科的中医参与率低、从业人员少，因此，针刺镇痛未能普遍开展，这在一定程度上影响了针灸分娩镇痛的研究。曾经在胃手术、甲状腺手术、脑手术以针刺麻醉成功让世人赞叹，相信中医在继承、创新的征途中，针灸分娩镇痛一定能有所作为，不同的理解应作为深入科学研究的借鉴。

第八章

产褥期生理

第一节 | 产褥期母体的变化

从胎盘娩出至产妇全身器官（除乳腺外）恢复至孕前常态的一段时间称为产褥期，需 6~8 周，俗称"坐月子"，中医又称产后期。产后一周称"新产后"，一月为"小满月"，百日为"大满月"。

●● 一、产褥期生殖器官的变化

1. 子宫　产后生殖器官变化最大的是子宫。胎盘娩出后子宫肌细胞缩小，肌纤维复缩，子宫逐渐复原，产后一周子宫缩小至孕 12 周大小，于产后 10 日子宫降至骨盆腔内，腹部检查扪不到宫底。产后 6 周子宫多能恢复至孕前大小。子宫重量产后也逐渐减少，分娩结束时重约 1000g，产后 1 周时约为 500g，产后 2 周时约为 300g，产后 6~8 周时恢复至孕前水平 50~60g。子宫内膜再生：胎盘与胎膜娩出后，残留妊娠物坏死脱落随恶露自阴道排出，子宫内膜基底层便逐渐再生新的功能层，整个子宫的新生内膜缓慢修复，至产后 6 周才能完全修复。

（1）子宫血管变化：胎盘娩出后，子宫收缩使胎盘剥离面开发的螺旋动脉和静脉窦收缩变窄，数小时后血管内部即有血栓形成从而出血逐渐停止。非胎盘部位妊娠期增加的大血管发生玻璃样变，逐渐吸收。

（2）宫颈及子宫下段变化：分娩后宫颈松软、紫红色，外口呈环状如袖口，产后 2~3 日，宫口可容 2 指，1 周后宫颈内口关闭，宫颈管形成，4 周宫颈完全恢复至孕前常态。因分娩时宫颈外口发生轻度裂伤，并常在宫颈 3 点及 9 点处，使初产妇宫颈外口由产前的圆形（未产形），变为产后"一"字形（已产形）。产后子宫下段收缩，逐渐恢复为孕前的子宫峡部。

2. 阴道　分娩后阴道壁松弛、肌张力低，阴道腔扩大，阴道黏膜及周围组织水肿，阴道黏膜皱襞减少甚至消失。产褥期阴道壁肌张力逐渐恢复，阴道腔逐渐缩小，产后 3 周可重新出现黏膜皱襞，但产褥期结束时阴道尚不能完全恢复至孕前的紧张度。

3. 外阴　分娩后的外阴轻度水肿，产后 3 天左右逐渐消退。处女膜在分娩时撕裂形成残缺痕迹称处女膜痕。

4. 盆底组织　盆底肌及其筋膜韧带因妊娠、分娩过度伸展使弹性减弱，且常伴肌纤维部分撕裂。产后 1 周内盆底组织水肿消失，组织张力逐渐恢复。若产后能进行盆底肌锻炼，产褥期后有望恢复至孕前姿态。若盆底组织发生严重撕裂造成盆底松弛，加之产后失却调护，过早操劳，则可能导致阴道壁膨出，甚至子宫脱垂。

●● 二、产褥期乳房的变化

乳房是泌乳的器官，包括乳汁的产生与泌乳。乳汁是哺育婴儿最理想的饮食。中医认为乳汁为气血所化，妊娠期月经停闭，冲脉之血聚于子宫养胎，一部分充养乳房；故孕期乳房即逐渐胀大，为产后哺乳做准备，产后冲脉之血上行乳房化生乳汁，月经停闭。分娩失血耗气，产后 1~3 天恶露也较多，乳汁分泌较少，随着恶露的减少，产后的康复，加之婴儿的吸吮，促进气血畅行，乳汁逐渐增多。足厥阴肝经过乳房，足阳明胃经经乳头，冲脉隶属于阳明，故乳汁的产生、储存、摄取、分泌有赖于肝气的疏泄、胃气的充盛，因此，产后合理的饮食、愉悦的心情、充足的睡眠、劳逸适度方能保证乳汁的充沛以哺育婴儿。西医认为泌乳主要由神经体液调节，机制复杂，其中与催乳素关系密切。

●● 三、产褥期其他的变化

妊娠期子宫增大，对邻近器官如膀胱、肠、肾脏等都有不同程度的挤压，功能可能受影响，常见大小便异常。妊娠晚期增大的子宫抬高膈肌，对胃、心、肺等也有一定影响，可见纳少脘胀、喘促等。"腹中递增一物"，气机升降失常。产后 1~3 天还可能有纳食不馨，大便难、小便不畅，若产时有会阴切开，症状会更明显。经过 1~2 周休复，多能恢复正常。气滞水停，妊娠期肿胀，随产后小便通畅自解。产后阴血骤虚，有产伤恶露，多虚多瘀，以致有的发生"三冲"症，危及生命。通过产后休息、饮食等的调整，恶露干净，气血逐渐恢复平和，产褥期后瘀血征多能消失。此外，初产妇妊娠期紫红色妊娠纹产后逐渐变为银白色。妊娠期受增大子宫的影响，腹壁肌纤维伸展，部分弹力纤维断裂，腹直肌呈不同程度分离，故产后腹壁明显松弛，其紧张度需产后 6~8 周恢复正常，产后应注意锻炼，以利更好康复。

第二节 | 产褥期临床表现

分娩的产创与出血，产时的用力耗气，以致产后"多虚多瘀"。胎盘娩出后子宫创面血窦开放，内膜脱落，阴道出血较多，正常分娩一般出血 300ml 左右，阴血骤虚，阳气易浮，气亦易随血耗，以致"百节空虚"，产创与出血，离经之血即"瘀血"，故曰产后生理"多虚多瘀"。

临床常可见如下表现。

1. 低热　新产阴血骤虚，阳气外浮，故产后 24h 内常有低热，体温一般不超过 38℃，是泄阳和阴的生理调节现象。

2. 褥汗　分娩用力耗气，失血伤阴，气阴不足，气虚则自汗，阴虚则盗汗，尤以进食、哺乳或动作、夜间睡眠时汗出较多，一般 7 天后逐渐减少，称为褥汗，亦为产后生理现象。

3. 宫缩痛　胎盘娩出后子宫开始复缩而出现阵发性下腹痛称为宫缩痛，产后 2~3 日自行消失，多见于经产妇。子宫也在阵痛中不断地复缩，产后第 1 天宫底平脐，以后每天下降 1~2cm，产后 10 日左右子宫降入骨盆内。

4. 恶露　产后余血浊液经阴道排出称为恶露，内含血液、坏死的蜕膜等组织。一般 3~4 天内量较多，色暗红，以后量逐渐减少，颜色逐渐变淡，持续 3 周左右干净。

5. 哺乳　乳汁为精血津液所化，赖气以行。《景岳全书·妇人归》谓："妇人乳汁，乃冲任气血所化。"产后冲任气血津液上行，乳房发生乳汁。因分娩初 3 天恶露较多，乳汁较少，随恶露减少，气血的康复，婴儿的吸吮，气血上行，乳络畅通，乳汁逐渐增多以哺育婴儿。

6. 停经　因冲任气血上行乳房发生乳汁，故哺乳期多月经停闭，个别气血旺盛者也有行经。

第三节 | 母乳喂养

世界卫生组织已将帮助母亲在产后 1h 内开始哺乳、实行 24h 母婴同室、坚持纯母乳喂养 6 个月、提倡母乳喂养 2 年以上等纳入促进母乳喂养成功的措施之中。

一、母乳喂养方法

乳汁由精血、津液所化，赖气以行。《景岳全书·妇人规》曰："妇人乳汁，乃冲任气血所化。"精血津液充足，能化生足够的乳汁哺喂婴儿。哺乳是一种自然行为，顺产者，一般于产后 30min 即可开始哺乳，让新生儿吸吮乳头，以刺激乳头尽早泌乳。产后 1 周内哺乳次数应频繁些，哺乳次数按需供给。采取正确的姿势，使母婴紧密相贴，用一手扶托挤压乳房，协助乳汁外溢。哺乳时应注意，使婴儿将大部分乳晕吸吮住，并防止婴儿鼻部被乳房压迫及头部与颈部过度伸展造成吞咽困难。每次哺乳后应将新生儿抱起并轻拍背部 1~2min 排出胃内空气，以防吐奶。

二、母乳喂养的益处

1. 对于婴儿

（1）提供营养及促进发育，提高免疫功能，帮助抵御疾病：母乳所含蛋白质、脂肪、乳糖、无机盐、维生素有利于消化吸收，不会过敏，生物利用率高，其质与量随婴儿生长和需要发生相应改变。如人乳内所含的清蛋白有 2/3 是乳蛋白、乳铁蛋白，其中含有大量氨基酸，有利于婴儿生长发育，人乳的脂肪酸含量高，颗粒小、易消化、防腹泻，有益于婴儿神经系统发育；故母乳喂养能明显降低婴儿腹泻、呼吸道和皮肤感染率；母乳中还含有丰富的免疫蛋白和免疫细胞。

（2）有利于牙齿的发育和保护：吸吮时的肌肉运动有助于面部正常发育，且可预防因奶瓶喂养引起的龋齿。

（3）增进母婴间的情感：母乳喂养时，婴儿与母亲皮肤频繁接触，有利于增进母婴间的情感。

2. 对于母亲

（1）有助于防止产后出血：吸吮时刺激催产素产生，使子宫收缩，减少产后出血。

（2）对哺乳期闭经产生影响：哺乳者的月经复潮及排卵较不哺乳者延长。

（3）降低患癌风险：降低母亲患乳腺癌、卵巢癌的风险。

三、母乳的储存

无法直接哺乳，可将乳汁吸出储存，一般 20~30℃保存不超过 4h，4℃不超过 48h，–15~–5℃可保存至 6 个月。

四、不宜哺乳的指征

母亲处于传染病急性期、母亲有严重器官功能障碍性疾病、母亲有产后心理障碍和精神疾病、母亲有疾并服用对婴儿有影响的药物。婴儿患有乳糖不耐受症等。

第四节 | 产褥期调护

产褥期是指从胎盘娩出至生殖器官恢复至孕前常态的时间。医籍有"小满月""大满月""弥月为期，百日为度"等不同记载，乃因产后个体差异复旧时间不同，或时人对产后的重视不同而有异。一般需6~8周时间。

分娩因用力、出血、流汗、产创等致产后阴血骤虚，气随血耗，百节空虚，卫外不固，尤易染病，且"犯之微若秋毫，成病重如山岳"，故中医传统均非常重视产后调护。

1. 胎娩出，防变症　产后2h内极易发生诸如产后出血、子痫、心力衰竭等严重并发症，故应在产房内严密观察产妇的生命体征、子宫收缩与阴道出血情况，注意宫底高度与膀胱是否充盈。发现异常及时处理。若分娩后2h一切正常，方可将产妇与新生儿一同送至病房，继续观察。在此期间，还应协助产妇首次哺乳。

2. 重二便，促康复　产后5日内产妇尿量明显增多，若因畏惧会阴切口疼痛或外阴水肿等原因，产后4h不能自行排尿者，若帮助解除顾虑、鼓励排尿不能成功，可用热水熏洗外阴、温开水冲洗尿道外口、热敷下腹部、按摩膀胱，刺激膀胱促进排尿。无效者，可用针灸，艾灸关元、气海穴，或针刺关元、气海、三阴交等穴。再不应者，用硫酸新斯的明肌内注射，兴奋膀胱肌。都不应者，应留置导尿，以免膀胱过度充盈，影响子宫复缩，而致产后出血的发生。产后因失血伤阴，加之产后多卧床，少活动、饮食多精美，少纤维，常可致大便难解，"大便难"属《金匮要略》载产后"三病"之一，用力努责，影响盆底康复，应鼓励适当活动，进食新鲜蔬菜与水果，以防便结。

3. 适劳逸，调情志　新产（产后7日）应少劳作，多休息，保证充足的睡眠。产褥期内禁操劳负重，避免长时间站立，以免引起产后出血、阴挺。但也不必终日卧床，应适当活动，尤其应尽早进行腹肌锻炼，促进盆底康复，预防产后便秘。产后家人应对产妇多加关爱，产妇心情愉悦，则气血调和，利于泌乳与恶露的畅行、产后的康复，同时，利于预防产后抑郁症。

4. 调饮食，避风寒　产后百节空虚，应适当增加营养，饮食以易于消化富于营养的优质蛋白质，新鲜蔬菜、水果为主，以补养气血，生化乳汁。避免过于滋腻寒凉不易消化、滞气滞血之品以影响脾胃运化及恶露畅行。同时，亦不过食姜酒辛辣之品，免耗气动血。产后失血耗气，新产汗多，腠理疏松，易感外邪，特别要注意避风寒，以免外邪侵入，汗多时用干毛巾拭擦，并及时更衣。适寒温，冬季保暖，以防伤寒；夏宜清凉，居室要空气流通，以防伤暑。

5. 讲卫生，禁房事　产后有恶露、有产创，一定要讲究卫生，勤沐浴更衣，外阴及伤口保持清洁，以防感染。产褥期应禁房事，古有"百日内不可交合"之训，以免感染邪毒。

6. 重护乳，防乳痈　产后半小时即可让新生儿吸吮奶头，以增进母子感情、刺激乳汁分泌。哺乳前应先用温开水清洗乳头及乳头周围，哺乳结束留一滴乳汁涂于乳头表面，保护乳头。每次哺乳均应吸空乳汁，利于乳汁发生并预防乳痈。如新生儿食量少，乳房胀，应将乳汁挤出排空或用吸奶器吸空乳汁，以免发生乳汁淤积，进而引起乳腺炎。哺乳时间一般 10~30min，不宜过长，避免乳头较长时间被新生儿含于口内以致引发乳头皲裂，甚或乳痈。凡乳房胀痛、乳汁淤积，不能自行处理者，应及早就医。

7. 遵医嘱，定时体检　围产期保健普及的地区，一般产妇出院后有社区医疗保健人员在出院后 3 天、产后 14 天和 28 天会到产妇家中探视，了解产妇饮食、睡眠、情绪等；检查乳房、了解哺乳情况；观察子宫复旧与恶露、会阴切口与剖宫产腹部切口愈合情况；新生儿健康情况。同时，产妇还应遵医嘱，在产后 6 周到分娩的医院进行常规体检与妇科检查，包括血压、脉搏及血、尿常规，了解哺乳情况，若有内外科并发症或产科并发症，应增加相应检查。妇科检查主要了解生殖器官恢复情况。另外，还应对婴儿进行检查。

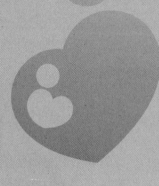

下篇 产科常见疾病

·第九章·

妊娠并发症

妊娠期间，发生与妊娠有关的疾病，称妊娠病，也称胎前病。

妇产科学发展首先重视产育，甲骨文的卜辞中有"疾育"的记载，缺医少药的年代以占卜祈求产育平安，因妊娠关系母子的健康与平安，故胎前病历来倍受重视。《黄帝内经》有"有故无殒"，为妊娠病治疗用药原则。《金匮要略》妇人篇以妊娠病为首，以示对妊娠病的重视。唐宋时代就有完备的产科理论，至明清产科临床已有丰富的经验。本章仅就妊娠恶阻等极具中医治疗特色的常见妊娠病加以总结探讨。

妊娠病有母病与胎病之别，病因与母体素体、孕期特殊生理、情志、劳逸、感染淫邪相关。《沈氏女科辑要》载："妊娠病源有三大纲：一曰阴亏，人生精血有限，聚以养胎，阴分必亏。二曰气滞，腹中增一障碍，则升降之气必滞。三曰痰饮，人身脏腑接壤，腹中遽增一物，脏腑之机梏，为之不灵，津液聚为痰饮。知此三者，庶不为邪说所惑。"全面阐述了妊娠病的病因病机。其要一者因虚致病：妊娠期胎儿靠精血津液的濡养，靠脾肾阳气的温煦、提挈以发育，若母体素虚，因妊重虚，阴阳气血不足，加之调护不慎，或感染淫邪，则胎失长养或提挈，母体自身也可因虚而致病。母体素虚或有疾，同时也是致胎病之源，如遗传因素、染色体异常、传染性疾病、母体接触有害物质等。二者，妊娠子宫不断增大，"腹中增一障碍，升降之气必滞"，"脏腑之机梏，为之不灵"，加之情志不遂，以致气滞血滞、气滞饮停、气滞痰阻、气滞气逆以致病发。

妊娠病关系母体与胎儿，妊娠病的诊断，要根据妊娠期发生的与妊娠有关主病、主症，结合四诊、产科检查、B超检查及相关的生化检查，以明确病因、病位、病性、病机及胎儿发育与存亡以及有无畸胎、异位胎，母体能否胜任妊娠等，为妊娠病的治疗提供明确的依据。

妊娠病的治疗原则，要根据胎儿正常与否以决定治病安胎或祛胎以益母。凡胎儿发育正常者，治宜治病与安胎并举，治病当分别胎病与母病，因胎病及母者，首重安胎，胎安则母病自愈；如因母病而致胎不安者，重在治母病，病去胎自安。安胎之法以补肾培脾，调理气血为大法，肾系胞胎，补肾为固胎之本；脾为气血生化之源，培脾为益血之源；胎靠血养气固，调理气血，在于使气血调和，胎儿得养。本固血充，则胎可安。若胎元不正，畸胎、异位胎、胎堕难留，或胎死不下，或孕母有疾不能胜任妊娠者，确定诊断后则宜从速下胎以益母。

妊娠期治疗疾病时，凡峻下、滑利、祛瘀、破血、耗气、散气以及一切有毒药品，都应慎用或禁用。如果病情需要，有临床应用指征，应遵"有故无殒""衰其大半而止"的原则，酌情选用。

妊娠禁用药是指"凡可能引起流产或损害母子的药物"。《中华人民共和国药典》（以下简称《药典》）将妊娠禁忌药分为：孕妇禁用药、忌用药、慎用药三类。禁，就是禁止使用，包括毒性大、药性猛烈或破血祛瘀药，峻下药和堕胎药。2005年版《药典》记载有23味：甘遂、玄明粉、芒硝、大戟、牵牛子、马钱子、马钱子粉、巴豆、巴豆霜、斑蝥、雄黄、水蛭、土鳖虫、猪牙皂、黑种子草、阿魏、附子、轻粉、三棱、川牛膝、益母草、芫花、莪术。而新世纪全国高等中医药院校规划教材《中药学》（第七版）仅记载5种。忌用药，即忌讳应用，包括一些有毒之品、祛瘀通经药、泻下药、子宫收缩药等，《药典》记载4种：千金子、天仙子、天山雪莲、千金子霜。而《中药学》（同上）收载62种。慎用药意指谨慎使用之品，包括一些辛温香燥药、理气活血药、利尿药、消导药等。《药典》记载有36种：白附子、麝香、肉桂、西红花、蜈蚣、蟾酥、冰片、蒲黄、硫黄、漏芦、红花、苏木、桃仁、郁李仁、番泻叶、枳实、代赭石、穿山甲（此为国家级保护野生动物，已被禁止入药）、三七、大黄、天南星、干漆、急性子、禹余粮、禹州漏芦、草乌叶、郁金、瞿麦、华山参、凌霄花、通草、制草乌、王不留行、木鳖子、牛膝、姜黄。《中药学》（同上）记载孕妇不宜用药3种。自《神农本草经》记载6味堕胎药后，历代医籍均有数量不少的妊娠禁忌药的记载。中药药性理论研究专家高晓山搜集了38种医书，计有264味中药被列入妊娠禁忌药，其中见于半数以上文献的有38味，与《中医妇科学》（普通高等教育中医药规划教材第5版）所载，为众多医籍传诵的《妊娠忌服药歌》中39味药相近。历版《中医妇科学》教材均将峻下、滑利、祛瘀、破血、耗气、散气以及一切有毒药品，列入慎用或禁用，纲举目张，凡妊娠前治病涉及以上药物都应严格筛选《药典》《中药学》《中医妇科学》所载妊娠禁忌药具法律权威，可为临床用药准则。如果病情需要，有临床应用指征，应遵"有故无殒""衰其大半而止"的原则，做到"因病施药、因证施药、因人施药、依法施药、知情施药"，酌情选用，衰其大半而止。妊娠期除用药有禁忌外，治法有禁过汗、过利、过下之训。

西医也极其重视孕产妇的用药安全，必须合理用药，在给孕产妇用药之前，要做到充分考虑在妊娠期、分娩期或产褥期出现的异常情况，或发生的妊娠并发症、分娩期并发症，正确选择对胚胎、胎儿无损害又对孕产妇所患疾病最有效的药物，因人而异，随病情变化随时更改药物，缩短用药时间。专家提出尽量少用药、不用药、缩短用药时间，确保用药安全，认为青霉素、阿莫西林、红霉素、克霉唑在孕期使用是安全的。

孕期用药时间不同对胎儿的影响也不同。在卵子受精至受精卵着床于子宫内膜前的这段时期为着床前期，此时孕妇用药对胚胎影响不大。晚期囊胚着床后至12 周左右是胚胎、胎儿各器官处于高度分化、迅速发育，不断形成的阶段。此时孕妇用药，其毒性能干扰胚胎与胎儿组织细胞的正常分化而发生畸形。妊娠 4 个月后，胎儿各器官已形成，药物致畸的敏感性明显减弱，而神经系统在整个孕期持续分化发育，故此期用药可能影响神经系统。

因此，应当重视孕期合理用药，充分考虑药物对胚胎、胎儿的影响，严格控制药物剂量，缩短用药时间，以确保母子安全。

第一节 ｜ 妊娠恶阻

妊娠早期出现严重的恶心呕吐、头晕厌食，甚则食入即吐者，称为"妊娠恶阻"，又称"妊娠呕吐""子病""病儿""阻病"等。妊娠恶阻一般发生在妊娠早期，个别延至分娩。分娩结束，诸证顿失。若呕吐剧烈，出现电解质紊乱、酸中毒，肝肾功能损害，西医则称妊娠剧吐，也可参照本病辨证治疗。

妊娠恶阻是妊娠早期常见病证之一，不但影响孕妇的健康，还可妨碍胎儿的正常发育，甚至造成堕胎、小产，因此必须注意平时的预防和发病后的调治。若仅见恶心、择食，或偶有晨起呕吐，为早孕反应，不属病态，一般 3 个月后可逐渐消失。

●● 一、病因病机

隋代巢元方《诸病源候论》有"恶阻候"专条。《金匮要略》有用桂枝汤治疗本病的记载。《妇人大全良方》载："夫妊娠阻病者，巢氏病源谓之阻病。若妇人禀受怯弱，或有风气，或有痰饮，既妊娠便有是病。"指出其病因，并有症状的记载："其状颜色如故，脉息和顺。但觉肢体沉重，头目昏眩，择食，恶闻食气，好食酸味，甚者或作寒热，心中愦闷，呕吐痰水，胸腹烦满，恍惚不能支持，不拘初娠，但疾苦有轻重耳。轻者，不服药亦不仿，重者须以药疗之。"《胎产心法》中有恶阻记载："恶阻者，恶心呕吐，阻其饮食也。"亦有相关症状的详细记述。

妊娠恶阻的主要病机是"冲气上逆，胃失和降"。常见病因为脾胃虚弱和肝胃不和。孕后血聚冲任养胎，经血不泻，冲脉气盛，冲脉隶于阳明，若素体脾胃虚弱，冲气夹胃气上逆，胃失和降，则致恶心呕吐。或因脾虚不运，痰饮内停，冲气挟痰饮上逆而致恶心呕吐。若素性肝旺或恚怒伤肝，孕后阴血聚于胞宫以养胎，冲脉气盛，而肝血不足，肝气偏旺，肝之经脉挟胃贯膈，冲气、肝火上逆犯胃，胃失和降，遂致恶心呕吐。

西医认为本病的发病原因尚不明确，多数观点认为妊娠剧吐与血中的绒毛膜促性腺激素水平上升有关，临床上葡萄胎、多胎妊娠的孕妇妊娠剧吐多见，另外精神紧张型的孕妇以及对此次妊娠过分喜爱或厌恶的孕妇剧吐亦多见，说明本病发生与精神因素有关。目前多认为该病与体内激素作用机制（人绒毛膜促性腺激素、甲状腺激素和雌激素水平上升，肾上腺皮质激素下降有关）和精神状态的平衡失调有关。此外神经脆弱的女性、体质较差的孕妇以及生活环境、经济状况较差的孕妇和有严重痛经史者发生机会增多。

二、临床表现

一般于停经40天左右出现恶心呕吐、厌食择食、继后或呕吐频作，甚则食入即吐，呕吐物为食物、痰涎、酸水、苦水，甚或呕吐物带血或胆汁。伴神疲乏力、头晕、厌食、精神萎靡、形体消瘦、全身皮肤和黏膜干燥、眼球凹陷、体重下降，严重者可出现血压降低、体温升高、黄疸、嗜睡和昏迷。

三、诊断与鉴别诊断

（一）诊断

1. 病史　有停经史、早孕反应，多发生在孕3个月内，个别可持续至分娩。
2. 妇科检查　子宫增大与停经时间相符。
3. 实验室检查　尿妊娠试验阳性，血 β-hCG 阳性可证实早孕。为鉴别病情轻重应酌情测定尿酮体、外周血红细胞计数、血细胞比容、血红蛋白、二氧化碳结合力、钾、钠、氯，以及肝肾功能、心电图等。

4. 超声检查　提示宫内妊娠，胚胎存活。

（二）鉴别诊断

1. 葡萄胎　葡萄胎者呕吐严重，但可伴有不规则阴道出血，或有水泡样物排出。子宫增大超过妊娠月份。B超检查可明确诊断。

2. 妊娠期合并病毒性肝炎　急性病毒性肝炎多有与肝炎患者接触史，或输血、注射血制品病史；有腹胀腹泻及肝区痛，或发热、黄疸；肝大，有压痛；肝功能、HBsAg、血清胆红素检查等有助鉴别。

3. 急性胆囊炎　有饱餐后右上腹绞痛，向右肩放射，伴有恶心呕吐，或有高热、寒战；右上腹肌紧张、反跳痛，白细胞增多。

4. 妊娠合并急性胰腺炎　饱食或饮酒后突然上腹剧痛，向左肩或腰部放射，伴有恶心呕吐、发热等；尿或血清淀粉酶测定有意义。

5. 妊娠合并急性阑尾炎　腹痛始于脐周或中上腹部，伴有恶心呕吐，随后腹痛转移到右下腹；有压痛及反跳痛，伴腹肌紧张，发热，白细胞增多。

6. 与神经官能性呕吐的鉴别　与精神刺激因素关系密切，呕而能再食，长期反复发作，但不影响营养，肝肾功能正常。

四、辨证论治

（一）辨证要点

辨证主要根据呕吐物的性状、色、质、气味，结合全身证候、舌脉进行综合分析，以辨其寒、热、虚、实。口淡、呕吐清涎、伴纳呆腹胀、头晕体倦、舌淡、苔白、脉缓滑无力者多为脾胃虚弱证；口中淡腻、呕吐痰涎、胸脘满闷、舌淡苔滑腻、脉缓滑者，多为脾虚痰湿证；口苦、呕吐酸水或苦水、胸胁满闷、嗳气叹息、头晕目眩、口苦咽干、渴喜冷饮、舌红、苔黄、脉弦滑者多为肝胃不和证。干呕或呕吐血性物、精神萎靡、形体消瘦、眼眶下陷、双目无神、四肢无力、发热口渴、尿少便秘、唇舌干燥、舌红、苔薄黄或光剥、脉细滑数无力者为气阴两亏证。

（二）治疗原则

1. 治则　妊娠恶阻治疗大法以调气和中，降逆止呕为主，佐以安胎，并应注意调饮食、和情志，用药宜平和，忌辛燥、升散之品。

2. 主用方药

（1）香砂六君子汤（《名医方论》）：人参、白术、茯苓、甘草、半夏、陈皮、木香、砂仁、生姜、大枣。

原方治气虚肿胀，痰饮结聚，脾胃不和，变生诸症者。适用于脾胃虚弱之恶阻。

（2）橘皮竹茹汤（《金匮要略》）：橘皮、竹茹、大枣、人参、生姜、甘草。

原方治胃虚有热，气逆上冲之秽逆。适用于肝胃不和证。

（3）生脉饮合增液汤（《温病条辨》）：加乌梅、竹茹、芦根。

适用于气阴不足证。

生脉饮：人参、麦冬、五味子。

增液汤：生地黄、玄参、麦冬。

（三）辨证加减

香砂六君子汤为治疗妊娠恶阻的主用方，临床可依寒热虚实加减化裁。若脾虚夹痰饮，症见口中淡腻，呕吐痰涎，胸脘满闷，可改人参用党参、去大枣之滋腻之品。若脾胃虚寒，症见呕吐清涎，形寒肢冷，面色苍白，酌加丁香、白豆蔻以增强温中降逆之力。若呕甚伤津，五心烦热，舌红口干者，酌加石斛、玉竹、麦冬以养阴清热，或用橘皮竹茹汤；便秘者，酌加瓜蒌仁润肠通便；在调气和中，降逆止呕的同时可加安胎之品如菟丝子、川续断、桑寄生等，治病与安胎并举。如呕吐频频、食入即吐、呕吐带血、神疲口干、形体消瘦、眼眶下陷、双目无神，甚则发热口渴、唇舌干燥、尿少便结、舌红少苔、脉细数无力者，饮食少进致气阴两虚之严重恶阻者，治宜益气养阴以救母体，可用生脉散合增液汤，并输液。尿酮体阳性者，应住院治疗，输液，纠正电解质紊乱。诸药无效，并出现黄疸等肝肾功能异常者，还应酌情终止妊娠，以救母体。

五、西医治疗

（1）精神安慰。对情绪不稳定的孕妇给予心理治疗，让其了解妊娠及早孕的生理特点，解除其思想顾虑。

（2）禁食、输液、补充能量、纠正水电解质紊乱及代谢性酸中毒。每日补液不少于 3000ml（5% 葡萄糖氯化钠溶液 1000ml、10% 葡萄糖溶液 1000ml、乳林格液 1000ml），尿量维持在 1000ml 以上。输液中应加入氯化钾、维生素 B_6、维生素 C、胞二磷胆碱等，并给予维生素 B_1 肌注营养神经，严重者肌注苯巴比妥

30mg 镇静止呕。合并代谢性酸中毒者予 NaHCO$_3$ 纠正酸中毒。若营养不良，应静脉补充必需氨基酸、脂肪乳注射剂。一般经上述治疗 2~3 日后，病情多可好转，孕妇可在呕吐停止后试进少量流质饮食，逐渐增加进食量，同时调整补液量。

多数妊娠剧吐的孕妇经治疗后病情好转，可以继续妊娠。如果出现持续黄疸、持续蛋白尿、体温升高持续在 38℃以上、心动过速（每分钟脉搏 ≥ 120 次）、伴发 Wernicke 脑病（出现精神症状，如昏迷不醒、谵语等）危及孕妇生命时，需考虑终止妊娠。

六、其他疗法

1. 中成药

（1）香砂六君丸：

功效：益气和中，健脾养胃止呕。

用法：每次 6~9g，每日 2 次。

（2）香砂养胃丸：

功效：温中和胃。

用法：每次 9g，每日 2 次。

2. 针灸　主穴取足三里、内关、中脘；脾虚加上脘穴，肝热加太冲穴，痰湿加丰隆穴。针法补虚泻实，但总宜柔和，避免强刺激，留针 20min 左右，每天 1~2 次。

3. 拔罐　取中脘穴，用负压瓶或中号火罐吸附，10min 后进食或服药。饮食后 10~20min 拔出负压瓶，可减轻呕吐。

4. 食疗

（1）参苓粥（党参 15g，茯苓 15g，粳米 100g，生姜 3g）。党参、生姜切成薄片，茯苓捣碎，浸泡 0.5h 后同入锅内，加水适量，熬取浓汁，倒出汁后再加水适量煎取两汁，去渣，将 2 次药汁合并，煮粳米成粥。其具有健脾和胃止呕的功效，用于脾胃虚弱型。

（2）甘蔗汁 150ml，加生姜汁数滴，频服。

七、预防与调护

（1）注意情志疏导，解除患者思想顾虑，重视中医心理调护。

（2）饮食宜清淡，营养均衡，容易消化，少量多餐，避免食用肥甘厚腻、辛辣刺激之品。

（3）用药应平和，选用轻清芳香之品，醒脾以助运化，平肝以降逆气，使胃气和降，呕逆得解。

（4）中药宜浓煎，少量缓缓呷服，或在药液中滴加少量生姜汁。

（5）若呕吐频频，甚则饮入、食入即吐，暂时无法服药，可先予针刺、拔罐治疗，症状缓解后再进服中药。

八、疗效标准

1. 治愈　治疗后呕吐消失，尿酮体阴性，电解质正常；B 超检查提示胎儿发育正常。

2. 好转　治疗后呕吐减轻，偶尔又吐，但轻微；尿酮体阴性，电解质正常。B 超检查提示胎儿发育正常。

3. 未愈　治疗后呕吐加重，尿酮体持续阳性，电解质紊乱，肝肾功能正常。B 超检查，提示胎儿发育正常。

九、体会与探讨

妊娠恶阻多发生于年轻初孕妇。症状严重者，应注意排除葡萄胎。其发生发展往往与精神紧张、饮食不节等因素相关，治疗时应配合情志疏导，解除患者思想顾虑，重视中医心理调护，治疗时可在方中加入酸枣仁、麦冬、首乌藤等宁心安神药。根据中医食疗原则，选择适合患者体质的食物搭配。饮食宜清淡，营养均衡，容易消化，少量多餐，避免肥甘厚腻、辛辣刺激之品。用药应平和，选用轻清芳香之品，醒脾以助运化，平肝以降逆气，使胃气和降，呕逆得解。中药宜浓煎，少量缓缓呷服，或在药液中滴加少量生姜汁。若呕吐频频，甚则饮入、食入即吐，暂时无法服药，可先予针刺、拔罐治疗，症状缓解后再进服中药。妊娠恶阻是中医药治疗的特色病种，不仅疗效可靠，绿色安全，更利于胎儿的发育与母体的安全。对于病情严重者，应予住院治疗。诊疗过程中须注意尿量、尿酮体、电解质和二氧化碳结合力、胆红素、肌酐、尿素氮等变化，必要时进行心电图及眼底检查。发生代谢性酸中毒或肝肾功能损害时，应及时处理。

若经治疗无好转，出现体温升高（持续 38℃以上）、心率超过每分钟 120 次、持续黄疸、持续蛋白尿，或出现以眼球震颤、眼肌麻痹、视力减退、视野改变、共济失调、精神障碍等为主要症状的 Wernicke 脑病和以近事记忆障碍为主的

Korsakoff 精神病（部分患者有周围神经损害，表现为四肢无力、烧灼感、肌肉疼痛、手套袜套样深浅感觉障碍、腱反射减退或消失），均应立即终止妊娠。

第二节｜自然流产

胚胎或胎儿尚未具备生存能力而妊娠终止者，称为流产。不同国家和地区对流产妊娠周数有不同的界定，我国将妊娠不足 28 周、胎儿体重不足 1000g 而妊娠终止者，称为流产。在妊娠 12 周前妊娠终止者称早期流产，中医称"堕胎"。在妊娠 12 周至 28 周前终止者称晚期流产，中医称"小产"或"半产"。临床 80% 为早期流产，其中约 2/3 为隐性流产，即发生在月经期的流产，也称生化妊娠，中医称"暗产"。胚胎自然陨落而妊娠终止者称自然流产，若以药物或负压吸引等人工方法终止妊娠者，称人工流产。本节讨论自然流产，为临床常见病，发病率为 10%~15%，并有升高的趋势。

流产以阴道流血为开始，以胚胎陨落为终结。在这一发生发展过程中，若阴道少许出血，时下时止，并见轻微腹痛胎元未损者，为流产的先兆，故称为先兆流产。有的经过治疗，阴道出血、腹痛消失，妊娠得以继续。若阴道出血增多，腰酸腹痛加重，预示流产不可避免，则称难免流产；若阴道流血量多，下腹阵痛，已有部分胚胎组织陨落，则为不全流产；若胚胎组织完全陨落，阴道流血逐渐减少，流产已终结，称完全流产；若同一性伴侣连续发生 3 次及以上流产者，称习惯性流产或复发性流产；若胚胎停止发育，胎元已损，而稽留于子宫者，称稽留流产；若流产阴道流血时间较长，有妊娠物残留于宫腔内，合并宫腔内感染者称流产合并感染或感染性流产。

自然流产的临床过程如下图（图 9-1）：

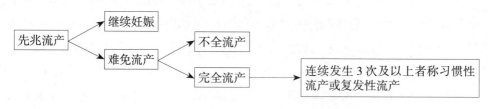

图 9-1　自然流产的临床过程图

●● 一、病因病机

中医早在《金匮要略》里就有本病的症状及治疗理法方药的记载，为本病证治奠基。《诸病源候论》提出"劳役气力""触冒冷热""饮食不适""居处失宜"等病因，并提出病因有母病与胎病之不同，还有本病预后的记载。中医对本病的绿色治疗与肯定的疗效为优生优育做出了贡献。

本病的主要病机是冲任不固，胎失所系，或冲任脉虚，胎元失养，或胎元先天缺陷，胎终不能成。

胚胎在子宫内发育，全靠母体精血的濡养，气的温煦与提挈。即肾气的提挈与温煦、脾气的升举、精血的濡养而能正常生长发育。若素体不足，脾肾素虚，加之孕后房事不节，忧思劳倦，饮食不节，脾肾受损，肾气不足，无力系胎，肾阳虚，胎失温煦，肾阴虚，精血不足，胎失所养。《女科经纶》曰："女之肾脉系于胎，是母之真气，子之所赖也，若肾气亏损，便不能固摄胎元。"脾为气血生化之源，脾虚化源不足，气血虚少，胎元失养，或脾气虚弱，胎失所系，均可致堕胎、小产。《景岳全书·妇人规》谓："凡胎热者，血易动，血动者，胎不安。"若素体阳盛，孕后过食辛热助阳之品，或情志不舒，郁怒伤肝，肝火炽盛，或外感热邪，热扰冲任，损伤胎元而致。或跌仆损伤胎元，或父母精卵有缺陷，胎终不能成。

西医认为导致自然流产的原因比较多，胚胎或胎儿染色体异常是早期流产的最常见的原因，占50%~60%，甚至有50%~85%的报道。最常见的是三体综合征，涉及最多的16、21、22号染色体，而孕妇年龄与胎儿三体综合征的风险成正相关。晚期流产占1/3染色体异常包括数目异常和结构异常，一般很难获得健康胎儿。母体方面有全身性急、慢性疾病，尤其急性感染致高热、贫血、严重的心肝肾疾病、高血压等病均可影响胎儿发育；内分泌异常，如黄体功能异常，甲状腺功能减退、严重的糖尿病等均可导致流产；免疫功能异常，包括自身免疫功能异常与同种免疫异常，前者主要发生在抗磷脂抗体、抗 β_2 糖蛋白抗体、狼疮抗凝血阳性者；也可同时存在有风湿免疫性疾病，少数发生在抗核抗体阳性、抗甲状腺抗体阳性者。同种免疫功能异常是属于同种异体移植的理论，如夫妇的 HLA 相容性过大，可以造成封闭性抗体因子缺乏、自然杀伤细胞（natural killer cell，NK 细胞）的数量或活性异常增高，有可能导致流产的发生。母体生殖器官异常、生殖器官畸形、肿瘤、损伤等可影响胎儿的发育；此外，外伤、房事过度、情志、不良的生活习惯、环境因素等均为导致流产的高危因素。

二、临床表现

阴道流血和腹痛是流产的临床主症。在疾病发生发展的不同阶段临床表现、处理、妊娠结局各不相同。

（一）早期流产

流产前胚胎多已死亡，绒毛与蜕膜剥离，血窦开放，故先见阴道出血，剥离的胚胎与血液刺激子宫收缩而出现腹痛，进而子宫收缩将妊娠物经阴道排出。在胚胎与妊娠物完全排出体外后，阴道出血逐渐停止，腹痛逐渐消失，检查宫口关闭，子宫大小与孕前基本相同。B超检查证实宫内无妊娠物残留。

（二）晚期流产

与早期流产不同，晚期流产临床首先表现腹痛，后见阴道出血。胎儿排出前后可能还有生机，其因多为子宫解剖异常、宫颈机能不全等。其临床经过与早产相似，胎儿娩出后胎盘娩出，出血不多。也有少数流产前胎儿已死亡，其原因多为非解剖因素所致，如严重胎儿发育异常、自身免疫异常、血栓前状态、宫内感染或妊娠附属物异常等。

三、流产的类型与处理

先兆流产（胎漏、胎动不安）

（一）临床表现

妊娠28周前，阴道少许出血，时出时止，中医称"胎漏"，或若伴轻微的腹痛腰酸则称"胎动不安"，均为流产之先兆。

可有早孕反应。经休息及治疗，出血停止、腹痛消失，可继续妊娠。若阴道出血量增多或下腹痛加剧，可发展为难免流产。

（二）诊断与鉴别诊断

1. 诊断

（1）病史：停经史；阴道流血史；高热史；跌仆外伤史；严重心肝肾疾病史等。

（2）妇科检查：宫口未开，羊膜囊未破，子宫增大与妊娠月份相符，无妊娠物排出。

（3）B超检查：子宫增大与孕月相符，宫腔内有孕囊，孕6~8周可见胚芽及心管搏动。

（4）尿、血 β-hCG 测定：采用胶体金法 β-hCG 检测试纸条检测尿液可快速明确结果，阳性者即为妊娠。为进一步判断妊娠转归，可采用敏感性更高的血 β-hCG 水平动态监测，正常妊娠 6~8 周时其值每日应以 66% 的速度增长，若 48h 增长速度＜66% 提示妊娠预后不良。

（5）孕酮测定：因体内孕酮呈脉冲式分泌，血孕酮的测定值波动程度很大，对临床的指导意义不大。

2. 鉴别诊断

（1）异位妊娠：也为妊娠而有停经史、妊娠试验阳性。可有阴道出血、腹痛等。但妇科检查子宫无明显增大，B 超检查显示子宫腔内无孕囊，而在附件或盆腔中可见囊性包块。当异位妊娠流产或破裂时可有下腹剧痛、阴道流血、盆腔内出血，甚或发生休克。

（2）葡萄胎：与先兆流产一样，有停经史，妊娠试验阳性，阴道不规则出血，或下腹闷痛。但妇科检查子宫增大常大于孕月，宫口松，或见葡萄状胚胎组织阻塞于宫口。B 超检查提示宫腔内有葡萄状胎块。

此外，还应注意流产发展过程中难免流产、不全流产、稽留流产等的鉴别。

（三）辨证要点

中医根据阴道出血的量、色、质、兼症及舌脉四诊合参。一般阴道出血量少，色淡红，质稀，小腹绵绵作痛，神疲乏力，心悸寐差，腰酸肢楚，面色少华，舌质淡红，舌苔薄白，脉细滑为气血虚弱；阴道出血量少，色淡红，质稀，腰膝酸软，头晕耳鸣，舌质淡红，舌苔薄白，脉沉细为肾虚；阴道出血量少，色鲜红或深红，质稠，小腹胀痛，口干烦躁，舌质红，舌苔薄黄，脉滑或带数者为血热。若阴道出血量增多，小腹阵阵作痛，应防堕胎。

（四）治疗

1. 治疗原则　胎漏、胎动不安胚胎存活，治疗以安胎为大法，遵"治病与安胎并举"之旨，治以补肾培脾，固冲安胎。

2. 常用方药

（1）寿胎丸（《医学衷中参西录》）：桑寄生、续断、菟丝子、阿胶。

（2）固冲安胎饮（经验方）：党参 15g、白术 10g、白芍 10g、山茱萸 15g、山药 10g、续断 15g、菟丝子 15g、地榆 10g、枸杞子 15g、女贞子 15g、墨旱莲 6g、酸枣仁 10g。此方健脾补肾，宁心安神，固冲止血以安胎，药取阴阳参半，酸甘化阴，温而不燥，滋而不腻，为治疗胎漏、胎动不安的通用方。唯胎火旺盛者，当加黄芩清热泻火安胎。

3. 辨证施药　寿胎丸是治疗先兆流产的经典方，临床可依寒热虚实加减化裁，如纳少、神疲乏力者，加党参、白术健脾安胎；肢冷畏寒加补骨脂、艾叶温阳安胎；头晕心悸加枸杞子、白芍、酸枣仁补血安胎；口苦、苔黄加黄芩、白术清热安胎；腹胀、纳少加砂仁、紫苏梗理气安胎；恶心、呕吐、苔白加陈皮、姜半夏化痰和胃止呕等，皆可获效。治疗得当，有望继续妊娠，治疗不当，可致堕胎难留。

4. 西医治疗　黄体功能不足者可用黄体酮 20mg，每日 1 次，肌内注射，或口服孕激素制剂；甲状腺功能减退患者可口服小剂量甲状腺素片。同时，注意休息，禁止性生活。治疗期间应适时进行 B 超等检查，动态观察，如经过 2 周治疗，阴道流血停止，B 超检查提示胚胎存活，可继续妊娠。若阴道流血不止，并伴下腹阵痛，B 超检查提示胚胎发育不良，β-hCG 不升，反而下降则表明流产不可避免。

5. 其他疗法

（1）中成药：

1）滋肾育胎丸：

组成：党参、白术、续断、巴戟天、何首乌、杜仲、枸杞子、菟丝子、熟地黄。

功效：补肾健脾，益气培元，养血安胎。

用法：每次 5g，每日 3 次。口服。

2）孕康口服液：

组成：阿胶、黄芪、杜仲、党参、补骨脂、益智仁、苎麻根、乌梅、枸杞子、白术、生地黄、菟丝子、黄芩、砂仁、桑寄生。

功效：益气健脾，补肾益精，养血滋阴，和胃安胎。

用法：每次 10ml，每日 3 次。口服。

（2）食疗：

1）艾叶鸡子羹：干艾叶 15g、鸡蛋 1 枚。将艾叶加清水适量，置砂锅内煮 10min，取汁置锅中，打入鸡蛋煮熟，加调味食用，每日 1 次。适用于虚寒型先兆流产。

2）鲈鱼苎根汤（《百病饮食自疗》）：鲈鱼 1 条（约 250g），苎麻根 30g。

先将鲈鱼洗干净，去鳞与内脏，切断，与苎麻根一起放入瓦煲内，加水适量，煲至鲈鱼熟透，调味后食鱼喝汤。本方具补肾益气，养血安胎作用，适用于肾虚型先兆流产。

3）糯米大枣粥（经验方）：糯米 100g，大枣 5 枚，煮熟食用，每日 1 次。具健脾养血之功，无胃脘胀者皆可食用。

（五）预防与调护

（1）孕前注意锻炼身体，增强体质。治疗素有的疾病。

（2）孕后慎房事、适劳逸、调饮食、畅情志。

（3）严格产前检查，及时处理异常变化。

（4）适劳逸，禁止性生活。

（六）疗效标准

参照《中华人民共和国中医药行业标准·中医病证诊断疗效标准》。

（1）治愈：血止胎安，兼症消失，观察 2 周后，各项检查为正常妊娠。

（2）好转：漏下减少，兼症改善，各项检查为正常妊娠。

（3）未愈：出血不止，甚至堕胎流产，或胎死腹中。

难免流产（堕胎难留）

（一）临床表现

可从先兆流产发展而来，阴道出血量增多，下腹阵痛，腰酸腹坠。妇科检查宫口已扩张，羊膜囊已破，或可见羊水流出，或见胚胎组织、胎囊阻塞于宫颈口内，子宫大小与孕月相符或较小，胚胎已损，流产不可避免，中医称其为堕胎难留。

（二）处理

一旦确诊，应尽早促使胚胎及胚胎附属物排出体外，即以"下胎"为治疗大法。首选手术治疗，早期流产者及时行刮宫术，并对妊娠物进行检查、必要时送病检。或用西药：米非司酮联合米索前列醇行药物流产。中医处理参考胎死不下节。

晚期流产时子宫较大，出血较多，可先用催产素 10~20U，加入 5% 葡萄糖液 500ml 静脉滴注，促进子宫收缩，排出胎儿及胎盘组织，并检查胎盘是否完整，必要时行清宫术以清除子宫内残留的妊娠物。

不全流产（堕胎不全）

（一）临床表现

难免流产继续发展，部分妊娠物已排出体外，而仍有部分组织残留于宫内，或堵塞于宫口不能排出，阴道出血不止，甚至可导致阴道大出血而休克。检查时可见宫口已开，或有妊娠物堵于宫颈口内，子宫小于孕月。中医称其为堕胎不全。

（二）处理

确诊后应及时行刮宫术或钳刮术，以清除宫腔内残留的胚胎组织，出血多有休克征时，应予输液，补充血容量。

如若阴道出血不多，病情比较稳定，在严密观察下用蜂花合剂（谢德聪经验方）：蜂房 6g、花蕊石 15g、当归 12g、川芎 9g、蒲黄炭 10g、山楂炭 9g、泽兰叶 10g、枳壳 10g，每日一剂，连用 3 天。或用脱花煎（《景岳全书》）：当归 10g、川芎 9g、肉桂 5g、车前子 10g、牛膝 10g、红花 6g。若药后阴道出血逐渐减少，妊娠试验转阴，再用 B 超检查证实宫腔内无妊娠物残留，即为治愈。

完全流产（堕胎、小产）

（一）临床表现

完全流产根据其发生的时间有早期流产与晚期流产的不同，前者中医称堕胎，后者称小产。堕胎首先表现为阴道出血，后发腹痛，流产前胚胎已死亡。小产与堕胎不同，其临床首先出现腹痛，后见阴道出血。胎儿排出前后可能还有生机，其经过与西医称的早产相似。

（二）处理

完全流产一般无需特殊处理，主要关注产后，如流产后恶露持续 1 周仍淋漓不净，可用生化汤（《傅青主女科》）加减治疗。

稽留流产

（一）临床表现

稽留流产又称过期流产，指胚胎或胎儿死亡滞留宫腔内未能及时自行排出者，中医称胎死不下。表现为早孕反应消失，有先兆流产症状，也有无任何症状者，子宫不再增大反而缩小。若已到中期妊娠，孕妇腹部不增大，自感胎动消失。妇科检查宫颈口未开，子宫较停经周数小，质地不软，未闻及胎心。可有口臭、唇青等。

（二）处理

胚胎已亡，应急以祛胎以益母。但处理要谨慎，因胎盘组织机化，与子宫紧密粘连，致使刮宫困难。晚期稽留流产时间过长，可发生凝血功能障碍，导致弥散性血管内凝血，造成严重出血。处理前先检查血常规、血小板计数、血纤维蛋白原、凝血酶原时间、凝血块收缩试验、血浆鱼精蛋白副凝试验（3P 试验）等，并做好输血准备。若凝血功能正常，处理前先予炔雌醇 1mg 口服，1 日 2 次，5 天，以提高子宫肌对催产素的敏感性。子宫小于 12 孕周者，可行刮宫术，术中肌注催产素 10U，手术要特别小心，尤其对胎盘机化，并与宫壁粘连较紧者，要注意预防子宫穿孔，一次不能刮净者，可于 5~7 天后再次刮宫。对子宫大于 12 孕周者，可使用米非司酮加米索前列醇，或静脉滴注催产素，或用前列腺素等进行引产，使胎儿、胎盘排出。如凝血功能障碍，应尽早使用肝素，或用活血化瘀中药，如桃红四物汤、佛手散（当归、川芎）等，不仅可预防凝血功能障碍，还可改善子宫胎盘血液循环、促进子宫收缩，凝血功能好转后，再行引产或刮宫。

复发性流产（滑胎）

指与同一性伴侣连续发生自然流产 3 次及以上者，中医称其为"滑胎""数堕胎"。《医宗金鉴·妇科心法要诀》载："若怀胎三至七月，无故而胎自堕，自下次受孕亦复如是，数次堕胎，则谓之滑胎。"因屡得屡堕，甚或如期而堕。滑胎大多数为早期流产，少数为晚期流产。对连续发生 2 次流产者，即应进行评估，查明病因以预防再次发生。

（一）病因病机

滑胎的病因与胎漏、胎动不安相似，但研究表明更重视父母双方原因，遗传因素，尤以染色体异常所致流产，至今还未有治愈良方。免疫因素亦被认为是重要原因。早期复发性流产常见的原因为胚胎染色体异常、免疫功能异常、黄体功能不全、甲状腺功能减退等。晚期复发性流产者，常见原因为素体不足，缺乏锻炼，宫颈机能不全、自身免疫异常、血栓前状态等。中医较重视素体及肾虚与本病的高度相关。以肾为先天之本、藏精、主生殖，"两精相搏，合而成形"，"女子肾以系胎"，胎孕形成后胎元既要靠肾气的提系，也须精血的濡养，若孕后房事不节，耗伤肾气则可致胎终不能成。或先天不足，素体虚弱，父精弱、母血少，胎亦不能成，而致数堕胎。致病之本，以虚为主，或肾气虚，胎失所系；或肾阴虚，胎失所养；或肾阳虚，胎失温煦；或气血不足，胎亦失系失养；或脾虚，气血生化乏源，胎失系养。屡得屡坠，气血津液耗损，因果相干，胎终不能成。

（二）临床表现

本病临床以连续 3 次流产，甚或连续妊娠至某一月份即以胚胎坠落，屡得屡坠、如期而坠为临床特征。滑胎者再次妊娠后可有阴道少量出血、腰酸腹痛似胎漏、胎动不安的过程，而后阴道出血增多，小腹阵痛而后胎坠者。也有妊娠至前次流产月份，突然出血、腹痛即胎堕者。因屡得屡坠，脾肾气血精液耗损，患者平时主诉可有头晕耳鸣、腰膝酸软、神疲乏力、畏寒肢冷、心悸寐差、手足心热、烦躁口干等。

（三）诊断与鉴别

1. 诊断

（1）病史：凡流产连续发生 2 次者，再次妊娠后如见阴道出血、腰酸腹痛者，则应高度重视本病的发生。若连续发生 3 次及以上者即诊为滑胎。

（2）妇科检查：妊娠后检查子宫增大与孕月相符，或见阴道流血，或宫颈松。并了解有无阴道、子宫畸形及盆腔肿物。

（3）超声检查：了解子宫有无畸形、肿瘤及盆腔有无异常。

（4）其他检查：夫妻染色体、免疫、内分泌、生化、优生优育、病原体等检查以查明滑胎的原因。

（5）宫颈机能不全的诊断：因宫颈先天发育异常或后天损伤所造成的宫颈机能异常而无法维持妊娠，最终导致流产，称之为宫颈机能不全。主要根据病史、超声、妇科检查及临床表现综合分析，做出诊断。

2. 鉴别诊断　须与先兆流产、难免流产、葡萄胎、异位妊娠等鉴别，一般通过妇科检查、B 超检查即可鉴别。

（四）辨证要点

妊娠屡得屡坠、气血精液耗损、头晕耳鸣、腰膝酸软、神疲乏力、经血色淡者为肾气虚，兼畏寒肢冷、夜尿多者为肾阳虚；头晕耳鸣、腰膝酸软、五心烦热、口干、经血色红、脉细数者为阴虚内热；神疲乏力、纳少脘胀、阴道出血色淡红者为脾虚；神疲乏力、心悸气短、夜寐不安、面色少华、阴道出血色淡红、脉细弱者为气血虚弱；面色晦黯、小腹时痛、舌质暗红、脉细涩者为血瘀。

（五）治疗

1. 治疗原则　孕前治疗以预培其损为法；补肾培脾，调理气血。积极治疗与流产相关的疾病。孕后治疗以安胎为大法。

2. 常用方药

孕前：

（1）补肾固冲丸（《中医学新编》）：菟丝子、续断、巴戟天、杜仲、当归、熟地黄、枸杞子、鹿角霜、阿胶、党参、白术、大枣、砂仁。

（2）泰山磐石散（《景岳全书》）：人参、黄芪、当归、续断、白术、白芍、黄芩、川芎、熟地黄、甘草、砂仁、糯米。

孕后：

（1）寿胎丸（《医学衷中参西录》）：菟丝子、续断、桑寄生、阿胶。

（2）何氏安胎丸（《何子淮验方》）：党参、黄芪、阿胶、当归、白术、白芍、桑寄生、黄芩、大枣、甘草、箬蒂、苎麻根。南瓜蒂1只煎汁代水煎上药，糯米粥辅助饮食。

3. 辨证施药

（1）孕前：精血不足、口干烦热、手足心热者，寿胎丸加女贞子、地骨皮、麦冬、龟甲胶以滋阴清热；心悸寐差加酸枣仁、五味子养血安神；口苦咽干、舌质红、舌苔黄者加栀子、黄连、生地黄清热泻火；面色晦黯、少腹刺痛者加丹参、桃仁；同时应及时治疗母体旧疾，尤其生殖器官疾病，方能为胎孕保驾护航。

（2）孕后：可参照先兆流产治疗。

4. 西医治疗

（1）染色体异常夫妇应于妊娠前进行遗传咨询，确定是否可以妊娠，夫妇一方或双方有染色体结构异常，仍有可能分娩健康婴儿，其胎儿有可能遗传异常的染色体，必须在妊娠中期行产前诊断。

（2）孕前应及时治疗生殖器官疾病，如子宫黏膜下肌瘤、宫腔粘连、子宫纵隔、盆腔肿瘤等均可通过手术治疗。宫颈机能不全者，可于妊娠13~16周，或以前流产期限前2~3周行宫颈环扎术。

（3）孕激素治疗：黄体功能不全所致本病者占23%~40%，专家认为补充孕激素可减少再次流产的发生率。对有受孕可能者，自BBT升高第10天开始，给予黄体酮替代治疗，20mg，2天1次，肌内注射。经查妊娠试验阳性后，改为每周2次，用至妊娠12周。孕激素可改善子宫内膜分泌利于孕卵着床，抑制内源性催产素、前列腺素刺激子宫收缩，并可作为非特异性免疫抑制物，抑制母体的免疫反应，使胎儿免遭母体排斥。

（4）绒毛膜促性腺激素治疗：有延长和提高黄体酮功能的作用，妊娠后可用本药 3000U，2 天 1 次，至妊娠 12 周。

（5）甲状腺功能减退：可补充甲状腺素 30mg，每天 2~3 次，口服。

（6）免疫因素所致本病者，可酌情选择泼尼松与小量阿司匹林治疗。抗磷脂抗体阳性患者，可在确定妊娠后使用低分子肝素皮下注射，或加小剂量阿司匹林口服。

（7）因梅毒引起本病者应首先治疗梅毒，痊愈后方考虑妊娠。

5. 其他疗法

（1）中成药：

1）保产无忧丸：调养气血，和胃保胎。用于气血两虚型习惯性流产。每次 9g，1 天 2 次，口服。

2）杜仲颗粒：补肝肾，强筋骨，安胎。用于肾虚型胎动不安。每次 9g，1 天 2 次，口服。

（2）食疗：

1）山药固胎粥：生山药 90g、续断 15g、杜仲 15g、苎麻根 15g、糯米 250g。将续断、杜仲、苎麻根洗净，用纱布包好，与山药、糯米，加水适量，同煮至米烂，取出药包，分次食用。

2）苎莲药粥：苎麻根 30g、莲子 30g、糯米 30g。加水适量，同煮成稀粥食用。

（六）预防与调护

（1）锻炼身体，增强体质，积极治疗如贫血、甲状腺病、肝肾等疾病。

（2）孕前夫妻双方都应进行全面体检：染色体检查、免疫功能检查；男方精液检查；女方内分泌检查、卵巢功能检测、子宫、盆腔检查、必要时进行宫、腹腔镜、子宫输卵管造影检查、血小板及优生优育等检查，以便明确本病病因。

（3）孕前积极防治月经病，一旦有孕可进行预培其殒。若孕后出血再行治疗，为时已晚，疗效亦差。

（4）孕后应避风寒、调饮食、禁房事、畅情志、适劳逸。禁烟、酒等不良习惯。

（5）严格孕期常规检查，及时发现、处理相关异常。

（七）疗效标准

参照《中华人民共和国中医药行业标准·中医病症诊断疗效标准》。

（1）治愈：正常分娩。

（2）无效：发生堕胎、小产。

（八）体会与探讨

自然流产是临床常见病，其发病率占全部妊娠的 10%~15%，有报道其发生率为 12%~24%。尤以复发性流产，屡得屡坠，使患者身心受到严重影响，而且病因复杂难寻，为医者亦时感无奈，但也因此备受关注。

现代医学亦认为流产的病因复杂，目前亦无定论。近年来对孕妇血栓前状态多有研究，并发布了《低分子肝素防治自然流产中国专家共识》。血栓前状态属中医血瘀证，但瘀血之因有气虚、血虚、气滞、寒凝、热灼、湿滞等不同，从整体观察诊断疾病，施行辨证论治，治有补肾化瘀、益气化瘀、清热化瘀、养血化瘀、理气化瘀、温经化瘀、燥湿化痰祛瘀等法，但均应与补肾培脾安胎同用，故补肾化瘀是大法。中医辨证论治能全面调整机体的机能，亦包含了对血栓前状态的安全、有效、毒副作用少的诊治，值得发扬创新。

中医认为妊娠是父精母血的有机结合，正如《灵枢·决气篇》所言："两精相搏，合而成形，常先身生是谓精"，而子宫是胚胎生长发育之所，"胎所居名曰子宫"，关于流产的原因早在《诸病源候论》中就提出有胚胎与母体两方面的因素，胚胎原因主要也是父母遗传缺陷，胎终不能成，归根结底还是母（或父）体原因，一是母体有疾，二是子宫异常，不适合妊娠。胎靠母体精血的濡养，气之提挈，若素体不足，脾肾两虚，脾虚气血生化乏源，气虚胎失固提，血虚胎失濡养；肾虚，肾气虚亦胎失提固，肾阳虚则胎失温煦，肾阴虚则胎失濡养，犹如植物失去阳光雨露，自然不能生长发育。或母体有疾，因孕重虚，不能养胎荫胎。或孕期不知慎戒，过食温燥，热伤胎元；或外感热、毒之邪伤胎。子宫原因有先天畸形缺陷，或癥瘕积聚，如子宫肌瘤、子宫腺肌病、宫腔粘连等。现代中医临床研究表明：以补肾为主兼健脾清热治法能调节内分泌、提高免疫功能，如妇科大家罗元恺遵"肾主生殖"之旨，创中药"滋肾育胎丸"治胎漏、胎动不安、滑胎疗效卓著，其学术继承人对其方优化组合为"胎孕 3 号方"，并对安胎机制进行了流行病学、心理学、生殖免疫学、内分泌学、靶器官组织形态学、性激素受体及孕激素受体表达等多层次的系列研究，首创病证结合流产模型用于中药保胎机制研究，证明补肾安胎方通过内分泌、免疫调节达到安胎功效。并首次报道实验性肾虚流产与孕激素受体抑制有关。通过实验进一步阐明肾虚是流产的主要病机，补肾在流产治疗中起主导作用，而健脾起协同作用。也有众多学者报道以补肾清热安胎法，药用知柏地黄丸等可调节免疫而达到治疗目的。更有报道活血化瘀药如桃仁、当归等能抑制抗体产生，蒲黄可抑制巨噬细胞吞噬作用，调节异常的免疫功能。西医认为流产的病因遗传缺陷者有50%~60%在孕早期发生流产，即使少数妊娠至足月，出生后也会发生畸形或有功能缺陷，中医也认为父精母血有缺陷，"胎终不能成"。至于内分泌异常与免疫功能异常也是重要因素，中医以绿色、安全、高效的优势治疗内分泌、免疫因素导致的流产，并以中医的整体观、天人观治病、健身、调情志、避风寒、节饮食、慎房事、适劳逸等积极的预防调护措施，亦为流产的防治作出贡献。至于因子宫粘连、畸形、肿瘤等器质病变，应酌情择时手术治疗。因子宫内膜异位症所致流产，中医以补肾化瘀治疗取得较好的疗效。中医防治流产有明显的优势，应进一步继承创新。

流产合并感染

（一）临床表现

流产过程中，若因阴道流血时间较长，或宫腔内有残留妊娠物，流产后不注意卫生等原因引起宫腔感染者称为流产合并感染，或感染性流产。致病菌常为厌氧菌与需氧菌混合感染。严重感染可扩展至盆腔、腹膜甚至全身，并发盆腔炎、腹膜炎、败血症及感染性休克。临床主症为腹痛、阴道流血、发热等。

（二）处理

治疗原则为控制感染的同时尽快清除宫内残留妊娠物。若阴道出血量多，在静脉滴注抗生素及输血的同时，先用卵圆钳将宫内残留的大块组织夹出，使出血减少，切忌用刮匙全面搔刮宫腔，以免感染扩散，待感染控制后再行彻底清宫。若已合并感染性休克，应积极行抗休克治疗，病情稳定后再行清宫。若感染累及盆腔等，参考产褥感染处理。

第三节 | 异位妊娠

凡孕卵在子宫体腔以外着床称为"异位妊娠"，俗称"宫外孕"。但两者含义稍有不同，异位妊娠包括输卵管妊娠、卵巢妊娠、腹腔妊娠、子宫阔韧带妊娠、宫颈妊娠及子宫残角妊娠（异位妊娠的发生部位见图9-2）。宫外孕仅指子宫以外的妊娠，不包括宫颈妊娠和子宫残角妊娠。中医学古籍无此病名，按其临床表现

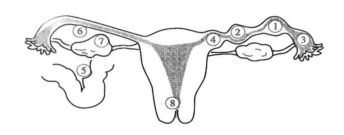

①输卵管壶腹部妊娠　②输卵管峡部妊娠　③输卵管伞部妊娠
④输卵管间质部妊娠　⑤腹腔妊娠　⑥子宫阔韧带妊娠　⑦卵巢
妊娠　⑧宫颈妊娠

图 9-2　异位妊娠发生部位

注：图片来源于《妇产科学（第 10 版）》（孔北华、马丁、段涛主编，人民卫生出版社出版）。

散见于"妊娠腹痛""经漏""癥瘕"等病证中有类似症状的描述。

异位妊娠是妇科常见的急腹症之一，近年来发病率有上升趋势。异位妊娠以输卵管妊娠最为多见，约占 95%，而输卵管壶腹部妊娠约占 78%，故本节以此为例叙述。输卵管妊娠破裂后可造成急性腹腔内出血，发病急，病情重，治疗不及时或处理不当，可危及生命。

一、病因病机

异位妊娠的发病机制与少腹宿有瘀滞，冲任、胞脉、脉络不畅，或先天肾气不足，后天脾气受损等有关。由于脾肾气虚，不能及时把孕卵运送至子宫，或由于瘀阻，运送孕卵受阻，不能移行至子宫，而在输卵管发育，以致破损脉络，阴血内溢于少腹，发生血瘀、血虚、厥脱等一系列症候。若瘀阻日久，亦可结而成癥。其病机本质是少腹血瘀实证。若孕卵胀破脉络，血溢于少腹，可迅速发展为阴血暴亡、气随血脱的厥脱证，危及生命。

现代医学认为，慢性输卵管炎症是输卵管妊娠的主要病因。炎症可造成输卵管周围炎和输卵管内膜炎，使输卵管黏膜粘连、管腔狭窄，管形扭曲，管腔纤毛缺损及管壁平滑肌蠕动减弱等，均可阻碍孕卵通过或正常运行。此外，输卵管发育不良或畸形，或功能异常，输卵管术后瘢痕形成，输卵管子宫内膜异位，盆腔内肿瘤压迫或牵引，孕卵外游及输卵管结扎后再通，宫内节育器，辅助生殖等，均可使受精卵的正常运行受阻或输送延迟，不能按时运达宫腔而形成输卵管妊娠。

输卵管妊娠时由于管腔窄，宫壁薄，又缺乏完整的蜕膜，滋养层细胞直接侵蚀输卵管肌层，当孕卵发育到一定程度，常发生输卵管破裂或流产等结局。

1. 输卵管破裂　常见于峡部和间质部妊娠。输卵管峡部妊娠破裂常发生在孕6周左右，主因孕卵绒毛侵蚀输卵管肌层及浆膜，使输卵管破裂。因输卵管肌层血管丰富，破裂后短期内可发生大量腹腔内出血，发生休克，形成腹腔内积血或血肿包块，孕卵则从破口排入腹腔。输卵管间质部管腔周围肌层较厚，血运丰富，破裂常发生在孕12~16周，一旦破裂犹如子宫破裂，常常在短时间内发生失血性休克，胚胎亦从破口落入盆腔。

2. 输卵管妊娠流产　输卵管伞部和壶腹部妊娠流产多发生于孕8~12周。孕卵种植在输卵管黏膜皱襞内，输卵管黏膜薄，蜕膜形成不完整，但随着发育中的胚泡向管腔突出，最终突破包膜而出血。胚胎与管腔分离，如整个胚胎剥离落入管腔，经伞端排入腹腔，形成输卵管妊娠完全流产，出血一般不多。若胚泡剥离不完整，妊娠物部分排到腹腔，部分乃附着于输卵管管壁，形成输卵管妊娠不全流产，绒毛侵蚀输卵管管壁，导致反复出血，血液流入盆腔形成盆腔积血或血肿。若伞端堵塞，血液积在输卵管，即形成输卵管血肿或输卵管周围血肿。出血量多时可发生休克。

3. 陈旧性宫外孕　输卵管妊娠流产或破裂导致盆腔内血肿包块形成，日久与周围组织粘连，机化性包块，形成陈旧性宫外孕。

4. 继发性腹腔妊娠　偶有输卵管妊娠流产或破裂，孕卵落入盆腔未死亡，绒毛组织仍附着在原位或排至腹腔后重新种植在盆腔某部位而获得营养则可继续发育，形成继发性腹腔妊娠。

此外，还有发现输卵管妊娠停止发育并被吸收的宫外孕，不仅不易诊断，也不易与生化妊娠鉴别。另外，输卵管妊娠与正常妊娠一样，月经停止来潮，子宫也会增大，但小于孕月，变软，子宫内膜出现蜕膜样反应。但输卵管妊娠流产或破裂，胚胎死亡，滋养细胞活力消失蜕膜发生退行性变与坏死，可整块脱落呈三角形，称蜕膜管型。但排出的组织见不到绒毛。蜕膜剥脱子宫出血，月经来潮。

输卵管妊娠无论是破裂或流产，由于输卵管的肌壁薄弱，收缩力差，血窦开放，导致出血较多，形成输卵管内或盆腔、腹腔积血，严重时引起休克甚至危及生命。

二、临床表现

输卵管妊娠的临床表现，与受精卵着床部位、有无流产或破裂以及出血量多少，和时间长短等有关。输卵管妊娠早期尚未发生流产或破裂，常无特殊的临床表现。

（一）症状

输卵管妊娠的典型症状为停经后腹痛与阴道流血。

1. 停经　多有 6~8 周停经。还有 20%~30% 患者无明显停经史，常把不规则阴道流血误认为月经，或由于月经过期仅数日，而不认为是停经。

2. 腹痛　是输卵管妊娠患者的主要症状，占 95%，输卵管妊娠流产或破裂前，常表现为一侧下腹部隐痛或酸胀感。当发生输卵管流产或破裂时，突感一侧下腹部撕裂样疼痛，常伴有恶心、呕吐。若血液局限于病变区，主要表现为下腹部疼痛，当血液积聚于直肠子宫陷凹处时，可出现肛门坠胀感。血液由下腹部流向全腹，可引起肩胛部放射性疼痛及胸部疼痛。

3. 阴道流血　占 60%~80%。胚胎死亡后，常有不规则阴道流血，色暗红或深褐色，一般不超过月经量，阴道流血可伴有蜕膜管型或蜕膜碎片流出，阴道流血常在病灶除去后方能停止。

4. 晕厥与休克　由于腹腔内出血及剧烈腹痛，轻者出现晕厥，严重者出现失血性休克。出血量越多越快，症状越严重，但与阴道流血量不成正比。

5. 腹部包块　输卵管妊娠流产或破裂时所形成的血肿，时间较久者，由于血液凝固并与周围组织或器官发生粘连形成包块。

（二）体征

1. 一般情况　腹腔内出血不多时，血压可代偿性轻度升高，当腹腔内出血较多时，可出现面色苍白、脉搏快而细弱、心率增快和血压下降等休克表现。通常体温正常，休克时体温略低，腹腔内血液吸收时体温略升高，但不超过 38℃。

2. 腹部检查　下腹部有明显压痛及反跳痛，尤以患侧为著，但腹肌紧张较轻微。出血较多时，叩诊有移动性浊音。有些患者下腹部可触及包块。

3. 盆腔检查　输卵管妊娠流产或破裂者，除子宫略大较软外，可触及胀大的输卵管及压痛，阴道后穹窿饱满，有触痛。将宫颈上抬或向左右摇摆时可引起剧烈腹痛，此为输卵管妊娠的主要体征之一。内出血多时，检查子宫有漂浮感。子宫一侧或其后方可触及肿块，边界不清，触痛明显。输卵管间质部妊娠时，子宫大小与停经月份基本符合，但子宫不对称，破裂的征象与子宫破裂相似。

●● 三、诊断与鉴别诊断

（一）诊断

输卵管妊娠未发生流产或破裂时，临床表现不明显，诊断较困难，需采用辅助检查方能确诊。

输卵管妊娠流产或破裂后，诊断多无困难。如有困难时应严密观察病情变化，必要时可采用下列检查方法协助诊断。

1. β-hCG 测定　尿或血 β-hCG 对早期诊断异位妊娠至关重要。异位妊娠者超过 99% 尿 β-hCG 均有升高，但较宫内妊娠低。仅少数陈旧性宫外孕患者表现为阴性。

2. B 型超声诊断　B 型超声检查对异位妊娠必不可少。还有助于明确异位妊娠部位及孕囊大小。异位妊娠的声像特点：宫内未探及妊娠囊，若宫旁探及异常低回声区，且见胚芽及原始心管搏动，可确诊异位妊娠；若宫旁探及混合回声区，子宫直肠窝存游离暗区，虽未见胚芽及原始心管搏动，也应高度怀疑异位妊娠。将 β-hCG 与超声检查相配合，对异位妊娠的诊断帮助很大。当 β-hCG ＜ 2000U/L 时，阴道超声未见宫内妊娠囊，也应高度警惕异位妊娠的存在。

3. 腹腔镜检查　腹腔镜检查是异位妊娠诊断的金标准，而且可以在确诊的同时行镜下手术治疗。但仍有 3%~4% 的患者因孕囊过小而被漏诊。

4. 阴道后穹窿穿刺　是一种简单可靠的诊断方法，适用于疑有腹腔内出血的患者。可经阴道后穹窿穿刺，抽出暗红色不凝血液。陈旧性宫外孕时，可抽出小血块或不凝固的陈旧血液。当出血量少，血肿位置较高等可能抽不出血液，因此阴道后穹窿穿刺阴性不能排除输卵管妊娠的存在。

（二）鉴别诊断

输卵管妊娠需与流产、急性输卵管炎、急性阑尾炎、黄体破裂以及卵巢囊肿蒂扭转鉴别（表 9-1）。

表 9-1　输卵管妊娠与其他疾病鉴别

	输卵管妊娠	宫内妊娠流产	急性输卵管炎	急性阑尾炎	黄体破裂	卵巢囊肿蒂扭转
停经	多有	有	无	无	无	无
腹痛	破裂时突发撕裂样剧痛，从下腹一侧开始可向全腹扩散	下腹阵发性坠痛	下腹持续性疼痛	持续性疼痛，从上腹开始转移至右下腹	下腹一侧突发性疼痛	下腹一侧突发性疼痛，可伴呕吐
阴道流血	多为量少，暗红色	先量少，后增多，可有血块或妊娠物排出	无	无	无或有	无
休克	可有，程度与外出血量不成正比	可有，程度与外出血量成正比	无	无	可有	无
体温	正常或稍高	正常	升高	升高	正常	稍高
盆腔检查	可有宫颈抬举痛，宫旁或直肠子宫陷凹可扪及肿块	宫口稍开，子宫增大变软	宫颈抬举痛，有输卵管积水可触及肿块	直肠指检右侧高位压痛	可无肿块触及，一侧附件压痛	宫颈抬举痛，卵巢肿块边缘清晰，蒂部触痛明显
白细胞计数	正常或稍高	正常	升高	升高	正常或稍高	稍高
血红蛋白	破裂后多下降	可下降	正常	正常	下降	正常
阴道后穹窿穿刺	可抽出不凝血液	阴性	可抽出渗出液或脓液	阴性	可抽出不凝血液	阴性或可抽出渗出液
β-hCG	多为阳性	多为阳性	阴性	阴性	阴性	阴性
B 型超声	一侧附件低回声区，其中或有胚囊	宫内可见胚囊	或可见附件增粗	子宫附件无异常	一侧附件低回声区	一侧附件低回声区，边缘清晰，有条索状带

四、辨证论治

异位妊娠治疗可根据病情选用中医药、中西医结合治疗，以及手术治疗。

（一）辨证要点

辨证首先辨异位之胎元已陨或未陨，脉络破损与否，以及正气之存亡、气血之虚实。

（二）治疗原则

本病的治疗始终以活血化瘀为主。治疗的重点是随着病情的发展进行动态观察，尤以判断胚胎死活最为重要，可以参考 β-hCG 的升降，B 超动态观察，附件包块的大小和是否有胎心的搏动，结合早孕反应和阴道流血情况来判断。并在有输液输血及手术准备的条件下进行药物治疗。

用药时应注意，攻下药不可过剧，中病即止，以免再次出血；补气药宜适当选用，以免气滞而加剧腹胀、腹痛；尽量不用炭类药，以免使积血结成瘀块，难以吸收。

（三）分型论治

1. 未破损期

主要证候：患者有停经及早孕反应，或有不规则阴道流血，或一侧下腹隐痛；妇科检查一侧附件可触及软性包块、压痛，妊娠试验阳性或弱阳性；B 超证实为输卵管妊娠，但未破损，脉弦滑。

治法：活血化瘀，杀胚消癥。

方药：①宫外孕Ⅱ号方（山西医学院第一附属医院）（丹参、赤芍、桃仁、三棱、莪术，加天花粉、紫草、蜈蚣）。

方中丹参、赤芍、桃仁活血化瘀；蜈蚣破血杀胚；现代药理研究认为，天花粉、紫草有杀胚作用；三棱、莪术加强活血化瘀之功。全方共奏活血化瘀，杀胚消癥之功效。

有腹胀、腹痛、便秘者，可加延胡索、川楝子、枳壳、大黄理气活血行滞；兼神疲乏力，心悸气短者，加黄芪、党参益气健脾。

②蜂花合剂（谢德聪经验方）：蜂房、花蕊石、紫草、当归、川芎、蒲黄、山楂。

未破损型输卵管妊娠治疗关键在于杀胚。药理实验表明，蜂房、紫草有抗早孕作用。谢德聪等报道蜂房可使绒毛变性坏死，《中药学》记载蜂房有解毒消肿之功，能治疗子宫癌、胃癌。当今西药以抗肿瘤药氨甲蝶呤杀胚治疗异位妊娠，蜂房功用与之不谋而合。花蕊石化瘀不伤血，当归、川芎补血活血，蒲黄、山楂活血化瘀，为妊娠禁忌药系列，亦有抗早孕作用。全方具杀胚、活血、化瘀之功，活血止血于一体，活而不破，重在杀胚，无桃仁等破瘀药，避免因药物导致异位妊娠破裂，为加强杀胚作用，亦可加入蜈蚣等药。

2. 已破损期　指输卵管妊娠流产或破裂者。

（1）休克型（气血亏虚证）：输卵管妊娠破损后，急性大量出血，有休克现象。

主要证候：停经，不规则阴道流血，突发下腹疼痛，肛门下坠感，面色苍白，冷汗淋漓，四肢厥冷，恶心、呕吐、烦躁不安，甚或昏厥，血压下降，阴道后穹窿穿刺或 B 超提示有腹腔内出血，脉芤或细微。

治法：止血固脱，视病情及时手术治疗，术后辅以调理气血。

方药：生脉口服液加三七粉或云南白药益气止血。

人参、麦冬、五味子益气养阴，摄血敛汗；三七、云南白药化瘀止血。

或以生脉注射液加生理盐水静脉滴注，既可止血，还可补充血容量，预防失血性休克。

若见汗出肢冷脉微，血压下降，应用参附汤益气回阳救脱，抢救休克，内出血多、血压降低者手术治疗。

（2）不稳定型（气虚血瘀证）：输卵管妊娠破损后不久，病情不稳定，有再次发生内出血可能。

主要证候：腹痛拒按，腹部压痛、反跳痛，但逐步减轻，不规则阴道出血，下腹可触及界限不清的包块，头晕神疲，血压平稳，舌质暗，脉细弦。

治法：活血化瘀，杀胚，益气养血。做好手术治疗准备。

方药：宫外孕Ⅰ号方加党参、黄芪、当归、蒲黄、蜂房、蜈蚣、丹参、赤芍、桃仁。

方中宫外孕Ⅰ号方破血逐瘀，党参、黄芪健脾益气，当归活血养血，蜂房、蜈蚣杀胚，全方共奏活血化瘀、杀胚、益气养血之功。

有腹胀便秘者，为脾气虚弱，可加茯苓、白术益气健脾，头晕神疲、心悸多梦为气血虚弱，加何首乌、熟地黄滋补阴血；若发热腹痛，加败酱草、紫花地丁、蒲公英，清热利湿止痛。此型病人常有气虚之象，用药宜平和，勿伤正气，本型有再出血可能，应做好抢救准备。

（3）包块型（瘀结成癥证）：输卵管妊娠破损时间较长，腹腔内血液形成血肿包块。

主要证候：输卵管妊娠破损日久，腹腔血肿形成包块，腹痛逐渐减轻，可有下腹坠胀或便意感，阴道出血逐渐停止，下腹触诊有局限性包块，β-β-hCG 阴性，舌质暗，脉弦细涩。

治法：活血祛瘀，破血消癥。

方药：宫外孕Ⅱ号方加乳香、没药、当归尾、川芎或用桂枝茯苓丸活血消癥。

方中宫外孕Ⅱ号方化瘀消癥，乳香、没药理气活血，当归尾、川芎加强破血逐瘀之功，全方共奏活血化瘀消癥之功。若气短乏力、神疲纳呆，加黄芪、党参以健脾益气扶正；腹胀加枳壳、川楝子理气行滞。

（四）西医治疗

1. 药物治疗　采用化学药物治疗，主要适用于早期输卵管妊娠，要求保存生育能力的年轻患者。符合下列条件可采用此法：①无药物治疗禁忌证，无明显腹痛和活动性出血，血压、脉搏平稳。②输卵管妊娠未发生破裂。③妊娠囊直径≤4cm。④血 β-hCG 小于 2000U。⑤无明显内出血。⑥肝肾功能正常。

主要禁忌证：①生命征不稳定。②异位妊娠破裂。③妊娠囊直径＜4cm，或≥3.5cm，伴胎心搏动。

可采用全身用药，亦可局部用药。

1) 氨甲蝶呤（MTX）：治疗机制为抑制滋养叶细胞增生，破坏绒毛，使胚胎组织坏死、脱落、吸收。

用法、用量：单用剂量为每日 0.4mg/kg 肌内注射，5 日为一个疗程。

单次剂量肌内注射 $50mg/m^2$ 体表面积计算。

在治疗第 4 日和第 7 日，测血 β-hCG，若治疗后 4~7 日下降小于 15%，应重复剂量治疗，然后每周测血清 β-hCG，直至 β-hCG 下降到 5U/L，一般需 3~4 周。

在 MTX 治疗期间，应严密监测 B 超和 β-hCG，并注意病情变化及药物毒性反应，若用药后 14 天 β-hCG 下降，并连续 3 次阴性，腹痛缓解或消失，阴道流血减少或停止为显效。局部用药可在超声引导下穿刺或在腹腔镜下将氨甲蝶呤直接注入妊娠囊内。

2) 米非司酮：150mg 每天 1 次，连续 5 天，使卵巢的妊娠黄体萎缩，导致输卵管的蜕膜变性坏死，胚胎消亡。若病情无改善甚至发生急性腹痛，或输卵管破裂症状，则应立即进行手术。

2.手术治疗　分为保守手术和根治手术。

手术指征：①生命征不稳定或有腹腔内出血征象者。②疑为输卵管间质部妊娠者。③异位妊娠进展者（如血β-hCG＞3000U/L或持续升高，B超有胎心管搏动，血块持续增大等。④药物治疗禁忌或无效者。⑤诊断不明确或要求绝育者。

（1）保守手术：适用于有生育要求的年轻女性，特别是对侧输卵管已切除或有明显病变者，根据受精卵着床部位及输卵管病变情况选择手术方式，若为伞部妊娠可用挤压，将妊娠物挤出；壶腹部妊娠行输卵管切开术，取出胚胎再缝合；峡部妊娠行节段切除及断端吻合。

（2）根治手术：适用于无生育要求的输卵管妊娠，内出血并发休克的急症患者。应在积极纠正休克的同时，加快输液输血，待血压上升后切除输卵管，并酌情处理对侧输卵管。输卵管间质部妊娠，应争取在破裂前手术。避免威胁生命。大出血时做子宫角部楔形切除及患侧输卵管切除，必要时切除子宫。

（五）其他疗法

丹红合剂（福建省第二人民医院妇产科协定处方）：由牡丹皮、红藤、败酱草、赤芍、桃仁、三棱、莪术、王不留行等组成。煎取药汁400ml下腹部熏蒸，5天为1个疗程，连用3~5个疗程。用于陈旧性宫外孕。

此外，也可用中药外敷、中药离子透入、中药保留灌肠等治疗陈旧性宫外孕。

五、疗效标准

1.治愈　手术切除病变，症状和体征消失。非手术治疗后症状和体征消失，妊娠试验阴性（血β-hCG正常），月经恢复正常。

2.好转　非手术治疗后，主要症状和体征消失，附件包块缩小，妊娠试验阴性。

3.未愈　非手术治疗症状无改善，改用手术治疗者。或经中西治疗病情恶化、死亡者。

六、转归与预后

异位妊娠因其妊娠部位，就诊时间，诊断处理是否及时之不同，预后吉凶不一，输卵管妊娠早期及时诊断可采用保守治疗，免除手术，保存患者输卵管，保存生育能力。如果输卵管破裂，严重者可危及生命，必须手术抢救。对于已破损期病情不稳定者，必须在严密观察下，并在输液及手术准备的条件下，才能进行中西医非手术治疗。对子宫颈、间质部妊娠必须手术治疗。

输卵管妊娠后约50%的患者可再次发生异位妊娠，50%~60%患者继发不孕。

●● 七、预防与调护

（1）减少宫腔手术及人流产术，避免产后及流产后的感染。

（2）积极治疗慢性盆腔炎、盆腔肿瘤等疾病。有慢性盆腔炎疾病史的病人，在怀孕前，宜做输卵管通畅检查，以减少异位妊娠的发病率。

（3）对曾有盆腔炎史、不孕史者及放置宫内节育器而停经者，应注意异位妊娠的发生。

（4）对异位妊娠破损的病人，宜平卧或头低位，以增加脑血流量及氧的供给，给予吸氧、保暖。

（5）对有生育要求的异位妊娠术的患者，应积极治疗盆腔炎症，使输卵管通畅。

●● 八、体会与探讨

异位妊娠已成为当今临床的常见病，也是妇科临床的急腹症之一，由于放射免疫测定法与酶联免疫测定法妊娠试验的快捷与敏感让早孕的诊断成为现实，同时B超为异位妊娠的准确诊断提供了依据，使异位妊娠的诊断不再困难，误诊率大大下降，治疗的成功率也随着提高，尤其是中医开创保守治疗异位妊娠以来，不仅使患者免除了手术之苦，同时还保存了生育功能。随着医学的不断发展，目前中西医结合保守治疗异位妊娠成功率大大提高。但一定要正确掌握保守治疗与手术治疗的指征。保守治疗的关键是杀胚，而不是消癥，若过用破血化瘀，常可促进包块破裂。因此，筛选高效而毒副作用小且杀胚作用强的药物仍是当今探讨的课题。此外，如何快捷地消除异位妊娠陈旧性包块，尽早恢复生育功能也是值得探讨的课题。西药杀胚疗效好，中药杀胚较慢，但消除包块有优势，提倡中西医结合治疗，可提高疗效，缩短疗程。

第四节 ｜ 妊娠肿胀

妊娠中晚期，孕妇出现肢体面目肿胀者称为妊娠肿胀，亦称子肿。《金匮要略》载："妊娠有水气，身重，小便不利，洒淅恶寒起即头眩，葵子茯苓散主之。"首先记述了妊娠肿胀相关症状及治疗方药。古医籍根据肿胀部位及性质的不同而有"子肿""子满""子气""皱脚""脆脚"等不同的称谓。如《医宗金鉴·妇科心法》载："头面四肢肿子肿，自膝至足子气名，肿胀喘满曰子满，但脚肿者脆皱称。"若妊娠晚期但足背浮肿，不伴有其他症状与不适，为产后常有之征，不必治疗，产后自消。

子肿概括了西医妊娠合并心脏病、心衰或妊娠合并肾炎、妊娠期高血压疾病、妊娠合并糖尿病等出现的浮肿，是妊娠期重要的疾病，严重影响孕妇与胎儿的健康。而"子满"又称"胎水肿满"，也即"羊水过多"，不属本节讨论内容。

一、主要病机

祖国医学认为，人体水液的运行有赖于肺气的通调、脾气的转输、肾气的开阖，而使三焦决渎有权，膀胱气化正常，小便通利，自无肿胀之虑。肿胀的发生正如《景岳全书·肿胀》所言："凡水肿等证，乃肺脾肾三脏相干之病。盖水为至阴，故其本在肾；水化于气，故其标在肺；水惟畏土，故其制在脾。"而妊娠肿胀的发生与素体及妊娠期独特的生理密切相关。妊娠本是女性生理，大多无恙，而有疾者，多因素体本虚，因孕养胎而重虚。兼之胎儿渐长，"腹中递增一物"，气机升降受阻，气化不利，水湿不化，可致肿胀；若加之调护不慎，饮食、忧思、劳倦等伤脾肾，致脾运失职、肾气化无权而致肿胀。脾为气血生化之源，"养胎者血也"，又"肾系胞胎"，妊娠使脾肾重虚，故妊娠肿胀的主要病机是脾虚运化失职、肾虚温化无权，加之胎居母腹，气机不利，或情志不遂，气滞致水湿运化不利而致肿胀的发生。

二、临床表现

临床主症为肿胀，常于妊娠5、6月后，发生肢体、面目水肿，经休息不能自消。水肿有先从脚踝开始，渐延至小腿、大腿、外阴部、腹部甚至全身。也有先从眼睑、目巢开始渐至头面、四肢全身者。有的水肿呈皮薄而光亮，按之凹陷；有的肤厚，随按随起；水肿有轻、重之别，但不能貌相，隐性水肿者，肢体水肿并不明显，而体重每周可增加0.5kg，或每月增加超过2.3kg，常不易发现，要特别警惕。水肿者，临床常伴小便短小。此外，不同原因引起的水肿，临床还可见头晕腰酸、神疲乏力、纳少腹胀、胸闷气喘等不适。

三、诊断与鉴别

1. 病史　素体不足、脾肾素虚、严重贫血；原发性高血压、慢性肾炎、糖尿病病史；或合并双胎、多胎妊娠者易发生本病。

2. 水肿　妊娠 5、6 月后，膝以下肿胀，经休息不能消退。并逐渐向小腿、大腿、外阴、腰腹部及全身蔓延。妊娠合并肾炎者，水肿常先见于眼睑，后延及全身。水肿有的皮薄而光亮，按之凹陷，有的肤厚色暗，随按随起。体重异常增加是水肿的重要指标，孕妇体重每周异常增加≥ 0.5kg，或一月增加≥ 2.3kg，即诊为妊娠水肿。

体重每周增加≥ 0.5kg，或一月增加≥ 2.3kg，即诊为妊娠水肿。肿胀有轻重之别，一般按肿胀的部位分为 4 级：

＋是指足部及小腿浮肿，经休息不能消退。

＋＋级是指大腿以下肿。

＋＋＋级是腰腹以下肿。

＋＋＋＋级是指全身肿胀。

3. 高血压　妊娠期高血压疾病有水肿者，血压增高达 140/90mmHg 及以上，即为妊娠高血压。

4. 蛋白尿　蛋白尿的定义是指孕妇 24h 尿液中的蛋白含量大于或等于 0.3mg，或尿常规检查尿蛋白为＋时，即认为有蛋白尿的存在。妊娠期高血压疾病、妊娠合并肾炎之水肿患者有蛋白尿的存在。

5. 其他辅助检查　行肾功能检查可了解是否存在肾病，行血常规检查可了解有无贫血，行心功能、心电图等可检查有无心脏病及心衰的存在。还应检查血糖，了解是否有合并糖尿病。

6. 鉴别

（1）妊娠期生理性水肿：若踝以下肿，不伴有其他不适，检查无尿蛋白、无高血压等，为妊娠期常有现象。产后自消。

（2）妊娠合并慢性肾炎之肿胀者，孕前有肾炎病史。肿胀发生时间可追溯至孕前或孕早期。水肿首先见于眼睑。尿常规检查可见尿蛋白，或红白细胞、管型，或肾功能异常。

（3）妊娠期高血压疾病之肿胀者，检查血压增高，尿检有蛋白。

（4）妊娠合并心脏病、心衰之肿胀者，可见唇颊青紫、心悸喘促、脉结代等，结合心电图、心功能检查可以鉴别。

（5）妊娠糖尿病之水肿者，可有口渴、易饥、多尿等，检查血糖升高。

四、辨证论治

（一）辨证要点

妊娠肿胀有水病、气病之分，水病者皮薄色白而光亮，按之如泥；气病者，肤厚而色不变，随按随起。肿胀病位有在脾、在肾、在肝之不同，在脾者面目肢体水肿，皮薄光亮，气短懒言，纳少脘胀；在肾者面浮肢肿，下肢尤甚，腰酸肢冷；气滞责之于肝，在肝者肢体肿胀，胸闷胁胀，气逆不安。

（二）治疗原则

治疗以健脾补肾、理气行水为主，佐以安胎。用药应遵"有故无陨"之旨，慎用竣下、滑利之品，以免滑胎；温阳不宜过于温燥，以免热扰胞宫，损伤胎元。

（三）分型论治

1. 脾虚证

（1）临床主症：妊娠中晚期，出现面目四肢水肿，甚或遍及全身，肤色淡黄，皮薄光亮，按之凹陷不起，神疲乏力，面色㿠白，气短懒言，口淡乏味，纳少脘胀，便溏溲短，舌淡体胖，边有齿印，舌苔白润或腻，脉缓滑。

（2）治法：健脾行水。

（3）方药：白术散（《全生指迷方》）加减（白术、茯苓、陈皮、生姜皮、大腹皮）。

本证多因素体脾虚，因妊重虚；或孕后过食生冷厚味，损伤脾胃；或忧思劳倦伤脾，脾虚运化失职，水湿内停，泛溢肌肤，浸渍四肢则面目肢体水肿；治用白术散，以白术健脾燥湿为君，合茯苓健脾利湿安胎；生姜皮合陈皮温中理气行水；大腹皮宽中下气行水，气行则水行也。利湿行水药有滑胎之嫌，可加砂仁温中理气安胎，并可酌情加续断、菟丝子益肾安胎；神疲乏力，少气懒言者加党参、黄芪、当归；肿甚溲短酌加泽泻，或车前子利水消肿；伴肢冷畏寒、口淡乏味苔白之脾阳虚者，加补骨脂、巴戟天、桂枝等温阳。

本证应高度重视妊娠期合并贫血、慢性肾炎及妊娠期高血压疾病的存在。注意血红蛋白、肾功能、血压、蛋白尿的监测。

2. 肾虚证

（1）临床主症：妊娠5、6月，出现面目肢体浮肿，下肢尤甚，按之没指，心悸气短，腰酸乏力，下肢逆冷，小便短小。舌淡苔白，脉沉滑。

（2）治法：补肾温阳，化气行水。

（3）方药：真武汤（《金匮要略》）合肾气丸（《金匮要略》）。

真武汤：附子、生姜、茯苓、白术、白芍；肾气丸：附子、桂枝、干地黄、山茱萸、枸杞子、山药、茯苓、牡丹皮、泽泻。

本证多因肾气素虚，加之孕后胎体渐长，有碍肾阳敷布，阳虚气化失职，水湿内停，泛溢肌肤而致。肾虚阳微，则腰酸乏力、下肢逆冷。肾居下焦，水湿重浊趋下，故水肿以下肢为甚。若水气上凌心肺，见心悸气短喘促，甚或唇颊青紫者，应高度关注有妊娠合并心脏病、心衰的可能。治疗主用真武汤，以附子之大辛大热温补一身之阳，化气行水为君；以脾主运化水湿，方中生姜、茯苓、白术健脾温阳利水；白芍开阴结，与阳药同用，引阳入阴，以消阴翳。附子之辛热有毒，虽为妊娠之慎用，但其有强心作用，若为心衰水肿，非附子莫属。遵"有故无殒"而用之，也应遵"治病与安胎并举"，酌情加入党参、续断、巴戟天、补骨脂等益肾安胎之品。而肾气丸则为温补肾阳的经典方。

3. 气滞证

（1）临床主症：妊娠中晚期，肢体肿胀，始于两足，渐延于腿，肤色不变，随按随起，胸闷胁胀，头晕胀痛，小便短少。舌质淡黯、苔薄白或微黄，脉弦滑。

（2）治法：理气行滞，利湿消肿。

（3）方药：天仙藤散（《校注妇人良方》）（天仙藤、香附、陈皮、紫苏、木瓜、乌药、生姜、甘草）、合四苓散（《明医指掌》）（白术、茯苓、猪苓、泽泻）。

素性抑郁，或孕后情志不遂，加之妊娠胎儿渐长，腹中递增一物，影响气机升降，两因相感，以致气滞湿阻水停而发为肿胀。气滞不行则胸闷胁胀，水湿内停，清阳不升，浊阴上犯则头晕胀痛。气滞湿阻，故脉弦苔腻。治用天仙藤散，方以天仙藤理气祛风除湿为君；辅以香附、乌药疏肝理气，紫苏宣肺利气以行水，陈皮理气健脾以祛湿，木瓜归肺脾肝胃，利三焦，消水胀。合四苓散健脾利水。还应加桑寄生、杜仲等益肾安胎；加白芍、钩藤养肝平肝。

本证因气滞而湿阻，常胀甚于肿，肤厚，随按随起，应高度重视其隐性水肿的存在，注意体重的变化。头晕胀痛者，要注意血压的变化。有胸闷泛恶者，要注意子痫前期的存在及肾功能的变化。不能单纯以水肿的程度衡量病情的轻重。

（四）其他疗法

1. 单方、验方

（1）二皮汤（谢德聪教授经验方）：冬瓜皮、广化皮各 30g，水煎，代茶饮。

功效：理气行水。

主治：妊娠水肿，小便短小者。

用法：水煎服，每日一剂，代茶频服。

（2）妊娠水肿方（何任教授经验方）：黄芩 6g、白术 12g、天仙藤 9g、桑寄生 9g、杜仲 9g、冬瓜皮 15g、陈葫芦壳 12g、乌药 6g、木瓜 6g、带皮生姜 2 片。

功效：安胎顺气，利尿，消肿，降压。

用法：水煎服，每日一剂。

（3）葵子茯苓散加减（尹橘垣经验方）：冬葵子 10g、茯苓 10g、草决明 12g、党参 15g、白术 10g、紫苏叶 10g、甘草 4g。

功效：利水消肿，扶正散寒，安胎清眩。

用法：水煎服，每日一剂。

（4）妊娠水肿方（戴德英教授经验方）：黄芪 30g、汉防己 10g、川椒目 10g、车前草 30g、泽泻 20g、天仙藤 15g、香附 10g、大腹皮 15g、桑白皮 10g。

功效：利水消肿。

用法：水煎服，每日一剂。

2. 食疗

（1）鲫鱼一条（250g），去鳞、内脏后洗净，赤小豆 100g，同入砂锅内，加水 1000g，煮开后，文火煮烂食，每日一次。

（2）茅根豆粥：鲜茅根 200g，粳米、赤小豆各 200g，鲜茅根加水适量，煎汁去渣，加粳米、赤小豆煮粥，日服 3~4 次。（《妊娠水肿的食疗验方》）

五、预防与调护

（1）调饮食：增加营养，忌生冷辛辣，增强体质，科学养胎。

（2）和情志：保持愉悦的心情，正确应对孕期疾病，多听音乐。

（3）适劳逸：不过劳，睡眠充足，适当活动，以利气机调畅。

（4）其他：严格进行产前检查，及时应对相关疾病。

水肿是孕期比较严重的疾病，严重影响母体与胎儿的安全，有学者提出按治未病理论，按体质在孕早期予以相应的中医药治疗，可以减少本病的发生，值得探讨。

●● 六、疗效标准

《中华人民共和国中医药行业标准·中医病证诊断疗效标准》。

1. 治愈　肿胀及症状消除。
2. 好转　肿胀及症状减轻。
3. 未愈　肿胀及症状无变化。

●● 七、体会与探讨

妊娠肿胀是妊娠期重要的疾病，严重影响母儿的健康。本病涵盖了西医妊娠合并贫血、肾炎、妊娠合并心脏病、妊娠期高血压疾病等病出现的水肿。故凡肿胀者，不论轻重，必须进行血常规、尿常规、血压、心肾功能等检查。同时要严格产前检查，注意胎儿的发育与健康情况。临床观察病情一定要细心，不能以外表水肿的程度作为病情轻重的唯一标准，应全面观察病情，有时不起眼的肿胀也可能发展为严重的子痫。

本病的中医治疗应遵"有故无陨""治病与安胎并举"之旨，正确处理利水消肿与安胎的关系，利水消肿不过用滑利、禁用十枣汤之辈峻下之品，以免滑胎，伤胎。补肾安胎不过用滋腻温燥，免滞气碍脾行水，燥伤阴津，而致阳亢，导致子晕、子痫的发生。脾主运化，为气血生化之源，胎靠血养气提；肾主气化，以系胞胎，故安胎必举健脾补肾。妊娠合并贫血、肾炎、心脏病、糖尿病、妊娠期高血压疾病所致水肿的治疗，以相关疾病治疗为主，但利水消肿可参考本节。疗效观察除看临床症状，一定要观察血压、心、肾功能等的变化，高度重视母儿安全。

第五节 ｜ 妊娠期高血压疾病

妊娠期高血压疾病（hypertensive disorders of pregnancy，HDP）是孕妇妊娠 20 周以后发生与血压升高并存的一组疾病，是孕产妇和围产儿死亡的重要原因，需要密切监测以发现病情快速恶化并综合治疗。这些疾病包括妊娠期高血压、子痫前期 - 子痫、高血压并发子痫前期、妊娠合并高血压。后两种疾病高血压并发子痫前期、妊娠合并高血压，为孕妇在妊娠前或妊娠 20 周前即患有高血压（血压

≥ 140/90mmHg），与前两种疾病的发病机制和临床治疗均有不同。本节主要讨论前两种疾病，即妊娠期高血压、子痫前期 - 子痫。

妊娠期高血压是妊娠 20 周后出现血压增高，收缩压 ≥ 140mmHg/ 舒张压 ≥ 90mmHg，于产后 12 周内恢复正常，尿蛋白（-），产后方可确诊。子痫前期是指除包括妊娠期高血压外，还伴有尿蛋白 ≥ 0.3g/24h，或虽无蛋白尿，合并有血小板减少、肝肾功能损害、肺水肿、新发生的中枢神经系统异常或视觉障碍诸项之一者。

本病属中医学子晕（先兆子痫）、子痫等范畴。明清以前，子晕、子痫两病未明确区分，至清《叶氏女科证治》，方将子晕与子痫分证论述。

一、子痫前期（子晕）

妊娠 20 周后临床出现头晕目眩，状若眩晕、胸闷泛恶等为主症，轻则闭目即止，甚则眩晕欲厥，血压增高、蛋白尿者称为子痫前期。因其以头晕目眩为主症，且因怀子而得，故中医称其为子晕。同时也认为其可伴有水肿。

（一）病因病机

《黄帝内经》载："诸风掉眩，皆属于肝"，认为眩晕的发生与肝的关系至为密切，中医认为，眩晕可由风、痰、虚所引起，有"无风不作眩""无虚不作眩""无痰不作眩"之说。明清以前虽无先兆子痫之名，但早在汉代《金匮要略》中已有"妊娠有水气……起则头眩"的证治。

本病主要病机为阴虚阳亢，其因与孕母素体不足，因孕重虚密切相关。娠胎在母腹靠精血濡养，致母体于阴血偏虚，阳气偏亢，如母体素体阴虚，孕后房事不节、操劳过度，或过食辛辣耗伤阴血，两虚相叠，则可致阴虚阳亢，阴虚脑窍失养，虚阳上扰清窍，皆令眩晕，正如《灵枢·海论》所言："髓海不足，则脑转耳鸣，胫酸眩冒，目无所见。"轻者阴虚不荣，重则阳亢化风，发为子痫。或素体脾虚，脾运失职，水湿不化，聚湿为痰，复因孕后阴血养胎，肝阴不足，肝气偏亢，肝火挟痰饮上扰清窍，发为眩晕，如朱丹溪言"无痰不作眩"。抑或有素体脾虚，气血不足，因孕重虚，或因孕早期严重恶阻，营养不良，脏腑、清窍失养者。

子痫前期病因复杂，西医对子痫前期的病因与发病机制的认识尚未清楚，认为其是一种多因素、多机制、多通路所致的疾病，并认为孕妇年龄达 40 岁或以上，有本病家族史，抗磷脂抗体阳性，高血压、慢性肾炎、肥胖、糖尿病等均为本病的高危因素；有关病因和发病机制的主要学说有：子宫螺旋小动脉重铸不足、炎症免疫过度激活、血管内皮细胞受损、遗传因素、营养缺乏等。基本病理生理变化为全身小动脉痉挛和血管内皮损伤，全身各脏器各系统灌注减少，功能损害，严重危害母儿甚至导致死亡。中医认为本病的主要病机是脏腑虚损，阴血不足。肝阳上亢化风、化火，以及煎液为痰，灼血为瘀，风火相煽，痰瘀阻滞血行，脏腑失养，造成互为因果的恶性循环。尤其强调阴血不足和血瘀是先兆子痫的共同病理基础。病情发展，阳亢风动一触即发为子痫。可见中西医对先兆子痫和子痫的认识有许多实质上相同或相近的病理基础。

（二）临床表现

妊娠期间出现头晕目眩、如坐舟车，眼花耳鸣，甚或昏眩欲扑。或恶心呕吐，脘腹胀闷，头痛失眠等。孕 20 周后可见血压增高，或肢体肿胀，小便短少。

（三）诊断与鉴别诊断

1. 诊断要点

（1）病史：详细询问有无本病家族史，以及有无孕后头痛、眩晕、肿胀等症及出现的时间。同时，详细了解孕前素体及有无高血压、肝肾疾病、糖尿病、系统性红斑狼疮、血栓性疾病等病史，家族有无妊娠高血压疾病史。了解本次妊娠后高血压、水肿、蛋白尿情况及头晕、头痛、眼花、视力障碍、腹痛、水肿、少尿等症出现的时间与轻重。

（2）高血压：同一手臂至少 2 次测量，收缩压≥ 140mmHg 和 / 或舒张压≥ 90mmHg，若血压较基础血压升高 30/15mmHg，但低于 140/90mmHg 时，不作为诊断依据，但应严密观察。

（3）尿蛋白：高危孕妇每次产检应检查尿常规，如尿蛋白≥ 0.3g/24h，如无法进行定量检查，尿试纸检测尿蛋白≥（++）也可以诊断。应取中段尿，排除阴道分泌物和羊水的污染。泌尿系统感染、严重贫血、心力衰竭及难产时可出现蛋白尿，应注意鉴别。

（4）辅助检查：应常规进行血常规、凝血功能、尿常规、肝肾功能、心电图检查；电子胎心监护；超声检查胎儿、胎盘、羊水等。视病情及发展酌情进行全面体检，超声检查肝肾胆胰脾；电解质、动脉血气分析、心功能检查与眼底、心脏彩超检查；脐动脉血流、子宫动脉等多普勒血流监测；头颅 CT 或磁共振。有条件的单位可进行自身免疫性疾病的相关检查。

2. 鉴别诊断 子痫前期临床常出现头晕、头痛，其可以是许多疾病出现的症状，通过详细询问病史，首先应排除颈椎病、内耳性眩晕以及贫血、眼底疾病或神经衰弱等疾病所出现的眩晕。本病多发生于孕 20 周以后，有血压升高、蛋白尿，故应与高血压、慢性肾炎及妊娠合并高血压鉴别，此三病发于孕前，通过病史不难鉴别。

（四）辨证论治

1. 辨证要点 本病以眩晕为主要症状，因孕而发，常见于素体阴虚，肝肾不足，或脾虚湿阻，津液输送受阻，阴虚精少，因孕重虚，阴虚阳亢，上扰清窍，发为眩晕。本虚标实。阴虚阳亢者，可见头晕目眩，眼花耳鸣，面色潮红，烦躁寐差，腰膝酸软，口干烦热，舌质红，舌苔黄或少苔，脉弦滑。脾虚肝旺者，头晕头重目眩，胸闷泛恶，肢体肿胀，倦怠喜卧，舌质红，舌苔白腻，脉弦滑。抑或有因血虚脑窍失养者，仅头晕眼花，心悸寐差，面色少华，神疲乏力，舌质淡红，舌苔薄白，脉细弱。本病是孕期的急重证，严重影响母儿健康，是孕产妇死亡的第二大原因。

2. 治疗原则 本病主要病机是肝阳上亢，治疗应以滋阴、平肝、潜阳为主。并酌情佐以健脾利湿、化痰或补益气血等。同时应遵"治病与安胎并举"的原则，密切观察胎儿的变化，进行相应处理。若见眩晕欲扑、头痛烦躁、胸闷泛恶、小便短少等症时，应警惕发展为子痫。

3. 常用方药

（1）杞菊地黄丸（《医级·杂病类方》）加减：枸杞子、菊花、熟地黄、山茱萸、淮山药、泽泻、茯苓、牡丹皮，加天麻、钩藤、杜仲、桑寄生。

本方滋养肝肾之阴，平肝明目，适于阴虚肝旺者。加天麻、钩藤平肝潜阳降压。加杜仲、桑寄生益肾安胎，也能降压。方中茯苓、泽泻并能利水消肿。口干舌燥者加生地黄、麦冬。眩晕甚者石决明、龙骨、牡蛎等均可选用。夹痰者加川贝母、竹茹，烦躁寐差者加女贞子、墨旱莲、酸枣仁。

（2）半夏白术天麻汤（《医学心悟》）加减：半夏、白术、天麻、橘红、茯苓、甘草、生姜、大枣。

本方治脾虚生痰，肝风内动，风痰上扰所致眩晕头痛。《脾胃论》载："足太阴痰厥头痛，非半夏不能疗；眼黑头眩，风痰内作，非天麻不能除。"故本方以天麻、半夏燥湿去痰、平肝潜阳为君以降压止眩晕；茯苓、白术健脾利湿消肿，利尿亦可降压为臣，君臣相助共奏健脾利湿消肿降压之功以治眩晕，适于脾虚肝旺证。遵"治病与安胎并举"之旨，可加入既能补肾安胎，又具降压作用之辈药物，如杜仲、桑寄生等药；亦可加入酸甘化阴而不碍脾运，如白芍、枸杞合方中甘草以养胎平肝之药。肿甚者，加车前子以利湿消肿。眩晕头痛甚者，加钩藤、白蒺藜。亦可酌情加入丹参、地龙干以解痉降压。

（五）西医治疗

治疗目的是控制病情、延长孕周，保障母儿安全。治疗原则主要为降压、解痉、镇静，适时终止妊娠。

1. 降压 降压的目的是预防子痫、心脑血管意外和胎盘早剥等严重母儿并发症，以延长孕周或改变围产期结局。收缩压≥160mmHg 和 / 或舒张压≥110mmHg 的严重高血压必须降压治疗；收缩压≥150mmHg 和 / 或舒张压≥100mmHg 非严重高血压建议降压治疗；对收缩压 140~150mmHg 和 / 或舒张压 90~100mmHg，第 9 版《妇产科学》教材提出"不建议治疗，但对并发脏器功能损伤者可考虑降压治疗。妊娠前已用降压药治疗的孕妇应继续降压治疗。"而 2022 年加拿大妇产科医生协会临床实践指南《妊娠期高血压疾病诊断、预测、预防和管理（NO·426）更新要点》（以下简称《指南》）指出，"对于平均收缩压≥140mmHg，或舒张压≥90mmHg 的孕妇，无论其妊娠期高血压疾病如何，均推荐抗高血压治疗。"目标血压未并发脏器功能损害者，收缩压应控制在 130~155mmHg，舒张压应控制在 80~105mmHg；并发脏器功能损害，则收缩压在 130~139mmHg，舒张压应控制在 80~89mmHg。降压过程力求平稳，不可波动过大。《指南》指出："目标血压从 140 /90mmHg 降为舒张压 85mmHg。"为保证子宫胎盘血流灌注，血压不建议低于 130/80mmHg。

常用降压药如下。

拉贝洛尔：50~150mg 口服，每日 3~4 次，或 20mg 静脉注射，10min 后无有效减压则剂量加倍，最大单次剂量 80mg，每日最大总剂量 220mg。而《指南》提出起始剂量 100mg，tid，如降压效果不佳，调整为 200mg，tid 或 qid，如不佳，调整为 300mg，tid 或 qid，每日最大剂量为 1200mg。紧急时静脉注射的最大剂量不要超过一个疗程的总剂量 300mg。血压稳定后，按常规剂量给药。本品为 α、β 肾上腺素能受体阻滞剂，降低血压但不影响肾及胎盘流量，可对抗血小板凝聚，促进胎儿肺成熟。该药显效快，不会引起血压过低或反射性心动过速。

硝苯地平：10mg 口服，每日 3~4 次，必要时可加量，一般每日 30~90mg，

24h 总量不超过 120mg。其为钙离子通道阻滞剂，可解除外周血管痉挛，使全身血管扩张，血压下降，因其降压作用迅速，一般不主张舌下含服。副作用有心悸、头痛，使用时需监测血压变化，警惕血压太低造成的严重并发症。其与硫酸镁有协同作用，故不建议联合使用。

尼莫地平：20~60mg 口服，每日 2~3 次，或 20~40mg 加 5% 葡萄糖液 250ml，静脉注射。每日总量不超过 360mg，其为钙离子通道阻滞剂，优点在于选择性地扩张脑血管，副作用有头痛、恶心、心悸及颜面潮红。

尼卡地平：口服初始剂量 20~40mg，每日 3 次。静脉注射 1mg/h，根据血压变化每 10min 调整剂量。

其他如酚妥拉明、甲基多巴亦可酌情选用。妊娠期一般不使用利尿剂降压。

2. 解痉　硫酸镁：负荷剂量硫酸镁 4~6g，溶于 25% 葡萄糖液 20ml 静脉注射，15~20min 推完，或溶于 5% 葡萄糖液 100ml 快速静脉滴注，15~20min 滴完。继而硫酸镁 1~2g/h 静脉维持，为保证夜间睡眠，可在睡眠前停用静脉给药，改用 25% 硫酸镁溶液 20ml+2% 利多卡因 2ml 深部臀肌内注射。24h 用药总量一般不超过 25g，用药时间一般不超过 5 天。

用药指征：预防重度子痫前期发展成为子痫；控制子痫抽搐及预防再抽搐；子痫前期临产前用药预防抽搐。

作用机制：硫酸镁是子痫治疗的一线药物，也是重度子痫前期预防子痫发作的关键药物。镁离子抑制运动神经末梢释放乙酰胆碱，阻断神经肌肉接头间的信息传导，使骨骼肌松弛；刺激血管内皮细胞合成前列环素，抑制内皮素合成，降低机体对血管紧张素 II 的合成，从而缓解血管痉挛状态；通过阻断谷氨酸通道阻止钙离子内流，解除血管痉挛，减少血管内皮损伤；提高孕妇和胎儿血红蛋白的亲和力，改善氧代谢。

注意事项：血清镁离子有效治疗浓度为 1.8~3.0mmol/L，超过 3.5mmol/L 可能出现中毒症状，首先表现为膝反射减弱或消失，继之出现肌张力减退，呼吸困难、复视、言语不清，严重者可出现呼吸肌麻痹，甚至呼吸、心跳停止，危及生命。故用药前后应注意：定时检测膝腱反射有无减弱或消失；呼吸不少于每分钟 16 次，尿量每小时不少于 25ml 或每 24h 不少于 600ml；硫酸镁治疗时需备钙剂，一旦出现中毒反应，立即静脉注射 10% 葡萄糖酸钙溶液 10ml，以阻断镁离子的作用；肾功能不全时应减量或停用，有条件时监测血镁浓度；产后 24h 停用。

3. 镇静　镇静药物可以缓解孕产妇的精神紧张，改善睡眠，当应用硫酸镁无效或有禁忌证时可使用镇静药物来预防与控制子痫。常用药物如地西泮2.5~5mg，每日3次，口服，或睡前10mg肌内注射，或静脉缓慢推注。1h内用量超过30mg可能发生呼吸抑制，24h总量不超过100mg。其具有较强的镇静、抗惊厥、使肌肉松弛的作用，对胎儿与新生儿影响较小。对于硫酸镁治疗不佳者，亦可考虑使用冬眠合剂。此外，苯巴比妥具有较好的镇静抗惊厥作用也可酌情选用，但该药可致胎儿呼吸抑制，分娩前6h慎用。

4. 关于利尿　不主张常规使用利尿药，仅在患者出现全身性水肿、肺水肿、脑水肿、肾功能不全、急性心力衰竭时，可酌情使用呋塞米等快速利尿剂。甘露醇主要用于脑水肿，属高渗性利尿剂，患者心衰或潜在心衰时禁用。

5. 促胎肺成熟　妊娠＜35周的子痫前期患者，预计1周内可能分娩者均应给予糖皮质激素促胎肺成熟治疗。

6. 分娩时机和方式　子痫前期患者经积极治疗母儿状况无明显改善，甚至病情持续进展，终止妊娠是唯一有效的治疗措施。

（1）终止妊娠的时机：①妊娠期高血压，子痫前期患者可期待治疗至37周终止妊娠；重度子痫前期患者，妊娠＜24周治疗病情不稳定者建议终止妊娠。②孕24~28周根据母儿情况医疗条件决定是否期待治疗。③妊娠28~34周，若病情不稳定，经积极治疗24~48h病情加重，用地塞米松促肺成熟后终止妊娠。④妊娠≥34周者可考虑终止妊娠。对于妊娠期高血压，可期待管理至37周，除非有分娩指征。当高血压在37周之前出现，可以在38~39^{+6}周启动分娩，但不应超过40周。对于37周或更晚出现的妊娠期高血压，应考虑分娩。对于子痫前期，可考虑从胎儿存活至34周之间期待管理，但仅能在具备极早产儿救治能力的围产中心管理。在34~35^{+6}周，应考虑启动分娩，因为能减少母体风险，但新生儿风险增加，尤其是在未使用产前类固醇激素情况下。在36~36^{+6}周时，应考虑分娩。37周以上，应建议分娩。

（2）终止妊娠的方式：如无产科剖宫产指征，原则上考虑阴道分娩。但如果不能短时间内阴道分娩，病情有可能加重，可放宽剖宫产指征。

分娩期间注意观察患者自觉症状的变化，监测血压并继续降压治疗，血压应控制在≤160/110mmHg；监测胎心变化；积极预防产后出血；产时不可使用任何麦角新碱类药物。

如血小板减少，阴道分娩前＜ $20×10^9$/L 或剖宫产前＜ $50×10^9$/L，或任何时候有大量活动性出血，已知的血小板功能障碍，血细胞计数迅速下降或凝血功能障碍，都应考虑血小板输注。

产后处理：产后子痫多在产后 24h 发作，甚至可持续至产后 10 日。也有在产后首次发生高血压，子痫前期甚至子痫，当血压持续≥ 150/100mmHg 时，建议降压治疗，当出现子痫前期和子痫时，降压治疗的同时应使用硫酸镁。《指南》指出："产后 2 周，应定期监测血压；对于哺乳期高血压患者，建议使用以下降压药：拉贝洛尔、甲基多巴、硝苯地平、依那普利和卡托普利。"除血压监测外，应根据病情酌情进行相关监测。

二、子痫

子痫是子痫前期 - 子痫最严重的阶段。中医也认为子痫由子晕发展而来，为孕妇产前、产时至新产后，突发眩晕倒扑，昏不知人，牙关紧闭，口吐白沫，四肢抽搐，全身强直，须臾醒，醒复发，甚至昏迷不醒，亦称"子冒"。由于子痫发生的时间不同，又有产前子痫、产时子痫、产后子痫之称，临床以产前、产时子痫为多，产后多发生于分娩后 48h。一般产前子痫较多，产后 48h 约占 25%，子痫抽搐可须臾发作，症状严重，是造成母儿死亡的重要原因。祖国医学记载子痫的病名、症状与治疗，首见于晋代陈延之的《小品方》，在"葛根汤"条文下有"主痉冒，疗妊娠临月，因发风痉，忽闷馈不识人，吐逆眩倒，小醒复发，名为子痫方"。在竹沥汁条文下又载："疗妊娠忽闷，眼不识人须臾醒，醒复发，亦仍不醒者，名为痉病，亦号子痫病，亦号子冒。"隋代巢元方在《诸病源候论·妊娠痉候》中还提出子痫的病因病机，影响至今。早在《华佗神医秘传》曰："妊娠临月，忽闷惯不识人，吐逆眩倒，少醒复发，名为子痫"，亦记载了本病的病名、主证、特征，与当今子痫临床表现相切。西医重度妊娠期高血压疾病抽搐发作时亦称子痫，以其病症相同，中医病名科学而能沿用。

（一）病因病机

子痫常由子晕发展而来，也有突发者。本病的发生与脏气本弱，因孕重虚有关。其主要病机为阴虚阳亢，肝风内动夹痰火上扰清窍。素体阴虚、肝火偏旺，或慢性疾病、高龄孕妇等是发病的高危因素。因孕重虚，若孕后不知慎戒，五志化火，阴精耗损，风阳内动，经脉失养，夹痰夹火上扰清窍，神不守舍而发生手足抽搐，神志昏迷，发为本病。

（二）临床表现

子痫临床主症为：抽搐与昏迷。由子痫前期头目眩晕发展而来，或突发眩晕昏扑，昏不知人，两目上视，牙关紧闭，四肢抽搐，角弓反张，须臾醒，醒复发，甚或昏迷不醒。子痫抽搐发展迅速，是导致母儿死亡的主要原因，应高度重视。

（三）诊断与鉴别诊断

子痫一般从子晕，即子痫前期的基础上发生抽搐。但应与癫痫、脑炎、脑肿瘤、脑血管畸形破裂出血、糖尿病高渗性昏迷、低血糖昏迷相鉴别，一般通过询问病史及测血压、体检、尿常规有无蛋白等检查不难鉴别。

（四）辨证论治

1. 辨证要点　四肢抽搐，昏不知人，伴颜面潮红、眩晕头痛、口干咽燥、舌红少苔、脉弦或数者为阴虚阳亢，肝风内动；若伴气粗痰鸣、舌苔黄腻为痰热互结，风阳夹痰火上扰清窍；若见肢体肿胀、胸闷泛恶、舌苔浊黄，为脾虚肝旺、痰热夹肝火上犯。

2. 治疗

（1）治疗原则：住院治疗以清肝息风、安神定痉为主，兼以豁痰开窍。解痉、降压，中西医结合治疗以提高疗效，及时终止妊娠。

（2）一般急诊处理：子痫发作时需保持气道通畅，维持呼吸、循环功能稳定，密切观察生命体征，留置导尿管检测尿量等，避免声、光等刺激，预防坠地外伤、唇舌咬伤。

（3）中医诊疗常用方药：

1）羚羊钩藤汤（《重订通俗伤寒论》）：羚羊角、钩藤、桑叶、菊花、川贝母、鲜竹沥、生地黄、白芍、茯神、甘草。

原方治肝风上扰、头晕胀痛、耳鸣心悸、手足躁扰，甚则瘛疭，狂乱痉厥及孕妇子痫，产后惊风。方中羚羊角、钩藤平肝清热，息风镇痉；桑叶、菊花清肝明目；竹茹、贝母清热化痰开窍；生地黄、白芍滋阴养肝清热；茯神宁心安神；甘草清热泻火。全方共奏育阴潜阳、平肝息风，宁心安神之功，集镇静、降压、解痉于一体，是治疗子痫的良方。若喉中痰鸣，昏迷不醒，可加入牛黄、天竺黄、郁金清热、豁痰开窍。若伴肢体肿胀、头晕头重、胸闷泛恶、舌苔浊黄等脾虚阳亢者，可合半夏白术天麻汤（《医学心悟》）去生地黄、桑叶、菊花。

2）安宫牛黄丸（《温病条辨》）：用于抽搐昏迷，每次半丸~1丸，每日2~3次，温开水送服，或鼻饲。

（4）西医治疗：

1）控制抽搐：硫酸镁是治疗子痫与预防子痫复发的首选药物。若患者存在硫酸镁应用禁忌或硫酸镁治疗无效时，可考虑应用地西泮、苯妥英钠或冬眠合剂治疗以控制抽搐。产后须继续应用硫酸镁 24~48h。

2）降低颅压：可用 20% 甘露醇 250ml 快速静脉滴注以降低颅压。

3）控制血压：脑血管意外是子痫患者死亡的最常见原因。当收缩压持续≥160mmHg/ 舒张压≥110mmHg 时要积极降压以预防脑血管并发症。

4）纠正缺氧与酸中毒：面罩和气囊吸氧，根据动脉血气 pH、二氧化碳分压、碳酸氢根浓度等，给予适量 4% 碳酸氢钠注射液纠正酸中毒。

（5）终止妊娠：抽搐一经控制即可考虑终止妊娠。

（6）其他疗法：

1）单方：钩藤 120g，浓煎，频服，昏迷者鼻饲。或鲜竹沥 10ml，每日 3~4次，昏迷者鼻饲。或羚羊角粉 3g 温水送服或鼻饲。具平肝清热、息风降压、镇静止痉之功。

2）止抽散（湖北省中医院验方）：牛黄、朱砂、黄连、黄芩、栀子、郁金。

3）验方：僵蚕 3g、羚羊角 3g、川贝母 6g、白芍 9g、淡竹叶 9g、天麻 6g。前 3 味药研为粉末，后 3 味药加水煎汤取汁，为一日量，分 2 次冲服药粉，连用 3 天。功能为祛风解痉，益阴潜阳。适用于先兆子痫、头晕目眩，或抽搐晕厥等子痫的辅助治疗（《中医妇科临床手册》）。

（五）预防与调护

1. 风险评估与监测　详细询问病史，进行风险评估。流行病学调查显示孕妇年龄≥40 岁、高血压、糖尿病、肾病史、妊娠期高血压疾病家族史、多胎妊娠、孕早期收缩压≥130mmHg 或舒张压≥80mmHg、首次产检 BMI ≥35kg/m^2、妊娠时间间隔≥10 年、抗磷脂抗体阳性及孕妇体质为肝肾阴虚、脾虚等，均与本病的发生密切相关，可通过详细询问病史及时发现高危因素。子痫前期病情复杂，变化快，应适时进行风险评估，了解病情进展，及时干预。评估与监测的内容与频率应根据病情严重程度决定。评估与监测的内容主要包括：血压、有无头晕眼花、有无胸闷、有无腹痛、胎动、阴道流血情况、尿量、体重变化等。辅助检查包括：血常规、尿常规、随机尿蛋白 / 肌酐、24h 尿蛋白定量、凝血功能、电子胎心监护、产科超声、脐动脉血流、孕妇超声心动图等检查。《指南》提出：妊娠早期，应对患者筛查，至少对子痫期临床风险因素进行筛查。如条件具备，应在 11~14 周采用临床风险因素、子宫动脉搏动指数、胎盘生长因子联合筛查子痫前期的发生风险。

2. 调情志，适劳逸　孕期避免情志刺激，保持心情舒畅，以使气血调和。适当劳作，避免过劳过逸，气血调和，百病不生。《指南》提出：鼓励所有孕妇孕期锻炼身体以预防子痫前期……不建议子痫前期患者卧床休息。

3. 避风寒，调饮食　冷热刺激，天气骤变可能诱发本病的发生，故孕妇应注意防寒保暖，避免淫邪入侵。加强营养，尤其增加蛋白质、维生素、叶酸、钙的摄入，饮食不限盐。《指南》指出：对于子痫前期高风险、超重或肥胖孕妇，推荐饮食控制（降低热量和选择低糖食物）和锻炼。

4. 规范产前检查　及时发现问题，正确应对。《指南》提出：对于子痫前期风险增加的患者，建议采用低剂量阿司匹林（每日 81~162mg 睡前服用，最好在 16 周之前开始，在 36 周终止使用），可在很大程度上预防未足月子痫前期；对于低钙摄入女性（每日摄入＜ 900mg）建议每天至少补充 500mg 以预防子痫前期。

5. 产前咨询　对计划妊娠的女性进行健康体检，积极治疗孕前旧有疾病，及时纠正贫血。有本病高危因素者，应酌情进行孕前咨询。

6. 中医药预防　自 20 世纪 80 年代起中医就开展了对本病预防的研究，如湖北中医学院附属医院（现湖北省中医院）报道，对孕早期辨证为肝肾阴虚者，妊娠期高血压疾病的发病率明显高于其他孕妇，经早期用滋补肝肾治疗，可明显降低本病的发病率。金有慧报道在孕 12~18 周发生反复便溏者，用健脾化湿治疗后无一例发展为妊娠水肿。叶玲玲等将 84 例妊娠期高血压疾病高危人群随机分为二组，预防组 42 例口服复方丹参片、钙尔奇 D 至分娩；安慰组 42 例，口服维生素 C 至分娩。结果显示预防组本病发病率为 7.11%，安慰组为 28.57%，两组有显著性差异（$P ＜ 0.001$）。

（六）疗效标准

1. 痊愈　临床症状消失，血压恢复正常，水肿、蛋白尿消失。

2. 好转　临床症状有不同的改善，血压较治疗前下降，且比较稳定。水肿、蛋白尿情况缓解，但未完全恢复正常。

3. 无效　临床症状与各项生化指标均无改善。

（七）体会与探讨

西医在微观层面上认为妊娠高血压疾病的病因还不明确，其基本病理是全身小动脉痉挛。中医在宏观层面上认为孕妇的体质、旧疾、孕期调护，以及饮食、情志、气候等均与发病相关。因孕重虚是发病的关键因素，看似抽象，但很直观，也不失科学。同时，在这一理论指导下，遵中医"治未病"思想，按体质以滋肾养肝、健脾益气、行气活血等中医药预防本病的研究已取得成效，如贾锐等在报道中提到，治疗组（使用滋肾清肝化瘀方联合阿司匹林组）的妊娠晚期轻度、重度子痫前期发病率均低于对照组（单服阿司匹林组）。中医治疗组不仅能有效改善临床症状，同时对血压、蛋白尿的治疗效果也很好，并能降低血液黏稠度，降低剖宫产、产后出血、新生儿窒息、胎盘早剥等的发生率。在本病治疗方面，除按中医传统进行辨证论治外，子痫发作昏迷抽搐时，中药"三宝"之安宫牛黄丸、紫雪丹、至宝丹也在急救时发挥一定作用。在常规治疗方面，除用传统中医辨证论治外，现代研究接纳了西说，开展了活血化瘀治疗研究。姚娟等报道，治疗组用川芎嗪注射液，对照组用硫酸镁，两组疗效比较 $P < 0.01$，表明川芎嗪注射液治疗本病的机制是扩张血管，改善肾功能和改善血液流变性。

中医是世界上最早关注产育的国家，隋代就有子痫病名、病症、病因病机的记载。之后历代医籍都不断完善病因病机，并有丰富的诊治经验与方药记载，影响至今。当今我们研究的子晕、子痫，在病症上可以认为与西医中的妊娠高血压疾病呈高度一致，只不过古代中医没有诸如血压、蛋白尿等的记载。现今的科学为中医注入新的内涵，子晕、子痫病应当引用现代的理化指标，使中医诊断更加规范。同时，要进一步继承古代中医诊治本病的厚重文化与丰富理论和经验，结合现代研究阐明其机理，并以创新为己任。

第六节 | 早产

早产的定义上限全球统一，即妊娠不满 37 周分娩；而下限设置各国不同，与其新生儿治疗水平有关。很多发达国家与地区采用妊娠满 20 周，也有一些采用满 24 周。我国对早产的定义为妊娠满 28 周且不满 37 周分娩者。此时娩出的新生儿称为早产儿。根据原因不同，早产分为自发性早产和治疗性早产。前者包括早产和胎膜早破后早产；后者是因妊娠并发症，为母儿安全需要提前终止妊娠者。

美国的资料表明，约5%的妊娠在孕20~28周前自然终止，12%的早产发生在孕28~31周，13%在孕32~33周，70%在孕34~36周。

祖国医学认为，若妊娠12~28周内，胎儿已成形而自然产出者，称为"小产"或"半产"。《金匮要略·妇人妊娠病脉证并治》载："妇人有漏下者，有半产后因续下血都不绝者，有妊娠下血者……胶艾汤主之。"《诸病源候论·妇人妊娠病诸候·妊娠胎动候》曰："胎动不安者……轻者止转动不安，重者便致伤堕"。《济阴纲目》载："先期欲产过期不产……大全曰，妇人怀胎，有七月八月而产者，……楼氏曰，先期欲产者，凉血安胎。薛氏曰，一妊妇，胎欲坠，似产，卧久少安，日晡益甚，此气血虚弱也，朝用补中益气汤加茯苓、半夏随愈，更以八珍汤，数剂而安。知母丸治妊娠日月未足而痛，如欲产者，兼治产难及子烦。"不仅有相似早产的记载，还有相关治疗的记述。

一、病因病机

中医认为，早产发病的主要机理是冲任气血失调，胎失濡养与提挈而致不足孕月而产。也有因母疾而致胎不安而早生，或因保母而催胎早生。如素体不足，脾肾虚弱，加之孕后劳倦过度、饮食失调、情志不舒、房事不节、跌仆伤胎，母有疾病等以致胎失固养而致早生。

西医将早产分为自发性早产与治疗性早产，自发性早产又有胎膜完整早产与未足月胎膜早破的不同。最常见的是胎膜完整早产，主要因诸如双胎或多胎妊娠、羊水过多等致宫腔过度扩张；或孕妇精神紧张致胎盘、胎儿肾上腺、内分泌轴紊乱，过早、过多分泌促肾上腺皮质释放激素与雌激素使宫颈过早成熟诱发宫缩；及宫内感染、母体感染病原侵及胎儿，最常见的病原体如阴道加德纳菌、梭形杆菌、人型支原体、解脲支原体等；胎膜早破早产病因与高危因素有：未足月胎膜早破（preterm premature rupture of membranes，PPROM）、体重指数＜19.0、营养不良、吸烟、宫颈功能不全、子宫畸形、宫内感染、子宫过度膨胀、辅助生殖技术受孕等。治疗性早产主要因母体或胎儿的健康原因不允许继续妊娠，在未达37周采取引产或剖宫产。

二、临床表现

主要症状为腹痛。妊娠28~37周前开始发生无规律的腹部阵痛，时痛时止，阵痛时伴有子宫收缩或阴道少许出血，胎儿存活，为早产之先兆，中医称"试胎""弄胎"。继之，或腹痛阵阵，规律宫缩，进入产程，如同足月分娩过程，直至胎儿娩出，称为早产。但有些早产发生之前并没有明显的先兆，加上妊娠晚期也往往有些不规则的宫缩。因此，必须严格产前检查并对高危孕妇进行有关检查预测。

三、诊断与鉴别诊断

（一）诊断要点

1. 病史　早产、流产、羊水过多、多胎妊娠、子宫畸形、宫内感染、营养不良、吸烟等病史。

2. 检查

（1）产科检查：有宫缩，胎膜破裂或完整，但具有明显的子宫颈变化。若为早产临产者，有规律宫缩（指每 20min 4 次或每 60min 内 8 次），同时宫颈管进行性缩短（宫颈缩短 ≥ 80%），伴有宫口扩张。先兆早产者孕妇虽有上述规律宫缩，但宫颈尚未扩张。

（2）经阴道超声测量：宫颈长度 ≤ 20mm 可诊断为先兆早产。

3. 早产预测　有的早产者临床并无症状，为了预防早产的发生，可以进行以下检查以提高早产风险的预测。

（1）超声阴道检查：建议所有孕妇在孕 18~24 周时阴道超声测量宫颈长度（CL）。单胎妊娠中，CL < 25mm 是一个截断值。宫颈长度预测早产的敏感性：单胎宫颈长度 < 25mm，无早产史者，预测灵敏度是 40%，阴性预测率为 97%，有早产史的预测灵敏度接近 70%；18~24 周宫颈长度越短，早产的风险越高；23 周左右宫颈长度 < 15mm，早产的风险接近 50%。

（2）实验室检查：对超声检查宫颈长度在 20~30mm，对早产的预测价值不确定时，可进一步做宫颈分泌物的生化指标检查，以提高预测的准确性。检查项目包括：阴道液胎儿纤维连蛋白（fetal fibronectin，FFN）、磷酸化胰岛素样生长因子结合蛋白 1（insulin-like growth factor binding protein，IGFBP1）、胎盘 α 微球蛋白 1（placental α-microglobulin 1，PAMG1）。其中胎儿纤连蛋白的阴性预测价值大。

（二）鉴别诊断

注意与前置胎盘、胎盘早剥、宫颈局部病变出血、假临产及妊娠晚期子宫生理性收缩相鉴别。

1. 前置胎盘　表现为妊娠 28 周后反复发生无痛性阴道出血，量可多可少；子宫软、无压痛、胎位清楚、颈管未消失等。B 超检查有助于诊断。

2. 胎盘早剥　多有高血压及外伤史。表现为阴道出血常伴腹痛及压痛，宫缩间歇时亦存在，严重者面色苍白、出冷汗、恶心、呕吐、血压下降，胎位、胎心不清，子宫硬如板状。一旦确诊应立即终止妊娠。

3. 宫颈局部病变出血　可通过阴道窥器检查发现。

4. 假临产及妊娠晚期子宫生理性收缩　一般子宫收缩不规则，无痛感，且不伴以宫颈管消失，卧床休息，适当的镇静剂治疗后可消除子宫收缩。

●● 四、辨证论治

早产的治疗原则应根据胎膜是否破裂等情况决定是否继续妊娠，可采用中西医结合治疗。

（一）辨证要点

本病以腹痛，或阴道少量流血为主症，故辨证中应注意腰腹疼痛的性质、程度，阴道流血的量、色、质等征象，以及出现的兼症、舌脉，进行综合分析，指导治疗。

（二）治疗原则

本病的治疗原则有安胎与助胎娩出之不同。安胎大法适于胎膜未破、腹痛无规律、阴道出血量少、宫颈无改变者，治以补肾固冲为主，并根据不同情况辅以益气、养血、清热等法，可参照胎漏、胎动不安论治，尽量延长胎龄至 34 周。遣方用药时不宜过用滋腻、温燥、苦寒之品，以免影响气血的生化与运行，有碍胎儿发育。同时注意休息、畅情志、禁房事，饮食清淡，富于营养。对胎膜已破、腹痛阵阵、规律宫缩、进入产程者，即停止保胎治疗，而当助胎儿娩出，做好抢救新生儿的准备，并预防产后感染等，以保证母子平安。

（三）安胎方药

寿胎丸（《医学衷中参西录》）加减：续断、菟丝子、桑寄生、阿胶，加党参、白术、白芍。肾系胞胎，寿胎丸补肾养血，固冲安胎，加党参、白术健脾益气安胎，再加白芍养血柔肝，缓急止痛，抑制宫缩。全方温而不燥，补而不腻，阴阳参半，气血双补，味归冲任，养胎安胎。

（四）辨证加减

若肾阴虚者，症见手足心热，面赤唇红，口燥咽干，舌红，少苔，脉细滑而数，治宜滋阴补肾，固冲安胎，方用寿胎丸加熟地黄、生地黄、山茱萸、地骨皮；阴道流血者，酌加女贞子、旱莲草。若肾阳虚，兼症见腰痛如折，畏寒肢冷，小便清长，面色晦黯，舌淡，苔白滑，脉沉细而迟，治宜补肾助阳，固冲安胎，方加艾叶、补骨脂、鹿角霜。气虚甚，伴小腹空坠、精神倦怠、气短懒言者，可再加黄芪，益气固冲安胎。兼血虚者症见头晕眼花，心悸失眠，面色萎黄，加枸杞、熟地黄补血安胎。如阴道流血，血色深红或鲜红，心烦少寐，渴喜冷饮，便秘溲赤，舌红，苔黄，脉滑数，加黄芩、生地黄、地榆、苎麻根清热凉血安胎。如因跌扑闪挫，或为劳力所伤，以致气血紊乱，冲任不固，以致腹痛、下血者，可加紫苏梗、苎麻根、当归理气和血安胎。

五、西医治疗

（一）治疗原则

对胎膜完整、母胎情况良好时，应尽量保胎至 34 周，并严密监护母胎情况，适时停止早产的治疗。孕妇出现宫缩、腹痛，但宫颈无改变，不必住院治疗，注意休息，减少活动，避免长时间站立。宫颈有改变的先兆早产者，可住院治疗。如已临产，应住院并卧床休息。

（二）抑制宫缩

先兆早产者，通过抑制宫缩治疗，可能延长妊娠时间，为胎儿发育、促胎肺成熟治疗赢得时间。抑制宫缩治疗常使用以下药物。

1. 钙通道阻滞剂　常用药物可选硝苯地平，其抗早产的作用安全、更有效。起始剂量为 20mg，然后为 10~20mg，每日 3~4 次，口服，应根据宫缩情况进行调整。并密切观察孕妇心率、血压变化。已用硫酸镁者慎用，以免血压急剧下降。

2. 前列腺素合成酶抑制剂　能抑制前列腺素合成酶，减少前列腺素合成，或抑制前列腺素释放，从而抑制宫缩。因其可通过胎盘，大剂量长期使用可使胎儿动脉导管提前关闭，导致肺动脉高压；同时有使肾血管收缩，抑制胎尿形成，使肾功能受损、羊水减少的严重副作用。故此类药物仅限在妊娠 32 周前短暂使用。

常用于抑制宫缩的前列腺素合成酶抑制剂是吲哚美辛，其是非选择性环氧合酶抑制剂，通过抑制环氧合酶，减少花生四烯酸转化为前列腺素，从而抑制子宫收缩。

用法：主要用于妊娠 32 周前的早产，吲哚美辛起始剂量为 50~100mg，经阴道或直肠给药，也可口服，然后每 6h 给 25mg，可维持 48h。

副作用：在母体方面主要为恶心、胃酸反流、胃炎等；在胎儿方面，妊娠 32 周前使用或使用时间不超过 48h，则副作用较小；否则可引起胎儿动脉导管提前关闭，也可因减少胎儿肾血流量而使羊水量减少，因此，妊娠 32 周后用药，需要监测羊水量及胎儿动脉导管宽度。当发现胎儿动脉导管狭窄时立即停药。

禁忌证：孕妇血小板功能不良、有出血性疾病、肝功能不良、有胃溃疡、有对阿司匹林过敏的哮喘病史。

3. β_2 肾上腺素能受体激动剂　用于抑制宫缩的 β_2 肾上腺素能受体激动剂主要是利托君，其能与子宫平滑肌细胞膜上的 β_2 肾上腺素能受体结合，使细胞内环磷酸腺苷水平升高，抑制肌球蛋白轻链激酶活化，从而抑制平滑肌收缩。

用法：利托君起始剂量 50~100μg/min 静脉滴注，每 10min 可增加剂量 50μg/min，至宫缩停止，最大剂量不超过 350μg/min，共 48h。使用过程中应密切观察心率和主诉，如每分钟心率超过 120 次，或诉心前区疼痛则停止使用。

副作用：在母体方面主要有恶心、头痛、鼻塞、低血钾、心动过速、胸痛、气短、高血糖、肺水肿，偶有心肌缺血等；胎儿及新生儿方面主要有心动过速、低血糖、低血钾、低血压、高胆红素，偶有脑室周围出血等。

用药禁忌证：有心脏病、心律不齐、糖尿病控制不满意、甲状腺功能亢进、严重子痫前期者。

4. 催产素受体拮抗剂　主要是阿托西班，是一种选择性催产素受体拮抗剂，作用机制是竞争性结合子宫平滑肌及蜕膜的催产素受体，使催产素兴奋子宫平滑肌的作用削弱。

用法：起始剂量为 6.75mg，静脉滴注 1min，继之 18mg/h 维持 3h，接着 6mg/h 持续 45h。

副作用轻微，无明确禁忌，但价格较昂贵。虽然各指南对药物的选择多种多样，但均一致认为阿托西班副作用小，效果明显，尤其在法国等欧洲国家被推荐为治疗早产的一线药物。

宫缩抑制剂给药疗程：宫缩抑制剂持续应用 48h。因超过 48 h 的维持用药不能明显降低早产率，但明显增加药物不良反应，故不推荐 48 h 后的持续宫缩抑制剂治疗。

宫缩抑制剂联合使用：因 2 种或以上宫缩抑制剂联合使用可能增加不良反应

的发生，应尽量避免联合使用。

5. 硫酸镁　推荐妊娠 32 周前早产者常规应用硫酸镁作为胎儿中枢神经系统保护剂治疗。循证研究证据表明，硫酸镁不但能降低早产儿的脑瘫风险（95%CI 为 0.55~0.91），而且能减轻妊娠 32 周早产儿的脑瘫严重程度。但美国食品与药品监督管理局警告，长期应用硫酸镁可引起胎儿骨骼脱钙，造成新生儿骨折，将硫酸镁从妊娠期用药安全性分类中的 A 类降为 D 类。硫酸镁使用时机和使用剂量尚无一致意见。美国妇产科医师学会及其母胎医学协会最近发表的共识，仍然推荐对产前子痫和子痫患者、< 32 孕周的早产应用硫酸镁，无明确剂量推荐，但建议应用硫酸镁时间不超过 48h。加拿大妇产科协会指南推荐孕 32 周前的早产临产，宫口扩张后用药，负荷剂量 4.0g 静脉滴注，30min 滴完，然后以 1g/ h 维持至分娩。我国指南推荐硫酸镁应用前及使用过程中应监测呼吸、膝反射、尿量（同妊娠期高血压疾病），24h 总量不超过 30g。

（三）糖皮质激素促胎肺成熟

妊娠< 35 周，一周内有可能分娩的孕妇，应使用糖皮质激素促胎儿肺成熟。主要药物是倍他米松和地塞米松，两者效果相当。所有妊娠 28~34^{+6} 周的先兆早产应当给予 1 个疗程的糖皮质激素。倍他米松 12mg，肌内注射，24h 重复 1 次，共 2 次；地塞米松 6mg，肌内注射，12h 重复 1 次，共 4 次。若早产临产，来不及完成完整疗程者，也应给药。

（四）抗感染

感染是引起早产的高危因素，应对未足月胎膜早破、先兆早产和早产临产孕妇行阴道分泌物细菌学检查（包括 B 族链球菌检查），有条件时可做羊水感染指标相关检查，阳性者选用对胎儿安全的抗生素。对胎膜早破早产者，必须预防性使用抗生素。对于胎膜完整的早产，使用抗生素不能预防早产，除非分娩在即见下生殖道 B 族溶血性链球菌检测阳性，否则不推荐应用抗生素。

（五）产科处理

1. 适时停止早产的治疗　凡宫缩进行性增强，经过治疗无法控制者；有宫内感染者；继续妊娠对母胎的危害超过胎肺成熟对胎儿的益处时，应停止早产的治疗。妊娠≥ 34 周，如无母胎并发症，应停用宫缩抑制剂，顺其自然，不必干预，严密监护母胎情况与产程。

2. 产时处理与分娩方式　早产儿尤其是 < 32 孕周的极早产儿需要良好的新生儿救治条件，故对有条件者可转到有早产儿救治能力的医院分娩。

分娩方式：大部分早产儿可经阴道分娩。产程中加强胎心监护有助于识别胎儿窘迫，尽早处理。分娩镇痛以硬脊膜外阻滞麻醉镇痛相对安全，慎用吗啡与哌替啶等抑制新生儿呼吸中枢的药物。不提倡常规会阴侧切，也不支持没有指征的产钳应用。对臀位特别是足先露者应根据当地早产儿治疗护理条件权衡剖宫产利弊，因地制宜选择分娩方式。早产儿出生后适当延长 60s 后断脐带，可减少新生儿输血的需要，大约可减少 50% 的新生儿脑室内出血。

●● 六、预防与调护

（一）一般预防

1. 孕前宣教　避免低龄（< 17 岁）或高龄（> 35 岁）妊娠；提倡合理的妊娠间隔（> 6 个月）；避免多胎妊娠；提倡平衡营养摄入，避免体重过低妊娠；戒烟、酒；控制好原发病如高血压、糖尿病、甲状腺功能亢进、红斑狼疮等；停止服用可能致畸的药物。对计划妊娠女性注意其早产的高危因素，对有高危因素者进行针对性处理。

2. 孕期注意事项　早孕期超声检查确定胎龄，排除多胎妊娠，如果是双胎，应了解绒毛膜性质，测量胎儿颈部透明层厚度，其可了解胎儿非整倍体染色体异常及部分重要器官畸形的风险。第一次产检时应详细了解早产高危因素，以便尽可能针对性预防；提倡平衡饮食，合理增加妊娠期体质量；避免吸烟饮酒。

3. 特殊类型孕酮的应用　目前研究证明，能预防早产的特殊类型孕酮有 3 种：微粒化孕酮胶囊、阴道孕酮凝胶、17α 羟己酸孕酮酯。3 种药物各自的适应证略有不同。

（1）对有晚期流产或早产史的无早产症状者，不论宫颈长短，均可推荐使用17α 羟己酸孕酮酯。

（2）对有前次早产史，此次孕 24 周前宫颈缩短，CL < 25mm 者，可经阴道给予微粒化孕酮胶囊每天 200mg 或孕酮凝胶每天 90mg 至妊娠 34 周，能减少孕 33 周前早产及围产儿病死率。

（3）对无早产史，但孕 24 周前阴道超声发现宫颈缩短，CL < 20mm 者，推荐每日使用微粒化孕酮胶囊 200mg 阴道给药，或阴道孕酮凝胶 90mg，至妊娠36 周。

4. 宫颈环扎术　主要有 3 种手术方式：经阴道完成的改良 McDonalds 术式和 Shirodkar 术式，以及经腹完成的（开放性手术或腹腔镜手术）宫颈环扎术。无论哪种手术，均力求环扎部位尽可能高位。研究表明，3 种手术的效果相当，但改良 McDonalds 术式侵入性最小，而经腹宫颈环扎术仅应用于经阴道环扎失败者。有循证证据支持，通过宫颈环扎术能减少早产发生率的适应证，仅有如下 2 种。

（1）宫颈机能不全，既往有宫颈机能不全妊娠丢失病史，此次妊娠 12~14 周行宫颈环扎术对预防早产有效。

（2）对有前次早产或晚期流产史、此次为单胎妊娠，妊娠 24 周前 CL ＜ 25mm，无早产临产症状，也无绒毛膜羊膜炎、持续阴道流血、胎膜早破、胎儿窘迫、胎儿严重畸形或死胎等宫颈环扎术禁忌证，推荐使用宫颈环扎术。但对子宫发育异常、宫颈锥切术后，宫颈环扎术无预防早产作用；而对双胎妊娠，宫颈环扎术可能增加早产和胎膜早破风险，上述情况均不推荐使用宫颈环扎术。中孕期子宫颈扩张伴或不伴羊膜囊突出的情况下，单胎无胎膜早破或绒毛膜羊膜炎建议采用 McDonalds 术式行紧急环扎术。宫颈环扎术并发症包括胎膜破裂、绒毛膜羊膜炎、宫颈裂伤、缝线移位、子宫破裂、母体脓毒血症等。

（3）宫颈环扎术后管理：使用抗生素或者预防性使用宫缩抑制剂，无论时机、指征如何，均不能增加环扎术的疗效；宫颈环扎术后不必继续超声监测宫颈长度；无并发症 McDonald 术拆线时机：推荐孕 36~37 周进行，不推荐对于计划阴道分娩的患者延迟环扎拆除至临产。对于达到或超过 39 周的择期剖宫产患者应在分娩期拆除环扎线，必须考虑 37~39 周间的自发临产可能。McDonald 环扎线可在门诊拆除。目前，对于宫颈托在预防早产或治疗宫颈短方面的作用尚存争议。最近有研究报道，对妊娠 18~22 周，CL ≤ 25mm 者，使用特殊的子宫颈托能明显减少孕 34 周前早产的风险。宫颈托通过机械性改变子宫颈朝向骶骨的方向，缓解宫颈内压力，将妊娠子宫的重量分散于阴道壁、耻骨联合后肌肉组织和道格拉斯腔。一项前瞻性对照研究显示，对多胎妊娠孕妇预防性应用宫颈托并不能降低早产，但还需进一步积累证据。目前尚无证据说明孕酮联合宫颈环扎术能提高疗效。

（4）中医药防治：对宫颈机能不全者可酌情服用补中益气汤（丸）、十全大补丸、人参养荣丸等。亦可选择针灸治疗。

第七节｜过期妊娠

平常月经周期规则，妊娠达到或超过 42 周（≥ 294 天）仍未分娩者称为过期妊娠。世界各地报道的发生率不同，目前无确切数据，但整体上呈下降趋势，下降的原因是孕 42 周前引产率的增加。准确判定孕周对于过期妊娠的诊断和处理至关重要。孕周的估算主要由两种方法，常用的就是根据末次月经来计算，这种方法简单易行，但是准确度较差。另外一种方法就是利用早孕期超声的某些指标（顶臀长、双顶径、股骨长等）来计算孕龄，这种方法准确度高，有条件者应利用这些超声指标矫正孕龄。过期妊娠会导致羊水过少、巨大儿、过熟儿综合征、胎儿窘迫、胎粪吸入综合征、新生儿抽搐、新生儿窒息及巨大胎儿，围产儿病率与死亡率升高；此外因胎儿窘迫、头盆不称、产程延长，颅骨钙化不易变形、巨大儿等，使手术产及母体产伤明显增加。需要加强胎儿状况的监测和及时的引产。

中医文献中对于过期妊娠者称为"过期不产"，又称为"懒月""过年不产""难产"等。《汉书》首载过期产案："拳夫人……［太］始三年生昭帝，号钩弋子。任身十四月乃生。"《诸病源候论·妊娠过年久不产候》中就有关于过期不产的论述："过年不产，由挟寒冷宿血在胞而有胎，则冷血相搏，令胎不长，产不以时。若其胎在胞……过时乃产。"指出其病因病机乃寒、瘀。《张氏医通》云："月数过期而不产者，属气虚"；《女科经纶》曰："妊娠十月而产，其常也。""然虽孕中失血，胎虽不堕，气血亦亏，多致逾月不产……俱是气血不足，胚胎难长故耳。凡十月之后未产者，当服大补气血之药以培养之，庶无分娩之患也。"指出了气血不足的病机及大补气血的治法，对后世治疗本病具有指导意义。

●● 一、病因病机

大多数晚期足月或过期妊娠的原因不明。但已有的研究结果认为以下因素与过期妊娠相关：包括初产妇、既往过期妊娠史、男性胎儿、孕妇肥胖、遗传因素、胎儿异常如无脑儿和胎盘硫酸酯酶缺乏、内源性前列腺素和雌二醇分泌不足而孕酮水平增高等。中医学认为本病发病主要机制分虚实，虚者多因素体气血虚弱，血虚则胞胎濡养不足，不能滑利；气虚则胞脉运行不利，无力送胎下行，以致逾期不产；实者因素多抑郁，孕后气机不利，气滞血瘀，胞脉壅阻，碍胎下行，而致逾期不产。

二、诊断与鉴别诊断

（一）诊断要点

准确核实妊娠周数，判断胎儿安危状况是诊断的关键。

1. 核实妊娠周数

（1）病史：超过预产期 2 周以上尚未临产者，应正确计算预产期，月经周期正常者，按末次月经推算预产期；月经周期不正常或叙不清者，可根据基础体温、早孕反应时间、早孕期妇科检查子宫大小、胎动时间等。

（2）辅助检查：B 超孕早期的胎囊大小和顶臀径、中期妊娠则综合胎儿双顶径、腹围及股骨长度综合计算。

此外，子宫符合足月妊娠大小，宫颈已成熟，羊水逐渐减少，孕妇体重不再增加或稍减轻应视为过期。

2. 临床表现　妊娠过期，神倦乏力，心烦不安，或时有腹痛阵作。

3. 检查　主要是胎儿胎盘功能检查。

（1）胎动计数：12h 内胎动累计数少于 10 次或逐日下降超过 50%，而又不能恢复，应视为胎盘功能不良，胎儿有缺氧存在。

（2）B 超监测：观察胎动、胎儿肌张力、呼吸运动及羊水量。羊水暗区＜2cm 应引起注意，＜1cm 胎儿危险。

（3）胎心监护仪检测：NST 有反应提示胎儿无缺氧，NST 无反应、CST 出现晚期减速，提示胎儿缺氧。

（4）羊膜镜：观察羊水颜色，了解胎儿是否因缺氧而有胎粪排出。

4. 了解宫颈成熟度　预测引产是否成功，如 Bishop 评分＞7 分引产成功率高。

（二）鉴别诊断

关键是确认妊娠是否真正过期，认真核实预产期，若平时月经周期不准，则按此推算出的预产期不可靠。

三、辨证论治

（一）治疗原则

过期不产常可导致难产，还可影响胎儿、婴儿预后。一旦确诊即应及时运用中西医方法终止妊娠。产时要严密观察宫缩、胎心音变化、产程进展，积极处理产程阻滞，做好新生儿抢救准备。

（二）中医治疗

1. 辨证要点　过期不产的主要病机是气血虚弱或气滞血瘀，治疗上应当辨清虚实，辨证主要根据伴随过期不产同时出现的兼证、舌、脉作出判断。治疗应按"虚者补之""实者泻之"的原则，以调理气血，促胎娩出为治疗大法，以补气、行气、活血为主。气血两虚过期不产者其人体质虚弱，并有头晕眼花，心悸气短，倦怠懒言，面色苍白等气血两虚的表现，治宜益气养血，活血送胎；气滞血瘀过期不产着多胸腹胀闷不舒，烦躁易怒，舌紫黯有瘀点，脉沉弦或涩。治宜行气活血，促胎产出。

2. 主用方药

开骨散（《医宗金鉴》）：当归、川芎、龟甲、妇人发。

原方治交骨不开之难产，具滋阴润燥、养血活血、开骨催生之功。

3. 辨证加减　如妊娠足月，逾期半月未产，伴头晕眼花，神疲乏力，气短懒言，心悸怔忡，面色苍白，舌淡嫩，脉细弱无力等气血虚弱者，加党参、熟地黄益气养血，濡润产道，促胎娩出。

如逾期不产，伴胸腹胀满不舒，烦躁易怒，下腹疼痛拒按，舌紫黯或有瘀点，脉弦涩有力之气滞不产者，加枳壳、厚朴宽中理气下胎。兼寒者，加肉桂，温经行血，促胎产出。

（三）西医治疗

一旦确诊，应积极终止妊娠。

1. 终止妊娠指征

（1）宫颈条件成熟。

（2）胎儿体重≥4000g 或胎儿生长受限。

（3）12h 内胎动＜10 次或 NST 为无反应型，OCT 阳性或可疑。

（4）尿 E/C 比值持续低值。

（5）羊水过少（羊水暗区＜3cm）和 / 或羊水粪染。

（6）并发重度子痫前期或子痫。

2. 终止妊娠方法

（1）促宫颈成熟：在宫颈不成熟情况下直接引产，阴道分娩失败率较高，并致剖宫产率增加。应先行宫颈成熟度评分（方法参考正常分娩），一般认为评分≥7 分者可行直接引产，评分≤7 分者应先促宫颈成熟。目前，常用促宫颈成熟的方法主要有 PCE2 阴道制剂和宫颈扩张球囊。

（2）引产：适用于宫颈条件成熟，Bishop 评分≥ 7 分者。常用静脉滴注催产素，诱发宫缩至临产。胎头已衔接者，可先行人工破膜，1~2h 后静脉滴注催产素引产。

（3）剖宫产：出现胎盘功能减退或胎儿储备能力下降，可适当放宽剖宫产指征，尽快结束分娩。剖宫产指征有：①引产失败。②产程长，胎先露部下降不满意。③产程中出现胎儿窘迫征象。④头盆不称。⑤巨大儿。⑥臀先露伴骨盆轻度狭窄。⑦高龄初产妇。⑧破膜后，羊水少、黏稠、粪染。⑨同时存在妊娠并发症，如糖尿病、慢性肾炎、重度子痫前期等。

（四）其他疗法

1. 效验方

（1）催生汤：当归 40g（另包先煎）、益母草 40g、川芎 15g、川牛膝 15g、红花 15g。

功用：活血缩宫催生。

适应证：过期妊娠。

（2）黄芪催生汤：黄芪、党参、白术、当归、川芎、生地黄、枳壳、怀牛膝、木通、甘草梢。

功用：益气催生，活血调妊。

适应证：过期妊娠。

2. 针刺

取穴：三阴交（双）、合谷（双）。

手法：针刺合谷、三阴交得气后，用电针接合谷与合谷，三阴交与三阴交，先选疏密波 20min，再改用连续波 10min。两穴相配，有补气调血下胎之效。

四、预防及调护

（1）加强宣教，使孕妇及家属认识过期妊娠的危害性。

（2）定期产前检查，及时发现异常。

（3）适时结束分娩。

（4）做好新生儿抢救及护理工作，减少并发症。

五、疗效标准

1. 治愈　催产成功，母婴安全无并发症。

2.好转　诱发宫缩，但未能自然分娩。

3.未愈　无宫缩。

●● 六、体会与探讨

过期妊娠对孕妇尤其是对胎儿是一种潜在的威胁因素，随着优生优育的推广，人们越来越重视如何防止过期妊娠及其并发症，降低围产儿死亡率。中医中药防治过期妊娠的研究取得了一定进展，临床主要应用于中药引产、针刺催生、穴位贴敷加针灸催产、按摩腹壁预防过期妊娠等，临床研究及实验证实中医药用于催产、引产，确能加强子宫收缩力，明显缩短产程。中药如红花、当归、川芎、王不留行、牛膝、益母草能提高子宫肌肉兴奋性，对子宫平滑肌均有不同程度收缩作用。但对于中药催产的机制研究欠深入，有待于进一步研究。

第八节 ｜ 母儿血型不合

母儿血型不合是孕妇与胎儿之间因血型不合而产生的同种异体免疫性疾病。胎儿由父亲遗传而获得的血型抗原恰为母亲所缺少。此抗原通过胎盘进入母体，刺激母体产生相应的免疫抗体，抗体又通过胎盘进入胎儿体内，抗原抗体结合而使胎儿红细胞凝集破坏，发生溶血。本病主要有 ABO 和 Rh 血型不合两大类，以 ABO 血型不合较多见。在所有妊娠中，有 20%~25%为 ABO 血型不合，而真正发生溶血的只有 2.0%~2.5%，因病情轻，危害小，常被忽视。我国汉族人群 Rh 阴性率为 0.28%，故 Rh 血型不合在我国少见，以少数民族如乌孜别克族、维吾尔族发病相对较多，一旦发生，则病情重，常致胎儿宫内死亡或严重的后遗症，故应重视。

中医学无此病名，以习惯性流产、死胎为主要表现者，属"滑胎""死胎"范畴；以孕期胎儿水肿或羊水过多为主要表现者，属"胎水""子满"范畴。隋代《诸病源候论》中有关于本病的描述："其母脏气有热，熏蒸于胎，至生下小儿，体皆黄"，明代《陈素庵妇科补解》提出本病以"湿热"为主要病因："妊娠受湿，其因不一。经云：地之湿气，则害人皮肉筋骨脉络……至于命门火衰，脾土虚弱，停痰聚饮，溃溢肠胃之间，久而生湿，湿久生热，此皆因于内者。内之湿热与外之湿气相并，变成黄疸。孕妇患此必至腹胀胎腐。"

一、病因病机

中医学病因为湿、热、瘀，多由母体素蕴湿热之毒，遗于胎儿，胎儿脏腑娇嫩，形气未充，脾运不健，湿热交蒸，致令肌肤发黄所致。也有因气血不和，血行瘀滞，胞胎失养，邪毒内犯而成。

西医学认为，母儿血型不合几乎均由 RhD 抗原引起，该病发病基础为胎-母输血，即来源于胎儿的 Rh 阳性红细胞经胎盘进入血型 Rh 阴性母体，诱导免疫反应并产生抗 D 抗体。再次妊娠时，抗体便可进入胎儿体内，与胎儿红细胞抗原结合，使胎儿红细胞破坏，发生溶血。因此，Rh 溶血病，一般第一胎不发病，而在第二胎时发病。分娩次数愈多，抗原进入母体的量愈多，抗体产生愈多，胎儿新生儿患病的机会愈大，病情愈重。ABO 血型的抗原广泛存在于自然界中，孕妇可以经肠道吸收而在体内产生相应抗体，故 ABO 溶血也可在第一胎时发病。母儿血型不合对孕妇无影响，对胎儿的危害取决于进入血液循环的母体免疫抗体量、胎儿红细胞与抗体结合程度以及胎儿代偿性造血能力。

二、临床表现

胎儿期可发生严重腹水、胸腔积液，甚至头皮水肿。可伴胎盘增大、增厚，绒毛及胎盘水肿，羊水过多。由于溶血而发生严重贫血，随之骨髓增生及髓外造血，造成肝脾肿大，严重者造成死胎。

母儿血型不合的新生儿出生后，出现不同程度的黄疸。ABO 血型不合者，黄疸一般较轻；Rh 血型不合造成的黄疸一般较重，如不及时处理，易发生核黄疸，造成严重的运动及智力障碍后遗症，甚至死亡。

三、诊断与鉴别诊断

（一）诊断要点

1.病史　既往有不良孕产史，如分娩水肿胎儿、巨大胎盘、死胎、流产、早产、早期新生儿死亡或出生后 24h 内出现早发性黄疸者，应考虑本病。

2.临床表现　妊娠期胎儿可出现贫血、水肿、黄疸、甚者胎死宫内、流产；分娩后，新生儿发生溶血，病情严重者因大量胆红素渗入中枢神经系统引起核黄疸，可致新生儿死亡，亦可影响神经细胞发育及其智力和运动能力，留下严重后遗症。

3.实验室检查

（1）血型：孕妇为 O 型，丈夫为 A、B 或 AB 型，母儿有 ABO 血型不合的可能；孕妇为 Rh 阴性，丈夫为 Rh 阳性者，母儿有 Rh 血型不合的可能。

（2）血清抗体及其效价：检查母体血中有无特异性的抗 A、抗 B、抗 Rh 抗体存在，有无 AB、Rh 以外的血型抗体。如有抗体应进一步检测抗体效价。

（3）羊水胆红素：在 B 超引导下行羊膜腔穿刺，抽吸羊水分析羊水中胆红素吸光度。羊膜腔穿刺一般在孕 30~32 周开始，每隔 2 周进行 1 次，或在终止妊娠前 4 周进行。

（4）彩超检查：超声测量胎儿大脑中动脉收缩期峰值流速有取代羊水穿刺的趋势，胎儿贫血时流速升高。超声检查可发现胎儿水肿：胎儿腹腔、胸腔积液；胎儿头颅双重光环（头皮水肿）、心脏扩大、肝脏肿大；胎盘实质内光点甚少（胎盘水肿），但轻度溶血时则无以上典型表现。

（二）鉴别诊断

本病应与其他原因所致堕胎、小产、死胎、滑胎相鉴别，可通过查血型、血清抗体滴度及胎儿、新生儿黄疸情况加以鉴别。

四、辨证论治

（一）辨证要点

辨证时应以全身症状作为本病的重点，参合舌脉进行辨证。孕期有少量下血、色红或腰酸腹痛、烦躁，胸闷，口腻，头晕胁胀、口干不欲饮、大便不爽、小便短黄、舌红苔薄黄腻、脉弦滑，为湿热内蕴之象；有新生儿溶血病史，孕期面红口干，喜冷饮，腹胀，心烦易怒，腰酸背胀，四肢肿胀不适，小便黄，大便秘结，舌红，苔黄燥，脉弦数，为热毒内结；有死胎及流产史，此次孕后感腹刺痛，或胀痛不适，口干喜冷饮，小便短赤，大便结，舌黯红，苔黄，脉弦涩，系瘀热互结。

（二）治疗原则

以利湿、清热、化瘀为大法。孕期重在预防流产、死胎或减轻胎儿的溶血，胎儿存活者，应注意安胎。

（三）常用方药

茵陈蒿汤（《伤寒论》）：茵陈、栀子、大黄。方中茵陈善清热利湿，栀子清热降火，通利三焦，大黄泻热逐瘀，三药合用，利湿与泄热并进，故适宜湿热内蕴证。

（四）辨证加减

若见阴道出血，上方酌加白芍、苎麻根养血安胎；脘腹胀满，胁痛者，加郁金、枳壳以疏肝行气。瘀热互结者，加赤芍、当归、益母草等；热毒甚者，加黄连、黄柏。

五、西医治疗

1. 孕期处理　早孕期产前检查时，应明确 ABO 和 Rh 血型。对于既往有严重新生儿 ABO 溶血史者行 ABO 血型抗体筛查，并通过超声检查胎盘厚度、羊水量、胎儿水肿以及胎儿大脑中动脉收缩期峰值流速，监测有无严重胎儿溶血的发生。如胎儿严重溶血，可应用免疫球蛋白、孕妇换血或胎儿宫内输血等。若发现罕见的严重胎儿贫血和胎儿水肿，在妊娠期给予相应治疗，并适时终止妊娠。Rh 阴性孕妇孕期每 2~4 周检测抗 D 抗体的滴度，对有潜在母胎输血风险的 Rh 阴性孕妇，建议孕 28 周及产后各预防性应用 1 剂 300μg 抗 D 免疫球蛋白。Rh 抗体滴度超过临界值者，提示已致敏，需动态超声评估胎儿宫内状况、胎儿大脑中动脉收缩期峰值流速值，根据孕期监测情况适时分娩。

2. 新生儿的处理　加强出生后最初几天的新生儿黄疸监测。发生新生儿病理性黄疸者及时转新生儿科治疗。

六、其他疗法

食疗：

（1）茵陈赤豆乳：茵陈 15g、赤小豆 20g、牛乳 100ml、白糖适量。用于湿热型。

（2）茵栀乳：茵陈 15g、栀子 10g、牛乳 100ml、白糖适量。用于湿热型。

七、预防与调护

（1）曾有过多次堕胎、小产、死胎或新生儿黄疸严重者，应检查夫妇双方血型及血清抗体，以早期确诊。

（2）对母儿血型不合孕妇，应按期做产前检查，并定期进行血清抗体滴度测定，如有异常，要及时处理。

（3）妊娠早期和晚期禁房事，以免耗伤肾气，损及胎元。

八、疗效标准

1.治愈　血清抗体效价降至≤1∶64，孕期未发生流产、死胎，产后未发生新生儿溶血病。

2.好转　治疗后抗体效价下降但仍≥1∶128，孕期未发生流产、死胎，产后未发生新生儿溶血病。

3.未愈　抗体效价无改变或上升，孕期发生流产或死胎，或新生儿出现核黄疸。

九、体会与探讨

现代中医家认为本病的发生是湿热蕴阻胞胎所致，湿热合病，湿郁热蒸，且热处湿中，湿居热外，湿热裹结，如油裹面，难分难解，湿不去则热不清，湿去则热不能独存，故清热利湿为治疗本病的关键，以茵陈蒿汤为主方，随证化裁。此外亦需顾护正气，治病与安胎并举。

·第十章·

妊娠合并内科疾病

第一节 ｜ 妊娠合并心脏病

妊娠合并心脏病是指妊娠妇女既往有心脏病史或妊娠期间新发心脏病，其发病率 0.5%~3.0%，在孕产妇死亡原因中居第 2 位。妊娠期心脏病包括原先存在的心脏病和妊娠后发生的心脏病。前者以风湿性心脏病及先天性心脏病居多，高血压性心脏病、二尖瓣脱垂和肥厚型心肌病少见。后者如妊娠期心肌炎、妊娠期高血压疾病性心脏病、围产期心肌病。中医学无此病名，但中医古籍中记载有相关证候、病因，如《妇科玉尺》载："妊娠有怔忡脉乱，惊悸不安，夜卧不宁，恍惚气触者"，《胎产心法》载："妊娠自三月成胎之后，两足面渐肿至腿膝，或腰以下肿，行步艰难，以致喘闷不宁"。依据妊娠合并心脏病的临床症状及体征，属于中医学"妊娠心悸""妊娠怔忡""妊娠肿胀""妊娠心痛"等范畴。

●● 一、病因病机

孕妇素体虚弱，或劳倦过度，或久病内伤，孕后气血下注胞宫以养胎，气血虚弱，心失所养，故见心悸、乏力、胸闷。或原有心脏疾患，因妊加重，心气心阳损伤，或素有肾阳虚衰，孕后精血下聚养胎，肾气化生不足，肾阳亏虚更甚，不能鼓动五脏之阳，引起心阳不振，血脉失于阳之温煦、气之鼓动，则气血运行滞涩不畅，发为胸闷、胸痛、乏力；阳虚不能化气行水，且关门不利，膀胱气化失司，水饮内停，水气凌心，故见心悸怔忡，溢于肌肤，而见水肿。其病位在心，而与脾、肾、肺密切相关。

西医学认为，妊娠期、分娩期及产褥期血流动力学变化是妊娠各种心脏病发生的生理学基础。妊娠期血容量增大，心排血量增加，心率加快，心肌耗氧量增加，显著加重心脏负担，增加心力衰竭的风险。分娩期是心脏负担最重的时期，在第一产程，子宫收缩增加周围循环阻力，血压升高。第二产程，产妇用力屏气，腹压增加及骨骼肌收缩，使周围循环阻力及肺循环阻力增加。先天性心脏病患者原有血液自左向右分流，可因肺循环阻力增加，右心房压力增高转变为血流自右向左分流，出现发绀。第三产程胎儿胎盘娩出，子宫突然缩小，胎盘循环停止，回心血量突然增加。同时腹压骤减，大量血液向内脏灌注，血流动力学急剧变化，使功能不良的心脏易在此时发生心力衰竭。产后3日内仍是心脏负担较重的时期，除子宫缩复使一部分血液进入体循环以外，组织间液也开始回到体循环，此时血容量暂时性增加，仍可能发生心力衰竭。

二、临床表现

（一）症状

（1）神疲乏力：较常见，但无特异性，与其他疾病所致的疲乏难以区分。

（2）心悸、胸闷、胸痛、发绀：活动后心悸常见。心肌炎、心包炎、心律失常的患者均可感到胸部疼痛。心绞痛往往以劳累、激动、饱餐为诱因突然发作，疼痛部位多在胸部正中，有压迫、灼热或挤压感，甚至濒死感，可放射至左肩、背部及左上臂内侧。发绀表现为皮肤、黏膜、耳轮周围、口唇鼻周、指端发紫。

（3）咳嗽喘促：咳嗽多在睡眠时或活动后加重。劳力性呼吸困难是最早出现的症状，引起呼吸困难的运动量随心力衰竭程度而减少。夜间阵发性呼吸困难，夜间入睡后因憋气而惊醒，被迫采取坐位，呼吸深快，重者可有哮鸣音，端坐休息后可自行缓解。

（4）咯血：大咯血常由于支气管黏膜下曲张的静脉破裂所致，多发生于妊娠期或者体力活动后，见于严重二尖瓣狭窄的较早期，咯血后由于肺静脉压减低而自行停止；血栓静脉炎、心房颤动或血栓脱落所致肺梗死；肺动脉高压、肺瘀血或支气管内膜血管破裂可导致反复痰中带血。

（5）肿胀：全身或下肢水肿，或伴胸腔或腹腔的积液。

（二）体征

3级以上、粗糙的收缩期杂音；舒张期杂音；严重的心律失常，如心房颤动或心房扑动、房室传导阻滞等。

三、诊断与鉴别诊断

（一）诊断要点

1.病史　妊娠前有心悸、气短，或曾有风湿热、心衰史，或曾被诊断为器质性心脏病。

2.症状　劳力性呼吸困难、夜间端坐呼吸、咯血、胸闷、胸痛等。

3. 体征　发绀、杵状指、颈静脉怒张，心脏听诊闻及舒张期 2 级以上或粗糙的全收缩期 3 级以上杂音，有心包摩擦音、舒张期奔马律和交替脉。

4. 辅助检查

（1）X 线：X 线摄片示心影增大，尤其个别心房或心室明显扩大；慢性肺静脉高压及肺瘀血时，血管影明显，血流重新分布，肺上部血管影较下部多。

（2）心电图：有严重心律失常，如心房颤动、心房扑动、三度房室传导阻滞、ST 段及 T 波异常改变等。

（3）超声心动图：显示心肌肥厚、瓣膜运动异常、心内结构畸形。

（4）心导管检查：右心导管检查可计算二尖瓣口面积、肺血管阻力及毛细血管楔压。

（二）鉴别诊断

1. 妊娠期生理性变化　可表现出心悸、气短、踝部水肿、乏力、心动过速等，可有心脏轻度扩大、心脏杂音的体征，但无器质性心脏病病史，无劳力性呼吸困难、夜间端坐呼吸、咯血、频繁胸闷胸痛，辅助检查无阳性发现。

2. 哮喘　同样有咳嗽、咳痰、胸闷、呼吸困难的表现，严重哮喘发作时呼吸费力、大汗淋漓、发绀、胸腹反常运动、心率增快、奇脉，听诊多有广泛的呼气相为主的哮鸣音。心脏彩超、肺功能检查可帮助鉴别。

四、辨证论治

（一）辨证要点

心悸怔忡，气短，胸闷不适，畏寒肢冷，面色苍白，口唇青紫，腰膝酸软或冷痛，精神萎靡，小便不利，自汗，肢体浮肿，舌淡胖，脉弱或结代，为心肾阳虚证；心悸气短，动则益甚，面色苍白或萎黄，头晕乏力，舌淡苔白，脉细弱或结代，为气血两虚证。

（二）治疗原则

治疗大法为益气养血，温阳安神，并佐以安胎。心肾阳虚者，当补气温阳；气血两虚者，宜益气和营。兼心血瘀阻者，宜化瘀通络。

（三）常用方药

（1）真武汤（《伤寒论》）：茯苓、白芍、生姜、附子、白术。

方中附子温肾助阳，化气行水，白术、茯苓健脾利水渗湿，生姜温散以佐助，白芍开阴结，诸药合用，共奏温阳利水之功。适于心肾阳虚证。

（2）人参养荣汤（《太平惠民和剂局方》）：黄芪、肉桂、人参、茯苓、白术、炙甘草、熟地黄、白芍、当归、陈皮、五味子、远志。

方中四君健脾益气，熟地黄、白芍、当归养血和营，黄芪、肉桂益气培元，鼓舞气血生长，陈皮运脾使得补而不滞，五味子、远志养心安神。适于气血两虚证。

（四）辨证加减

阳虚者，若见腰酸、腹痛者，可于真武汤中加菟丝子、杜仲、桑寄生补肾安胎；胸闷、胸痛者，加丹参、川芎活血通络。

若见心悸气短兼自汗者，可予人参养荣丸加龙骨、浮小麦敛汗；纳呆、神疲、便溏者，加山药、白术、砂仁健脾止泻。

●● 五、西医治疗

心脏病孕产妇死亡的主要原因是心力衰竭，规范的孕期保健或干预可早期发现并减少心力衰竭发生。

（一）孕期监护

1. 决定能否继续妊娠　凡有下列情况者，建议妊娠早期行人工流产终止妊娠：心脏病变严重，心功能 III 级以上，或曾有心力衰竭病史者；风湿性心脏病伴有肺动脉高压、慢性心房颤动、高度房室传导阻滞，或近期内并发细菌性心内膜炎者；先天性心脏病有明显发绀或肺动脉高压症；合并其他较严重的疾病，如肾炎、重度高血压、肺结核等。

2. 继续妊娠的监护　产科需与心内科配合，心功能 I 级、II 级的孕妇应增加产前检查次数，20 周以前至少每 2 周由心内科、产科医师检查一次，妊娠 32 周以后每周一次。除观察产科情况外，主要了解心功能代偿功能及各种症状。定期做心电图、超声心动图检查，以利于对病情做出全面评估，发现异常、有心力衰竭先兆，立即住院治疗。心功能III级或心力衰竭的处理与非孕期相同，应住院治疗，并留院等待分娩。

3. 加强胎儿监护　先天性心脏病患者的后代发生先天性心脏病的风险为 5%~8%，故应进行胎儿心脏病的筛查，发现严重复杂心脏畸形者可以尽早终止妊娠。母体患心脏病的种类、缺氧程度、心功能状况、是否出现严重心脏并发症等均可引起胎儿并发症，如流产、早产、胎儿生长受限、低体重儿、新生儿窒息和死亡等。妊娠 28 周后进行胎儿脐血流、羊水量和无应激试验等监测。

4.防治心力衰竭　孕期应保证充分休息，不宜过劳，注意调节饮食，保证合理的高蛋白、高维生素和铁剂的补充，妊娠 20 周后可酌情补充铁剂预防贫血，不应过度营养，以免体重过度增长，增加心脏负担，建议整个孕期体重增加不超过12kg。同时，还应限制盐的摄入，一般每日食盐量控制在 4~5g。并积极预防和治疗引起心力衰竭的诱因，如上呼吸道感染、贫血、妊娠期高血压疾病和其他妊娠并发症，及时治疗心律失常。要定期进行超声心动图等检查，动态观察心脏功能。一旦发生心力衰竭应多学科合作抢救。并根据心功能与心脏结构异常情况选择终止妊娠时间。

（二）分娩期与产褥期处理

1.分娩方式的选择　心脏病孕妇的分娩方式，主要取决于心功能状态及产科情况。

（1）剖宫产：以下情况应择期剖宫产终止妊娠。①心功能Ⅲ～Ⅳ级。②心功能Ⅱ级但心脏病妊娠风险分级≥Ⅲ级。③有产科指征者。术后限制液体入量和静脉输液速度，结构异常性心脏病患者围手术期预防性应用抗生素 1~2 日。

（2）阴道分娩：心功能Ⅰ级者，原则上可阴道分娩，但必须有专人负责密切监护。临产后使待产妇取半卧位，并予吸氧。严密观察心率与呼吸频率，第二产程避免增加腹压，可行手术助产以缩短第二产程。胎盘娩出后，腹部加压沙袋，催产素 10~20U 静滴或肌内注射促进宫缩、预防产后出血，密切观察血压、脉搏及阴道出血量。

2.产褥期处理

（1）曾有心力衰竭的产妇应继续服用强心药。

（2）注意体温、脉搏、呼吸及血压变化，子宫缩复与出血情况。

（3）产后卧床休息 24~72h，重症心脏病产妇应取半卧位以减少回心血量，并吸氧。如无心力衰竭表现，鼓励早期起床活动。有心力衰竭者，则卧床休息期间应多活动下肢，以防止血栓性静脉炎。

（4）心脏病妊娠风险分级Ⅰ～Ⅱ级且心功能Ⅰ级者建议哺乳，但疾病严重的心脏病产妇，即使心功能Ⅰ级，也建议人工喂养。

（5）经阴道分娩的产妇，若不宜再妊娠，可选择产后 1 周内施行输卵管绝育术。

六、其他疗法

（一）食疗

（1）猪心 1 个、酸枣仁 15g，炖服。

（2）莲子 15g、枸杞子 15g、当归 6g、黄芪 15g、猪瘦肉 30g，炖服。

（3）黄芪 6g、党参 6g、当归 3g、炙甘草 3g，代茶饮。

（二）针灸治疗

（1）取穴神门、内关、心俞，针刺用补法。

（2）心衰时取穴人中、中冲，针刺用泻法。

（3）耳针：耳穴心、内分泌。

七、预防与调护

（1）若为器质性心脏病患者，孕前积极治疗，排除妊娠禁忌方可试孕。

（2）孕期慎起居，避风寒，适劳逸，畅情志。

（3）不吃辛辣等刺激性食品，多食粗粮及新鲜蔬菜、水果，防止因用力排便而增加心脏负担。

（4）分娩时应给产妇人文关怀，消除紧张情绪，实行无痛分娩，尽量缩短产程。

（5）产后注意寒湿适宜、避免情志刺激，保证充分休息并严密监护。

八、疗效标准

1. 显效　症状、体征基本消失，心功能明显改善。

2. 有效　症状、体征减轻，或心功能改善，病情好转。

3. 无效　症状、体征无变化。

九、体会与探讨

现代医学治疗妊娠合并心力衰竭，主要是以利尿剂、洋地黄等对症治疗为主，虽可取效，但副作用大。中医学以整体观念、辨证论治为指导，求因治本，在妊娠期发生心力衰竭时，配合中药治疗，可收到明显效果。中医学认为其病机为心气衰弱，气血不足，阴阳失调，津液输布紊乱。心气虚而渐致心阳亦虚，心气心阳俱虚则鼓动血液无力，致使血流迟缓或瘀滞形成瘀血，或气阳两虚水液失于温化输布，留聚体内形成水饮。当瘀血与水饮形成后，更伤心气心阳，使之更虚，病情愈加严重，终致本虚而标实的心力衰竭。

第二节 | 妊娠合并糖尿病

妊娠期间的糖尿病分为糖尿病合并妊娠（diabetes in pregnant, DIP）和妊娠糖尿病（gestational diabetes mellitus, GDM）。DIP 包括孕前已诊断的糖尿病和妊娠期间首次诊断的糖尿病，GDM 是妊娠前糖代谢正常，妊娠期间才出现糖尿病。

妊娠合并糖尿病属高危妊娠，尤其病情较重、血糖控制不良者，对母儿影响极大。DIP 发生妊娠期高血压疾病的可能性较无糖尿病孕妇高 2~4 倍，孕妇易发生感染，甚至诱发酮症酸中毒导致死亡，羊水过多的发生率较正常孕妇多 10 倍，难产、手术产概率增高，当糖尿病伴有微血管病变尤其合并肾脏病变时妊娠高血压及子痫前期发生率可高达 50% 以上；高血糖可使胚胎发育异常，胎儿宫内发育受限发生率 25%~42%，巨大胎儿发生率高达 33%~69%，胎儿畸形发生率为正常妊娠的 7~10 倍，流产发生率达 15%~30%，早产发生率达 10%~25%，甚或胎儿窘迫和宫内死亡。新生儿呼吸窘迫综合征发生率增高，新生儿容易发生低血糖，严重时可危及新生儿生命。

糖尿病属于中医"消渴病"，中、西医高度一致认为是以多饮、多食、多尿、形体消瘦，尿液含糖为主症的疾病。《黄帝内经》不仅有消渴病病名、症状的记载，还有病因病机的详细论述，如《素问·奇病论》载："此人必数食甘美而多肥也，肥者令人内热，甘者令人中满，故其气上逆，转为消渴。"《黄帝内经》还根据其病因、症状等的不同而有消瘅、膈消、肺消、消中等名称的记载。《金匮要略》立"消渴病"专篇论述，嗣后医籍多立消渴病专病或专篇论述，历经数千年的临床实践，理法方药俱备。消渴病合并妊娠临床同样以多尿、多饮、多食、乏力、消瘦为典型表现，但妊娠引起糖尿病发病初期可无明显症状。

●● 一、病因病机

妊娠期的特殊生理状态是消渴病的发病诱因。《沈氏女科辑要》载："妊娠病原有三大纲，一曰阴亏，人体精血有限，聚以养胎，阴分必亏。二曰气滞，腹中增一障碍，则升降之气必滞。三曰痰饮，人身脏腑接壤，腹中骤增一障碍，脏腑之机栝为之不灵，津液聚为痰饮。"《灵枢·五变》载："五脏皆柔弱者，善病消瘅"，指出素体虚弱是其发病的内在依据。又载"怒则气上逆，胸中蓄积，血气逆流……转而为热，热者消肌肤，故为消瘅"，明示情志失调是其诱因。《丹溪心法·消渴》载："酒而无节，酷嗜炙煿……于是炎火上熏，脏腑生热，燥热炽盛，津液干焦，渴饮水浆而不能自禁"，指出饮食不节也是本病之因。孕期母体阴血聚于子宫以养胎儿，"阴血偏虚，阳气偏旺"是其常态，如孕妇素体阴虚，精血不足，加之"因孕重虚"，若过食辛辣厚味、情志不舒则更增火热，房事不节则耗伤阴精，终致阴血益虚，火热益盛，酿成本病。阴虚燥热，阴虚津少则口渴引饮不能自止；肺肾阴虚，治节无权则多尿；胃阴不足，胃火炽热则消谷善饥，阴液不足，形体失养，加之热消肌肉则形瘦，而酿成消渴病。或孕前原有糖尿病，"因孕重虚"而发。故妊娠期母体内环境的变化、素体脏腑功能虚弱、阴阳气血的偏盛偏衰为内因，致病因素如外感六淫、饮食不节、情志不调、劳欲过度等共同导致了妊娠糖尿病的发生。其发生阴虚为本，燥热为标。以其阴虚可生内热，热复可伤精，还可耗气，同时多尿亦可伤精，以致病情反复，因果相干而可发展为气阴不足，阴损及阳。

　　西医也同样认为妊娠合并糖尿病与孕期特殊生理密切相关。虽然病因还不明确，但与孕期胎儿的不断发育对葡萄糖的需求增加，母体因妊娠原因、激素的变化影响糖的利用、再吸收、排泄、胰岛素分泌等，以致发生糖代谢紊乱有关，其学说与中医"因孕重虚"致病说有异曲同工之义。

●● 二、临床表现

　　糖尿病典型的临床主症以多饮、多食、多尿之"三多"症著称。中医的描述更为形象：烦渴引饮、消谷善饥、小便频数、如膏如脂、形体消瘦等。而妊娠合并糖尿病，若是糖尿病合并妊娠，孕前即有程度不同、轻重不一的"三多"表现，妊娠后症状可加重。而妊娠合并糖尿病 90% 以上为妊娠期发生的糖尿病，即因妊娠而发，多数发生在妊娠中期，发病早期常可无明显症状，常常是在常规孕期检查中被发现。随病情的发展而逐渐出现不同程度的"三多症"，病情严重者可并发诸如：疮疖、痈疽、目翳、耳聋、水肿、子痫及心肝肾损害等，严重影响母体健康。同时也可并发羊水过多、胎萎不长，甚至堕胎、小产、死胎等。

●● 三、诊断与鉴别诊断

（一）诊断

1. 病史 孕妇年龄＞35岁，妊娠前体重超重或肥胖，糖耐量异常史，多囊卵巢综合征、糖尿病家族史，既往不明原因的死胎、死产、流产史，巨大胎儿分娩史，本次妊娠发现胎儿大于孕周、羊水过多、反复外阴阴道假丝酵母菌感染者，应警惕合并妊娠糖尿病。

2. 糖尿病合并妊娠（DIP）的诊断

（1）妊娠前已确诊为糖尿病的患者。

（2）妊娠前未进行过血糖检查的孕妇，尤其存在糖尿病高危因素者，如肥胖（尤其重度肥胖）级亲属患2型糖尿病、GDM史或大于胎龄儿分娩史、多囊卵巢综合征患者及妊娠早期空腹尿糖反复阳性，首次产前检查时应明确是否存在娠前糖尿病，达到以下任何一项标准可诊断。

1）空腹血糖≥7.0mmol/L。

2）75g口服葡萄糖耐量试验：服糖后2h血糖≥11.1mmol/L。

3）伴有典型的高血糖或高血糖危象症状，同时任意血糖≥11.1mmol/L。

4）糖化血红蛋白（HbA1c）≥6.5%（不推荐妊娠期常规用HbA1c进行糖尿病筛查）。

（3）空腹血糖在5.6~7.0mmol/L诊断为妊娠合并空腹血糖受损，予饮食指导，妊娠期间不做75g OGTT实验。

3. 妊娠糖尿病（GDM）的诊断

（1）推荐医疗机构对所有尚未被诊断为DIP或GDM的孕妇，在妊娠24~28周及28周后首次就诊时行75g OGTT：空腹及服糖后1h、2h的血糖值正常值应分别低于5.1mmol/l、10.0mmol/L、8.5mmol/L。任何一个血糖值达到或超过上述标准即诊断为GDM。

（2）孕妇具有GDM高危因素或者医疗资源缺乏地区，建议妊娠24~28周首先检查空腹血糖，若≥5.1mmol/L，可以直接诊断GDM，不必行75g OGTT。

（二）鉴别诊断

瘿病之阴虚火旺证：以情绪激动，多食易饥，形体日渐消瘦，心悸，眼突，颈部一侧或两侧肿大为特征。其中的多食易饥、消瘦，类似消渴病的中消，但眼球突出，颈前生长瘿肿则与消渴病有别，且无消渴病的多饮、多尿、尿甜等症。

四、辨证论治

（一）辨证要点

妊娠合并糖尿病临床以"三多"症为主要表现，其证以阴虚为主，但随病情与病程的进展其证也有不同的变化。若伴口干咽燥、渴喜引饮、心烦寐差、舌质红、脉细数者证属阴虚津少；伴神疲乏力、舌红苔黄、脉细数者，为气阴两虚；消谷善饥、口苦苔黄、脉滑数等症明显者为胃火旺盛；伴腰膝酸楚、口干舌红等症者，为阴虚及肾；伴神疲乏力、畏寒肢冷、腰膝酸楚、小便清长、大便溏薄、舌质红、脉沉细数者，为阴损及阳。

（二）治疗原则

消渴病其证阴虚为本，燥热为标，故清热润燥、养阴生津为本病的治疗大法。两者互为因果，常因病程长短及病情轻重的不同，而阴虚和燥热之表现各有侧重。同时治病应与安胎并举，密切观察胎儿的变化，注意保养胎元。本病阴虚为本，津液不足，可致脏腑经络失养，燥热为标，热不仅耗气伤精，同时还灼津腐肉，致阴液黏稠，血不畅行，血脉瘀滞等，而易并发耳聋、眼疾、劳嗽、痈疽等症，治疗还应针对具体病情，酌情兼以活血化瘀、清热解毒、健脾益气、滋补肾阴、温补肾阳等法。

（三）主用方药

1. 增液汤（《温病条辨》）　生地黄、麦冬、玄参。

具滋阴清热，润燥通便之功。

2. 白虎汤（《伤寒论》）　生石膏、知母、粳米、甘草。

具清热生津之效。

（四）辨证加减

妊娠合并糖尿病早期仅见口干、心烦、便结、舌红者，治以滋阴清热，用增液汤常服即可；若见烦渴引饮、消谷善饥、小便频多，大便燥结，舌红苔黄者，宜用白虎汤清解阳明之热；伴神疲乏力、气短懒言，脉虚细者，为气阴不足，治宜以增液汤合生脉饮（《内外伤辨惑论》）：人参、麦冬、五味子益气养阴；见神疲肢楚，或肢体肿胀、大便稀溏者，去生地黄，加白术合人参（或党参）健脾益气；见头晕耳鸣、腰膝酸楚、畏寒肢冷、小便频多、舌质红、苔薄白、脉沉细等症者为阴虚及阳，治宜滋肾温阳，可用左归丸《景岳全书》（熟地黄、山茱萸、山药、枸杞子、川牛膝、鹿角胶、龟甲胶）去川牛膝加减治疗，以其方有鹿角胶、龟甲胶二胶血肉有情、阴阳双补，较之草木更胜一筹；并发雀盲眼花、耳鸣耳聋者，可用杞菊地黄丸滋养肝肾；并发疮疖、痈疽者，在养阴基础上加清热解毒之品，或加用五味消毒饮；如若并发产科疾病，如羊水过多、妊娠期高血压疾病等，则参照产科疾病处理。

五、孕期管理

（一）糖尿病孕妇的血糖管理

妊娠期血糖控制目标：GDM 患者妊娠期血糖应控制在餐前及餐后 2h 血糖值分别 ≤ 5.3mmol/L 和 6.7mmol/L；夜间血糖不低于 3.3mmol/L；妊娠期 HbAlc 宜 < 5.5%。DIP 患者妊娠早期血糖控制勿过于严格，以防低血糖发生；妊娠期餐前、夜间血糖及 FPG 宜控制在 3.3~5.6mmol/L，餐后峰值血糖 5.6~7.1mmol/L，HbA1c < 6.0%。经过饮食和运动管理，妊娠期血糖达不到上述标准时，应及时加用胰岛素或口服降糖药物控制血糖。当指出营养治疗和体育运动不足以维持正常血糖水平时，需启动药物治疗，可用于妊娠期间血糖控制的胰岛素包括：常规胰岛素、中性鱼精蛋白锌胰岛素、门冬胰岛素、赖脯胰岛素和地特胰岛素。目前二甲双胍、格列苯脲尚未纳入中国妊娠期治疗糖尿病的注册适应证，在患者知情同意基础上，部分孕妇可谨慎使用。

（二）产前监测

孕前患糖尿病者妊娠前应尽量将糖基化血红蛋白控制在 6.5% 以内，以降低胎儿先天性畸形发生风险，妊娠后每周检查一次直至妊娠第 10 周，以后每两周检查一次，妊娠 32 周以后应每周产前检查一次。DIP 患者，妊娠早、中、晚期至少监测 1 次糖基化血红蛋白水平。GDM 患者每 2~3 个月监测 1 次糖基化血红蛋白。二者均需根据血糖情况调整血糖监测频率，定期检查孕妇肾功能、眼底检查，注意孕妇血压、水肿、尿蛋白、尿酮体等情况；注意胎儿生长、神经系统及心血管系统发育情况。

（三）营养及运动管理

1. 饮食建议　低体重者（BMI < 18.5kg/m²）热量摄入为 35~40kcal/kg（1kcal=4.18kJ，按理想体重计算，下同）；正常体重者（BMI 18.5~24.9kg/m²）

摄入 30~35kcal/kg；超重者（BMI：25~29.9kg/m^2）摄入 25~30kcal/kg；肥胖者（BMI ≥ 30kg/m^2）其总热量的摄入较孕前减少 30%，但孕早期每天不应低于 1600kcal，孕晚期每天不低于 1800kcal。同时，建议每日碳水化合物占摄入总热量的 35%~45%，且碳水化合物摄入量不少于 175g。为更好地控制血糖水平，应将碳水化合物适当分配在 3 次正餐及 2~4 次加餐中（晚上加餐有助于预防夜间酮症的发生）。此外，患者应选用升糖指数低、纤维含量高的食物。对于糖尿病肾病患者，建议蛋白摄入量需降至 0.6~0.8g/kg（按理想体重计算）。

2. 体育活动方面建议　每餐后 30min 进行中等强度的运动，可选择快走或者上臂锻炼；孕前进行体育锻炼的孕妇，鼓励孕后坚持锻炼。

（四）分娩时间及方式

妊娠 38~39 周时，如果孕妇存在血糖控制差、依从性低、既往有死胎史及血管疾病等情况，应根据胎儿情况选择终止妊娠的方式，胎儿体重为 3800~4000g 或者大于胎龄儿可引产，胎儿体重大于 4250g，则放宽剖宫产术指征；如果孕妇无上述血糖等情况，且胎儿体重＜3800g 或评估为适于胎龄儿，可继续妊娠至 40~41 周。

（五）分娩期处理

1. 一般处理　注意休息、镇静，给予适当饮食，严密观察血糖、尿糖及酮体变化，及时调整胰岛素量，加强胎儿监护。

2. 阴道分娩　临产时情绪紧张及疼痛可使血糖波动，胰岛素用量不易掌握，严格控制产时血糖水平对母儿均十分重要。临产后仍采用糖尿病饮食，产程中一般应停用皮下注射胰岛素，根据产程中测得的血糖值维持小剂量胰岛素静脉输液。

3. 剖宫产　术前 1 天睡前正常使用中效胰岛素，手术当天停用早餐前胰岛素，根据其空腹血糖水平及每日胰岛素用量改为小剂量胰岛素持续静脉滴注，术中血糖控制在 6.7~10.0mmol/L。术后每 2~4h 测 1 次血糖，直到饮食恢复。

4. 产后处理　大部分 GDM 患者在分娩后即不再需要使用胰岛素，仅少数患者仍需胰岛素治疗，胰岛素用量应减少至分娩前的 1/3~1/2，并根据产后空腹血糖值调整用量。产后 6~12 周行 OGTT 检查，若仍异常，可能为产前漏诊的糖尿病患者。

5. 新生儿出生时处理　无论出生时状况如何，均应视为高危新生儿，尤其是妊娠期血糖控制不满意者，需给予监护，注意保暖和吸氧，尽量母婴同室，重点防止新生儿低血糖，应在出生后 30~60min 初次喂养，至少 2~3h 喂养一次，初次喂养后（出生后 1.5h 内）以及出生后 24h，每 3~6h 监测 1 次喂养前血糖。连续

2 次以上血糖正常方可停止监测，但仍需关注新生儿一般情况。

●● 六、预防与调护

（1）增强体质：《黄帝内经》指出"五脏柔弱，易病消瘅"，因此增强体质是预防妊娠病包括糖尿病在内的所有妊娠病的要着。

（2）孕前应进行健康体检、优生优育等相关检查，以评估是否适合妊娠。尤其对有糖尿病家族史、多囊卵巢综合征病史、妊娠期高血压疾病史、不良孕史、羊水过多史等，更应做好孕前相关检查，积极治疗相关疾病，进行妊娠前的评估。

（3）对孕前患有糖尿病者，应评估糖尿病的严重程度，对未经积极治疗病情不稳定的糖尿病患者，建议避孕，不宜妊娠，因妊娠可能使病情复发与加剧。

（4）合理饮食：合理安排饮食有助于患者更好地控制血糖，不要盲目进补，不能恣饮。

（5）锻炼身体：孕期安排适合的体育活动，不宜静卧。

（6）严格产前检查，及时把握病情变化。孕期全程不仅需要妇产科医师跟踪指导，还要有内科医师协助。

●● 七、疗效标准

1. 治愈　妊娠糖尿病经治疗后临床症状消失，各项生化指标符合正常；糖尿病合并妊娠者，经治疗临床症状与各项生化指标恢复至孕前水平。

2. 好转　治疗后临床症状改善，空腹血糖≤8.3~7.2mmol/L，餐后2h血糖＜10.0~8.3mmol/L（150mg/dl），24h 尿糖定量＜25.0~10.0g，或血糖、24h 尿糖定量较治疗前下降 10%~30%。

3. 未愈　治疗后症状无明显改善，血糖、尿糖下降未达上述标准。

●● 八、体会与探讨

妊娠合并糖尿病对胎儿与母体都存在较大的风险。糖尿病顾名思义即尿中含有糖，古人即从患者的尿招致蚂蚁吸食的现象发现尿中含糖。其临床表现个体有一定的差别，尤其是因妊娠而首次发病者，早期可能没有明显的症状，常常在常规检查中发现，因此，不要轻视与忽略妊娠期尿常规的检查。

根据病情的轻重、个体临床症状的不同，消渴病《黄帝内经》又有"消瘅""膈消""消渴""肺消""消中"等病名，后世医家根据临床主症的差别有"上消""中消""下消""三消"等病名。《灵枢·五变》载："五脏皆柔弱者。善病消瘅"，强调"五脏柔弱"在发病中的意义，对饮食不节、情志失调等致病因素也有论述。自《金匮要略》立消渴病专篇论述以后，多数医籍亦多立专病以讨论其病因病机及治疗。消渴病以消渴善饥、小便频多、如膏如脂、形体消瘦为主症，古医籍还记载了并发症，诸如"雀目""目翳""耳聋""水肿""疮疖""痈疽"等，可谓详尽。发病与妊娠期"脏气本弱，因孕重虚"密切相关。"人身精血有限"，孕期阴血聚于子宫以养胎，生理上阴血不足，阳气偏盛。若"脏气本弱"，阴血不足，两虚相得，阴液不足，气火偏旺，则口干舌燥；胃阴不足，胃火盛则消谷善饥、形体消瘦；肺肾阴虚，精少气弱，摄约无权则小便频多等。故本病"阴虚为本，燥热为标"。治疗以滋阴清热为主，滋阴以增液汤加减，清热以白虎汤为首选，但随病情发展，常见气阴两虚、阴阳俱虚、虚实夹杂等复杂证，临床应随机应变，并注意顾护胎儿、调饮食、忌房事、适劳逸。

第三节 | 妊娠合并贫血

妊娠期间出现神疲乏力、面色萎黄、头晕心悸、四肢酸楚等，检查提示外周血红蛋白（Hb）或红细胞总数降低，血细胞比容下降者，称为妊娠期贫血。根据世界卫生组织的标准，妊娠期 Hb < 110g/L 及血细胞比容 < 0.30 即可诊断为妊娠期贫血。据资料表明，50% 以上孕妇合并贫血，我国妊娠 3 个月以上孕产妇发病率为 19.28%。而最常见的为缺铁性贫血，约占妊娠期贫血 95%。

妊娠期贫血可致子宫缺血缺氧、胎盘灌注及氧供应不足，易引起死胎、死产、早产、胎儿生长发育受限、新生儿缺氧等问题。不同程度的贫血影响不尽相同，轻度贫血对孕妇影响不大，而中、重度贫血孕妇可因心肌供氧不足而导致心力衰竭；胎盘缺血可导致妊娠期高血压疾病；抵抗力低下致感染发生率升高；产时、产后出现失血性休克概率高。因此加强围产期保健，注意孕期营养，及时纠正贫血，则母婴预后佳。

祖国医学虽无"妊娠合并贫血"的病名记载，但古医籍相关记载众多，诸如临床表现、病因病机、治疗方药、对母儿及产后的影响等一应俱全。早在张仲景《金匮要略·妇人妊娠病脉证并治二十》载："妇人妊娠，宜常服当归散主之"，又"妊娠常服即易产，胎无疾苦，产后百病悉主之"。汪近垣注释："妊娠血以养胎，血为胎夺，虚而生热，是其常也。宜常服，谓不病亦宜常服也。当归、芍药一动一静以养血，川芎调达肝阳，黄芩清热和阴，白术健脾胜湿，酒服方寸匕从血分以和其肝脾也。"其在第 10 条：妊娠养胎，白术散主之。文下又注："养胎之要首重肝脾，肝为生血之源，土为万物之母……肝脾之阴阳和，则生机勃然矣。"同时，《金匮要略》还立胶艾汤、当归芍药散诊疗血虚妊娠腹痛。《金匮要略》开创了妊娠期贫血的生理病理论及其证治与对胎儿的影响预后。嗣后历代医家多宗此说，并有所发挥。《诸病源候论》除论妊娠，所涉及将产、难产、产后诸疾多从血虚立论。《妇人大全良方》载："胎不长乃因脏腑衰损，气血虚羸。"《傅青主女科》载："血荫乎胎，则血必虚耗""血乃阴水所代，血日荫胎，取给刻不容缓，加减四物汤治之。"《妇科玉尺》载："盖胎之所以不安者，除一切外因，总由气血虚，不能荣养胎元所致。"《血证论·胎前门》载："子悬之证，因母血虚，胎失所养，宜大补气血，炙甘草汤主之。""子烦者，血虚也。""子痫者，血虚，风邪入肝所致。"皆指出血虚可以导致妊娠期许多疾病的发生。"妊娠血虚"的论述，其与西医对该类疾病的描述十分相似。《竹林女科·安胎门》载："妊娠通身酸懒，面色青黄，不思饮食，精神困倦，形容枯槁，此血少无以养胎也，宜四物汤。"记载了妊娠期贫血的临床表现及治疗。中医对妊娠期贫血的病因病机、临床表现、治则、方药，对胎儿、产后的影响及预防有如此完整的记载，而且切合临床、与西医也可相通，可以窥见古代中医产科之辉煌。

现代医家对发病人群、病因、发病率进行普查，预防在前，提前干预，体现了我国政府对孕产妇的高度重视。中医治疗妊娠期贫血注重整体、突出个性、治病求本、毒副作用少、疗效可靠，为临床首选。

●● 一、病因病机

养胎者，血也。"血聚养胎，血为胎夺"是妊娠期贫血的中医生理病理观。"脏气本弱，因孕重虚"是发病的内因。素体不足，气血精血亏虚，因孕重虚，则母胎失养；或素体脾虚，饮食伤脾，脾虚化源不足，气血来源不足；或严重的恶阻，偏食、营养不良，气血不足，以致脏腑、胎儿失养。正如《傅青主女科》曰："盖脾统血、肺主气，胎非血不荫；脾健则血旺而荫胎……积而成浮肿症，非由脾肺之气血虚而然耶。"又《景岳全书·妇人规》云："凡妊娠之数堕胎者……血虚则灌溉不周。"《胎产心法》说："孕妇有素常虚弱……用力太早，及儿将出，母已无力，令儿停住，产户干涩，产亦艰难。"说明妊娠期贫血可导致胎儿宫内发育迟缓、胎死宫内、妊娠肿胀、妊娠眩晕、胎漏、胎动不安，甚至堕胎、小产及难产。

脏腑为气血生化之源，心主血、肝藏血、脾统血、肾藏精，精化血。若素体不足，加之孕后调护不慎，如嗜食偏食，饮食不节，可伤脾胃；忧思劳倦伤心脾；抑郁伤肝；房劳伤肾等，皆可致肝脾肾虚损，而致气血不足，阴血虚少，胎元失养。亦可因孕期感染淫邪，发热伤阴血，或患失血性疾病而致血虚不荣。

●● 二、临床表现

妊娠合并贫血，早期可无明显不适，或仅见神疲乏力。随着病情的进展，孕期的增加，可出现不同程度的头晕眼花、心慌心悸、气短神疲、纳少肢楚，甚或腰膝酸软，口干低热。面色萎黄或㿠白，眼睑水肿，下肢轻浮，爪甲不荣。再生障碍性贫血临床还可见出血与感染症。舌质淡白、淡红，舌苔薄白或少苔。

●● 三、诊断与鉴别诊断

（一）诊断

1. 病史　孕前或有贫血史；应询问家族有无血液病史，孕前有无慢性疾病史，胃肠功能紊乱史，饮食习惯，月经过多、崩漏、流产史及其他慢性失血疾病，恶阻病史等。

2. 检查　血液检查是诊断本病的重要依据。由于妊娠期血液系统的生理变化，妊娠期贫血的诊断标准不同于非妊娠妇女。世界卫生组织的标准是：孕妇外周血象血红蛋白低于110g/L及血细胞比容小于0.30时即可诊断为妊娠期贫血。根据血红蛋白的水平分为轻度贫血（100~109g/L）、中度贫血（70~99g/L）、重度贫血（40~69g/L）和极重度贫血（＜40g/L）。

（二）鉴别诊断

不同原因引起的贫血之间的鉴别：妊娠缺铁性贫血、巨幼红细胞性贫血、再生障碍性贫血，均以实验室检查的标准为主要鉴别点。

妊娠肿胀：单纯的妊娠肿胀以水肿为主要表现，未见贫血的征象；而本病以贫血征象为主，如乏力、头晕、心悸、气短等。

妊娠合并心脏病：主要以心脏器质性病变的表现，心脏检查有助于诊断。

四、辨证论治

（一）辨证要点

临床症见面色萎黄，四肢倦怠，乏力，口淡纳差，腹胀便溏，或见眼睑水肿，下肢轻浮，或腹胀下坠，舌淡胖，苔薄白，脉细缓无力等为气血虚弱；若面色无华，心悸气短，失眠多梦，头昏眼花，纳少脘胀，唇甲色淡，舌淡苔少，脉象细弱证属心脾血虚。若见头晕耳鸣，腰膝酸楚、下肢水肿，或口干，手足心热，舌质淡红或舌质红，脉细数者为肝肾阴血虚。

（二）治疗原则

"血聚养胎，血为胎夺"，本病以"血虚"为主，以血生于气，肝藏血、脾为气血生化之源，肾藏精，为血之源，精之本，故治疗以健脾益气、补血养肝、滋阴益肾为大法，兼以宁心安神，清热安胎。同时注意调整饮食。

（三）主用方药

1. 当归散（《金匮要略》） 当归、白芍、白术、川芎、黄芩。

本方具养血、清热、安胎之功，妊娠宜常服。当归、白芍、川芎养血调肝、黄芩、白术健脾清热，朱丹溪谓其安胎圣药。

2. 圣愈汤（《兰室秘藏》） 黄芪、人参、熟地黄、当归、白芍、川芎。

方中黄芪、人参益气以生；血为气母，熟地黄、当归、川芎、白芍四物汤补血益气，气血两旺，胎养有源。或以党参替人参。适于气血两虚者。

（四）辨证施药

气血虚，头晕、心悸、寐差者可于圣愈汤中加入酸枣仁、龙眼肉、远志以宁心安神；亦可选归脾汤（《脾胃论》）加减治疗；神疲乏力、纳少脘胀，因脾虚运化失职，生血不足者，加白术、怀山药健脾生血，也可选用八珍汤（《太平惠民和剂局方》）加减；头晕眼花、口干烦躁、腰膝酸楚者可于当归散去川芎，加女贞子、枸杞子、墨旱莲、山茱萸、地骨皮等；兼头晕耳鸣，腰膝酸楚者加枸杞子、熟地黄、怀山药、山茱萸补肝肾益精血；贫血甚者，应于诸方中加阿胶。同时，各证中均应加续断、菟丝子、杜仲等以益肾安胎。因贫血导致妊娠期其他疾病者应兼以治病安胎。

五、西医治疗

（1）加强营养：孕期多食肉、蛋、乳制品、新鲜蔬菜、水果以利补充维生素。

（2）补充铁剂：对缺铁性贫血者主以补铁治疗，以口服给药为主，如硫酸亚铁 0.3g，每日 3 次，合维生素 C 0.3g，可促进铁的吸收。或口服多糖铁，每日 1 片。对重度贫血或口服铁剂有严重胃肠道反应者，可注射铁剂治疗，如右旋糖苷铁每日 25mg 肌内注射或蔗糖铁每次 100~200mg，每周 2~3 次。

（3）补充叶酸及维生素 B_{12}：对巨细胞性贫血者用叶酸 5mg，每日 3 次，或每日肌注叶酸 15mg，直至症状消失。维生素 B_{12} 100μg 肌内注射，连续 2 周后改为每周 2 次，直至血红蛋白恢复正常。

（4）输血：对重度贫血者可视病情少量、间断输鲜血或浓缩红细胞。再生障碍性贫血还可输入白细胞和血小板。

（5）产时与产后的处理：严密观察产程，缩短第二产程，预防产后出血与感染。

（6）再生障碍性贫血：在病情未缓解前应避孕，若已妊娠，在孕早期应做好输血准备的同时行人工流产。中、晚期妊娠者注意休息，加强营养，左侧卧位，间断、少量、多次输血。注意预防出血与感染。

六、其他疗法

（一）饮食治疗

1.杞枣糯米粥　枸杞子 20g，大枣 5 枚，糯米 100g，加水适量煮熟食用。可健脾养血。

2.乌鸡虫草汤　乌鸡 1 只，冬虫夏草 5g，药纳鸡腹，加水适量，炖熟食用。可补肾益气，养血益精。

3.山药枸杞粥　怀山药 100g，枸杞子 20g，粳米 50g，加水适量，共煮为粥，常服，可健脾益肾养血。

（二）中成药

1.归脾丸　健脾益气，养血宁心。每日 2 次，每次 6g，温开水送服。

2.八珍丸　健脾补血。每日 2 次，每次 6g，温开水送服。

3.人参养荣丸　益气补血，养心安神。每日 2 次，每次 6g，温开水送服。

4.阿胶口服液　补血益精安胎。每日 2 次，每次 10ml，口服。

七、预防与调护

（1）孕前应酌情进行健康检查，发现贫血，应明确病因，先行治疗，待贫血治愈后再议妊娠。对再生障碍性贫血不建议妊娠。

（2）调饮食：孕期应随孕月增加营养，合理安排猪瘦肉、鸡蛋、乳制品及新鲜蔬菜、水果等富含蛋白质与维生素的食品，常食黑木耳、紫菜、海带、香菇等含铁高的食物，还有猪肝，少食生冷伤胃碍脾及辛辣煎炸之品。

（3）适劳逸：孕期不宜过度操劳，以免耗损气血，保持健康的生活方式，不要熬夜，保证充足的睡眠。适度活动，使气血调和。

（4）和情志：孕期应保持心情愉悦，使气机调畅，气能生血，气血调和，血聚养胎。

（5）严格产前检查，及时发现病情，及时治疗。

八、疗效标准

1. 治愈　临床症状消失，外周血象、血清铁浓度、骨髓象检查正常，胎儿发育正常。

2. 好转　临床症状改善，外周血象、血清铁浓度、骨髓象检查相关指标较治疗前有好转，但未达到正常水平，胎儿发育基本正常。

3. 未愈　临床症状无改善，相关检查与治疗前相似。

九、体会与探讨

贫血是妊娠期常见的并发症，据 WHO 统计 50% 以上孕妇合并贫血，但同时也属高危妊娠，在贫血严重的地区是孕产妇死亡的重要原因，因为贫血可导致贫血性心脏病、妊娠期高血压疾病、妊娠期高血压疾病性心脏病，容易发生产后出血、产褥感染。胎儿供养不足，容易造成胎儿生长受限、胎儿窘迫、早产或死胎。近期研究显示，生育次数和流产次数多是造成妊娠期贫血的高危因素，生育次数越多，妊娠期贫血的发病率随之升高，多次分娩会导致孕妇体内铁的储备量下降，重复妊娠则会导致出现贫血。因此必须积极预防本病的发生，尤其对孕前存在月经过多、慢性失血性疾病、营养不良等高危因素者，必须提早干预。有学者建议孕前补充铁剂及叶酸，从源头开始预防。孕前发现贫血者，应先行治疗，在病情无根本好转前，不建议怀孕，尤其是再生障碍性贫血患者应避孕。孕期应严格产期检查，及时发现病情，及早治疗。同时做好孕期保健，认为加强营养、劳逸结合可以有效预防妊娠期贫血的发生。中医治病崇尚整体，治病求本，治疗本病着重调整脾肝肾功能，以加强生血、藏血功能，治病与安胎并举。而且诸如当归、白芍、枸杞子等药物还能直接补血，毒副作用少，利于反复长期使用。中医还有"十月养胎法"，根据胚胎发育不同孕月，分经养胎，并药食一体，可以参考并深入研究。

第四节｜妊娠合并甲状腺功能亢进

甲状腺作为人体最重要的内分泌器官，在生殖、生长发育和各系统器官的代谢调节中发挥重要作用。甲状腺功能亢进症简称甲亢，是临床常见的内分泌疾病，是甲状腺体本身甲状腺激素分泌过高，进而导致机体神经、循环和消化等系统兴奋性增高和代谢亢进的内分泌疾病。其特征有甲状腺肿大，还会出现眼球突出，视力变弱和眼睑水肿等症状。其病因多数学者认为是整体自身免疫性疾病，常由于精神刺激诱发，有家族遗传倾向。另外尚有单发或多发的有功能的甲状腺腺瘤、腺癌等都有甲亢表现。其中 20~40 岁的育龄女性是甲亢高发人群。

妊娠期甲状腺处于相对活跃状态，导致血清总甲状腺素（TT_4）、总三碘甲状腺原氨酸（TT_3）增高是妊娠合并甲状腺功能亢进的生理基础，国内报道妊娠合并甲亢的发病率为 0.1%~0.2%，而其中 1%~2% 的妊娠合并甲亢孕妇可发生甲亢危象。妊娠合并甲亢对分娩结局和母婴健康造成不良影响，是流产、早产、胎儿生长受限、妊娠期高血压疾病、新生儿甲状腺功能异常的重要原因。

甲状腺功能亢进在中医古代文献中被称作"瘿病、瘿瘤"等，瘿同婴，婴之义为绕，因其在颈绕喉而生，状如缨核而得名。发于妊娠妇女，亦有称为"子瘿"者。《灵枢》即有"瘿"的记载，《神农本草经》以海藻治疗"瘿瘤气"的方法沿用至今。《小品方》中有其好发部位记载："瘿病喜当颈下，当中央，偏两边也。"《诸病源候论·瘿候》有病因与分类及治疗的记述："瘿者，由忧恚气结而生，亦曰饮沙水，沙随气入脉，搏颈下而成之。""瘿有三种，有血瘿，可破之；有息肉瘿，可割之；有气瘿，可具针之。"开创了手术治疗。《备急千金要方·瘿病》记载以化痰软坚散结之海藻、昆布、海蛤粉治疗本病。本病中医常在外科论述，明代陈实功《外科正宗》将其病证总结为瘀血、浊气、痰滞，制方"海藻玉壶汤"以治疗，成为治疗本病典范，沿用至今。

一、病因病机

《杂病源流犀烛》云："瘿瘤者，气血凝滞……其症皆隶五脏，其源皆由肝火……血涸筋挛，又或外邪搏击，故成此二症。"《外科正宗》指出："夫人生瘿瘤之症，非阴阳正气结肿，乃五脏瘀血、浊气、痰滞而成。"可见气滞、血瘀、痰凝结于颈部，逐渐成瘿是其基本的病机特点。

而妊娠合并甲状腺功能亢进的发生多与情志内伤、素体不足及孕期特殊的生理密切相关。妊娠"腹中递增一物"，气机之升降易于失调。气能行血、行津，若加之情志不畅则气机不利，津液失布，水液停聚则化为痰，痰气互结，肝气夹痰上逆，则于颈项结为瘿；肝郁化热，肝火炽盛，则烦躁易怒，口苦咽干，面红目赤，舌红、苔黄、脉弦等；肝开窍于目，肝火炽盛，则眼球突出。火热炽盛，营卫不和，则汗多，甚则发热。阳亢化风，可致眩晕、昏迷等甲亢危象。或素体阴虚，加之孕后阴血偏虚，阳气偏亢，两虚相叠，肝肾阴虚则头晕耳鸣、腰膝酸软、口干咽燥、五心烦热、寐差多梦等。水不涵木，则木火旺盛，或阳亢化风。心阴不足，心肾不交，则心慌心悸、寐差多梦、脉数或结代。阴虚胃燥则见消谷善饥、形体消瘦、发热口渴。虚热内生，炼液成痰，痰阻气滞而成瘀，痰瘀互结亦可成瘿。

西医学认为，妊娠后母体垂体前叶促甲状腺激素和胎盘分泌的绒毛膜促性腺激素共同引起甲状腺组织增生肥大，血运增加，新生腺泡腺腔膜样物增多，使甲状腺激素合成和分泌增加，而使机体神经、循环及消化等系统兴奋性增高，代谢亢进的症状。妊娠期生理上甲状腺功能活跃，且随妊娠周期而明显，若因情绪变化极易诱发甲亢。有资料研究表明，该病与自身免疫功能障碍有关；也有研究认为 β-hCG 异常增高也是引起孕期甲亢的原因，血清 β-hCG 水平与血清 FT_4 水平呈直线相关。

二、临床表现

（1）烦热易怒，畏热多汗，颜面潮红，手足心热，口苦口干，手震颤。

（2）心慌心悸，寐差多梦，甚发心动悸，脉结代。

（3）消谷善饥，神疲乏力，形体消瘦，孕期体重无增加或增加不达标，或亦可见纳少便溏，或腹泻。

（4）眼球突出，甲状腺肿大。

（5）出现甲状腺危象时可见体重锐减，烦躁不安，恶心呕吐，发热，甚或谵语昏迷。

三、诊断与鉴别诊断

（一）诊断

1. 病史　孕前或有甲状腺功能亢进史。

2. 体检

（1）甲状腺弥漫性或结节性肿大，可有细震颤及血管杂音，也可无明显甲状腺肿大。

（2）心动过速，心率每分钟大于100次，心音增强、脉压增大，期前收缩，房颤。周围血管征阳性。心界扩大。

（3）可伴有或不伴突眼征，舌、手震颤，局限性对称性胫前黏液性水肿，甲床分离，杵状指，皮肤温湿、潮红等。

3. 甲状腺超声检查　以确诊甲状腺大小及性质（弥漫性、结节性、混合性）。

4. 实验室检查　血清促甲状腺素（TSH）降低，游离 T_4（FT_4）或总 T_4（TT_4）增高。

5. 甲状腺危象的诊断

（1）甲状腺功能亢进的症状加重，体重锐减，恶心、呕吐。

（2）心率超过每分钟140~160次。

（3）体温达到39℃以上。

（4）伴有烦躁不安、谵妄、嗜睡、昏迷及气急等神经、精神症状。

（二）鉴别诊断

本病要注意与单纯性甲状腺肿、神经症相鉴别。

1. 单纯性甲状腺肿　无甲状腺功能亢进症状，TT_3、TT_4 正常。

2. 神经症　无甲状腺功能亢进的高代谢率表现，无甲状腺肿大及突眼征，甲状腺功能检查均正常。

四、辨证论治

本病多采用中西医结合治疗，孕期及分娩期加强对孕产妇及胎儿的监护，及时对症处理。

（一）辨证要点

本病病位在肝、肾、心、脾胃，尤与肝关系密切。若颈项瘿瘤，烦躁易怒，口苦咽干，眼突目赤，畏热多汗，舌质红，苔黄，脉弦数，为肝郁化热，肝火上冲；

若头晕耳鸣，腰膝酸软，五心烦热，寐差多梦，舌红少津，脉细数，为肝肾阴虚；若目眩，手抖，舌颤，发热，谵语等为阳亢化风之危象。

（二）治疗原则

以泻火清肝，滋阴益肾、清热化痰散结为主，佐以安胎。兼以清心安神，或清泄胃火，或柔肝潜阳，或益气健脾等。

（三）分型论治

1. 肝经郁热

治法：清肝泻火，消瘿安胎。

主用方药：

（1）栀子清肝汤（《外科正宗》）加减：栀子、牡丹皮、柴胡、当归、白芍、川芎、牛蒡子、甘草、茯苓，去川芎，加夏枯草、女贞子。

方中栀子、牡丹皮清肝泻火；当归、白芍、柴胡养血疏肝；茯苓、甘草清热泻火；牛蒡子合夏枯草清热散结消瘿；女贞子滋阴益肾安胎。

若肝胆火旺，症见烦躁易怒、口苦咽干、夜寐噩梦，面红目赤、眼突，甚则发热，溲黄便结，舌红、苔黄，脉弦等症者，可先用龙胆泻肝汤（《医宗金鉴》）加减清泻肝胆之火热。

（2）平甲煎（经验方）：龙胆草12g、栀子12g、柴胡12g、黄芩12g、夏枯草15g、昆布21g、玄参12g、牡蛎21g、麦冬12g、酸枣仁15g、生地黄21g。本方具清肝泻火、软坚散结之功，兼养阴安神。

2. 肝肾阴虚

治法：滋养肝肾，散结消瘿。

主用方药：

地黄丸（《小儿药证直诀》）加减：熟地黄、山茱萸、山药、茯苓、泽泻、牡丹皮，去泽泻，加女贞子、夏枯草、龟甲、牡蛎。

六味地黄丸大补真阴、填精补髓，壮水之主。加女贞子以增强滋阴养肝安胎，以夏枯草、牡蛎滋阴清热，软坚散结消瘿。适于阴虚精少，虚热内生，炼液成痰致瘿瘤者。若虚火上炎，头晕口干、五心烦热甚者，加知母、黄柏（即知柏地黄丸）滋阴降火；头晕眼花、目赤眼突等木火上炎者，加枸杞、菊花（即杞菊地黄丸）以养阴平肝，滋水明目。水亏火炎、心肾不交、头晕腰酸、心烦少寐、心悸怔忡、脉结代者，加麦冬、五味子（麦味地黄丸）。再加二至丸，以滋阴宁心安神。兼气虚，症见神疲乏力者，加党参。张景岳曰："补气亦即补水。"

若阴虚胃燥，症见烦热汗多、口干引饮、消谷善饥、形体消瘦、倦怠乏力、舌红少津或有裂纹，脉细数者，治宜养阴生津，清胃泻热。可用白虎加人参汤（《伤寒论》）（石膏、知母、粳米、甘草、人参）。

若阴虚阳亢，肝风内动，症见头晕目眩、烦热口干、心烦不寐、手抖、舌颤，甚或昏眩者，治宜滋阴、潜阳、息风。方用镇肝熄风汤（《医学衷中参西录》）（怀牛膝、代赭石、生龙骨、生牡蛎、生龟甲、生白芍、玄参、天冬、川楝子、生麦芽、茵陈、甘草），因牛膝、代赭石为妊娠慎用药，为避免碍胎，可以天麻、钩藤易之。或用天麻钩藤饮（《杂病证治新义》）（天麻、钩藤、石决明、栀子、黄芩、川牛膝、益母草、桑寄生、首乌藤、茯神）去川牛膝。病情好转后，可用杞菊地黄丸善后。

●● 五、西医治疗

治疗的原则是既要控制甲亢发展，又要确保胎儿的正常发育。安全度过妊娠期与分娩期。

1. 药物治疗　丙硫氧嘧啶与甲巯咪唑片是孕期甲亢的首选药物。其用法为：①丙硫氧嘧啶每次 100~150mg，每日 3 次，口服。②甲巯咪唑片每次 10~20mg，每日 2 次，口服。

妊娠期严禁用碘 -131 进行诊断与治疗。

2. 手术治疗　甲状腺肿大有明显压迫症状或经药物治疗甲亢症状不能控制、或抗甲状腺药物过敏者，或疑癌变者，应在妊娠中期时施行手术治疗。

3. 甲状腺危象的抢救措施　①抗甲状腺药丙硫氧嘧啶（PTU）为首选药物。口服或胃管注入 100~200mg，6h 1 次，甲巯咪唑首剂 60mg，以后 20mg，6h 1 次。②抗甲状腺药物（ATD）治疗后 1h 内，复方碘化钠 0.25g 加入 10% 葡萄糖溶液 500ml，静滴，每 8~12h 1 次；或复方碘溶液口服 30~60 滴，以后每 6~8h，5~10 滴，症状缓解后逐步停药。一般 2 周内停药。③普萘洛尔 20~40mg，口服，6~8h 1 次。有心衰时用洋地黄治疗。利血平 1~2.5mg，肌注，4~6h 1 次，控制心率。④氢化可的松 200~300mg 加入 5% 葡萄糖盐液中静滴。⑤高热用物理（冰袋或酒精擦浴）和药物（人工冬眠）降温。⑥纠正酸碱失衡与水、电解质紊乱，补充营养、维生素，吸氧。严密监护心、肾及微循环功能，加强防治感染和各种并发症。

4. 产科处理

（1）妊娠期间应加强孕妇及胎儿监护，产科与内分泌科共同监护与治疗。孕满 36 周后提前入院待产。

（2）分娩期：原则上选择阴道试产，注意产后出血及甲状腺危象，预防并发症的发生。

（3）新生儿：检查有无甲状腺功能亢进或甲状腺功能减退的症状与体征。

六、其他疗法

（一）食疗

（1）用甲鱼 200g，洗净后加枸杞子、女贞子各 10g 及适量调料清蒸服食。适用于妊娠合并甲状腺功能亢进阴虚证患者。

（2）粳米牡蛎粥　粳米 100g、百合 15g、牡蛎 30g，煮粥食。

（二）耳针

取穴甲状腺、内分泌、神门、交感、肝、心、肾，埋针。

七、预防及调护

（1）孕前管理：甲状腺功能亢进患者备孕应该达到甲状腺功能正常的稳定状态。碘 -131 对胎儿有影响，治疗后至少 6 个月方可妊娠。

（2）适劳逸；调情志：注意休息，保持心情舒畅，遵医嘱，合理用药。

（3）严格产前检查：加强胎儿监护，增加产检次数，及早发现并发症及早治疗。

（4）调饮食：甲状腺功能亢进患者素体多为阴虚肝旺，故饮食宜清淡，不宜过食辛辣厚味之品、慎食含碘量高的海味。可常吃些具有抑制甲状腺合成作用的食物，如甲鱼、花生、百合等。

八、疗效标准

1. 治愈　临床症状消失，甲状腺肿大及突眼明显好转或消失，血清 TT_3、TT_4、FT_4 水平恢复正常。

2. 好转　临床症状基本消失或好转，甲状腺肿大及突眼征减轻，血 TT_3、TT_4、FT_4 水平下降。

3. 未愈　临床症状无改善，血清 TT_3、TT_4、FT_4 无变化。

九、体会与探讨

情志不畅是引起孕期甲状腺功能亢进的主要诱因，尤其在妊娠晚期及分娩期，不良情绪常可导致甲状腺功能亢进危象。因此，保持心情舒畅，减少外来不良刺激是预治本病的关键因素。相关研究发现母体甲状腺激素在妊娠前20周对胎儿脑发育有重要影响，合并甲状腺功能亢进孕妇出现不良妊娠结局风险明显增高。因此，孕期内制订科学、严格的护理对策，加强母婴监护和围产期保健，努力控制甲状腺功能亢进病情和改善孕妇的身心状态，对预防母婴并发症、改善妊娠结局具有重要意义。

第五节 | 妊娠期肝内胆汁淤积症

妊娠期肝内胆汁淤积症（intrahepatic cholestasis of pregnancy，ICP）是一种妊娠中晚期特有的并发症，以皮肤瘙痒和胆汁酸高值为特征，分娩后迅速消失。ICP孕妇以空腹血总胆汁酸水平升高为主，伴血清谷丙转氨酶和谷草转氨酶水平轻、中度升高。本病近年来发病有上升趋势，也被列入高危妊娠，对围产儿预后有不良影响。由于脂溶性维生素K的吸收减少，致使凝血功能异常，导致产后出血，也可发生糖、脂代谢紊乱。同时由于胆汁酸毒性作用，使围产儿发病率和死亡率明显升高。可发生胎膜早破、胎儿窘迫、自发性早产或孕期羊水胎粪污染。此外，尚有胎儿生长受限，妊娠晚期不能预测的胎儿突然死亡，新生儿颅内出血，新生儿神经系统后遗症等风险。妊娠期肝内胆汁淤积症属中医"妊娠身痒""妊娠黄疸"之范畴。《叶氏女科证治》载："妊娠遍身瘙痒，名曰风瘭，此皮中有风也。不必服药，宜樟脑调烧酒擦之。"《胎产新书》亦认为"皮中有风"所致；《女科指归卷二》载："胎前遍身痒甚者，此因皮毛中风湿，不必服药，先用炒荆芥擦之，不愈，再用樟水调烧酒擦之即愈。"均认为妊娠身痒病因与风相关，而黄疸者则多责之于湿。《本草纲目》云："黄疸有五，皆属热湿。"《陈素庵妇科补解》载："内之湿热与外之湿气相并，变成黄疸……孕妇患此必致腹胀胎腐，宜服升阳化湿汤。"

一、病因病机

中医认为本病发生与妊娠特殊生理有密切关系。孕妇素体肝肾不足，阴虚血少，孕后阴血聚而养胎，阴血愈亏不能濡养肌肤，化燥生风，风胜则痒；抑或素体阳盛，血分蕴热，孕后阴血养胎，阴分必亏，或风热之邪乘虚侵入肌肤与血热相合，生风化燥发为身痒。或因素体脾虚肝郁，脾不运化，水湿滞留，肝郁化热，湿热熏蒸肝胆使胆汁外溢，浸渍皮肤而出现皮肤瘙痒、黄疸。古人认为：诸痒属虚、属风、属火，热甚则痛，热微则痒。

西医学认为该病的发病机制尚不清楚，可能与女性激素、遗传、免疫及环境等因素有关。ICP 多发生在妊娠晚期、多胎妊娠、卵巢过度刺激病史及既往使用口服避孕药者，以上均为高雌激素水平状态。高雌激素可使 Na^+-K^+-ATP 酶活性下降，导致胆汁酸代谢障碍；或使肝细胞膜中胆固醇与磷脂比例上升，胆汁流出受阻；或作用于肝细胞表面的雌激素受体，改变肝细胞蛋白质合成，导致胆汁回流增加。此外，流行病学研究发现，ICP 发病率与季节有关，冬季高于夏季。ICP 发病率也有显著的地域区别、家族聚集性和复发性，这些现象表明 ICP 可能与遗传和环境有一定关系。

二、临床表现

妊娠晚期出现皮肤瘙痒，少数并发黄疸是其临床主症。

妊娠晚期发生无皮肤损伤的瘙痒，约 80% 患者在孕 30 周后出现，也有少数在孕中期出现瘙痒的病例。瘙痒程度不一，常呈持续性，白昼轻，夜间加剧。瘙痒一般先从手掌和脚掌或脐周开始，然后逐渐向肢体近端延伸甚至可发展到面部，但极少侵及黏膜，四肢皮肤可见抓痕。这种瘙痒症状大多在分娩后 24~48h 缓解，少数在 48h 以上。严重瘙痒时引起失眠和疲劳、恶心、呕吐、食欲减退及脂肪痢。

10% ~15% 患者在瘙痒发生 2~4 周内出现轻度黄疸，部分病例黄疸与瘙痒同时发生，于分娩后 1~2 周内消退。同时伴尿色加深等高胆红素血症表现。

三、诊断与鉴别诊断

（一）诊断

皮肤瘙痒与血清胆汁酸升高是临床诊断的主要依据。

1. 病史　口服避孕药、卵巢过度刺激综合征、多胎妊娠、ICP 家族史等病史。

2. 实验室检查

（1）血清胆汁酸（TBA）：血清胆汁酸水平改变是 ICP 最主要的实验室证据，也是监测病情及治疗效果的重要指标。空腹血清 TBA ≥ 10μmol/L 伴皮肤瘙痒是 ICP 诊断的主要依据。

（2）肝功能：大多数 ICP 患者的门冬氨酸转氨酶（AST）、谷丙转氨酶（ALT）和血清 α- 谷胱甘肽转移酶轻至中度升高，为正常水平的 2~10 倍，ALT 较 AST 更敏感；部分患者血清胆红素轻至中度升高，很少超过 85.5μmol/L，其中直接胆红素占 50% 以上。

（3）病毒学检查：诊断 ICP 应排除病毒感染，需检查肝炎病毒、EB 病毒及巨细胞病毒。

3. 肝脏超声检查　ICP 患者肝脏无特异性改变，超声检查是为排除肝胆的基础疾病。

4. 产后胎盘病理检查　ICP 可见母体面、胎儿面及羊膜均呈不同程度的黄色和灰色斑块，绒毛膜板及羊膜有胆盐沉积，滋养细胞肿胀、数量增多，绒毛基质水肿，间隙狭窄。

5. ICP 严重程度的判断　ICP 的分度有助于临床监护和管理，常用的指标包括瘙痒程度和起病时间、血清总胆汁酸、转氨酶、胆红素水平，其中总胆汁酸水平与围产结局密切相关。

（1）轻度：①血清总胆汁酸 10~39.9μmol/L。②临床症状以皮肤瘙痒为主，无明显其他症状。

（2）重度：①血清总胆汁酸 ≥ 40μmol/L。②临床症状瘙痒严重。③伴有其他情况，如多胎妊娠、妊娠期高血压疾病、复发性 ICP、曾因 ICP 致围产儿死亡者。④早发型 ICP。满足以上任何一项，即为重度。ICP 是妊娠期特有疾病，血清总胆汁酸和临床症状可以经治疗得以改善，但 ICP 引起胆盐在胎盘绒毛膜沉积妊娠期不会改变，因此诊断 ICP，其严重程度不会改变，对胎儿的影响不会改变，ICP 产后可自愈。

（二）鉴别诊断

1. 风疹　由风疹病毒引起的全身发疹性疾病。典型症状：发热，耳后和枕骨下淋巴结肿大，1~2 天内身上起小红斑丘疹，但不累及手掌足底，1~2 天内身热红疹消退，可致胎儿畸形。

2. 妊娠疱疹　是与妊娠有密切关系的皮肤病。表现为红色荨麻疹样斑块，以及红斑基底上及临近处出现疱疹或环行分布的小水疱。

3. 疱疹样脓疱病　是妊娠期最严重的皮肤病，在炎性红斑的基底上直接出现脓疱，大小不一，在旧病灶边缘重新发生新脓疱，脓疱融合成痂皮，最后痂皮剥脱而慢慢愈合。

此外，还应注意与过敏反应、妊娠糖尿病、尿毒症等病瘙痒鉴别。有黄疸的特别要注意与肝胆疾病鉴别。

四、辨病论治

妊娠期肝内胆汁淤积症属中医"妊娠身痒"与"妊娠黄疸"范畴，但中医"妊娠身痒"还可能包含妊娠期其他皮肤病所致的皮肤瘙痒，如风疹、皮肤过敏、荨麻疹等，方有"黄疸有五"之载。同样"妊娠黄疸"亦可能包含有肝胆等疾病所致的黄疸。而 ICP 临床以皮肤瘙痒为主，有的兼有黄疸，但不能将 ICP 与中医妊娠身痒与黄疸等同。因此，中医临床必须辨病与辨证相结合。

肝内胆汁淤积症病位在肝影响及胆，以致肝功异常、血清胆汁酸增高。临床表现为皮肤瘙痒、黄染。中医认为痒与风、热邪相关，肝为风木，孕期阴血下注冲任以养胎，肝血不足，肝气偏旺，气有余便是火，肝与胆相表里，肝热及胆，胆热液泻，便发肤痒、肤黄，病位也在肝胆。故治疗以养血清热、舒肝利胆为主，佐以健脾安胎。

推荐方药：

（1）经验方：栀子、黄芩、柴胡、茵陈、当归、白芍、茯苓、泽泻、蝉蜕、白鲜皮、生地黄、酸枣仁、续断。

方以柴胡、黄芩、栀子疏肝清热；当归、白芍、生地黄养肝凉血，合蝉蜕、白鲜皮养血清热，疏风止痒；茵陈、茯苓、泽泻健脾利湿退黄；续断益肾安胎。脘胀纳差、苔浊黄者去生地黄、酸枣仁，加陈皮、姜半夏、续断。

（2）茵陈蒿汤（《伤寒论》）合麻黄连翘赤小豆汤（《伤寒论》）去杏仁：茵陈、栀子、大黄、麻黄、连翘、赤小豆、大枣、桑白皮、生姜、炙甘草。

诸药合用，解表散邪清热，除湿退黄止痒。适于湿热壅盛，邪郁于表之 ICP。

五、辨证论治

（一）辨证要点

妊娠期肝内胆汁淤积症临床以身痒与黄疸为主症，辨证既要注意审证求因，又要结合西医检查辨病，两者有机结合，稳妥处理。若妊娠身痒较重者，多属阴虚血热；根据皮肤色泽，瘙痒发作的时间、程度、部位，结合舌脉及全身证候辨其寒热虚实。皮肤瘙痒，肤色淡红，夜寐多梦，面色少华，头晕心悸，舌质淡红，舌苔薄白，脉细者，为血虚生风化燥。皮肤干燥，瘙痒难忍，入夜尤甚，少寐多梦，皮肤爪痕色红，甚或抓破血溢，伴口干喜饮，烦躁寐差，舌质红，苔黄者，多为阴虚血热。若见皮肤瘙痒，面目黄染，口苦咽干，腹胀纳呆，溲黄便溏，舌质红，苔黄腻者，为肝胆湿热。病位在肝、胆、脾。

（二）治疗原则

妊娠期肝内胆汁淤积症患者身痒，多因妊娠期间阴血下聚养胎，阴虚血热，化燥生风所致。所以治疗应遵"治风先治血，血行风自灭"之原则，以滋阴、养血、清热为法，佐以祛风止痒。有黄疸者，清解湿热时，注意健脾安胎。

（三）主用方药

1. 血虚证

主症：妊娠中晚期，皮肤干燥瘙痒，肤色淡红，头晕心悸，夜寐多梦，面色少华。舌质淡红，舌苔薄白，脉细滑。

治法：养血，疏风，止痒。

方药：四物汤（《太平惠民和剂局方》）（熟地黄、当归、白芍、川芎）加黄芪、防风、桂枝、蝉蜕、制首乌。

四物汤合何首乌，补血养肝，止痒安胎；血生于气，加黄芪益气生血；白芍合桂枝调和营卫；防风、蝉蜕、何首乌养血疏风止痒。头晕、心悸、寐差者，可加酸枣仁以养血宁心安神。

2. 风热证

主症：妊娠皮肤瘙痒，入夜尤甚，抓痕色红，甚或皮破血流。口干喜饮，烦躁寐差，便干溲赤。舌质红，苔少，或有裂纹，脉数。

治法：滋阴清热，疏风止痒。

方药：消风散（《外科正宗》）（当归、生地黄、知母、石膏、防风、蝉蜕、苦参、荆芥、牛蒡子、木通、甘草、胡麻仁）去木通、石膏，加白芍、栀子。

方中当归、生地黄、知母滋阴清热；苦参、防风、蝉蜕、荆芥、牛蒡子、甘草疏风清热止痒；胡麻仁润肠通便。去石膏、木通以防过利伤胎。加白芍、栀子乃助养阴清热。本方亦适外感风热郁于肌肤作痒者。若兼见黄疸者，加茵陈、黄芩、柴胡。

3. 湿热证

主症：妊娠晚期身目发黄，色泽鲜明，或伴身痒，精神郁闷，时欲太息，嗳气食少，或胸闷呕恶，腹胀便溏，小便短黄。舌质红，苔黄腻，脉弦滑或略数。

治法：清肝利胆，利湿退黄，养血止痒。

方药：茵陈五苓散（《医方集解》）加减，茵陈、茯苓、白术、桂枝、猪苓、泽泻，加栀子。

五苓散为仲景方，原治太阳病烦渴小便不利。《医方集解》："五苓散……加茵陈，名茵陈五苓散，治湿热发黄，便秘烦渴。"加栀子以清热退黄。胸闷嗳气者，加柴胡、郁金；脘腹胀满，苔腻者加厚朴、紫苏梗，兼能理气安胎；皮肤瘙痒者，加白鲜皮、蝉蜕。

六、西医治疗

治疗目标：缓解瘙痒症状，改善肝功能，降低血清胆汁酸水平；延长孕周，改善妊娠结局，监护胎儿宫内安危，及时发现胎儿宫内缺氧并采取措施。

1. 一般处理　低脂、易于消化饮食；适当休息，左侧卧位为主，以增加胎盘血流量，计数胎动；重视其他不良产科因素的治疗，如妊娠期高血压疾病、妊娠糖尿病的治疗。根据疾病程度和孕周适当缩短产前检查间隔，重点监测血总胆汁酸水平和肝功能，加强胎儿监护。

2. 降胆酸治疗　至今尚无一种药物能治愈 ICP，但能减轻孕妇症状，改善胆汁淤积的生化指标和围产儿预后，常用的药物如下。

（1）熊去氧胆酸：为治疗 ICP 的一线药物。改善肝功能，降低胆酸水平，改善胎儿胎盘单位的代谢环境，延长胎龄。用法为每天 15mg/kg，分 3~4 次口服，ICP 瘙痒症状和生化指标均有明显改善。常规剂量疗效不佳而又未出现明显不良反应时，可加大剂量为每天 1.5~2.0g。治疗期间根据病情每 1~2 周检查一次肝功能，监测生化指标的变化。

（2）S- 腺苷蛋氨酸：ICP 临床二线用药或联合治疗药物，剂量：静脉滴注每天 1g，疗程 12~14 天；每次口服 500mg，每天 2 次。

（3）降胆酸药物的联合治疗：熊去氧胆酸每次口服 250mg，每天 3 次，联合 S- 腺苷蛋氨酸每次静脉滴注 500mg，每天 2 次。对于重度、进展性、难治性 ICP 患者可两者联合治疗。

3. 辅助治疗

（1）促胎肺成熟：地塞米松可用于有早产风险的患者。

（2）改善瘙痒症状：炉甘石液、薄荷类、抗组胺药物对瘙痒有缓解作用。

（3）预防产后出血：当伴发明显的脂肪痢或血酶原时间延长时，可于产前补充维生素 K，每日 5~10mg，口服或肌内注射，以减少产后出血风险，转氨酶水平高者还可护肝。

4. 胎儿监护 可通过胎动、电子胎心监护及超声检查等密切监测胎儿情况。

5. 产科处理

（1）期待治疗：对于早期发病，病程较短的轻度 ICP 患者，胎儿一般情况无异常，无其他妊娠并发症者，可先予药物治疗。但对病程长的重度患者，期待治疗的时间不宜过久。产前孕妇血清总胆汁酸水平 ≥ 40μmol/L 是预测围产儿不良结局的指标。

（2）终止妊娠：

1）终止妊娠时机：轻度 ICP 患者在妊娠 38~39 周左右；重度 ICP 患者在孕34~37 周，但需结合患者的治疗效果、胎儿状况及是否有其他并发症等综合评估。

2）终止妊娠的方式：①阴道分娩：轻度 ICP、无产科和其他剖宫产指征、孕周 < 40 周者，可考虑阴道试产。若可疑胎儿窘迫适当放宽剖宫产指征。②剖宫产：重度 ICP；既往有 ICP 病史并存在与之相关的死胎、死产及新生儿窒息或死亡病史；高度怀疑胎儿窘迫或存在其他阴道分娩禁忌证者，应行剖宫产终止妊娠。

●● 七、其他疗法

1. 效验方 熊胆粉每次 1g，一天 2 次，共 2 周。

2. 茵栀黄口服液 具清热解毒、利湿化浊退黄之功。每次 10ml，每日 2 次。

●● 八、预防及调护

（1）调饮食：孕期饮食有节，宜清淡而富有营养，多食新鲜蔬菜、水果，勿食辛辣肥甘及生冷之品。

（2）适劳逸，和情志：孕期注意劳逸结合，睡眠要充足，适度活动，并保持情志愉悦，使肝气畅达，气血调和，利于养胎。

（3）孕期加强胎儿监护：密切观察血清胆酸动态变化，以便及时发现胎儿在宫内的异常，及时处理，降低围产儿病死率。

（4）ICP 易引起胎儿宫内窘迫，早产、死胎和死产，应列入高危妊娠管理。对孕 32 周前发病，有黄疸，双胎妊娠，合并高血压，或以往有 ICP 所致的死胎和死产史的中、重度 ICP 患者，应住院治疗至分娩。对妊娠 36~38 周，如胆汁淤积严重，黄疸和血清总胆汁酸进行性升高，或出现胎儿窘迫，宜剖宫产结束妊娠确保母婴安全。

（5）分娩前应进行凝血酶原时间、部分凝血活酶时间测定，对异常者应做好输血准备。密切观察产程，加强胎心监护。胎儿娩出后，立即使用宫缩药，促进宫缩与胎盘娩出，减少产后出血。

（6）产妇预后良好，但再次妊娠可以复发，出现同样症状，且程度加深，胎儿发生宫内窘迫、早产和死胎的危险性亦增加，因此要合理安排生育。

九、疗效标准

1. 治愈　瘙痒、黄疸等症状全部消失，血清胆酸及肝功能恢复正常。
2. 好转　瘙痒及黄疸的症状消失或明显减轻，血清胆酸水平降低 1/3~1/2。
3. 未愈　瘙痒与黄疸无变化或加重，血清胆酸水平无改变或升高。

第六节｜妊娠小便淋痛

妊娠期间出现尿频、尿急、淋沥涩痛等，中医称"妊娠小便淋痛"，或称"妊娠小便难"，亦称"子淋"。本病西医学称妊娠合并泌尿系统感染，发病率约占孕妇的 7%。女性尿道长 4~5cm，短而直，与阴道口相互毗邻，故容易发生泌尿道感染，属常见妊娠并发症，严重者可出现寒战、高热，体温升高可达 39~40℃，或引起流产、早产，甚至诱发急性肾衰竭。

本病最早见于汉代，《金匮要略·妇人妊娠病脉证并治篇》载："妊娠小便难，饮食如故，当归贝母苦参丸主之"，开创了和血润燥、清利湿热治疗妊娠小便难的先河。隋代巢元方《诸病源候论·诸淋候》载"淋者，肾虚膀胱热故也，肾虚不能制水则小便数也，膀胱热则水行涩，涩而且数，淋漓不宣"，指出"淋"的病位在肾与膀胱，病因为"热"，热灼膀胱、气化失司，水道不利，病之本为肾虚，病之标为膀胱有热。《沈氏女科辑要笺正》指出本病"阴虚热炽，津液耗伤者为多。不比寻常淋漓皆由膀胱湿热郁结也。非一味苦寒胜湿淡渗利水可治"。指出子淋病因以津液耗伤为主，其证以虚热为主，与妊娠阴血养胎，阴常不足的生理密切相关。王肯堂《胎产证治》载："子淋，亦湿热……因膀胱积热以致淋漓作痛"，指出了子淋病因之热有虚实之不同。

一、病因病机

病因主要为热，热灼膀胱，气化失职，水道不利。其发病与素体、孕期特殊生理及调护不慎密切相关。人身津液有限，如素体阴虚，孕后阴血养胎，益形不足，若加之孕后不节房事，耗伤肾精，两虚相迭，精血益虚，阴虚而内热，下移膀胱，气化失职，发为本病；或素体阳旺，心火旺盛，若孕后过食辛热助阳之品，心火移热于小肠，传入膀胱，灼伤津液，膀胱气化失职，发为子淋；也有因孕期感染湿热之邪，致膀胱蕴热，气化失职而致。

●● 二、临床表现

妊娠期间，出现尿频、尿急、尿痛或伴发热、小腹坠胀、腰部酸痛。可伴畏冷发热。

●● 三、诊断与鉴别诊断

（一）诊断

1. 病史　孕前有尿频、尿急、尿痛史，或有不洁性生活史。

2. 检查　尿常规检查可见红细胞、白细胞或少量蛋白。血常规或提示白细胞升高。B超检查或可见泌尿道结石。并可了解肾脏情况、肾盂有无积水等。伴有高热病情严重者，可考虑行血、尿培养。

（二）鉴别诊断

1. 妊娠小便不通　临床以小便不通，膀胱尿液潴留，小腹胀急为主症。可见小便涩少，但无尿痛。尿常规一般无白细胞、红细胞等改变。

2. 妊娠小便频数　妊娠晚期胎头下降压迫膀胱，有的孕妇可出现尿频、尿急，有的则有小便不禁，但无尿痛，尿常规检查无异常。

●● 四、辨证要点

子淋一证，多因于热，但有虚热、实热之分。辨证以主症为主，结合舌脉及全身情况以辨其虚实。虚热者小便淋沥不爽，尿痛并溺后尿道始刺痛不适，尿色淡黄，颧红口干，眠差心烦，手足心热，舌质红，舌苔微黄，脉细数；实热者小便艰涩不利，灼热疼痛，溺短赤，口苦口干，面赤心烦，舌质红，苔黄浊，脉滑数。

●● 五、治疗

（一）治疗原则

本病主症为淋，主因为热，故治疗以清润为主，阴虚内热者，治以滋阴清热；实热者，治应清热利湿。但因孕期之病，故治疗要注意治病与安胎并举。即清热不过用苦寒，以免化燥伤阴；通淋不过用滑利，免伤胎元致堕胎小产；用药要时时顾护阴液，兼以益肾安胎。

（二）方药

1. 导赤散（《小儿药证直诀》）加减生地黄、淡竹叶、甘草梢、木通。去木通，加女贞子、旱莲草、黄柏、牡丹皮、生地榆、车前草。

生地清热养阴生津，合女贞子、墨旱莲滋阴清热，水火相济，益肾安胎；黄柏、车前草清热利湿以通淋；淡竹叶清心除烦，引热下行；生地榆清热凉血止血；甘草梢清热止淋，且调和诸药，共奏滋阴清热、利尿通淋、凉血止血、益肾安胎之效，符合妊娠阴常不足生理。药味多甘淡性寒而润，不虑苦寒化燥。

2. 鱼腥草合剂（谢德聪经验方）　鱼腥草15g、黄柏10g、爵床30g、生地黄10g、牡丹皮6g、赤芍9g、女贞子15g、旱莲草9g、白茅根15g、乌药10g、甘草梢5g、苎麻根15g、续断15g。

本方以鱼腥草合黄柏、爵床为君，具清热燥湿、利尿解毒之功，药理实验表明鱼腥草对金黄色葡萄球菌有极强的抑菌作用。其气芳香，味似红茶，利尿作用，可治疗尿路感染，尿频涩通。生地黄、女贞子合牡丹皮、赤芍、墨旱莲、白茅根、甘草梢滋阴清热、凉血止血、利尿止淋为臣；乌药入肺、肾、膀胱经，温肾散寒，通调水道，下输膀胱，理气止淋痛，其性辛温，众多阴药中佐之，以防阴药滋腻碍胃。方中女贞子、墨旱莲二至丸合续断、苎麻根滋阴益肾、宁心安神、清热安胎，切合妊娠病治疗原则。

（三）辨证加减

临床若以小便频数涩痛、口干、寐差、形体消瘦、舌质红、舌苔黄、脉细数等阴虚内热证候为主者，治以滋阴清热为主，加麦冬、知母，或用知柏地黄汤加减。若见小便频数涩痛、口苦口干、舌质红、舌苔黄腻等湿热证候者，可加苍术等清热燥湿之品。但应控制剂量，衰其大半而止，谨防滑利以滑胎。若小便频数涩痛，伴心烦、口苦、寐差，舌尖红、舌苔黄等心火亢盛证候者，可予导赤散加连翘、蒲公英以清心解毒。若见泌尿系结石者，可加金钱草、金丝草、玉米须等。

（四）西医治疗

抗生素多选用阿莫西林等青霉素类、头孢菌素类对胎儿影响小的药物。

六、其他疗法

（1）鲜竹叶 30g、生地黄 15g、甘草梢 5g，煎汤代茶饮，每日 1 剂。

（2）鱼腥草 30g，煎汤代茶饮，每日 1 剂。

七、预防与调护

（1）妊娠期间注意阴部卫生，节制性生活，以防热毒之邪上犯膀胱。

（2）饮食慎温燥、辛辣及油腻之品。

（3）劳逸结合。

（4）一旦患子淋，应多饮开水，睡眠时应左侧卧位或左右轮换卧以减少子宫对输尿管的压迫，使尿液通畅。因泌尿系感染而引起者，禁止性生活，治疗应及时彻底。

（5）治疗期间应注意观察胎儿宫内情况。

八、疗效标准

1. 治愈　临床症状消失，尿常规、尿培养检查正常。

2. 好转　临床症状改善或消失，尿常规检查正常，但存在其他检查阳性者。

3. 未愈　临床症状无好转，各项检查无改变。

九、体会与探讨

子淋是妊娠期常见并发症。其发病与妊娠期子宫增大，胎压膀胱，易致膀胱气化功能减弱的特殊生理密切相关，加之孕期阴血聚于胞宫养胎，易生内热，稍有不慎，如喜食辛辣、滋腻之品则易致湿热由生，传入膀胱而致病。因此，孕期调护十分重要，忌辛辣、节房事、适劳逸、勤沐浴、多饮水可以减少本病的发生。治疗以滋阴清热为主，注意清热不过用苦寒，免化燥伤阴，更增内热；通淋不过用滑利，免致堕胎小产。治病应与安胎并举，以保母胎安全。如能及时正确的治疗则预后良好。

第十一章

胎儿异常与多胎妊娠

第一节 | 葡萄胎

葡萄胎是一种来源于胎盘绒毛滋养细胞的疾病，是由于妊娠后胎盘绒毛滋养细胞增生、间质水肿，而形成大小不一的水泡状改变，水泡间借蒂相连成串，形如葡萄而得名，也称为水泡状胎块。大部分在清宫后可完全治愈，属良性病变。病理学诊断分为完全性葡萄胎和部分性葡萄胎。良性葡萄胎的特点是病变局限于子宫腔内，不侵入肌层，亦不发生远处转移。我国流行病学调查表明，葡萄胎妊娠发生率为 0.81‰。侵蚀性葡萄胎又称恶性葡萄胎，其病变已侵入肌层或转移至近处或远处器官，在肌层内甚至子宫外的葡萄组织继续发展。侵蚀性葡萄胎不在本节讨论范围。

在我国古医籍中即有"奇胎"或"水泡状胎块"的记载，是指妊娠数月，腹部异常增大，隐隐作痛，阴道反复流血或下水泡如虾蟆子者，俗称"鬼胎"，类似西医学的"葡萄胎"。如宋代《妇人大全良方》中记载："妇人脏腑调和，则血气充实，风邪鬼魅不能干之。若荣卫虚损，则精神衰弱，妖邪鬼魅得于人脏，状如怀妊，故曰鬼胎也。"提出本病发生因气血虚所致。《陈素庵妇科补解》载："妊娠腹内鬼胎者，由营卫虚损，精神衰耗，以致妖魅精气感入藏府。状如怀妊，腹大如抱一瓮，按之无凹凸。不动者，是鬼胎也。间下黑血或浊水等物，不可作安胎治之。痛甚者，宜雄黄散（雄黄、鬼臼、川芎、秦艽、柴胡、天虫、芫花根、巴戟、厚朴、牛膝、斑蝥、甘草、吴茱萸、延胡索）。"当时能根据腹大超过正常妊娠、不能触及胎体、无胎动，反复阴道出血作为诊断葡萄胎的依据，并且应用芫花根、牛膝、斑蝥之类药物下胎，是个伟大的创举，对葡萄胎的诊断与治疗作出重大贡献。元代朱丹溪《丹溪心法》云："鬼胎者，伪胎也……，此子宫真气不全，精血虽凝，而阳虚不能化，终不成形，每致产时而下血块血胞。"进一步补充了元气不足的病因病机和产时征象。明代张景岳在《景岳全书》中说："妇人有鬼胎之说，岂虚无之鬼气，果能袭人胞宫，而遂得成形者乎？此不过由本妇之气既虚，或以邪思蓄注，血随气结而不散，或以冲任滞逆，脉道壅塞而不行，是皆内因之病，而必非外来之邪，盖即血癥气瘕之类耳，当即以癥瘕之法治之。"又"凡鬼胎之病，必以血气不足而兼凝滞者多有之。但见经候不调而预为调补，则必无是病。若其既病则亦当以调补元气为主，而继以去积之药，乃可也。"提出了体虚而气血凝滞、脉道壅瘀的病理基础及治疗之法。《萧山竹林寺女科》云："月经不来二三月或七八月，腹大如孕，一旦血崩下血泡，内有物如虾蟆子，昏迷不省人事。"形象地描述了停经后腹大如孕，但终不成形，排出物为"血泡"的临床症状。并指出血崩可致昏迷不醒，此与葡萄胎排出时合并大出血，甚至休克的严重表现甚为一致。

一、病因病机

中医认为，葡萄胎的发生与母体营卫虚损，精神衰耗；阳气不足，气血失调，妖魔邪气乘虚袭入，致脏腑功能失常，气滞血瘀，痰湿凝聚，痰瘀互结，精血虽凝而终不成形，逐渐形成水泡状胎块。总之，就葡萄胎的病理变化而言，正气不足，精神失守是其病理基础，而肝气不舒、血随气结、冲任滞逆、脉道壅瘀又是其病理演变过程中的重要环节，最终使精血不能凝聚成胎元，化为"水泡状胎块"。

现代研究对葡萄胎的真正发病原因尚不明。病例对照研究发现，葡萄胎的发生与种族、遗传、饮食及营养状况、社会经济及年龄、孕卵发育障碍、内分泌因素等有关。病因学中营养状况与社会是可能的高危因素之一，饮食中缺乏维生素A及其前体胡萝卜素和动物脂肪者发生葡萄胎的概率明显升高。年龄是另一显著相关因素，年龄大于40岁者葡萄胎发生率比年轻女性高10倍，年龄小于20岁也是发生完全性葡萄胎的高危因素。既往葡萄胎史者再次妊娠葡萄胎的发生率明显提高。流产和不孕史也可能是高危因素。

完全性葡萄胎的染色体核型为二倍体，均来自父系，但其线粒体DNA乃为母系来源。染色体父系来源是滋养细胞过度增生的主要原因，并与基因印迹紊乱有关。完全性葡萄胎水泡状物占满整个宫腔，无胚胎及附属物。部分性葡萄胎的染色体核型90%以上为三倍体，合并存在的胎儿也为三倍体，尚有极少数的核型为四倍体。其仅部分绒毛呈水泡状，合并胚胎或胎儿组织，胎儿多死亡，且常伴发育迟缓或多发性畸形，合并足月儿极少。

二、临床表现

（一）完全性葡萄胎

随着诊疗技术的提高，葡萄胎患者常在妊娠早期就得到诊治，因此症状典型者已逐渐减少，完全性葡萄胎典型的临床表现如下。

（1）停经后阴道流血：为最常见症状，常于停经 8~12 周开始有不规则的阴道流血，量多少不一，若大血管破裂可造成大出血和休克，甚至死亡。葡萄胎组织有时也可自行排出，但常伴有大量出血，并可继发贫血与感染。

（2）子宫异常增大而软：葡萄胎迅速增长及宫内积血所致，子宫增大大于孕月。但也有患者表现为子宫增大与停经时间相符，甚至小于停经月份，可能与水泡退行性变有关。

（3）妊娠呕吐：出现时间较早，症状严重且持续时间较长，常发生在子宫异常增大及 β-hCG 异常增高者。

（4）卵巢黄素化囊肿：与大量 β-hCG 刺激相关。

（5）腹痛：与葡萄胎增长迅速、子宫快速过度增长相关。多为阵发性闷痛。若发生卵巢黄素化囊肿扭转或破裂，可出现急性腹痛。

另外，有的在孕 24 周以前可见头晕、水肿、血压升高、蛋白尿等子痫前期症状。有的可出现心悸、多汗、口干等甲状腺功能亢进症症状。

（二）部分性葡萄胎

部分性葡萄胎临床也以停经后阴道不规则出血为主症。有时与不全流产或过期流产过程相似。其他症状较少，程度亦比完全性葡萄胎轻。

凡有停经后不规则阴道出血、腹痛、妊娠呕吐严重且出现时间较早，妇科检查时发现子宫大小大于停经月份，或较早出现的妊娠期高血压疾病征象，尤其在孕 28 周之前出现子痫前期、甲状腺功能亢进征象及双侧卵巢囊肿者，均应高度警惕葡萄胎的可能。如在阴道排出物中见到葡萄样水泡组织，临床诊断基本确立。部分性葡萄胎在临床表现上较完全性葡萄胎轻，有时仅表现为不全流产或过期流产，在对流产组织进行病理学检查时才发现。

三、诊断与鉴别诊断

（一）诊断

凡有停经后不规则的阴道出血都要考虑葡萄胎的可能，若阴道排出葡萄样水泡组织则支持诊断。还可结合其他检查进一步明确诊断，其中超声检查最为重要。

1. 病史　有停经史，停经后有不规则的阴道出血史。

2. 妇科检查　子宫增大与妊娠月份不符，常大于孕月，最大的子宫可达妊娠

7~8 个月大小，质软，触不到胎体，部分性葡萄胎可无或有胎儿。当葡萄胎组织在子宫腔内呈退行性变化时，成为葡萄胎稽留流产，此时子宫体反较相应的妊娠月份为小。有卵巢黄素化囊肿时附件处可扪及卵巢黄体增大如拳头甚至胎头大小，常因子宫过大不能触到，此种囊肿的特征是囊肿壁薄，双合诊检查时，可以发生破裂，也可发生蒂扭转，出现急腹症现象。

3. 辅助检查

（1）超声检查：正常妊娠在孕 4~5 周时，可显示妊娠囊，孕 6~7 周可见心管搏动，最早在孕 6 周时即可探测到胎心，孕 12 周后均可听到胎心。葡萄胎时宫腔内呈粗点状或落雪状图像，无妊娠囊可见，亦无胎儿结构及胎心搏动征，只能听到子宫血流杂音，听不到胎心。超声推荐经阴道彩色多普勒超声检查。当超声检查无法确诊时，可行磁共振及 CT 等影像学检查。

（2）β-hCG 测定：葡萄胎因滋养细胞增生，产生大量 β-hCG，血清中 β-hCG 浓度大大高于正常妊娠时相应月份值，因此利用这种差别可作为葡萄胎的辅助诊断。由于正常妊娠时 β-hCG 分泌峰值在第 60~70 天，可能与葡萄胎发病时间同期，而造成诊断困难，若能连续测定 β-hCG 或 B 超检查同时进行，即可作出鉴别。

（3）组织学诊断：组织学诊断是葡萄胎最重要和最终的诊断方法，葡萄胎每次刮宫的刮出物必须送组织学检查。完全性葡萄胎组织学特征为滋养细胞呈不同程度增生，绒毛间质水肿，间质血管消失或极稀少。部分性葡萄胎在水肿间质可见血管及红细胞，是胎儿存在的重要证据。染色体核型检查有助于完全性和部分性葡萄胎的鉴别诊断。完全性葡萄胎的染色体核型为二倍体，部分性葡萄胎为三倍体。

（二）鉴别诊断

1. 先兆流产　临床表现有停经史，妊娠反应及不规则阴道出血，应与葡萄胎鉴别。但先兆流产时阴道出血量少于正常月经量，且伴有阵发性下腹疼痛。检查子宫与停经月份相符。宫颈口未开。血 β-hCG 在正常妊娠范围内。超声检查可见胎体和胎心。

2. 过期流产　亦有停经及不规则阴道出血史。但过期流产的子宫比妊娠月份小。血 β-hCG 水平低，刮宫后送病理检查可鉴别。

3. 输卵管妊娠　有停经史、妊娠反应及不规则阴道出血。但输卵管妊娠最常见症状为腹痛，未破裂前可有胀痛，破裂后为突发性剧痛，继之出现内出血症状。

妇科检查时宫颈有举痛，子宫正常或稍大。阴道后穹窿穿刺可抽出不凝固的血液。超声检查可见附件包块。

4. 子宫肌瘤合并妊娠　有停经史和早期妊娠反应，且子宫大于同期妊娠之子宫。但仔细的盆腔检查可发现子宫增大，形态不规则，有高低不平感，软硬不均。尿 β-hCG 滴定不高。超声检查除可见胎心、胎动波外，有时尚可见到实质部分。

5. 双胎妊娠　双胎妊娠早期，其子宫较一般妊娠月份大，妊娠反应可较重，尿 β-hCG 滴定常为正常妊娠之高值，故易误诊为葡萄胎。但双胎妊娠一般无阴道出血，而葡萄胎常有阴道出血。双胎有胎动感，可触及胎体，听到胎心音。但双胎合并羊水过多者，一旦发生先兆流产出现阴道出血时，两者的临床表现极相似，尿 β-hCG 滴度亦高于正常，可导致误诊。超声检查及超声多普勒监听胎心音有助于鉴别。

6. 羊水过多　可使子宫迅速增大，超过相应妊娠月份大小，如发生于中期妊娠，触不到胎体及听不到胎心音，有时需与葡萄胎鉴别。葡萄胎多数伴有不规则阴道出血，羊水过多则无此症。羊水过多常在妊娠 6~7 个月开始，子宫急剧增大，常伴有心慌、气急、腹痛等不适感，不能平卧，腹部检查时腹壁紧张，胎位不清，胎心音遥远或听不清。超声检查可协助诊断。

四、辨病论治

（一）辨病要点

本病以停经后阴道不规则流血、腹大异常为主。若凡有停经后不规则阴道出血、腹痛、妊娠呕吐严重且出现时间较早，妇科检查时发现子宫大小大于停经月份，或较早出现的妊娠期高血压疾病征象，尤其在孕 28 周之前出现子痫前期、甲状腺功能亢进症征象及双侧卵巢囊肿者，均应高度警惕葡萄胎的可能。如在阴道排出物中见到葡萄样水泡组织，临床诊断基本确立。部分性葡萄胎在临床表现上较完全性葡萄胎轻，有时仅表现为不全流产或过期流产，在对流产组织进行病理学检查时才发现。

（二）治疗原则

下胎益母为本病的治疗大法。应首选清宫术，迅速清除病灶，以使疾病得到有效的控制，术后调理气血，以善其后。可根据产后"多虚多瘀"的特点，补虚化瘀，调理气血。

（三）常用方药

1. 加参生化汤（《傅青主女科》）　党参、当归、川芎、桃仁、炮姜、炙甘草。

原方治产后气短似喘及血虚气脱。方中党参益气健脾；生化汤生血化瘀，促进宫缩，利于清除宫腔残留物。最适于清宫术前阴道出血量多甚或贫血者。

2. 蜂花合剂（谢德聪经验方）　蜂房、花蕊石、当归、川芎、紫草、枳壳、蒲黄炭、山楂炭。

原方为谢德聪教授临床治疗药物流产后出血的经验方。方中蜂房、花蕊石解毒化瘀止血；当归、川芎补血活血；紫草凉血止血；枳壳合蒲黄炭、山楂炭理气化瘀止血，全方化瘀不伤血，止血不留瘀。蜂房、紫草凉血解毒散结，药理学研究表明二药可使滋养细胞变性。用于葡萄胎术后治疗可加快 β-hCG 转阴。

五、西医治疗

葡萄胎的初始治疗，首先需要进行全面的病史采集及体格检查，推荐的辅助检查包括盆腔超声、胸部 X 线检查（如果胸部 X 线提示转移，初次清宫后就按照妊娠滋养细胞肿瘤处理）、人绒毛膜促性腺激素（β-hCG）定量检测、全血细胞分析、肝肾功能、甲状腺功能、血生化检查及血型筛查。如果 Rh 阴性，需要给予抗 D 免疫球蛋白。治疗前可根据患者有无生育需求选择：

1. 负压吸宫和刮宫术　葡萄胎诊断一经成立，应立即清宫，手术最好在超声监测下进行。由于葡萄胎子宫极软，易发生穿孔，故第 1 次吸宫时，如果子宫较大，并不要求一次彻底吸净，常在第 1 次清宫后 1 周左右行第 2 次刮宫术。一般不主张进行第 3 次刮宫，除非高度怀疑有残存葡萄胎组织必须再次刮宫；目前主张对子宫大小小于妊娠 12 周者，应争取 1 次清宫干净。清宫术后 1 周复查血 β-hCG 值和盆腔彩超以评估治疗效果以及有无残留。

2. 全子宫切除术　对于年龄较大，尤其是 40 岁以上已无再生育要求的患者，可以考虑进行全子宫切除术。全子宫切除术可彻底清除浸润子宫肌层的滋养细胞病灶，从而降低妊娠滋养细胞肿瘤的发生率。当子宫大小小于孕 14 周时可以直接切除子宫。尽管子宫切除消除了子宫肌层局部浸润的风险，但是由于存在病灶转移的可能性，子宫切除后发生妊娠滋养细胞肿瘤的风险仍有 3%~5%，因此手术后仍需定期随访 β-hCG 数值的变化。

六、其他疗法

1. 民间验方

方药：复方蜂房汤。

组成：山楂 18g，丹参 15g，茯苓 12g，当归、泽兰、炮穿山甲（穿山甲为国家级保护野生动物，已被禁止入药）各 9g，蜂房 6g。

用法：水煎服，每日一剂，加水适量，头煎 30min，二煎 40min，两次煎液混匀，分早晚两次，饭后服用。连服 5 剂为一个疗程。一个疗程后做尿妊娠试验，若转为阴性后不再服用，若仍为阳性可继服第二个疗程。

本方具有活血化瘀，攻毒散结之功。适用于葡萄胎清宫术后的辅助治疗及预防绒毛膜癌。方中丹参、当归、泽兰、山楂等活血化瘀；蜂房攻毒散结，祛风止痛，均有抑制癌细胞作用。临床应用本方治疗葡萄胎，可加快尿妊娠试验转为阴性，如配合半枝莲、紫草等可加强抗癌作用。疗效显著。

2. 食疗

（1）枸杞薏米粥：枸杞子、薏苡仁、大米各适量，煮粥食用，具有补肾、健脾、清热之功。

（2）薏米蛇草饮：薏苡仁、半枝莲、白花蛇舌草各适量，煎水代茶饮用，每日 1 剂，有抗癌防癌功效。

七、预防与调护

育龄妇女要注意增加营养，勿妄作劳，保持心情舒畅，维护血气安和，避免过早及过晚生育，节制情欲以蓄精葆血。葡萄胎于清宫后需遵医嘱严格随访。

正常情况下，葡萄胎排空后，血清 β-hCG 稳定下降，首次下降至正常的平均时间为 9 周，最长不超过 14 周。若葡萄胎排空后 β-hCG 持续异常要考虑妊娠滋养细胞肿瘤。再发倾向：1 次葡萄胎后，再次葡萄胎的发生风险不足 1/50；2 次葡萄胎后再次葡萄胎的风险为 1/6；3 次葡萄胎后再次葡萄胎的风险为 1/2。

经清宫或全子宫切除诊断为完全性或部分性葡萄胎后，需要进行随访。治疗后血 β-hCG 滴度应呈对数下降，8~12 周恢复正常。治疗后 1 个月进行病史采集和体格检查；治疗后每 1~2 周行 β-hCG 检测直到正常，然后继续检测 β-hCG 至连续 3 次正常后，每 3 个月 1 次，共 2 次。在监测过程中，如 β-hCG 变化水平提示妊娠滋养细胞肿瘤（gestational trophoblastic neoplasia, GTN），则按葡萄胎后 GTN 处理。

葡萄胎随访期间应可靠避孕，避孕方法首选避孕套或口服避孕药。不选用宫内节育器，以免穿孔或混淆子宫出血的原因。由于葡萄胎后滋养细胞肿瘤极少发生于 β-hCG 转阴性以后，故葡萄胎后 6 个月若 β-hCG 已降至阴性者可以妊娠。即使发生随访不足 6 个月的意外妊娠，只要 β-hCG 已阴性，也不需考虑终止妊娠。在 1 次葡萄胎妊娠后再次葡萄胎的发生率为 0.6%~2%，但在连续葡萄胎后更高，所以对于葡萄胎后的再次妊娠，应在早孕期间行超声检查和 β-hCG 测定，以明确是否正常妊娠。分娩后也需随访 β-hCG 直至阴性。

随诊还应行妇科检查了解子宫复旧情况，注意患者有无阴道异常流血、咯血及其他转移灶症状。并行盆腔 B 超、胸部 X 线片或 CT 检查。

●● 八、疗效标准

1. 治愈　治疗后 6 个月血 β-hCG 阴性，无阴道流血，子宫大小恢复正常，其他症状消失。

2. 好转　治疗后 6 个月血 β-hCG 下降，无阴道流血，子宫大小恢复正常。

3. 未愈　治疗后 6 个月 β-hCG 无阴转，各项指标无变化，或因病情变化改用手术治疗者。

●● 九、体会与探讨

葡萄胎与恶性葡萄胎的鉴别有时会有纠结，医者务必用心仔细，尤其对未生育者，一念之差，可能就造成误切子宫之憾。对葡萄胎患者治疗结束后，切记向患者详细交代随访的时间与注意事项。

第二节｜胎儿畸形

异于常者谓之畸，畸形胎儿即指胚胎发育异常而出现形体或器官及功能的改变，对身有孕而不能成胎者中医称其为"鬼胎"，如葡萄胎，古籍还有记载下"肉块"者。有的是指形体异常，如无脑儿、腹壁裂、连体胎儿、侏儒症、有四肢增损者、有内脏缺如等，皆为畸形胎儿。

我国是最早关注产育的国家，畸形胎儿在晋代就有了明确的记载。《晋书》载："愍帝建兴四年，新蔡县史任侨妻产二女，腹与心相合，自胸以上，脐以下各分……"

这是联体儿的记载。又"三年十二月……生女，坠地濩濩有声，须臾便死。鼻目皆在顶上，面处如项，口有齿，都连为一，胸如鳖手足爪如鸟爪，皆下勾"，再"怀帝永嘉元年，吴郡吴县万垟审生子，鸟头，两足马蹄，一手，无毛，尾黄色，大如枕"，似先天性脊椎裂合并脊膜膨出。此外，还有女性外阴异位、两性畸形的记载，"元帝太兴初，有女子其阴在腹，当脐下。"外阴异位于脐下，十分罕见。在南北朝的史书中亦有记载。如《魏书》载："庄帝永安三年十一月丁卯，京师民家妻产男，一头两身，四手，四脚，三耳。"由"有人生子，男面阴在背后，如尾，两足皆如兽爪。"《隋书》记载："齐天保中，临漳有妇人生子，二头共体。"隋代《产经》有最早的无脑儿的记载："儿生颅破者死。""儿生头四破开亘不成。"《隋书》记"大业四年（公元608年），雁门宋谷村，有妇生一肉卵，大如斗，埋之。"又称大业"六年（公元610年），赵郡李来王婶家，产一物，大如卵。"唐代也有类似的记载，如《新唐书》神功元年（公元697年）"来俊臣蜱产肉块如二升器"。同时，对连体体儿的记载更加详细，咸通"十三年（公元872年）四月，太原晋阳民家有婴儿，两头异颈，四手连足。"还有"连心异体""其胸相连，余各异体"等，这些都是畸胎的记载。畸胎的出生对妇女身心造成极大的伤害，有的因此母命不保，这是旧时代的悲哀。

现今先进的医疗仪器即可能对畸形胎儿作出诊断，并通过婚检、孕前健康体检、科普教育和产前干预等措施以避免畸胎的发生与出生，但畸胎的发生率仍较高，在 5%~6%，故仍然是当今应该关注的课题。

现代医学将胚胎或胎儿在发育过程中所发生的结构或功能代谢的异常，称为出生缺陷。2002年我国卫生部颁发的《产前诊断技术管理办法》还将妊娠 16~24 周诊断的致命畸形包括无脑儿、脑膨出、开放性脊柱裂、严重的胸腹壁缺损伴内脏外翻、单腔心、致死性软骨发育不全等，经超声筛查诊断后，还建议到有产前诊断资格的医院进一步明确诊断，体现国家对孕产妇和出生缺陷的高度重视。

一、病因

畸形胎儿的病因常常不易追溯，但孕妇素体不足、营养失调、情志不舒、遗传、宿疾、感染等，均可能成为发病的高危因素。"男女媾精，万物化生""两神相搏，合而成形"，若精卵有缺陷，"胎终不能成"，非死即残。或孕期失调，心身疾病致脏腑损伤，气血失调，冲任不能相资，胎元失养以致胎损。或感染淫邪，邪毒伤胎以致胎有缺陷。

二、临床表现与诊断

（一）无脑儿

是严重出生缺陷之一，其有两种类型，一是脑组织变性坏死突出颅外，二是脑组织未发育。系因前神经孔闭合失败所致。应缺少颅骨盖，眼球突出呈"蛙样"面容、颈项短，无大脑，仅见颅底或颅底部分脑组织。不可能存活。无脑儿由于吞咽羊水减少，常伴羊水过多，而因此易早产。

超声检查诊断准确率高。肛检或阴道检查时可扪及凹凸不平的颅底部。要注意与面先露、脑脊膜膨出相鉴别。

（二）脊柱裂

脊柱由两半椎体融合而成，在妊娠 8~9 周脊柱开始骨化，如两半椎体不融合则形成脊柱裂，常发生在胸腰段（图 11-1）。

脊柱裂的临床表现主要有 3 种类型：

1. 隐性脊柱裂　为脊椎管缺损，外面有皮肤覆盖，脊髓脊神经多正常，无神经系统症状。发生部位多在腰骶部。

2. 脊髓脊膜膨出　因两个脊椎骨缺损脊膜可从椎间孔突出，表面可皮肤包裹着的囊，囊大时可含脊膜、脊髓与神经，称为脊髓脊膜膨出。多有神经症状。

3. 脊髓裂　因形成脊髓部分的神经管缺失，停留在神经褶和神经沟阶段者称为脊髓裂，同时合并脊柱裂。

超声检查对脊柱裂的诊断敏感性较高，妊娠 18~20 周检查是最佳发现时间。但隐性脊柱裂检查中常不易发现。开放性脊柱裂胎儿的母血及羊水甲胎蛋白高于正常 80%，脊柱裂胎儿的母体血清 AFP 高于 25μg/L。以此可作为诊断的筛查。

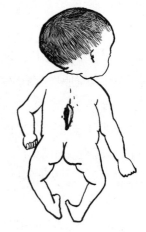

图 11-1　脊柱裂的位置
注：图片来源于《妇产科学（第 10 版）》（孔北华、马丁、段涛主编，人民卫生出版社出版）。

（三）脑积水和水脑

脑积水脑脊液过多（500~3000ml），蓄积于脑室系统内致脑室系统扩张和压力升高，可压迫正常脑组织，常伴有脊柱裂、足内翻等畸形。水脑是指双侧大脑半球缺失，颅内充满脑脊液。

超声检查为首要，多能及时发现。腹部检查时耻骨联合上方可扪及宽大不硬、有弹性的胎头，大于胎体并高浮，跨耻征阳性。阴道检查，盆腔空虚，胎先露部高，胎头有如乒乓球感。

（四）腹壁裂

腹壁裂是一侧前腹壁全层缺损所形成。超声检查可见胎儿腹腔空虚，胃、肠等内脏器官漂浮在羊水中表面无膜覆盖。

三、处理

（一）终止妊娠

无脑儿为严重的致死性出生缺陷，一经诊断立即终止妊娠。水脑与严重的脑积水应建议引产。脊柱裂如伴严重脑积水，也应建议终止妊娠。

（二）期待治疗

轻度脑积水，如无神经功能缺陷及其他结构与功能异常，无基因突变等异常者，可密切观察下等待自然分娩。

无症状的脊柱裂无需治疗。未经治疗的显性脊柱裂患儿死亡率与病残率均较高，部分显性脊柱裂可通过开放性手术治疗改善预后。

腹壁裂若无合并其他结构异常，非遗传因素引起的孤立性腹壁裂经小儿外科手术治疗的存活率＞90%。腹壁裂继续妊娠者，妇产科应与儿科、神经科等多学科医师联合攻关，制定诊疗计划。

胎儿畸形的种类还不止于此，如单心房单心室、致死性侏儒都是严重的出生缺陷，一般孕期确诊后即应终止妊娠。

第三节｜胎萎不长

妊娠四五个月后，孕妇腹形与宫体增大明显小于相应的妊娠月份，胎儿存活而生长受限者，称为"胎萎不长"，亦称"妊娠胎萎燥""胎不长"，与西医胎儿生长受限（fetal growth restriction，FGR）类同，可相参。

本病首载于隋代《诸病源候论·妊娠胎萎燥候》，曰："胎之在胞，血气资养。若血气虚损，胞脏冷者，胎则翳燥，萎伏不长。其状，儿在胎都不转动，日月虽满，亦不能生，是其候也。"首先描述了胎萎不长的病理、证候和转归。《妇人大全良方》及《济阴纲目》指出血气虚损的原因，为"夫因有宿疾，或因失调，以致脏腑衰损"，并提出了"当治其疾，益其气血，则胎自长矣"的治疗原则。《陈素庵妇科补解》中提出孕妇情志因素可能致病，如"妊娠忧郁不解，以及阴血衰耗，胎燥而萎。"《景岳全书》提出多种病因和治法，曰"凡诸病此者，则宜补宜固，宜温宜清，但因其病而随机应之"。

一、病因病机

本病的发生与母体、胎儿均相关。《景岳全书》曰："妊娠胎气本乎血气，胎不长者，亦惟血气之不足耳。……妇人多脾胃病者有之，仓廪薄则化源亏而冲任穷也；或以血气寒而不长，阳气衰生气少也；或以血热而不长者，火邪盛则真阴损也。"《张氏医通》曰"养胎不惟在血。而胎系于肾。"母体因素以虚为主，或因素体气血、脾胃、脾肾不足，或孕早期严重恶阻，或孕妇偏食，气血津液耗损；或母体有心肝肾疾病，或孕期有并发症，如子晕、子痫、多胎妊娠、黄疸、胎盘异常、高龄孕妇或子宫畸形等以致气血失调、脾肾不足，胎儿失养。胎儿方面有先天不足或缺陷，如基因、染色体异常等。再有孕妇吸烟、吸毒、酗酒、感染淫邪，以致宫内感染；或母体接触放射性及有毒物质等。脐带为供养胎儿的通道，如脐带过长、过细、扭转、打结等致胎儿供养不足，生长受限。其主要病机为气血不足、脾肾亏损，胎儿失养。

二、临床表现

孕妇妊娠四五个月后，其腹形与宫体增大明显小于相应的妊娠月份。但胎动正常，胎儿存活。

西医将胎儿发育分为3个阶段，FGR临床表现随发病的时间而有不同：第一阶段为从受孕至孕17周前，主要细胞增殖；第二阶段为孕17周至32周，细胞继续增殖并增大；第三阶段为32周后，细胞增生肥大。FGR根据其发生时间，胎儿体重与病因分3类。

（一）内因性均称型FGR

一般发生在胎儿发育的第一阶段，属原发性，称内因性均称型FGR，多因基因、染色体异常、病毒感染、接触放射线及有害物质所致。其特点为胎儿体重、头围、身长相称，称均称型，但生长均受限，小于该孕龄正常值。胎儿外表无营养不良表现，器官分化或成熟度与孕龄相符，但器官的细胞数量均减少脑重量轻，胎盘小，但无组织异常，胎儿无缺氧表现。胎儿出生缺陷发生率高，围产儿病死率高，预后不良。产后新生儿多有脑神经发育障碍，伴小儿智力障碍。

（二）外因性不均称型 FGR

发生在第二阶段（孕 17~32 周），属外因性，故称外因性不均称型 FGR，胚胎早期发育正常，至妊娠中晚期才受有害因素的影响，如妊娠期高血压疾病等所致的慢性胎盘功能不全。临床表现为胎儿发育不均称，身长、头径与孕龄相符，而体重偏低，胎儿外表呈营养不良或过熟儿状态。胎儿常有宫内慢性缺氧及代谢障碍。以致胎儿在分娩期间对缺氧的耐受力下降，导致新生儿脑神经受损。

（三）外因性均称型 FGR

为上述二型的混合型，在整个妊娠期间均可发生。其因有母儿双方的因素，多系缺乏重要生长因素，如叶酸、氨基酸、微量元素或有害药物的影响。临床表现为新生儿身长、体重、头径均小于孕龄正常值，外表有营养不良表现，生长与智力发育常受到影响。

三、诊断与鉴别诊断

（一）诊断要点

1.病史　既往有慢性肝炎、慢性肾炎、高血压、心脏病、甲状腺功能亢进、贫血、营养不良或其他慢性消耗性疾病；或有不良孕产史，曾有出生缺陷儿、FGR、死胎等不良分娩史；或孕妇偏食、妊娠剧吐；有吸烟、酗酒、吸毒等不良嗜好、接触放射线或有毒物质；或妊娠期胎漏、胎动不安。

2.产科检查　定期测量子宫底高度、腹围和孕妇体重，连续 3 周的测量结果均低于本地区胎儿生长正常值或增长缓慢，而胎动正常，胎儿存活者应考虑本病。

测量宫底高度，推测胎儿大小，简单易行，可用于低危人群的筛查。子宫底高度连续 3 周测量在 10 百分位数以下者，为筛选 FGR 指标，妊娠 26 周后宫高测量值低于对应标准 3cm 以上应疑诊为 FGR，宫高低于对应标准 4cm 以上，应高度怀疑 FGR 的存在。

3.辅助检查

（1）通过超声测量胎儿头围、腹围、股骨，根据本地区个性化的胎儿生长曲线估测胎儿体重，如明显低于对应孕周胎儿正常体重的第 10 百分位数以下，需考虑本病。或胎儿腹围小于对应孕周腹围的第 10 百分位数以下，需考虑本病，并至少间隔两周复查一次，减少本病诊断的假阳性。

（2）通过超声测量腹围 / 头围比值，小于正常同期孕周平均值的第 10 百分位数、有助于估算不均称型 FGR。此外羊水量与胎成熟度、可筛查遗传标记物等，评估胎儿是否存在出生缺陷。通过彩超测量脐动脉血流，了解子宫胎盘灌注情况。

（二）鉴别诊断

1. 胎死不下　两者的腹形与宫体增大均小于正常妊娠月份，可通过胎心音、胎动监测及 B 超检查相鉴别。

2. 羊水过少　可通过 B 超明确诊断，羊水过少常合并胎萎不长。

●● 四、辨证论治

（一）辨证要点

辨证时主要根据孕妇的全身证候、舌脉及检查情况确定证型，指导治疗。若面色㿠白或萎黄，头晕心悸，气短懒言。舌淡，苔白，脉细弱无力，则为气血虚弱证。若倦怠乏力，纳少便溏，形寒畏冷，手足不温，腰膝酸软，头晕耳鸣。舌淡红，苔薄白，脉沉细，则为脾肾不足证。若颧赤唇红，咽干口燥，五心烦热，夜寐不安，舌红，苔少脉细数，则为阴虚血热证。

（二）治疗原则

重在补脾肾、益气血，养精血，益胎元。如发现死胎、畸胎，则应下胎益母。

（三）常用方药

1. 胎元饮（《景岳全书》）加减

组成：人参、白术、炙甘草、当归、白芍、熟地黄、杜仲、陈皮。

本方较适于脾胃虚弱、气血虚弱证，以八珍汤去茯苓、川芎以补益气血养胎，加续断、杜仲益肾安胎。

2. 当归汤加味（经验方）

组成：当归、白芍、川芎、白术、黄芩、丹参。

本方以《金匮要略》中当归芍药散化裁而成，方具养血、活血、清热为法。用于治疗血流缓慢、胎盘灌注量少的 FGR，加用丹参，"一味丹参，功同四物"，养血活血，畅行血流。临床应用可加续断、菟丝子、白术等益肾健脾之品，随证加减。

本病之因有热、寒、虚、瘀之不同，临床应"随机应之"，因胎靠血养气载，故治疗以益气养血为治疗之本，兼以补肾健脾安胎，随后加减化裁。

五、西医治疗

西医治疗本病的原则是寻找病因、及早诊断。改善胎盘循环、定期监测胎儿生长情况，如发现胎儿畸形应适时终止妊娠。

目前尚缺乏充分证据支持卧床休息、增加饮食、常规吸氧、注射低分子肝素和静脉补充营养对治疗本病有效。

六、其他疗法

（一）中成药

1. 八珍丸　每次 6g，每日 2~3 次。益气补血。

2. 保产无忧丸　每次 9g，每日 2 次。调养气血，和胃保胎。

3. 孕康口服液　每次 20ml，每日 3 次。健脾固肾，养血安胎。

（二）食疗

糯米红枣枸杞粥：糯米 100g、大枣 5 枚，枸杞子 15g，加水适量熬粥，每日 1 次。

七、预防与调护

（1）忌吸烟、酗酒，戒毒。

（2）加强营养，食用易于消化吸收的食物。

（3）因孕期子宫右旋，孕中期开始左侧卧位，以增加子宫血流量，改善胎盘灌注。

（4）积极治疗恶阻及妊娠并发症。

（5）定期进行产前检查，尽早发现并及时治疗。

对于既往有本病和子痫前期病史的孕妇，西医认为从孕 12~16 周开始服用低剂量阿司匹林至 36 周，可以降低本病再次发生的风险。对于存在不少于 2 项高危因素（肥胖、年龄高于 40 岁、孕前高血压、孕前 1 型或 2 型糖尿病、辅助生殖技术受孕史、多胎妊娠、胎盘早剥病史或胎盘梗死病史）的孕妇，同样建议于妊娠早期开始口服小剂量阿司匹林以预防本病。

八、疗效标准

1. 治愈　治疗后情况改善，宫高、腹围明显增加，分娩结束新生儿体重符合要求，无并发症。

2. 好转　自觉症状消失，腹形明显增大，超声测量胎儿双顶径每 2 周增长达 2~4mm，孕妇宫高每周增长符合第 10 个百分位数，孕妇体重于妊娠晚期每周增加较前加快，但尚小于 0.5kg。

3. 未愈　孕妇症状、体征无改善。

九、体会与探讨

本病对胎儿有高危险性，属于高危妊娠，应做好孕期监护。如胎儿无异常且调治顺利，可正常发育直至足月分娩；若治疗不当，可能引起多种并发症，对胎儿出生后的体质和智力发育也会有长期的负面影响，严重时可导致死胎或新生儿死亡。

本病病因复杂，《陈素庵妇科补解》曰："脾生血为主，盖胎瘦由于母血不足也。母血之不充由于脾胃之衰弱耳"，《女科经纶》曰："女之肾脉系于胎，是母之真气，子之所赖也，若肾气亏损，便不能固摄胎元。"胎儿生长依赖于母体，孕妇若脾、肾虚弱，可致胎失濡养而发育迟缓。另外，孕期内有吸烟、酗酒甚至吸毒等不良习惯，或患有恶阻等妊娠并发症，则会引起气血虚弱、阴虚血热，诱发本病。西医则将病因主要分为母体因素（包括营养因素、妊娠并发症、其他如高龄或不良习惯等）、胎儿因素（如调节胎儿生长的物质在脐血中降低、胎儿染色体异常、结构异常等）、胎盘因素（胎盘病变导致血流量减少，供血不足）、脐带因素（脐带过细、过长、打结等因素导致血流循环不佳）等。

治疗方面，则需要根据其病因病机不同，辨证施治，采用补气益血、健脾益肾、滋阴清热养血等方法进行治疗，也有学者以益气活血治疗。认为活血通络，可以改善子宫血液循环，使胎盘含氧量增加，促进胎儿发育，如用丹参注射液加低分子右旋糖酐静脉滴注等。

应重视对本病的预防，妊娠前后要尽量避免接触影响胎儿发育的有害因素。尤其在妊娠早期，要避免病毒感染，慎用药物。定期做产前检查，了解胎儿宫内发育情况。如发现胎儿生长迟缓，应早期治疗，一般应在妊娠 32 周前进行治疗。

第四节 ｜ 胎儿窘迫

胎儿窘迫是指胎儿在子宫内因急性或慢性缺氧危及其健康和生命的综合症状，发生率为 2.7%~38.5%。急性胎儿窘迫多发生在分娩期；慢性胎儿窘迫常发生在妊娠晚期，但在临产后常表现为急性胎儿窘迫。

一、病因病机

母体血液含氧量不足、母胎间血氧运输及交换障碍、胎儿自身因素异常均可导致本病的发生。

（一）胎儿急性缺氧

系因母胎间血氧运输及交换障碍或脐带血循环障碍所致，常见因素如下。

（1）前置胎盘、胎盘早剥。

（2）脐带异常：如脐带绕颈、脐带真结、脐带扭转、脐带脱垂、脐带血肿、脐带过长或过短等。

（3）母体严重血循环障碍致胎盘灌注急剧减少，如各种原因导致休克等。

（4）催产素使用不当，造成过强及不协调宫缩，宫内压长时间超过母血进入绒毛间隙的平均动脉压。

（5）孕妇应用麻醉药及镇静剂过量，抑制呼吸。

（二）胎儿慢性缺氧

（1）母体血液含氧量不足，如合并先天性心脏病或伴心功能不全、肺部感染、慢性肺功能不全、哮喘反复发作及重度贫血等。

（2）子宫胎盘血管硬化、狭窄、梗死，使绒毛间隙血液灌注不足，如妊娠期高血压疾病、慢性肾炎、糖尿病、过期妊娠等。

（3）胎儿严重的心血管疾病、呼吸系统疾病，胎儿畸形，母儿血型不合，胎儿宫内感染、颅内出血及颅脑损伤，致胎儿运输及利用氧能力下降。

二、临床表现及诊断

（一）急性胎儿窘迫

主要发生在分娩期。多因脐带异常、胎盘早剥、宫缩过强、产程延长及休克等引起。

1. 产时胎心率异常　正常胎心基线为 110~160bpm。缺氧早期，胎儿电子监护可出现胎心基线代偿性加快、晚期减速或重度变异减速；随产程进展，尤其在较强宫缩刺激下胎心基线可下降 < 110bpm。当胎心基线 < 100bpm，基线变异 ≤ 5bpm，伴频繁晚期减速或重度变异减速时提示胎儿缺氧严重，胎儿常结局不良，可随时胎死宫内。

2.羊水胎粪污染 影响胎粪排出最主要的因素是孕周，孕周越大，羊水胎粪污染的概率越高，羊水中胎粪污染不是胎儿窘迫的征象。出现羊水胎粪污染时，如果胎心监护正常，不需要进行特殊处理；如果胎心监护异常，存在宫内缺氧情况，会引起胎粪吸入综合征，造成不良胎儿结局。

3.胎动异常 缺氧初期为胎动频繁，继而减弱及次数减少，进而消失。

4.酸中毒 采集胎儿头皮血进行血氧分析，若 pH ＜ 7.20，PO_2 ＜ 10mmHg，PCO_2 ＜ 60mmHg，可诊断胎儿酸中毒。

（二）慢性胎儿窘迫

主要发生在妊娠晚期，常延续至临产并加重。多因妊娠期高血压疾病、慢性肾炎、糖尿病等所致。

1.胎动减少或消失 胎动减少是胎儿缺氧的重要表现，应予警惕，临床常见胎动消失 24h 后胎心消失。2h 胎动计数≥ 10 次为正常，＜ 10 次或减少 50% 者提示胎儿缺氧可能。

2.产前胎儿电子监护异常 胎心率异常提示有胎儿缺氧可能。

3.胎儿生物物理评分低 ≤ 4 分提示胎儿窘迫，6 分为胎儿可疑缺氧。

4.脐动脉多普勒超声血流异常 宫内发育迟缓的胎儿出现进行性舒张期血流降低、脐血流指数升高提示有胎盘灌注不足。

●● 三、处理

（一）急性胎儿窘迫

应采取果断措施，改善胎儿缺氧状态。

1.一般处理 左侧卧位，吸氧，停用催产素。

2.病因治疗 若为不协调性子宫收缩过强，或因催产素使用不当引起宫缩过频过强，应给予单次静脉或皮下注射特布他林，也可给予硫酸镁或其他 β 受体激动剂抑制宫缩。若为羊水过少，有脐带受压征象，可经腹羊膜腔输液。

3.尽快终止妊娠 宫口未开全或预计短期内无法阴道分娩，应立即剖宫产；宫口开全，胎头双顶径已达坐骨棘平面以下，应尽快经阴道助娩。

（二）慢性胎儿窘迫

应针对病因，根据孕周、胎儿成熟度及胎儿缺氧程度决定处理。

1.一般处理 应进行全面检查以评估母儿状况，包括 NST 和 / 或生物物理评分。

左侧卧位，定时吸氧，每日 2~3 次，每次 30min。积极治疗妊娠并发症。加强胎儿监护，注意胎动变化。

2.期待疗法　孕周小，估计胎儿娩出后存活可能性小，尽量保守治疗延长胎龄，同时促胎肺成熟，争取胎儿成熟后终止妊娠。

3.终止妊娠　妊娠近足月或胎儿已成熟，胎动减少，胎盘功能进行性减退，胎心监护出现胎心基线异常伴基线波动异常、OCT 出现频繁晚期减速或重度变异减速、胎儿生物物理评分＜ 4 分者，均应行剖宫产术终止妊娠。

（三）中医处理

在科学落后的古代没有任何胎儿监护设备，仅凭孕妇自我胎动感觉，故很难及时诊断。有主诉胎动异常者，可参考中医胎动不安酌情处理。若分娩开始，见羊水异常，须加速产程，可参考难产章节中医处理。

四、预防与调护

（1）胎儿窘迫其发病率高，严重影响胎儿健康，有的可造成终身残疾，甚至死亡，是孕期严重的疾病。及时诊断、正确处理可以避免严重事件的发生。

（2）积极治疗妊娠并发症。

（3）严格产前检查，及早发现，及时处理。

（4）教导孕妇数胎动，发现异常及时就诊。

（5）左侧卧位，以增加子宫血流量。

（6）孕晚期不提倡剧烈运动。

第五节 ｜ 巨大胎儿

巨大胎儿是指任何孕周胎儿体重超过 4000g 者。还有一组有以胎儿过度生长发育为特征的遗传综合征，该类患儿出生后持续过度生长。随着生活水平的提高，肥胖女性增加，营养过剩，以致巨大胎儿的发生率有增加的趋势，因其可以导致难产，故受到临床的重视。

一、高危因素

肥胖妇女、高龄产妇或经产妇、妊娠糖尿病、过期妊娠、父母身材高大、巨大胎儿分娩史等常是发生巨大胎儿的高危因素。尤其营养过剩，不仅导致肥胖，也是糖尿病的高危因素，唐代《产经》记载："最忌食乳饼""食乳饼长胎令难产"，明确指出巨大胎儿的发生与饮食密切相关。因此，当时就出现了以枳壳为君药的一些"瘦胎方"。

二、临床表现

妊娠期间孕妇体重增加迅速，腹大异常而沉重，妊娠晚期可出现呼吸困难、两胁胀痛等。

三、诊断

（一）病史

具肥胖等高危因素史。

（二）腹部检查

腹部明显膨隆，宫高＞35cm，触诊胎体大，先露部高浮，若为头先露，多数胎头跨耻征为阳性。听诊胎心清晰，但位置较高。

（三）超声检查

可检测胎儿生长发育情况，侧胎儿双顶径、股骨长度、头围与腹围等指标有助于诊断。但预测体重还有难度，目前也还没有证据支持哪种方法更准确。但如胎头双顶径超过10cm，应进一步测量胎儿肩径与胸径，若二者大于头径者，应警惕巨大胎儿的存在与难产的发生。

四、处理

（一）剖宫产

估计胎儿体重＞4000g，且合并糖尿病者，建议剖宫产。

（二）阴道分娩

估计胎儿体重＞4000g，但无糖尿病者，可阴道试产。但产程中要注意放宽剖宫产指征。产时充分评估，必要时产钳助产。同时做好肩难产的准备工作。分娩后应仔细检查有无软产道损伤。

（三）注意预防产后出血

五、预后与预防

巨大胎儿因可增加头盆不称发生率而导致剖宫产率上升。经阴道分娩的主要危险是肩难产，其发生率与胎儿体重成正比，肩难产阴道分娩存在严重阴道损伤与会阴裂伤，甚至子宫破裂的风险。同时，阴道助产存在胎儿颅内出血、锁骨骨折、臂丛神经损伤，甚至胎儿死亡的风险。胎儿巨大子宫过度扩张，易发生子宫收缩乏力、产程延长、产后出血。胎先露长时间压迫产道，容易发生尿瘘或粪瘘。

因此，对巨大胎儿的发生必须高度重视并积极预防。我国唐代经济文化繁荣昌盛，女性地位亦高，故巨大胎儿多有发生，而导致难产的增加，因此，当时就提出"节食瘦身"，如《产经》记载："最忌食乳饼"，"食乳饼长胎令难产"，认为巨大胎儿的发生与饮食密切相关。这成为后世创制"瘦胎""缩胎"方药的先导思想。因此，当时后来就出现了以枳壳为君的一些瘦胎方，如《经史证类大观本草》的瘦胎散（枳壳、甘草）、《妇人大全良方》的神寝丸（乳香、枳壳）以及"治妊娠胎肥壅隘，动止艰辛，临月服之，缩胎易产"的张氏方（枳壳、甘草、香附）等。这些方剂能否真正达到瘦胎的目的有待检验，但枳壳的缩宫作用已经证实，以此促进宫缩以利分娩，也不失为预防大胎分娩的方法，也是对临床的一种启迪。我国有优秀的中医药孕期预防与保健文化值得继承与发扬。

当今已经有了更好的医疗条件和更高的生活水平，只要应用科学的方法，医患共同努力一定能够总结出有效预防巨大胎儿的方法。首先，孕前应合理饮食，加强运动，锻炼身体，减少肥胖及糖尿病的发生。积极治疗孕前疾病，以期减少妊娠并发症。同时要严格产前检查，重视孕期保健，及时发现与处理相关症状。避免孕期过度进食，讲究科学饮食。只要每位孕妇都有防病的思想并具预防的知识，相信对预防巨大胎儿的发生会有积极的意义。

第六节 | 多胎妊娠

一次妊娠同时有两个或两个以上胎儿时，称"多胎妊娠"，多胎妊娠中以双胎妊娠最为多见。在美国，据统计双胎发生率平均为 2.6%，我国汉族人聚居地发生率大多在 1.10% 以下。近年来，由于辅助生殖技术的应用，多胎妊娠有上升趋势。西医学认为，多胎妊娠与遗传、年龄增长、产次增加、促排卵药物的应用有关。多胎妊娠为高危妊娠，孕妇并发症多，围产儿死亡率高，应重视孕期及分娩期的处理。

双胎妊娠分两类，即双卵双胎和单卵双胎。双卵双胎是由两个卵子分别受精形成的双胎妊娠，占双胎的 70%，系两个独立的受精卵、不同的基因、独立的胎盘及胎膜；而单卵双胎是由单一受精卵分裂而成的双胎妊娠，占双胎的 30%，胎儿性别相同、基因相同。单卵双胎是由一个受精卵分裂形成的双胎妊娠，由于发生分裂的时间不同，形成下面 4 种类型：①双羊膜囊双绒毛膜：两个羊膜囊，间隔着两层绒毛膜、两层羊膜，胎盘为两个或一个，约占单卵双胎的 30%。② 双羊膜囊单绒毛膜：两个羊膜囊间隔两层羊膜，共用一个胎盘，约占单卵双胎的 68%。③ 单羊膜囊单绒毛膜：两胎儿共存于同一个羊膜腔内，共有一个胎盘，占单卵双胎的 1%~2%。④联体双胎：机体不能完全分裂成两个，形成不同形式的联体儿，极罕见。

中医学将一孕二胎者称为"骈胎"，一孕三胎称 "品胎"。《史书》中已有多胎妊娠的记载，如《魏书》曰："高祖延兴三年秋，秀蓉郡妇人一产四男，四产十六男"。中医古籍《济阴纲目》记述："其有双胎者，将何如？曰：精气有余，歧而分之，血因分而摄之故也"，清代《女科指掌》曰："骈胎品胎由精血之旺。"由此可知，多胎妊娠为精血旺盛，肾气充实之表现。

●● 一、临床表现

多胎妊娠时，早孕反应较重，持续时间较长。孕 10 周以后，子宫体积明显大于单胎妊娠，至孕 24 周后更增长迅速。孕晚期，由于过度增大的子宫推挤膈肌向上，使肺部受压及膈肌活动幅度减小，常有呼吸困难；由于过度增大的子宫压迫下腔静脉及盆腔，阻碍静脉回流，常致下肢及腹壁水肿，下肢及外阴阴道静脉曲张。此外，多胎妊娠并发症增多，常见的有如下几种。

1. 流产　自然流产率是单胎妊娠的 2~3 倍。胎儿个数越多，流产危险性越大，与胚胎畸形、胎盘发育异常、胎盘血液循环障碍及宫腔容积相对狭窄有关。

2. 胎儿畸形　畸形率增高的原因尚不清楚，连体双胎、无心畸形等为单卵双胎所特有。

3. 胎儿生长受限　单绒毛膜性双胎可能出现选择性胎儿生长受限，生长受限的胎儿估测体重在该孕周第 10 百分位以下，两胎儿体重相差 25% 以上，主要病因为胎盘分配不均。

4. 贫血　是单胎的 2.4 倍，由于铁和叶酸的需要量大而摄入不足或吸收不良导致，易致巨幼红细胞性贫血。

5. 妊娠期高血压疾病　发生率为单胎妊娠的 3 倍，症状出现早且程度重，往往不易控制，子痫发症率亦高。

6. 羊水过多　发生率 5%~12%，尤其多见于单卵双胎，且常发生在其中的一个胎儿。

7. 前置胎盘　由于胎盘面积大，易扩展至子宫下段而覆盖子宫颈内口，形成前置胎盘，发生率比单胎高 1 倍。

8. 早产　约 50% 的双胎妊娠发生早产，因子宫过度伸展，宫内压力过高，或因胎膜早破后，或由于严重并发症提前终止妊娠所致。

9. 双胎输血综合征　是双羊膜囊单绒毛膜单卵双胎的严重并发症，由于两个胎儿的血液循环经胎盘吻合血管沟通，发生血液转输从而血流不均衡引起。

10. 双胎之一宫内死亡　单羊膜囊双胎时，两胎儿共用一个羊膜腔，胎儿之间无胎膜分隔，可因脐带缠绕和打结而发生宫内死胎。

●● 二、诊断与鉴别诊断

（一）诊断要点

1. 病史　双方家庭中有多胎分娩史；此次妊娠前接受促排卵药物治疗；早孕反应较重；进入孕中期后，体重增加多、腹部增大明显及下肢水肿、静脉曲张等压迫症状出现早，症状重。

2. 产科检查

（1）子宫体积明显大于相应孕周。

（2）触及多个胎头，或胎头较小，与子宫体积不成比例；胎儿肢体多，位在子宫腔内多处。

（3）在子宫不同部位闻及频率每分钟相差 10 次以上的胎心音；或胎心率虽相差不多，但两个胎心音之间相隔一无音区。

3. 辅助检查　超声检查是目前确诊多胎妊娠的最主要手段。孕 5 周后可显示宫腔内有 2 个或 2 个以上妊娠囊，每个妊娠囊与周围蜕膜组成"双环征"的液性光环。至孕 7 周末，胚芽内出现有节律搏动的原始心管。孕 12 周后，胎头显像，可测出各胎头的双顶径。若临床考虑为多胎妊娠时，应继续随访，直至胎儿个数完全确定。

（二）鉴别诊断

应与单胎合并羊水过多、巨大胎儿、妊娠合并子宫肌瘤或卵巢肿瘤相鉴别，一般通过 B 超检查可区别。

●● 三、辨证论治

早孕期出现严重恶心呕吐，甚至食入即吐者，按妊娠恶阻进行辨证论治。孕期出现阴道流血、下腹痛、腰酸者，按胎元不固治疗。妊娠中晚期，肢体面目发生肿胀者，按子肿分型论治。若胎水过多，胸膈胀满，甚或遍身俱肿，喘不得卧，则按子满辨证治疗。

●● 四、西医处理

（一）孕期调养

确诊为多胎妊娠后，应根据孕妇营养状况，建议调整食谱，以增加热量、蛋白质、矿物质、维生素及脂肪酸的摄入为原则，并适当补充铁剂及叶酸。孕中期后，嘱多卧床休息，可增进子宫血流量而增加胎儿体重，可减低子宫颈承受的宫内压力而减少早产发生率。加强产前检查，以利及早发现与及时治疗并发症，如贫血、妊娠期高血压疾病等；系列监测胎儿生长发育情况及胎盘功能。若产兆发生在 34 周以前，应给予宫缩抑制剂。

（二）选择性减胎

为避免高胎数多胎妊娠，提高妊娠成功率，有学者主张在妊娠早期进行选择性减胎，以减少发育中的胚胎个数，使多胎妊娠转变为双胎妊娠，既可达到生育目的，又可消除高胎数多胎妊娠的险象环生及不良预后。但关于高胎数多胎妊娠是否适宜在孕早期进行选择性减胎问题，仍然存在争议。有些学者认为意义不大，易致完全流产，与其事后消极补救，不如事先积极预防，比如控制促排卵药物的剂量，尤其是 HMG，以免发生卵巢过度刺激，以及减少一次移植配子、胚胎的数目。

（三）分娩期处理

1. 分娩方式的选择　双胎妊娠有以下情况之一，应考虑剖宫产：第一胎儿为肩先露、臀先露；子宫收缩乏力，产程延长，经处理不见好转；胎儿窘迫，短时间不能经阴道分娩；连体双胎孕周超过 26 周；重度子痫前期等严重妊娠并发症需尽快终止妊娠。

2. 阴道分娩三产程的处理　双胎妊娠临产后第一产程的处理，原则上与单胎妊娠无区别。若第一胎儿的胎膜自破并发脐带脱垂，应立即进行内诊，用手上推胎先露，避免脐带受压，急行剖宫产。若宫缩乏力致产程延长，可使用常规剂量催产素静脉滴注加强宫缩，但效果不显著者，宜改行剖宫产。

产程进展顺利，在第一胎儿即将出生之前，予以静脉输液，为输血做好准备。娩出第一胎儿不宜过速，以防发生胎盘早期剥离。第一胎儿娩出后，立即断脐，胎盘侧脐带断端必须夹紧，以防造成第二胎儿失血；立即做腹部检查，尽可能扶正第二胎儿使呈纵产式，以防由于宫内压力突然减低及宫腔容积仍然较大，活动范围大而转成横位。阴道检查明确胎产式及胎先露，明确为头或臀先露后，适当压迫宫底部，密切监测胎心音，耐心等待。若15min后，仍无宫缩，在监测胎心的同时，予以人工破膜，或再予静脉滴注常规剂量催产素。如发现脐带脱垂或疑有胎盘早期剥离，应及时用产钳助产或行臀位牵引术娩出第二胎儿；如胎头高浮，为抢救胎儿，可行内倒转及臀牵引术。如第二胎儿为横位，可在宫缩间歇期试行外倒转使转成头位或臀位；如不成功，立即破膜做内倒转及臀牵引术娩出胎儿。在第二胎儿前肩娩出时，立即使用宫缩剂，上腹部放置沙袋（1kg重）或用腹带紧裹腹部以防腹压突然下降引起休克。密切观察宫底高度及阴道流血情况，积极处理第三产程以防产后出血。三胎及三胎以上妊娠经阴道分娩的处理与双胎妊娠相仿。

五、预防与调护

（1）妊娠期应避免过度疲劳、禁止性交、注意增加营养，补充铁剂以防发生贫血。

（2）加强产前检查，发现异常及时处理。

（3）妊娠30周后需多卧床休息，可增加胎儿体重，降低早产发生率和围产儿死亡率。

第七节 ｜ 胎死不下

妊娠20周后，胎儿在子宫内死亡，称为"死胎"。中医称"子死腹中、胎死不下"。死胎确诊后，应及时处理。死胎稽留宫腔过久，容易发生凝血机制障碍，导致弥散性血管内凝血，可危及孕妇生命。

中医学关于诊治死胎的记载，首见于晋代史书《三国志》载："故甘陵相夫人有娠六月，腹痛不安，佗视脉，曰：'胎已死矣。'使人手摸知所在，在左则男，在右则女。人云'在左'。于是为汤下之，果下男形，即愈。"对胎死腹中的证候亦详细描述，如《产孕集》曰："子死腹中，其候心腹胀闷，重坠异常，产母面赤舌青，指甲皆青，口出恶臭。"《邯郸遗稿》言："视其母舌色指甲青黑者，腹闷，口中作尿臭，此胎死矣。"指甲青黑、口中尿臭，似有 DIC 与尿毒症。死胎的治疗，《陈素庵妇科补解》指出"宜速下死胎"；《圣济总录》根据辨证，分寒、热之不同，用"温药"或"寒药"下胎。

●● 一、病因病机

《景岳全书·妇人规》载："凡子死腹中者，多以触伤，或犯禁忌，或以胎气薄弱不成而殒，或以胞破血干持久困败，但察产母腹胀舌黑者，其子已死。"胎死病因多因胎气薄弱，不能正常发育而殒亡；或孕母虚弱，胎儿失养；或热病、疫疬伤胎；或跌扑伤胎；或脐带绕颈，气绝而死。胎死不下病机则分为虚实两方面，虚者气血虚弱，无力排胎外出，或脾虚湿困，困阻气机，死胎滞涩不下；实者气滞血瘀，碍胎排出。

西医学病因包括：胎儿严重遗传性疾病、严重畸形；胎儿缺氧（如严重的妊娠并发症，胎盘早剥、脐带脱垂、脐带打结、脐带绕颈缠体等影响胎儿血供等）。

●● 二、临床表现

妊娠中晚期自觉胎动停止，子宫停止增大，乳房逐渐变小，胀感消失。胎死时间较长者，全身乏力，食欲不振，腹部有下坠感，阴道下血或流出赤豆汁样分泌物，口出恶臭，舌质暗，或瘀斑瘀点。80% 在两周内可自然娩出，超过 3 周未娩出者，因退行性变胎盘组织释放的凝血活素进入母体血液循环，可引起弥散性血管内凝血而发生不易控制的大出血。《圣济总录》曰："子死腹中，危于胎之未下。"

●● 三、诊断与鉴别诊断

（一）诊断要点

1. 病史　可有胎漏、胎动不安史。

2. 检查

（1）产科检查：腹围较前缩小、宫高下降、子宫增大小于孕月，胎心音消失，触不到胎动。

（2）B 超检查：胎心搏动消失。

（二）鉴别诊断

胎死不下应注意与胎萎不长（胎儿宫内生长受限）鉴别。胎萎不长为活胎，有胎动、可闻及胎心，超声检查提示胎儿存活。

◍◍ 四、辨证论治

（一）辨证要点

首先确定胎已死宫内，然后辨其不下之因证，辨证时要根据腹痛、阴道出血量、色、质、全身症状、舌脉，四诊合参。若胎死胞中不下，小腹隐痛，或有冷感，或阴道流淡红色血水，头晕眼花，心悸气短，精神倦怠，面色苍白，舌淡，苔白，脉细弱，为气血虚弱，无力排胎外出，胎死胞中不下；小腹疼痛，或阴道流血，紫黯有块，面色青黯，舌紫黯，脉沉涩，为瘀血阻滞；胎死不下，小腹冷痛，阴中流出黏腻黄汁，胸腹满闷，口出秽气，神疲嗜睡，苔白厚腻，脉濡缓，为脾虚湿困。

（二）治疗原则

胎死一经确诊，急当下胎。《景岳全书》言："子死之证，宜速用下死胎方下之。"需根据母体的强弱，证之虚实，酌情用药，不宜概行峻攻猛伐，导致不良后果。因母体气血阴阳不足，无力促胎而下者，治当补而滑之；实者，治当行气滑胎。但终以下胎为主旨。胎死日久，易发生凝血机制障碍，有出血倾向，应予注意。

（三）主用方药

方药：脱花煎（《景岳全书》）。

组成：当归、川芎、牛膝、车前子、红花、肉桂。

治法：补血行气，祛瘀下胎。

方中当归、川芎补血活血，川芎行血中之气，补血滑胎；肉桂温通血脉；红花活血祛瘀，通利血脉；牛膝、车前子滑利下胎。全方温通血脉，补血行气，祛瘀下胎，攻补兼施，滑胎不伤血。

（四）辨证加减

气虚甚者，酌加人参补气运胎；腹胀、口臭、苔浊者，加厚朴、枳实、陈皮、半夏健脾除湿，宽中下气滑胎；阴道出血量多、腹痛时作，加炒蒲黄、五灵脂祛瘀止血止痛。

五、西医处理

（一）尽早引产

引产方法有乳酸依沙吖啶注射液 100mg 羊膜腔内用药，或阴道放置 200~400μg 米索前列醇，催产素静脉滴注引产。根据孕周、既往有无子宫手术史，选择适当的引产方案。

（二）尽量经阴道分娩

发生子宫破裂、先兆子宫破裂等特殊情况下行剖宫产。

（三）凝血功能检查

胎死 4 周以上者，应做凝血功能检查，如凝血功能异常，应在纠正后再引产，并备血，注意预防产后出血和感染。

六、其他疗法

（一）针刺

取穴：合谷、三阴交、次髎、长强、中极。

产妇取侧卧位，穴位常规消毒后，合谷穴直刺 1 寸，施捻转补法，三阴交直刺 1.2 寸，施提插泻法，长强斜刺 0.5 寸，次髎直刺 1.2 寸，手法平补平泻法，得气后，在长强、中极针柄上加电针，留针 30min 后取针，每日 1 次。

（二）食疗

（1）蓖麻油引产餐：蓖麻油 30ml 与两个生鸡蛋均匀搅拌后煎熟食用。

（2）川芎 15g，加水适量，煮开 5min 少量频服。

七、预防与调护

（1）加强孕期保健宣教，定期产前检查。

（2）孕期避免外感六淫邪气，慎劳逸，调情志，积极治疗有碍胎儿发育的疾病。

八、疗效标准

1. 治愈　治疗后死胎自行娩出，无产后大出血。

2. 未愈　治疗后死胎未能自行娩出而改手术治疗者。

九、体会与探讨

自有华佗以脉诊断死胎并以针药下死胎以来，代代相传，在胎死不下的诊治方面积累了丰富的理论与临床经验。如对死胎的物理诊断："其候舌青，即知子死""面青舌赤，母死子生；唇青吐沫，子母俱毙"。《邯郸遗稿》载："视其母舌色指甲青黑者，腹闷，口中作尿臭，此胎死矣。"虽然现今有了先进的诊断设备，但这些临床经验也一样值得我们借鉴与发扬，或许有助于死胎的及早诊断。同时，中医也认识到胎死不下的危急，提出治疗的指征与治则、预后。《胎产新法》载："子死腹中，急于胎之未下。……然下胎最宜谨慎，必先验明产母面赤舌青，腹中阴冷重坠，口秽气喘的确，或可用下，若见紫黑血块血缕，尤为确候。"《景岳全书》载："但察产母腹胀舌黑者，其子已死。……宜速用下死胎方下之。"宋代根据辨证，分寒、热之不同治疗，《圣济总录》载："若子死腹中，胎藏气寒，胎血凝聚，冱于死子，气不升降，所以难下。……盖附子汤能破寒堕胎，服之少顷，觉腹内阵痛连作，恶血渐动，良久必产，此用温药之意。有妊娠因伤寒热病温疟之类，胎受邪热毒气，内外攻逼，因致胎死。……用消石、水银、硇砂……此用寒药之意也。"不仅有不少方药用于治疗胎死不下，如黑神散、催生汤、脱花煎，刘元素《河间六书》载："胎死不下，宜三一承气汤。"还有一些简便易行的中药引产法，如《产经·治在身子死腹中不出》以"取赤茎牛膝根，碎，以沸汤泼之，饮汁，儿立出。"当今已证实牛膝根具活血下胎的功能。唐代《广剂方》中有"取牛膝六七茎，锦缠捶头令碎，深内（纳）至子宫头，以达引产"，并在 20 世纪 60~70 年代临床仍采用之。

　　时至今日，我们应该在继承的基础上创新性的开拓出更加有效、安全的下死胎的中医方法与药物。

·第十二章·

胎儿附属物异常

第一节 | 前置胎盘

妊娠 28 周后，胎盘附着于子宫下段、下缘达到或覆盖宫颈内口，位置低于胎先露部，称为前置胎盘。前置胎盘是妊娠期的严重并发症，是妊娠晚期出血的主要原因之一，甚至引起失血性休克危及母儿生命。前置胎盘多见于经产妇，尤其是多产妇。根据胎盘下缘与宫颈内口的关系，将前置胎盘分为 3 种类型（图 12-1）：完全性前置胎盘、部分性前置胎盘、边缘性前置胎盘。妊娠中期超声检查发现胎盘接近或覆盖宫颈内口时，称为胎盘前置状态。胎盘组织完全覆盖宫颈内口为完全性前置胎盘。胎盘组织部分覆盖宫颈内口为部分性前置胎盘。胎盘附着于子宫下段，边缘达到宫颈内口，但未超越为边缘性前置胎盘。另外，胎盘附着于子宫下段，边缘距宫颈内口的距离＜ 2cm 为低置胎盘。

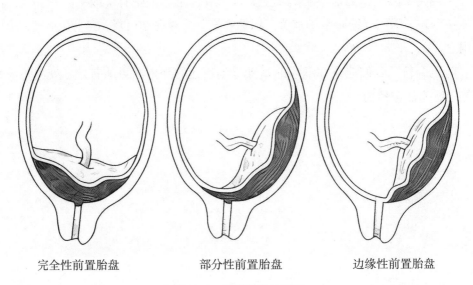

完全性前置胎盘　　　　　部分性前置胎盘　　　　　边缘性前置胎盘

图 12-1　前置胎盘的类型

注：图片来源于《实用妇产科学（第 4 版）》（徐丛剑、华克勤主编，人民卫生出版社出版）

既往有剖宫产史，此次妊娠为前置胎盘，且胎盘附着于原手术瘢痕部位，其胎盘粘连、植入的发生率高，可引起致命性的大出血，因此也称之为"凶险性"前置胎盘。前置胎盘发病率国外报道 0.5%，国内报道 0.24%~1.57%。由于胎盘位于胎儿先露部的前方，部分或全部阻塞产道，易出现胎位异常，多需剖宫产终止妊娠。前置胎盘早产发生率高达 57%。

宋代杨子建《十产论》之"坐产"有相似病状记载："产母儿将欲生，却令坐着一物，即抵着儿路，不能生也。"当然，此中难产亦可能包含因子宫肿瘤而致难产者，胎盘在胎儿先露之前，抵着儿路，无疑可致难产。但因前置胎盘在孕期临床以无痛性阴道出血为主症，中医认为妊娠期阴道少量出血，时下时止，或淋漓不断，而无腰酸腹痛者，称为"胎漏"，亦称"胞漏"或"漏胎"，故在孕期其症属"胎漏"之属。

一、病因病机

前置胎盘目前原因尚不清楚，多次妊娠、多次人工流产及刮宫、剖宫产手术、子宫手术史、盆腔炎等，均可以引起子宫内膜受损，当受精卵植入子宫蜕膜时，因血液供给不足，为了摄取足够营养而胎盘面积扩大，甚至伸展到子宫下段。辅助生殖技术增加前置胎盘发生风险。孕妇吸烟、吸毒影响子宫胎盘供血，胎盘为获取更多的氧供应而扩大面积，有可能覆盖子宫颈内口，形成前置胎盘。多胎妊娠由于胎盘面积大，延伸至子宫下段甚至达到宫颈内口。受精卵滋养层发育迟缓，受精卵到达宫腔后，滋养层尚未发育到可以着床的阶段，继续向下移，着床于子宫下段而发育成前置胎盘。

本病发生的中医病因病机有胎元及母体两个方面。胎元方面多因父母先天精气不足造成胎儿不能成实、发育不良而延缓着床时机；母体方面多由于气血不足或多产伤损精血，无以荫胎致胎元延时、错位着床所致。胎儿发育靠母体血濡气载，随着胎儿不断发育，母体负担日益加重，使虚者益虚，素体气血虚弱者加之孕后劳倦伤脾，饮食不济，气血益虚，血虚胞胎失养，气虚胎失载举，便可出现胎漏；或孕期房事不节，使精血益虚，虚火内动，热迫冲任，以致胎漏下血。或外感邪热，过食辛热或情志不舒，肝郁化热，热扰冲任，迫血妄行，致胎漏下血。

二、临床表现

前置胎盘的典型症状是妊娠晚期或临产时，发生无痛性反复阴道流血。妊娠晚期子宫峡部拉长形成子宫下段，牵拉宫颈内口，宫颈管逐渐缩短；临产后规律宫缩使宫颈管消失成为软产道的一部分，宫颈口扩张时，附着于子宫下段及宫颈内口的胎盘前置部分伸展性能力差与其附着处发生错位分离，血窦破裂出血。前置胎盘出血前常无明显诱因，初次出血量一般不多，剥离处血液凝固后，出血自然停止；也有初次即发生致命性大出血而导致休克。由于子宫下段不断伸展，前置胎盘出血常反复发生，出血量也越来越多。阴道流血发生迟早、反复发生次数、出血量多少与前置胎盘类型有关。完全性前置胎盘初次出血时间早，多在妊娠28周左右，称为"警戒性出血"。边缘性前置胎盘出血多发生在妊娠晚期或临产后，出血量较少。部分性前置胎盘的初次出血时间、出血量及反复出血次数，介于两者之间。低置胎盘出血多发生在36周以后，出血量较少或中等量。对于无产前出血的前置胎盘，要考虑胎盘植入的可能性，不能放松对前置胎盘凶险性的警惕。

患者一般情况与出血量有关，可出现贫血，贫血程度与出血量成正比。大量出血呈现面色苍白、脉搏增快微弱、血压下降等休克表现。反复出血或一次出血量过多可使胎儿宫内缺氧，严重者胎死宫内。出血量过多可使胎儿宫内缺氧，严重者胎死宫内。

前置胎盘产妇产后出血、产褥感染的风险增加。孕期出血量多者可致胎儿窘迫，甚至缺氧死亡。治疗性早产率增加，低出生体重发生率和新生儿死亡率高。

●● 三、诊断与鉴别诊断

（一）诊断要点

1.病史　既往有多次刮宫、分娩史，子宫手术史，吸烟、滥用麻醉药物或吸毒史，或高龄孕妇、双胎等病史，有妊娠晚期无痛性阴道出血的临床表现，本次妊娠中期超声诊断胎盘覆盖宫颈内口，可以初步诊断为胎盘前置。

2.腹部检查　子宫软，轮廓清楚，无压痛，子宫大小与妊娠周数相符。临产时检查见宫缩为阵发性，间歇期子宫完全松弛。当前置胎盘附于子宫前壁时，可在耻骨联合上方听到胎盘杂音。由于子宫下段有胎盘占据，影响胎先露部入盆，胎先露多高浮，常并发胎位异常。

3.阴道检查　诊断前置胎盘一般禁止行阴道检查或肛查，尤其不应行颈管内指诊，以免使附着该处的胎盘剥离引起大出血。如果必须进行阴道或肛门检查，可在输液、备血或输血，并做好紧急剖宫产的手术条件下小心进行。

4. 超声检查　经阴道超声检查是诊断前置胎盘的金标准。在妊娠的任何时期，如怀疑前置胎盘，推荐使用经阴道超声进行确诊。超声检查应了解胎盘边缘与宫颈内口的关系：包括前置胎盘的类型、胎盘主体位置、覆盖宫颈后的延伸位置、覆盖宫颈处的胎盘的厚度、有否植入。若双胎在 23 周后发现前置胎盘，持续到分娩前的可能性大。瘢痕子宫应高度怀疑前置胎盘合并胎盘植入的可能，特别是附着前壁的前置胎盘，要明确胎盘是否种植在剖宫产瘢痕上。超声诊断前置胎盘要注意孕周，妊娠晚期子宫下段的形成增加了子宫颈内口与胎盘边缘之间的距离，原附着于子宫下段的胎盘可随宫体上移而改变为正常位置胎盘。因此许多学者认为，对于妊娠中期超声检查发现胎盘前置者，不宜诊断为前置胎盘，而应称为胎盘前置状态。

5. 磁共振检查　怀疑合并胎盘粘连、植入者，可采用 MRI 辅助检查，超声结合 MRI 可提高诊断的准确率。怀疑"凶险性"前置胎盘者，MRI 有助于了解胎盘侵入了子宫肌层的深度、局部吻合血管分布情况，以及是否侵犯膀胱等宫旁组织。

6. 产后检查　产后检查胎盘及胎膜以便核实诊断。对产前出血患者，产后应仔细检查胎盘胎儿面边缘有无血管断裂，可提示有无副胎盘；前置部位的胎盘有黑紫色陈旧血块附着。若胎膜破口距胎盘边缘距离 < 7cm 则为部分性前置胎盘。

（二）鉴别诊断

1. 胎盘早剥　轻型胎盘早剥主要症状为阴道流血，出血量一般较多，色暗红，可伴有轻度腹痛或腹痛不明显。重型胎盘早剥可出现突然发生的持续性腹痛和 / 或腰酸、腰痛，其程度因剥离面大小及胎盘后积血多少而不同，积血越多疼痛越剧烈。严重时可出现恶心、呕吐，以至面色苍白、出汗、脉弱及血压下降等休克征象。可无阴道流血或仅有少量阴道流血，贫血程度与外出血量不相符。B 型超声可发现胎盘增厚、胎盘后血肿。胎盘边缘窦破裂时，胎盘位置正常。

2. 帆状胎盘前置血管破裂　主要为胎儿出血，由于血管的位置异常，在胎膜发生破裂时血管也破裂，突然出血，胎儿迅速死亡，但对母亲的危害不大。

3. 宫颈病变　如息肉、糜烂、宫颈癌等，结合病史通过阴道检查、B 型超声检查及分娩后胎盘检查可以确诊。

●● 四、辨证论治

（一）辨证要点

前置胎盘辨证要兼顾母体与胎儿两方面。根据母体阴道流血的量、色、质及其生命体征、兼症、舌脉；胎龄、胎儿是否存活、胎盘的位置、类型等进行综合分析。

（二）治疗原则

前置胎盘出血为产科急重症，治疗原则：一是止血安胎，期待治疗；二是助娩胎儿，终止妊娠。强调根据临床表现进行个体化处理。通常需要考虑的三个关键因素是胎龄和胎儿成熟度、阴道出血的严重程度，采取不同措施。

1. 适应证　期待治疗的目的是在母儿安全的前提下，延长妊娠时间，提高胎儿存活率。适于妊娠 < 36 周，一般情况良好，胎儿存活，阴道流血不多，无需紧急分娩的孕妇。需在有母儿抢救能力的医疗机构进行。对于有阴道流血的患者，强调住院治疗。密切监测孕妇生命体征及阴道流血情况。常规进行血常规、凝血功能检测并备血。监护胎儿情况，包括胎心率、胎动计数、胎儿电子监护及胎儿生长发育情况。

2. 中医治疗　以补肾健脾、止血固冲、益母安胎为主，根据不同的证型分别采用补肾、健脾、益气、养血、清热等法。遣方用药不宜过用滋腻、温燥、苦寒之品，以免影响气血的生化与运行，有碍胎儿发育。

（三）常用方药

方药：寿胎丸（《医学衷中参西录》）加减，菟丝子、桑寄生、续断、阿胶，加党参、白术。

治法：补肾固冲，止血安胎。

方中菟丝子、续断、桑寄生补肾安胎；阿胶补血养胎止血；党参、白术补气健脾摄血；出血时，在原方基础上增加地榆炭、苎麻根等止血药。小腹下坠甚者，可加黄芪、升麻益气升举安胎。若阴道下血色深红或鲜红，质稠，心烦少寐，口渴饮冷，溲黄便结，面红唇赤，舌红，苔黄，脉滑数之血热者，可加生地、白芍、生地榆、藕节、黄芩等补肾养阴、清热凉血、止血安胎，或予保阴煎加减养阴清热、凉血止血固冲。兼口苦烦躁，心烦寐差，苔黄，脉弦数等肝经郁热者，可于保阴煎中加入黑栀子、牡丹皮等以清肝泄热、止血安胎。对妊娠中期、晚期的中央性前置胎盘常容易导致严重的大出血，应注重止血，密切观察。

五、西医治疗

（一）治疗原则

止血、纠正贫血、预防感染。

1. 抑制宫缩　减少出血的主要措施。在母儿安全的前提下，延长孕周，提高胎儿存活率。

（1）常用药物：钙通道阻滞剂、β受体激动剂、非甾体类抗炎药、催产素受体抑制剂、硫酸镁等。

（2）注意事项：使用宫缩抑制剂的过程中仍随时有阴道大出血的风险，应时刻做好剖宫产的准备；宫缩抑制剂与麻醉肌松剂有协同作用，可加重肌松剂的神经肌肉阻滞作用，增加产后出血的风险。止血2日可建议孕妇出院，并告知孕妇及其家属再次或反复发生阴道出血的可能性以及做好随时紧急返院治疗的准备。

2. 纠正贫血　目标是维持血红蛋白110g/L以上，血细胞比容0.30以上，增加母体储备，改善胎儿宫内缺氧情况。血红蛋白低于70g/L时，应输血。

3. 促胎肺成熟　若妊娠34^{+6}周以前有早产风险时，应促胎肺成熟。

4. 防治感染　期待治疗过程中筛查感染与否，反复出血有感染存在时酌情使用抗生素，以广谱抗生素首选。终止妊娠时在胎盘剥离后预防性使用抗生素。

（二）保守治疗过程中阴道大出血的预测

主要通过超声检查以测之，34周前经阴道超声测量宫颈管长度，如宫颈管长度小于3mm，大出血急诊剖宫产手术的风险增加。如覆盖宫颈内口的胎盘厚度（＞1cm），产前出血、胎盘粘连、植入及手术风险明显增加。覆盖宫颈内口的胎盘边缘出现无回声区，出现突然大出血的风险是其他类型前置胎盘的10倍。前置的胎盘附着于前次剖宫产瘢痕部位的前置胎盘常伴发胎盘植入即"凶险型前置胎盘"，产后严重出血、子宫切除率明显增高。

（三）终止妊娠

终止妊娠时机的选择很重要，既要尽可能延长胎儿在宫内生长的时间，也应减少产前出血。

1. 紧急剖宫产　出现大出血甚至休克，为挽救孕妇生命，应果断终止妊娠。无需考虑胎儿情况。临产后诊断的部分性或边缘性前置胎盘，出血量较多，估计短时间内不能分娩者，也选择急诊剖宫产终止妊娠。

2.择期终止妊娠　择期剖宫产为目前处理前置胎盘的首选，对于无症状的前置胎盘合并胎盘植入者可于妊娠 36 周后终止妊娠。无临床症状的前置胎盘根据类型决定分娩时机：完全性前置胎盘妊娠达 37 周及以上，可考虑择期终止妊娠；边缘性前置胎盘满 38 周及以上，可择期终止妊娠；部分性前置胎盘应根据胎盘遮盖宫颈内口情况适时终止妊娠。

手术应由有经验的医师执行，做好分级手术的管理。术前积极纠正贫血，预防感染，做好处理产后出血和抢救新生儿的准备。手术切口应尽量避开胎盘，胎儿娩出后立即子宫肌壁注射催产素，出血仍多时，可选用前列腺素或麦角新碱。若产后出血经积极治疗不能止血者，可考虑子宫切除，包括合并植入性前置胎盘者。

3.阴道分娩　仅适用于边缘性前置胎盘低置胎盘、枕先露、阴道流血少，估计在短时间内能结束分娩者，在有条件的机构，备足血源的前提下，在严密监测下行阴道试产。

●● 六、其他疗法

（一）中成药

滋肾育胎丸：淡盐水或蜂蜜水送服，一次 5g（约 2/3 瓶盖），一日 3 次。用于脾肾两虚，冲任不固所致的滑胎、胎漏、胎动不安等。

（二）针刺

主穴：中脘、足三里、脾俞、肾俞、内关。

配穴：气虚者加气海、百会、膻中；血虚者加膈俞、血海；肾虚者加太溪、复溜；血热者加曲池、太冲；虚热者加太溪、行间；外伤者加膈俞、血海、梁丘、委中、气海。

（三）食疗

安胎鲤鱼粥：鲤鱼 1 尾（约 500g），苎麻根 20~30g，糯米 50g，葱、姜、油、盐各适量。

制作：将鲤鱼去鳞及内脏，洗干净切片炖汤。苎麻根加水另煎，去渣取汁，加入鲤鱼汤中。再加入糯米和葱、姜、油、盐各适量，煮成稀粥。

用法：早晚趁热食用，连用 3 天。

功效：清热养血，益阴安胎。

主治：适用于胎动不安、胎漏下血及妊娠水肿等属肾阴虚者。

●● 七、预防与调护

前置胎盘的预防非常关键。采取积极有效的避孕措施，避免多产、多次人流刮宫及引产，减少宫腔操作，以减少子宫内膜损伤和子宫内膜炎的发生；尽量争取阴道分娩、降低剖宫产率，预防感染；计划妊娠女性应戒烟、戒酒、戒毒，避免被动吸烟。

确诊前置胎盘的孕妇应加强孕期管理，按时产前检查，及正确的孕期指导，早期诊断前置胎盘，及时正确处理。孕妇应减少活动，避免劳累，注意休息，以左侧卧为宜，如有腹痛、阴道出血等不适，应减少活动，甚者卧床休息，立即就医。长期卧床者应适当肢体活动，家属可协助给予下肢按摩，以预防肢体血栓形成。同时每日进行深呼吸练习，锻炼肺部功能，预防肺炎的发生。避免进行增加腹压的活动，排便、咳嗽、下蹲等，减少对腹部的刺激，变换姿势时动作要轻缓。视情况暂停性行为，保持外阴清洁，勤换内裤，预防感染。饮食营养丰富、全面，多吃富含铁质的食物，如大枣、瘦肉、动物肝脏等，预防贫血。长期卧床为避免便秘应增加新鲜蔬菜、水果的摄入，养成定时排便的习惯。

第二节 ｜ 胎盘早剥

妊娠 20 周后或分娩期，正常位置的胎盘在胎儿娩出前，部分或全部从子宫壁剥离，称为胎盘早剥。轻型胎盘早剥主要症状为阴道流血，出血量一般不多，色暗红，可伴有轻度腹痛或腹痛不明显，贫血体征不显著。重型胎盘早剥主要症状为突然发生的持续性腹痛和 / 或腰酸、腰痛，其程度因剥离面大小及胎盘后积血多少而不同，积血越多疼痛越剧烈。其是妊娠晚期严重的并发症，发病迅速，若处理不及时常危及母儿生命。

祖国医学根据其以腹痛、阴道出血为主要临床表现，可归属于"妊娠腹痛""胎动不安""小产"等范畴。如腹痛轻微、出血量少，一般预后良好。若腹痛不止，病势日进，出血量多，则可致小产、甚或胎殒母亡。

●● 一、病因病机

本病的起始症状为子宫底脉络损伤而致腹痛、出血，离经之血即是瘀血，瘀血阻于宫壁与胎盘之间，若出血量多，可使胎盘与宫壁分离，使胎儿失去母体气血濡养而致早产或胎殒，瘀阻脉络，新血不生，出血不止，也可令母亡。出血之因或因气虚不固；或因热迫血妄行；或因外伤等。主要病机为瘀阻胞胎（子宫与胎盘之间），瘀血阻滞，不通则痛；瘀血阻滞，旧血不去，新血不能归经，以致出血不止，因果相干，致病情益重，危及母儿。

（一）血管病变

胎盘早剥孕妇并发妊娠期高血压疾病、肾脏疾病，尤其已有全身血管病变者居多。当底蜕膜螺旋小动脉痉挛或硬化，引起远端毛细血管缺血坏死以致破裂出血，血液流至底蜕膜层形成血肿，导致胎盘自子宫壁剥离。

（二）机械性因素

外伤（特别是腹部直接受撞击或摔倒腹部直接触地等）、胎位异常行外倒转术矫正胎位、脐带过短或脐带绕颈、在分娩过程中胎先露部下降，均可能促使胎盘早剥。此外，双胎妊娠的第一胎儿娩出过快或羊水过多于破膜时羊水流出过快，使子宫内压骤然降低，子宫突然收缩，也可导致胎盘与子宫壁错位，而使胎盘自子宫壁剥离。

（三）子宫静脉压突然升高

妊娠晚期或临产后，孕产妇长时间仰卧位时，可发生仰卧位低血压综合征。此时由于巨大的妊娠子宫压迫下腔静脉，回心血量减少，血压下降，而子宫静脉却淤血，静脉压升高，导致蜕膜静脉床淤血或破裂，导致部分或全部胎盘自子宫壁剥离。

（四）吸烟

近10年的研究证实了吸烟与胎盘早剥的相关性，有报道吸烟使胎盘早剥发生危险增加90%，并随着每天吸烟数量的增加胎盘早剥发生的危险性也增加。吸烟使血管发生退行性变而增加了毛细血管的脆性，并且尼古丁对血管收缩的影响以及血清中一氧化碳结合蛋白浓度升高均可导致血管痉挛缺血，从而诱发胎盘早剥。

（五）胎膜早破

国内外很多研究报道了胎膜早破与胎盘早剥的相关性。胎膜早破孕妇发生胎盘早剥的危险性较无胎膜早破者增加3倍，其发生的机制不明确，可能与胎膜早破后伴发绒毛膜羊膜炎有关。

（六）滥用可卡因

有报道指出，在 50 例妊娠期间滥用可卡因的孕妇中，发生胎盘早剥者占 13%。

（七）孕妇年龄及产次

孕妇年龄与胎盘早剥发生有关，但有学者报道产次比年龄更倾向于与胎盘早剥有关。随着产次的增加，发生胎盘早剥的危险性呈几何级数增加。

综上，胎盘早剥的主要病理为底蜕膜出血、形成血肿、使该处胎盘自子宫壁剥离。如剥离面积小，出血量少，血液易凝固而出血停止，临床可无症状或症状轻微。如出血不止则胎盘剥离面亦随之扩大，形成较大胎盘后血肿，血液可冲破胎盘边缘及胎膜经宫颈管流出，称为显性剥离。如胎盘边缘或胎膜与子宫壁未剥离，或胎头进入骨盆入口压迫胎盘下缘，使血液积聚于胎盘与子宫壁之间而不能外流则无阴道流血，称隐性剥离。胎盘早剥的类型有三种（图 12-2）：显性剥离、隐性剥离和混合性剥离。

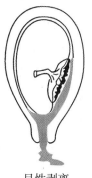 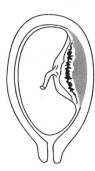 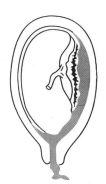

显性剥离　　　　　　　隐性剥离　　　　　　　混合性剥离

图 12-2　胎盘早剥的类型

注：图片来源于《实用妇产科学（第 4 版）》（徐丛剑、华克勤主编，人民卫生出版社出版）。

当隐性剥离内出血急剧增多时，胎盘后血液与子宫壁之间压力不断增加，血液浸入子宫肌层，可引起肌纤维分离、断裂乃至变性，血液浸入浆膜层时子宫表面呈现紫蓝色瘀斑，以胎盘附着处明显，称为子宫胎盘卒中。血液还可渗入输卵管生发上皮下、输卵管系膜、子宫阔韧带内。大量组织凝血活酶从剥离处的胎盘绒毛和蜕膜中释放浸入母体血液循环，激活凝血系统并影响血供，导致多器官功能障碍。随之促凝物质不断入血，最终导致凝血功能障碍。

二、临床表现

胎盘早剥的主要临床表现为阴道流血与腹痛。

（一）轻型胎盘早剥

常以外出血为主，胎盘剥离面通常不超过胎盘的 1/3，多见于分娩期。主要症状为阴道流血，出血量一般不多，色暗红，可伴有轻度腹痛或腹痛不明显，贫血体征不显著。若发生于分娩期则产程进展较快。腹部检查：子宫软，宫缩有间歇，子宫大小与妊娠周数相符，胎位清楚，胎心率多正常，若出血量多则胎心率可有改变，压痛不明显或仅有轻度局部（胎盘早剥处）压痛。产后检查胎盘，可见胎盘母体面上有凝血块及压迹。有时症状与体征均不明显，只在产后检查胎盘时，胎盘母体面有凝血块及压迹，才发现胎盘早剥。

（二）重型胎盘早剥

常以隐性内出血为主，胎盘剥离面超过胎盘的 1/3，同时有较大的胎盘后血肿，多见于重度妊娠期高血压疾病。主要症状为突然发生的持续性腹痛和 / 或腰酸、腰痛，其程度因剥离面大小及胎盘后积血多少而不同，积血越多疼痛越剧烈。严重时可出现恶心、呕吐，以至面色苍白、出汗、脉弱及血压下降等休克征象。可无阴道流血或仅有少量阴道流血，贫血程度与外出血量不相符。腹部检查：触诊子宫硬如板状，有压痛，尤以胎盘附着处最明显。若胎盘附着于子宫后壁，则子宫压痛多不明显。子宫比妊娠周数大，且随胎盘后血肿的不断增大，宫底随之升高，压痛也更明显。偶见宫缩，子宫处于高张状态，间歇期不能很好放松，因此胎位触不清楚。若胎盘剥离面超过胎盘的 1/2 或以上，胎儿多因严重缺氧而死亡，故重型患者的胎心多已消失。

（三）并发症

1. 胎儿宫内死亡　胎盘剥离面积大，出血多，胎儿可因缺血缺氧而死亡。

2. 弥散性血管内凝血（DIC）　表现为皮肤、黏膜及注射部位、阴道流血不凝或凝血块较软，甚至发生血尿、咯血和呕血。一旦发生病死率较高。

3. 失血性休克　不论胎盘早剥出血是隐性或显性，出血量多时可发生休克。发生子宫胎盘卒中时，可致严重产后出血，凝血功能障碍也可导致出血。若并发DIC，产后出血难以纠正，可引起休克、多脏器功能衰竭、腺垂体及肾上腺皮质坏死导致希恩综合征发生。

4. 急性肾衰竭　胎盘早剥发生大出血使肾脏灌注严重受损，导致肾皮质或肾小球缺血坏死，进而出现急性肾衰竭。

5. 羊水栓塞　胎盘早剥时羊水可经剥离面开放的子宫血管进入母血液循环，触发羊水栓塞。

三、诊断与鉴别诊断

（一）诊断

主要根据病史、临床症状及体征。

1. 病史　胎盘早剥的高危因素包括产妇有血管变病（子痫前期、高血压、GDM、SLE 等）、机械因素、子宫静脉压升高、高龄多产、外伤及辅助生育技术助孕者、前次妊娠有胎盘早剥史等。

2. 症状　胎盘早剥的典型症状是阴道出血、腹痛、频繁宫缩和子宫压痛。

（1）阴道出血：阴道出血量与疾病严重程度不成正比。胎盘后血肿可导致患者休克、胎儿窘迫甚至胎死宫内。有些胎盘早剥在胎盘后血肿形成后出血停止，形成慢性胎盘早剥，应动态观察。

（2）腹痛：多为突发的持续性剧烈腹痛或频繁高张性收缩。发生在后壁的剥离，多表现为腰背部疼痛，腹部压痛可不明显。

3. 体征

（1）一般情况：大量出血引起低血容量休克表现，即心率增快、血压下降、面色苍白、全身湿冷、烦躁不安等症状。休克症状往往与阴道出血量不相符。

（2）腹部检查：剥离面积小，子宫软，轮廓清楚，子宫大小与孕周相符合；无明显压痛或压痛局限轻微，胎位、胎心清楚。剥离面积大则子宫压痛明显，硬如呈板状，子宫大于孕月，随着病情发展宫底逐渐增高，压痛明显加重。有时可触诊到高张性宫缩，胎位不清，胎儿窘迫，胎心消失。

（3）阴道检查：不恰当的阴道检查可造成阴道大出血甚至危及母儿生命。如必须通过阴道检查以明确诊断，可在输液、备血以及立即剖宫产手术的条件下进行，可了解宫颈情况，先露高低，人工破膜减轻宫腔内压力，促进产程进展等。未排除前置胎盘时禁止手指伸入宫颈管内甚至牵拉不明组织。排除宫颈或阴道部位的出血最好用阴道拉钩进行，或使用阴道窥器动作缓慢轻柔放入阴道下三分之二处暴露查看宫颈及阴道情况。

4. 辅助检查

（1）超声检查：可协助了解胎盘早剥的部位与胎盘早剥的类型及胎儿情况。

胎盘后血肿形成的典型超声表现为胎盘局部与宫壁之间底蜕膜回声带消失，可见不规则暗区，或不均质强回声团，胎盘局部突向羊膜腔。有时表现为胎盘异常增厚并进行性加重、胎盘后异常肿块，有时表现为胎盘边缘型或胎盘外形异常回声光团等。同时了解胎儿宫内存活情况，可用于前置胎盘的鉴别诊断及保守治疗的病情监测。值得注意的是超声检查阴性不能排除急性胎盘早剥的可能。对于可疑胎盘早剥患者，可每隔 10~20min 动态观察，若发现胎盘厚度增厚，回声增强不均匀；胎盘与宫壁之间的低回声或强回声区进一步扩大；羊水出现强回声光点或低回声团块，胎心减慢等可帮助明确诊断。

（2）胎心电子监护：胎心监护用于判断胎儿的宫内情况及宫腔内压力。电子胎心监护可出现胎心基线变异消失、变异减速、晚期减速、正弦波形及胎心率缓慢等。有外伤史的孕妇，应进行至少 4h 的胎心监护以早期发现胎盘早剥。

（3）实验室检查：主要了解患者贫血程度、凝血功能、肝功能、肾功能和 CO_2 结合力、电解质等。血常规检查了解患者贫血程度；尿常规了解肾功能情况及尿蛋白情况。几乎所有的胎盘早剥均有血管内凝血，因此，应关注 D-二聚体血清水平的变化，包括 DIC 的筛选试验（如血小板计数、凝血酶原时间、纤维蛋白原测定和 3P 试验）以及纤溶确诊试验。

5. 胎盘早剥的 Page 分级标准

O 级　分娩后回顾性产后诊断。

Ⅰ级　外出血，子宫软，无胎儿窘迫。

Ⅱ级　胎儿宫内窘迫或胎死宫内。

Ⅲ级　产妇出现休克症状，伴或不伴弥散性血管内凝血。

（二）鉴别诊断

1. 前置胎盘　轻型胎盘早剥也可为无痛性阴道出血，体征不明显，行 B 型超声检查确定胎盘下缘，即可确诊。子宫后壁的胎盘早剥，腹部体征不明显，不易与前置胎盘区别，B 超检查亦可鉴别。重型胎盘早剥的临床表现极典型，不难与前置胎盘相鉴别。

2. 先兆子宫破裂　常发生于分娩过程中，出现强烈宫缩、下腹疼痛拒按、烦躁不安、少量阴道流血、有胎儿窘迫征象等。以上临床表现与重型胎盘早剥较难区别。但先兆子宫破裂多有头盆不称、分娩梗阻或剖宫产史，检查可发现子宫病理缩复环，导尿有肉眼可见的血尿等，而胎盘早剥常是重度妊娠期高血压疾病患者，检查子宫呈板样硬。

●● 四、辨证论治

（一）辨证要点

胎盘早剥属产科急危重症，可危及母体和胎儿的生命安全。预后取决于处理是否及时恰当。辨证主要根据腹痛的性质和程度，结合兼症及舌脉特点辨其虚实。

（二）治疗原则

胎盘早剥的治疗原则是早期识别、积极处理休克、及时终止妊娠、控制 DIC，减少并发症。临床以西医治疗为主，需根据临床表现进行个体化处理。对于生命征平稳，阴道出血量少、腹痛轻微，胎盘剥离面积小且孕周小、胎儿娩出后无法存活的，可考虑中医辨证论治，根据腹痛的性质和程度，阴道出血的色、质，结合兼症及舌脉特点辨其虚实。胎盘剥离面出血，离经之血便是瘀，治法以补肾固冲止血为主，佐调理气血。并根据血瘀形成的不同原因，选择益气、清热、温经、补血等不同方式，辨证加减，可参照妊娠腹痛、胎漏、胎动不安等章节治疗。

（三）常用方药

方药：当归芍药散（《金匮要略》）加减，当归、白芍、川芎、白术、茯苓、泽泻，去泽泻，加党参。

治法：补血养血，止痛安胎。

原方治妊娠腹痛，《金匮要略》谓："妇人怀妊，腹中疠痛，当归芍药散主之。"而本病亦以腹痛为主症，病机以血瘀为主，方中当归、川芎养血活血，行血中之滞以化瘀；白芍养血缓急止痛；加党参合白术、茯苓健脾益气以资生化之源，全方使气充而血沛，气血运行调畅，以收胎安痛止之效。

若阴道出血，量少色淡红，腹痛绵绵，神疲乏力，舌淡，脉细，气虚血滞者，加黄芪合党参益气止血。出血较多，血虚甚者，酌加枸杞子、酸枣仁、制首乌、菟丝子滋肾养血，宁心安神；若出血量少，色暗，小腹冷痛，喜温喜按，形寒肢冷，倦怠无力，面色㿠白，舌淡，苔白，脉细滑，属虚寒者，可加艾叶或胶艾四物汤加减暖宫止痛，养血安胎。若出血较多，血色深红，口苦咽干，舌质红，苔黄者，用当归芍药散宜去川芎，加生地黄、牡丹皮、黄芩、地榆清热凉血。若小腹胀痛，情志抑郁，或烦躁易怒，伴胸胁胀满，舌红，苔薄，脉弦滑，属气滞化热者，加栀子、黄芩、生地黄、紫苏梗、清热凉血、理气止痛安胎。因外伤者，宜加苎麻根、牡丹皮等凉血安胎。

五、西医治疗

（一）纠正休克

患者入院时，情况危重、处于休克状态者，应积极补充血容量，纠正休克，尽快改善患者状况。输血必须及时，尽量输新鲜血，既能补充血容量，又可补充凝血因子。

（二）及时终止妊娠

胎盘早剥危及母儿的生命安全，母儿的预后与处理是否及时有密切关系。胎儿未娩出前，胎盘可能继续剥离，难以控制出血，持续时间越长，病情越严重，并发凝血功能障碍等并发症的可能性也越大。因此，凡胎盘早剥属Ⅱ、Ⅲ级者，一旦确诊，必须及时终止妊娠。终止妊娠的方法根据胎次、早剥的严重程度，胎儿宫内状况及产程进展、胎产式等情况而定。

1.经阴道分娩　适用于0~Ⅰ级胎盘早剥者，经产妇一般情况较好，出血以显性为主，宫口已开大，估计短时间内能迅速分娩者，可经阴道分娩，先行破膜，使羊水缓慢流出，缩减子宫容积，腹部包裹腹带压迫胎盘使其不继续剥离，必要时配合静脉滴注催产素缩短产程。分娩过程中，密切观察患者的血压、脉搏、宫底高度、宫缩情况、出血量及胎心等的变化，发现异常即行剖宫产。

对孕20~34^{+6}周合并Ⅰ级胎盘早剥者，尽可能保守治疗延长孕周，孕35周前应用糖皮质激素促进胎肺成熟。注意密切监测胎盘早剥情况，一旦出现明显阴道流血、子宫张力增高、凝血功能障碍及胎儿窘迫时应立即终止妊娠。

2.剖宫产　Ⅰ级胎盘早剥，出现其他剖宫产指征；Ⅱ级胎盘早剥，不能在短时间内结束分娩者；Ⅲ级胎盘早剥，产妇病情恶化胎儿已死，不能立即分娩者；破膜后产程无进展者；产妇病情急剧加重，危及生命时，不论胎儿是否存活，均应即行剖宫产；剖宫产取出胎儿、胎盘后，应立即宫体肌注宫缩剂、按摩子宫，一般均可使子宫收缩良好，控制出血。若发现为子宫胎盘卒中，同样经注射宫缩剂及按摩等积极处理后，宫缩多可好转，出血亦可得到控制。若子宫仍不收缩，出血多且血液不凝，出血不能控制时，则应在输入新鲜血的同时行子宫切除术。

（三）防止产后出血

胎盘早剥患者容易发生产后出血，故在分娩后应及时应用子宫收缩剂如催产素、麦角新碱等，并按摩子宫。若经各种措施仍不能控制出血，子宫收缩不佳时，须及时进行子宫切除术。若大量出血且无凝血块，应考虑为凝血功能障碍，并按凝血功能障碍处理。可予输新鲜血，及时补充血容量及凝血因子。若血纤维蛋白原低，同时伴有活动出血，且血不凝，经输入新鲜血等效果不佳时，可静脉滴注纤维蛋白原。通常给予 3~6g 纤维蛋白原即可收到较好效果。或输新鲜血浆，新鲜冰冻血浆疗效仅次于新鲜血，尽管缺少红细胞，但含有凝血因子，一般 1L 新鲜冰冻血浆中含纤维蛋白原 3g，且可将 V、VIII因子提高到最低有效水平。另外，还可用子宫压迫止血、动脉结扎、动脉栓塞、子宫切除等手段控制出血。

（四）预防肾衰竭

在处理过程中，应随时注意尿量，若每小时尿量少于 30ml，应及时补充血容量；少于 17ml 或无尿时，应考虑有肾衰竭的可能，可用 20% 甘露醇快速静脉滴注，或呋塞米静脉推注，必要时可重复使用，一般多能于 1~2 日内恢复。经处理尿量在短期内不见增加，血尿素氮、肌酐、血钾等明显增高，CO_2 结合力下降，提示肾衰竭情况严重，出现尿毒症，此时应进行透析疗法，以抢救产妇生命。

六、预防与调护

（1）健全孕产妇三级保健制度：对妊娠期高血压疾病、肾病的孕妇，应加强管理并积极治疗。及早发现异常，及时处理。

（2）孕期避免腹部外伤：避免摔倒或使腹部受到撞击和挤压。对高危孕妇不主张行外倒转术纠正胎位。

（3）适劳逸：鼓励孕妇适当活动，避免长时间仰卧位，出现突发性腹痛和阴道流血应马上就诊。

（4）规范操作：羊膜腔穿刺应在超声引导下进行，以免误穿胎盘。

（5）健康教育：注意卫生，养成良好的生活习惯，预防宫内感染。

七、疗效标准

1.治愈　胎盘剥离面无扩大，出血停止，胎儿宫内发育正常，妊娠至足月分娩。

2.好转　胎盘剥离面无扩大，出血减少或停止，胎儿宫内发育正常，但妊娠不能维持至足月而早产者。

3.未愈　胎盘剥离继续发展，出血不止，发生早产或死胎者。

八、体会与探讨

胎盘早剥临床以出血、腹痛为主症。中医将其归属于妊娠腹痛、胎动不安等病范畴。超声的应用为本病的诊断提供有力的支持。但在没有明确诊断时，切勿以妊娠腹痛或胎动不安一般处理。

胎盘早剥多发生于妊娠中、晚期，胎盘剥离面出血即离经之血，也即瘀血，加之有腹痛表现，故瘀血证的诊断可以成立。瘀血不去，新血难生，治疗时不要顾忌活血化瘀药的应用，选择诸如当归、川芎、赤芍、蒲黄、三七等活血止血药为宜，并注意与安胎结合。

第三节 │ 胎膜早破

临产前发生胎膜自然破裂，称为胎膜早破。未足月胎膜早破指在妊娠 20 周以后、未满 37 周在临产前发生的胎膜自然破裂。妊娠满 37 周后的胎膜早破发生率 10%，妊娠不满 37 周的胎膜早破发生率 2.0%~3.5%。

一、病因

常是多因素相互作用的结果，导致胎膜早破的常见原因如下。

（一）生殖道感染

病原微生物上行性感染，可引起胎膜炎，细菌可以产生蛋白酶、胶质酶和弹性蛋白酶，直接降解胎膜的基质和胶质，使胎膜局部抗张能力下降而破裂。或宫颈过短或宫颈功能不全，宫颈锥形切除，胎膜接近阴道，缺乏宫颈黏液保护，易受病原微生物感染，导致胎膜早破。

（二）羊膜腔压力增高

双胎妊娠、羊水过多、巨大儿等宫内压力增加，覆盖于宫颈内口处的胎膜自然成为薄弱环节而容易发生破裂。

（三）胎膜受力不均

因手术创伤或先天性宫颈组织结构薄弱，宫颈内口松弛，前羊膜囊楔入、受压不均。

（四）营养因素

孕妇缺乏维生素 C、锌及铜，可使胎膜抗张力下降。

（五）其他

细胞因子 IL-6、IL-8、TNF-α 升高，可激活溶酶体酶，破坏羊膜组织导致胎膜早破；羊膜腔穿刺不当、人工破膜、妊娠晚期性生活频繁、腹部受撞击等均有可能导致胎膜早破。

二、临床表现

90% 患者突感有较多液体从阴道流出，有时可混有胎脂及胎粪，无腹痛等其他产兆。肛查上推胎先露部，见阴道流液增加。阴道窥器检查见阴道后穹窿有羊水积聚或有羊水自宫颈口流出，即可确诊胎膜早破。伴羊膜腔感染时，阴道流液有臭味，并有发热、母体心率增快、子宫压痛、白细胞计数增多、C- 反应蛋白与降钙素原升高。隐匿性羊膜腔感染时，无明显发热，但常出现母胎心率增快。流液后，常很快出现宫缩及宫口扩张。

三、诊断与鉴别诊断

（一）胎膜早破的诊断

1. 临床表现　孕妇感觉阴道内有尿样液体流出，有时仅感外阴较平时湿润。

2. 妇科检查　孕妇取平卧位，两腿屈膝分开，可见液体自阴道流出。诊断胎膜早破直接证据为阴道窥器打开时，可见液体自宫颈口流出或阴道后穹窿较多积液，并见到胎脂样物质。

3. 辅助检查

（1）B 超检查：发现羊水量较破膜前减少。

（2）阴道液 pH 测定：若 pH ≥ 6.5，提示胎膜早破，准确率 90%。

（3）阴道液涂片检查：取阴道后穹窿积液置于载玻片上，干燥后镜检可见羊齿植物叶状结晶，用 0.5% 硫酸尼罗蓝染色，显微镜下见橘黄色胎儿上皮细胞，用苏丹Ⅲ染色见黄色脂肪小粒，均可确定为羊水，准确率达 95%。

（4）胎儿纤维蛋白测定：该物质是胎膜分泌的细胞外基质蛋白。当宫颈及阴道分泌物内含量＞ 0.05mg/L 时，胎膜抗张能力下降，易发生胎膜早破。

（5）胰岛素样生长因子结合蛋白检测：使用检测试纸特异性强，不受血液、精液、尿液和宫颈黏液的影响。

（6）羊膜腔感染检测：①羊水细菌培养。②羊水涂片革兰染色检查细菌。③羊水白细胞 IL-6 ≥ 7.9ng/ml，提示羊膜腔感染。④血 C- 反应蛋白＞ 8mg/L，提示羊膜腔感染。⑤降钙素原升高，提示羊膜腔感染。⑥羊膜镜检查：可直视胎先露部，看见头发或其他胎儿部分，看不到前羊膜囊即可诊断为胎膜早破。

（二）绒毛膜羊膜炎的诊断

绒毛膜羊膜炎是胎膜早破的主要并发症，其诊断依据包括：母体心率每分钟≥ 100 次、胎儿心率每分钟≥ 160 次、母体体温≥ 38℃、子宫激惹、羊水恶臭、母体白细胞计数升高，中性粒细胞≥ 0.90。出现上述任何一项表现应考虑绒毛膜羊膜炎。

四、对母儿影响

（一）对母体影响

破膜后，阴道内的病原微生物易上行感染，感染程度与破膜时间有关，超过 24h，感染率增加 5~10 倍。若突然破膜，有时可引起胎盘早剥。羊膜腔感染易发生产后出血。剖宫产率增加。

（二）对胎儿影响

围产儿死亡率为 2.5%~11%。常诱发早产，早产儿易发生呼吸窘迫综合征；并发绒毛膜羊膜炎时，易引起新生儿吸入性肺炎，严重者发生败血症、颅内感染等危及新生儿生命。脐带受压、脐带脱垂风险增加，可致胎儿窘迫。破膜时孕周越小，胎肺发育不良发生率越高。如破膜潜伏期长于 4 周，羊水过少程度重，可出现明显胎儿宫内受压，表现为铲形手、弓形腿、扁平鼻等。

五、治疗

（一）处理原则

妊娠＜ 24 周的孕妇应终止妊娠；妊娠 28~35 周的孕妇若胎肺不成熟，无感染征象、无胎儿窘迫可期待治疗，但必须排除绒毛膜羊膜炎；若胎肺成熟或有明显感染时，应立即终止妊娠；对胎儿窘迫的孕妇，妊娠＞36 周，终止妊娠。

（二）中医治疗

中医在晋代的《脉经》中有"孤浆预下"的论述。《陈素庵妇科补解》有胎膜早破所致难产的诊治。"如胞破浆水先来，或一二日，或二三日，胎竟不下，名曰沥浆生。此症最险，由胞浆来多，子道干涩，胎不能下也。治宜大补气血，以助浆水，不可妄投峻厉、剥削之药，耗气损血，则愈难产。可宜培荣滑胎散（当归、川芎、熟地黄、白芍、丹参、肉桂、生芝麻、益母草、冬葵子、广陈皮、香附，浓煎恣饮，再煎葱酒熏洗产户，令气通畅）"。治以补血活血调气滑胎，可资参考。临床治疗主用益气健脾，固冲安胎。视阴道流出之胞浆颜色、气味、性质结合形气舌脉四诊合参。如浆水色白、质稀、无臭，伴神疲乏力、气短懒言、面色㿠白，舌质淡红，苔薄白，脉细滑者，主用补中益气汤（《脾胃论》）加芡实、金樱子、鹿角霜有益气健脾、固冲安胎。如见浆水色淡黄，神疲乏力，气短懒言，口干，苔薄黄者，治宜益气清热，补中益气汤加黄柏、蒲公英。若浆水色黄，气臭，疑为感染者，应立即终止妊娠。

●● 六、预防与调护

（1）注意卫生，远房事，避免生殖道感染。

（2）调饮食，不偏食，营养全面，增强体质，多吃新鲜蔬菜、水果。同时也要避免营养过度，以致胎儿过大成为本病高危因素。

（3）定期产前检查，发现异常，及时处理。

（4）对宫颈松弛者，可予补气养血治疗。

（5）适度劳逸，孕期不过度安逸，亦应避免剧烈运动。

●● 七、疗效标准

1. 治愈　期待治疗后临床症状消失，胎儿宫内发育正常，妊娠至满 37 周分娩者。

2. 好转　期待治疗后，临床症状消失，胎儿宫内发育正常，妊娠 28~36 周分娩者。

3. 未愈　期待治疗后症状无改善，发生流产或早产者。

八、体会与探讨

胎膜早破重在预防，孕前应调整好体质，对体质差，宫颈松弛者要进行治疗。孕后加强营养，增强体质；合理饮食，慎行房事；劳逸结合，避免跌扑闪挫；一旦发病，立即就医。中医在本病诊治上应积极作为。

第四节 | 胎盘植入

胎盘植入是指胎盘组织不同程度地侵入子宫肌层的病变，是产科的严重疾病，临床可出现严重的产后出血、休克以致子宫切除，甚至导致母儿死亡。

一、高危因素

胎盘植入常见的高危因素主要如前置胎盘、子宫肌瘤剔除术史、多次人流史、高龄妊娠等。

二、临床表现与诊断

常无明显的临床症状与体征，多通过影像检查或分娩、剖宫产所见，或分娩后病理性诊断。

（一）临床表现

无流产症状，主要表现为分娩时胎儿娩出后超过 30min 胎盘不能自行娩出，徒手取胎盘时剥离困难或感觉胎盘与子宫壁粘连紧密无缝隙。或剖宫产时发现胎盘植入，甚至穿透子宫肌层。阴道出血不一，完全植入常无出血。

（二）分类

根据胎盘绒毛侵入子宫肌层深度分为胎盘粘连、胎盘植入和穿透性胎盘植入。

1. 胎盘粘连　胎盘绒毛黏附于子宫肌层表面。

2. 胎盘植入　胎盘绒毛侵入子宫肌壁间。

3. 穿透性胎盘植入　胎盘绒毛穿透子宫肌层达到或超过子宫浆膜面。

根据胎盘植入面积，可分为部分性和完全性胎盘植入。

（三）影像学预测

彩色多普勒超声检查是判断胎盘位置，预测胎盘植入常用的方法。磁共振多用于评估子宫后壁的胎盘植入、胎盘侵入子宫肌层的深度、宫旁组织和膀胱受累程度以及临床上高度疑诊、但超声不能确诊者。

●● 三、处理

胎盘植入可发生严重的产后出血。必须在有抢救条件的医院，并由产科、麻醉科、新生儿科组成的优秀救治团队处理。

（一）产科处理

1. 阴道分娩　非前置胎盘的患者无剖宫产指征的均可经阴道试产。

2. 剖宫产　适用于合并前置胎盘或其他剖宫产指征。术前做好产后出血预防的充分准备。手术切口原则上应避开胎盘或胎盘主体部分，出血多可采取多样、综合抢救措施。术后预防感染。

（二）植入性胎盘处理

1. 保守性手术治疗　对尚无子女、有再次生育要求、要求保留子宫者，可视病情进行保守性手术，切除植入部分修整宫壁。仅1~2个胎盘小叶植入者，可于剥离后宫腔纱布填塞止血，或可免除子宫切除。剖宫产时小部分胎盘植入者，也可剥离后宫腔纱布填塞止血，以免子宫切除。剖宫产时发现小部分胎盘植入，可将其切除后，用肠线作"8"字缝合止血。

2. 切除子宫　产前或分娩后确诊胎盘植入者，如植入面积较大，应考虑切除子宫，不可强行剥离，以免子宫穿孔，剖宫产者一并切除子宫。

第五节｜羊水过多

妊娠期间羊水量超过 2000ml 者称为羊水过多，发生率为 0.5%~1%。羊水量在数日内急剧增多者称急性羊水增多，在数周内缓慢增多者称慢性羊水增多。

中医称羊水为"胎水"，称羊水过多为"胎水肿满""子满"，记载其临床主症有：腹大异常，胸膈满闷，甚或气逆不安，喘不得卧等，并见：生子手足软短、形体残废、胎死腹中等畸胎、死胎等并发症，为现代医学所证实。

早在隋代巢元方的《诸病源候论》中就有羊水过多的病因、症候的记载："胎间水气，子满体肿者，此由脾胃虚弱，脏腑之间有停水，而挟以妊娠故也。妊娠之人，经血壅闭，以养受于胎，若挟有水气，则水血相搏，水渍受于胎，兼伤腑脏。

脾胃主身之肌肉，故气虚弱，肌肉则虚，水气流溢受于肌，故令体肿；水渍受于胞，则令胎坏"，与子肿一同进行了论述。《女科经纶》引齐仲甫"若水停不去，浸渍其胎，则令胎坏"，陈良甫"儿未成形，则胎多损坏"，"不早治，生子手足软短有疾，或胎死腹中"等相关论述，《叶氏女科证治》云："若不早治，生子手足必然软短，形体残疾，或水下而死"，《胎产心法》云："若不早治，生子手足软短有疾，甚至胎死腹中"，均明确指出了本病同时有畸胎、死胎的现象，提出应尽早诊治。唐代孙思邈《备急千金要方》记载"妊娠腹大，胎间有水气，鲤鱼汤方"，鲤鱼汤方沿用至今。综上表明，中医对羊水过多的症因论治有完整的理论体系。

一、病因病机

脾主运化，肾主温化，水液的代谢与脾肾密切相关，故本病的发生主要是脾肾阳虚。若素体脾虚，或孕后过食生冷，损伤脾阳，阳气不足，孕后气血下聚养胎，脾气益虚，运化失职，土不制水，湿渗胞中，发为胎水肿满；胎在母腹靠血养、气载、阳气的温煦而不断发育，若素体阳虚，肾阳不足，孕后阳气益虚，且子宫增大，腹中增一障碍，有碍阳气的输布，阳虚气化失职，水湿内停，聚于胞中以致胎水过多。

西医认为羊水过多的产生约有 1/3 原因不明，称为特发性羊水过多。明显的羊水过多可能与胎儿疾病，如胎儿结构异常、胎儿肿瘤、代谢性疾病、染色体或遗传基因异常等，胎儿结构异常以无脑儿、脊柱裂、食管与十二指肠闭锁等为常见。多胎妊娠、胎盘脐带病变，妊娠并发症如糖尿病等，亦为常见。

二、临床表现

妊娠五六月后，腹大异常，腹皮紧绷发亮，伴有胸膈满闷，甚或气逆不安，喘不得卧。

（一）急性羊水过多

较少见，多发生在妊娠 20~24 周，羊水迅速增多，子宫于数日内明显增大，孕妇感腹胀不适，子宫增大，膈肌上抬，孕妇感胸膈满闷，喘不得气，甚或口唇青紫。或外阴、下肢水肿，静脉曲张。

（二）慢性羊水过多

较常见，多发生在妊娠晚期。因羊水在数周慢慢增多，孕妇多能适应，以致开始症状不明显，常在产检中被发现，随羊水量的增多孕妇方感腹胀、气促、严重时也可出现急性羊水增多的症状。

三、诊断与鉴别诊断

（一）诊断要点

1. 病史 既往有糖尿病、多胎妊娠、母儿 Rh 血型不合、妊娠早期病毒感染史；或以往分娩畸胎、多胎史。常伴有胎儿畸形或胎盘脐带病变。

2. 体征 腹部检查时可见腹部胀大大于相应孕月，腹壁皮肤发亮、变薄，触诊时感腹壁紧，张力大。

3. 产科检查 测量宫高、腹围大于正常妊娠月份，胎儿触诊困难或胎儿漂浮感，胎位不清，胎心遥远或听不清。

4. 辅助检查 超声检查是重要的辅助检查方法。超声诊断羊水过多的标准有：羊水指数（AFI）≥ 25cm 可诊断羊水过多：其中 AFI25~35cm 为轻度羊水过多；36~45cm 为中度羊水过多；＞ 45cm 为重度羊水过多。另一个标准是羊水最大暗区垂直深度（AFV），≥ 8cm 可诊断羊水过多：其中 AFV8~11cm 为轻度羊水过多；12~15cm 为中度羊水过多；＞ 15cm 为重度羊水过多。超声检查还可以了解胎儿情况，如胎儿水肿、畸胎、多胎等。

5. 其他 对于子满的孕妇，除了超声排除结构异常外，还可抽取羊水或脐血，进行细胞学或分子遗传学检查，确认胎儿染色体数目、结构有无异常。由于穿刺可能导致子满孕妇胎膜破裂引发难免流产，因此在进行羊水穿刺前务必告知孕妇该风险。

孕妇血糖与 Rh 血型检查对诊断子满均有参考意义。

（二）鉴别诊断

本病主要与多胎妊娠、巨大胎儿等相鉴别。可根据孕妇临床表现、病史、产科检查以及辅助检查（特别是超声检查）结果进行鉴别。

四、辨证论治

（一）辨证要点

首先辨别胎儿是否有畸形，染色体异常及遗传性疾病，以决定处理原则。

若胎儿发育正常，辨证重在辨其病位在脾、在肾。脾虚水停者，羊水过多，腹胀大，神疲肢楚，纳少脘胀，面色萎黄，舌质淡红，舌苔白腻，脉细滑。肾阳虚者，面色㿠白，畏寒肢冷，腰膝酸楚，脉沉细。

（二）治疗原则

羊水过多胎儿正常者，治疗重在治病与安胎并举，主以健脾益气，补肾温阳，利水除湿，或理气行滞。若胎儿畸形则应下胎益母。

（三）常用方药

1.当归芍药散（《金匮要略》）加减　当归、白芍、川芎、白术、茯苓、泽泻，加续断、菟丝子、杜仲。

方中当归、白芍、川芎养血调气安胎；茯苓、白术、泽泻健脾利湿安胎；加续断、菟丝子、杜仲补肾安胎。兼阳虚，畏寒肢冷者，可加黄芪、桂枝温阳化气行水。

2.鲤鱼汤（《千金要方》）加减　鲤鱼、白术、当归、白芍、茯苓、生姜、橘红，加续断、桑寄生。

鲤鱼补脾行水消肿；白术、茯苓、生姜、橘红健脾理气行水；当归、白芍养血安胎；续断、桑寄生补肾安胎。

五、西医治疗

主要通过 B 超、羊水穿刺等检查，判断胎儿是否存在结构异常及遗传性疾病，再具体确定处理方法。

（1）若胎儿无结构异常，应积极寻找病因，及时治疗原发病。可考虑使用前列腺素合成酶抑制剂（如吲哚美辛），抑制胎儿排尿，减少羊水量，但不宜长期应用，孕周大于 32 周者也不宜使用。症状严重时，可经腹羊膜腔穿刺放出适量羊水，降低宫腔内压力，但应预防诱发早产的风险。

（2）若胎儿存在结构异常，应全面评估胎儿情况及预后，并与孕妇及家属充分沟通，再决定处理方法。

（3）若因母儿血型不合引起的溶血胎儿，则应采用宫内输血治疗。

（4）羊水量反复增长，自觉症状严重者，妊娠达 34 周，胎肺已成熟，可考虑终止妊娠。

（5）分娩时的处理　应警惕脐带脱垂与胎盘早剥的发生，若破膜后子宫收缩乏力，可静脉滴注催产素加强宫缩，密切观察产程，胎儿娩出后，及时应用宫缩剂预防产后出血的发生。

六、其他疗法

（一）食疗

（1）鲤鱼一尾，处理后加生姜清炖，可下气利水。

《医略六书》曰："妊娠肝脾两虚，不能输化，以制其湿，故遍身浮肿，小便涩少焉。鲤鱼下气利水，……当归养肝血以营经，白芍敛肝阴以安胎，白术健脾制湿，茯苓清肺和脾。煮鱼汁入药，务使肝脾气化则湿运，气调而下水自快，何患浮肿不退，胎孕不安乎。"

（2）大枣糯米粥：大枣10枚，糯米适量，煮粥常服，益气养血安胎。

（二）针灸治疗

1. 针刺　足三里、阴陵泉、三阴交。

2. 灸法　取脾俞、水分，肾阳虚加肾俞。

七、预防与调护

孕期内饮食清淡，不宜过食油腻、煎炸、辛辣、生冷食物，注意调理脾胃。患病后应低盐饮食，适当休息，采用侧卧位改善子宫胎盘血液循环，每周一次B超监测羊水量，并定期测量体重。

八、疗效标准

1. 治愈　腹形复常，宫高在正常孕月高度范围内，B超检查最大羊水暗区直径小于7cm（或AFI＜18cm），胎儿肢体间距离正常，其他症状消失。

2. 好转　腹形未再异常增大，宫高接近正常孕月高度范围，B超检查提示，最大羊水暗区直径小于或等于7cm，其他症状减轻或部分消失。

3. 未愈　腹形继续增大，B超检查提示羊水暗区直径＞7cm（或AFI法＞20cm），或见胎儿畸形，其他症状无缓解甚或加重。

九、体会与探讨

本病发病原因较为复杂，原因在于羊水形成的过程中，涉及环节较多，与孕妇及胎儿均有密切的关系，如胎儿结构异常、多胎妊娠、母婴血型不合以及妊娠期高血压、糖尿病等并发症均可能导致羊水过多。

治疗本病时，应首先确认胎儿是否正常，再考虑具体治疗措施。如果胎儿存在严重的结构异常，应与孕妇及其家属沟通后及时终止妊娠。如果胎儿无结构异常，目前西医除了积极寻找和治疗原发病外，没有理想的治疗方法，采用吲哚美辛治疗的方法受限于其副作用，而羊膜腔穿刺则存在诱发早产的风险。相对于西医，中医则积累了大量的治疗经验。中医认为体液代谢循环与肺、脾、肾三脏关系密切。《素问》曰："胞脉者，系于肾"，孕妇以肾中精血养胎，孕后阴血下注冲任以养胎，若肾阳虚，膀胱气化受阻，则津液运行不畅，故水湿蕴于胞中；脾主运化，若脾气虚弱则运化失职，故水湿内生；肺司呼吸，通调水道，下输膀胱，若肺气不宣则人体水液代谢紊乱。因此临床上对于本病的治疗多从脾肾辨治，治疗多以健脾利湿或温阳健脾利水除湿，并根据辨证兼治肾阳虚，取得较好的安胎效果。

第六节 | 脐带异常

脐带是母胎间气体交换、营养物质供应和代谢产物排出的重要通道。脐带异常可引起胎儿急性或慢性缺氧，甚至胎死宫内。脐带异常常见的如脐带先露与脱垂、缠绕、打结、扭转、长度异常、附着异常、脐血管数目异常等。宋代杨子建《十产论》中有"盘肠产"的记载，曰"每临产则子肠先出，然后产子"。似脐带先露。

●● 一、脐带先露与脱垂

胎膜未破时脐带位于胎先露部前方或一侧，称为脐带先露或隐性脱垂。胎膜破裂后脐带脱出于宫颈口外、阴道内甚至脱出于外阴部，称为脐带脱垂。

（一）高危因素

常见原因有胎位异常，如臀先露、肩先露及枕后位；胎头未衔接时如头盆不称；脐带过长；羊水过多；胎儿过小；脐带附着异常或低置胎盘等。

（二）临床表现与诊断

临产后如胎膜未破，于胎动、宫缩后胎心率突然变慢、改变体位上推胎先露部及抬高臀部后迅速恢复者，应考虑有脐带先露的可能。胎膜已破出现胎心率异常，可经阴道检查，如可见脐带或触及脐带血管搏动即可诊断。若胎先露部旁或其前方以及阴道内触及脐带者亦可确诊，若脐带脱出于外阴则一目了然。超声，尤以彩色多普勒彩色检查有助于明确诊断（图 12-3）。

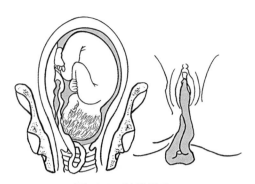

图 12-3　脐带脱垂

注：图片来源于《妇产科学（第 10 版）》（孔北华、马丁、段涛主编，人民卫生出版社出版）。

（三）处理

1. 剖宫产　脐带先露凡初产妇，或足先露、肩先露者应行剖宫产术；脐带脱垂者，凡宫口未开全，应即令产妇取头低臀高位，将胎先露部上推，用宫缩抑制剂以减轻脐带受压，严密观察胎心，并尽快行剖宫产术。

2. 阴道分娩　脐带先露，胎膜未破、宫缩良好者，取头低臀高位，密切观察胎心率，等待胎头衔接，宫口逐渐扩张，胎心良好者，可经阴道分娩。脐带脱垂者，若宫口开全，胎头已入盆，行产钳术。臀先露行臀牵引术。

（四）预后与预防

若脐带脱垂发生在胎先露尚未衔接、胎膜未破时，因宫缩时胎先露部下降，一过性压迫脐带，导致胎心率异常。胎先露部已衔接，胎膜已破者，脐带受压于胎先露部与骨盆之间，可引起胎儿缺氧，甚至胎心完全消失。若脐带血液循环阻断超过 7~8min，可致胎死宫内。同时，脐带脱垂可增加剖宫产率与阴道助产率。因此，对于存在脐带脱垂与先露有高危因素者，应严格产前检查，及时纠正胎位，治疗相关疾病。妊娠晚期与临产后，超声检查有助于本病的诊断，以便及早发现，及时处理。对临产后胎先露部迟迟不入盆者，尽量不作或少做肛检与阴道检查。

◖◗ 二、脐带缠绕

脐带缠绕是指脐带围绕胎儿颈部、躯干与四肢，90% 为脐带绕颈，以绕颈 1 周为多见。在孕期亦可随胎儿活动而自解，脐带绕颈分娩者约占分娩总数的 20%。

（一）病因

脐带缠绕的发生可能与脐带过长、羊水过多、胎儿过小或胎动频繁等有关。

（二）临床表现与诊断

脐带缠绕对胎儿的影响与脐带缠绕的周数、松紧及脐带长短相关。

（1）胎先露部下降受阻：因缠绕脐带相对变短影响先露下降，而使产程延长或停滞。

（2）胎儿窘迫：如缠绕周数多或过紧使脐带受牵拉，加之宫缩使脐带受压，脐带血流不畅，进而使胎儿血液循环受阻，胎儿缺氧，胎心率变异。

（3）超声检查可助诊断。

（三）处理

根据诊断，在胎心监护出现频繁的变异减速，经吸氧、改变体位不能缓解时，应及时终止妊娠。

三、脐带打结与扭转

脐带打结有假结与真结之分。假结是指因脐血管较脐带长，或脐静脉较脐动脉长，血管卷曲似结，一般对胎儿无影响。真结多因胎儿脐带缠绕胎体后胎儿穿过脐带套环而成真结，当结节未拉紧时可无症状，拉紧后血液循环受阻可致胎死宫内。常在分娩后发现。

脐带扭转是胎儿活动时脐带顺其纵轴扭转呈螺旋状，生理性扭转可达6~11周，如过度扭转则使在近胎儿脐轮部变细呈索状坏死，导致血管闭塞或血栓形成，胎儿血供中断死于宫内。

四、脐带发育异常

（一）脐带长短异常

脐带正常长度为30~100cm。脐带短于30cm者称为脐带过短，脐带长超过100cm则为脐带过长。脐带过短妊娠期可无症状，而临产后胎先露下降受阻，产程延长，脐带被牵拉过紧，使胎儿血液循环受阻，缺氧而出现胎心变异，如经吸氧等处理后胎心率无改善，应即行剖宫产。脐带过短，牵拉过紧，甚至还可导致胎盘早剥。

脐带过长容易导致缠绕、脐带脱垂或受压。

（二）脐带血管数目异常

正常脐带有 3 条血管，两条脐动脉，一条脐静脉。有的脐带只有一条动脉，称为单脐动脉。妊娠期常规彩超检查多可发现，如果没有发现胎儿其他发育异常，胎儿预后良好。

（三）脐带附着异常

正常脐带分别附着于胎儿脐部与胎盘胎儿面的近中央处。

如脐带在胎儿部附着处异常，可发生脐膨出、腹裂等，超声检查时多能发现。可结合胎儿有无其他结构异常综合评估去胎还是保胎。

脐带在胎盘处附着异常者，如球拍状胎盘，即脐带附着于胎盘边缘，一般无大碍，常在分娩后检查胎盘时发现。但若是脐带帆状附着即脐带附着于胎膜上，脐带血管通过羊膜与绒毛膜间进入胎盘，如胎膜上的血管通过宫颈内口位于胎先露部前方，称前置血管，其在分娩时容易受到宫缩时胎先露的压迫或发生破膜时血管断裂出血，胎儿失养而出血窘迫，甚至死亡。因此，如妊娠期超声检查发现脐带帆状附着，应密切观察，胎儿发育成熟后择期剖宫产。

·第十三章·

异常分娩

第一节 │ 概论

异常分娩又称难产，是指足月妊娠临产分娩进展受阻者，中医古籍里有"乳难"之称，《神农本草经》称"子难"。

《诸病源候论》有"产难候"，阐述各种难产原因。宋代杨子建《十产论》总结有正产之外的伤产、偏产、冻产、热产、横产、倒产、催产、碍产、坐产、盘肠产等十种难产诊治与助产法及纠正胎位的各种手法，是专门论述难产的承前启后之著，其内容概括了产力异常、胎位异常与产道异常，其中横产、倒产、偏产、碍产治疗手法的首次提出挽救了无数难产者，被认为是当时产科的一场革命，其胎位异常的处理手法已十分贴近现代临床，内倒转法与《十产论》的手法无不因缘。嗣后凡涉及难产多沿用《十产论》。我国宋代领先世界率先成立产科，也因此使宋代产科处于超越从前任何时代的地位。

一、病因

难产常见的病因主要有：产力、产道及胎儿异常。后人在《十产论》的基础上还补充了情志不安、过分安逸、胎儿过大、分娩过程中体力消耗过大、不正确的助产以及受热、受寒等也可致难产。清代许延哲《保产要旨》总结历代经验明确记载："难产之故有八，有因子横、子逆而难产者，有因胞水沥干而难产者，有因女子矮小，或年长遗嫁交骨不开而难产者……有因体肥脂厚，平素逸而难产者，有因子状大而难产者，有因气虚不运而难产者。"提出胎儿、产道、产力异常均为难产之因。

（一）产力异常

产力是指促使胎儿从子宫内泌出的动力，包括子宫收缩力、腹肌与膈肌收缩力，而以子宫收缩力最为主要。子宫收缩力异常分为子宫收缩乏力和收缩过强，子宫收缩乏力可致产程延长或滞产。子宫收缩过强可引起急产或严重的并发症。中医主要责之于气虚与血瘀。

（二）产道异常

包括骨产道与软产道异常，以骨产道异常为多见。

（三）胎儿异常

包括胎位异常、胎儿过大及胎儿畸形。《十产论》对此论述较多。

二、临床表现与诊断

（一）母体表现

产程延长，腹痛烦躁，进食减少，神疲乏力、严重者可出现脱水、电解质紊乱、代谢性酸中毒，或腹胀、尿潴留等。

子宫收缩乏力则阵痛不显，收缩过强则阵痛甚、腹痛严重。产程进展缓慢或停滞，子宫收缩不协调时还有可能出现子宫病理性缩复环。头盆不称或胎位异常时，先露部与骨盆之间有空隙，子宫收缩时胎膜若承受压力过大则可发生胎膜早破。因此胎膜早破常是异常分娩的信号。

（二）胎儿表现

1.胎位异常　胎头位置异常使胎头下降受阻，宫颈扩张延缓、停滞继发宫缩乏力。

2.胎头未衔接或延迟衔接　临产后胎头高浮，宫口扩张5cm，胎头仍未衔接或才衔接者为衔接异常，提示入口平面有严重的头盆不称，或胎头位置异常。

3.胎头水肿或血肿　产程延长或停滞胎头先露部软组织长时间受产道挤压使骨膜下血管破裂而致。

4.胎儿颅骨骨缝过度重叠　骨产道狭窄致产程延长时胎儿颅骨骨缝过度重叠，表明存在头盆不称。

5.胎儿窘迫　产程延长导致胎儿缺氧。

（三）产程异常

1.潜伏期延长　从临产规律宫缩至活跃期起点称为潜伏期。初产妇≥20h，经产妇≥14h称为潜伏期延长。

2.活跃期延长或停滞　从活跃期起点(4~6cm)至宫颈口开全称活跃期，活跃期宫颈口扩张速度＜0.5cm/h称为活跃期延长。当破膜且宫颈口扩张≥6cm后，宫颈口停止扩张≥4h；若宫缩欠佳，宫口停止扩张≥6h者称为活跃期停滞。

3. 第二产程异常　包括胎头下降延缓、胎头下降停滞和第二产程延长。

（1）胎头下降延缓：第二产程初产妇胎头先露下降速度＜1cm/h，经产妇＜2cm/h。

（2）胎头下降停滞：第二产程胎头先露停留在原处不下降＞1h。

（3）第二产程延长：初产妇＞3h，经产妇＞2h产程无进展。

三、处理

（一）处理原则

分娩过程随时都有可能出现异常，应以预防为主，对临产中发现的情况要综合评估子宫收缩力、胎儿大小与胎位、骨盆大小及头盆关系等综合分析，以决定经阴道分娩或剖宫产。

（二）中医技术

传统中医维系了中华民族数千年的繁衍与昌盛，视产难为生育之头等大事，分娩中的阵痛、出血、难产导致的母子死亡足以引起人类的忧虑与重视，甲骨文的卜辞就记载了原始时代用占卜的方法以预测与祈求生育是否安全，是没有医疗年代的无奈。至后人们还追求生"明圣"之子，而在《列女传》中记载了太任在怀周文王时胎教的事。

最早的胎位异常产的记载见于《左传·隐公元年》"庄公寤生，惊姜氏，故名曰寤生，遂恶之。"《说文通训定声》载："寤假借为牾，足先见，逆生也。"同时，《左传》还首先记载"吴回生陆终，陆终生子六人，坼剖而产焉。"有似剖宫产。《神农本草经》有治疗难产的药物记载。同时，还记载了西汉名医淳于意以滑石治疗难产。《针灸甲乙经》称难产为"乳难"，针气冲、太冲、复溜、中封、昆仑。另"横产及侧，或手足先出方"称"可持粗针，刺儿手足，入二分许，儿得痛，惊转即缩，自当回顺。"《千金要方》针刺肩井穴。张文仲灸右脚小趾尖穴等用针灸治疗难产。世界第一部由国家颁布的药典《新修本草》记载槐实、滑石、桂心、蒺藜、贝母等17味治疗难产的药物。晋代《刘涓子鬼遗方》记载第一张内服外摩法治疗难产的膏方"赤膏治百病方"，主要药物有葛皮、白芷、大黄、川芎、巴豆、附子、丹参等。《三国志》载第一例母子存活的剖宫产"黄初六年三月……王氏以去年十月十二日在章。生男儿，从右腋生，水腹下面出，其母自若无他异痛，今疮已愈合，母子平安无灾无害也。"《晋书》还记载"妊身十二月，剖胁生子"，即过期妊娠剖腹生子。《经效产宝》载："医之中唯产难为急，子母命，悬在片时。"对难产的重视，使唐代的催产十分盛行。其中最具临床意义的是《产书》的"催产走马散子方"，以马齿苋、常食者苋等分为散，"候腹痛作阵来，以井花水一盏，调二钱匕，立产。"现代临床报道马齿苋注射液对子宫平滑肌有收缩作用，对动物离体子宫与在体子宫收缩比垂体后叶素 10U 为弱，比用麦角新碱 0.2mg 为强。故走马散催生是有科学意义的，在当时有如此水平也是了不起的。宋代是产科发展的鼎盛时期，杨子建《十产论》把难产的诊治水平提到了新高度，手法纠正胎位，药物催产盛行。《太平圣惠方》记载以兔脑为君药的催生丹（十二月兔脑去皮膜，研如泥，通明乳香、母丁香、麝香）治疗难产，这是最早应用动物脑髓以求获得类似于催产素效果的方剂。《陈素庵妇科补解》提出催产的原则："催生者，使气血和调而易产也……乃因其势而利导之，非强迫之使下也。安胎宜清热凉血，催生宜行气滑胎。"又"体质素弱，或胎前多病，以大剂佛手散为主，而佐以行气滑胎之药。如本质强壮，奉养太过，起居安逸，绝无忧劳，以行气滑胎为主，而加行血补血之药。可服催生如意散及兔脑催生丹。""因势利导、行气滑胎"，分虚、实施之，并有方药。《类编朱氏集验医方》载："活血药当进于腰腹疼痛未甚重之先，催生丸散当进于腰腹趁痛不可忍之后。"提出催生药应用的准确时间。对产道异常而致的难产，《陈素庵妇科补解》提出"如交骨不开……宜加料佛手散（当归、川芎、蟹爪、龟甲、肉桂、生芝麻）。"《妇人大全良方》记载有：催生柞木饮子、催生如圣散、催生丹、如神开骨膏、如圣膏、寸金散等方，有的治横生逆产，有的治交骨不开，有的还兼下死胎。对胎儿过大引起的难产，宋代已十分流行"缩胎""瘦胎"。可以认为，宋代诊治难产的成就是领先世界的，足见宋代中医产科的辉煌。另外，通过药物以纠正胎位也是中医预防与治疗难产的宝贵经验。至今临床应用最广泛的有当归芍药散、保产无忧散、转天汤等，都有较好的疗效。

●● 四、药物治疗

中医认为产力异常所致的难产有虚、实之异，虚者乃因素体不足、气血虚弱，或临产用力过早耗伤气力，无力促胎娩出；或胎浆早破，水干液竭，产道失于濡润，滞涩难产。实者，乃因临产紧张、忧悒、恐惧以致气结，或孕期过于安逸，气血运行不畅，碍胎娩出。治疗：虚者补而滑之，实者理气滑胎。

（一）气血虚弱证

1. 临床主症　临产阵痛时歇时间长，持续时间短，腹痛可忍，产程进展缓慢，伴神疲乏力、面色少华、饮食少思、舌淡，脉细。

2. 治法　益气补血滑胎。

3. 常用方药

（1）蔡松丁难产方（经验方）：炙黄芪、党参、当归、川芎、酒白芍、茯神、炙龟甲、枸杞子。

脾主肌肉，肺主一身之气，方中黄芪、党参、茯神补脾肺之气，可有效增强子宫平滑肌收缩力；当归、川芎、白芍补血活血，合黄芪、党参益气补血，行气滑胎；龟甲、枸杞子滋阴增液以润产道，血旺精足胎润易产。

（2）送子丹（《傅青主女科》）：黄芪、当归、麦冬、川芎、熟地黄。

原方主治血虚难产。黄芪合当归、熟地黄、川芎益气补血，行气活血，麦冬滋阴增液以润胎催生。

原发性宫缩乏力，产程进展缓慢，无胎儿、胎位或骨产道异常者，一经诊断即可服药。第二产程延长者亦可单服独参汤（人参或西洋参均可）。

（二）气滞血瘀证

1. 临床主症　临产腹痛难忍，或阵痛不均，或腹痛不已，烦躁不安，胸闷胁胀，时欲呕恶，面色紫暗，久产不下，精神疲惫。脉弦紧。多见于不协调性子宫收缩乏力。

2. 治法　理气活血，催生滑胎。

3. 常用方药

（1）催生饮（《济阴纲目》）：当归、川芎、大腹皮、枳壳、白芷，加益母草。

当归伍川芎名佛手散，又名开骨散，具养血活血之功，为治疗难产的必备；枳壳、大腹皮理气宽中滑胎；白芷芳香理气止痛，行滞开窍以利下胎；加益母草活血行气以催生。

（2）舒气散（《傅青主女科》）：人参、当归、川芎、紫苏梗、白芍、牛膝、陈皮、柴胡、葱白。

原方治气逆难产。谓"舒张久逆之气，脾气顺逆消"。

《傅青主女科方歌方解》载："胎儿尚未下达产妇心怀恐惧，遂致气化失于上下自如，上焦闭塞，下焦不升，两者滞阻不通，势濒危殆，应当开其闭气，疏其逆滞，则胎身自可乘机临盆。方以人参大力补气，当归补血，再以川芎行血，气血遂充足矣，以柴胡、白芍疏肝解逆气，又能旋转枢机，陈皮化滞气，以畅清阳道路，牛膝强腰膝，更阻下血之势，苏梗乃气中血药，善能理气引血旁通经络，又利清窍，妙在葱白七寸，作通灵活窍，醒气通络之引，清气上升，浊气下降，难产之危顷刻可解。"

临床中药治疗主要适用于产力异常。胎儿、胎位异常，产道异常另有其他治疗方法。

（三）针灸治疗

1. 体针

（1）取穴：合谷、三阴交、支沟、太冲、至阴。

手法：泻法，中等刺激，留针 30min。至阴穴用艾条灸 30min。

功效：促进宫缩，纠正胎位。

（2）取穴：合谷、三阴交、肩井、气冲、足三里。

手法：泻法，强刺激，不留针。

功效：调理气血，协调产力。

（3）穴位注射取穴：合谷、三阴交。

药物：维生素 B_1

手法：维生素 B_1 30~50mg 分别注入合谷、三阴交穴。

功效：补血理气，调节宫缩。

2. 耳针

穴位：子宫、交感、神门、内分泌。

手法：用埋针，以胶布粘贴，10min 按压 1 次。

功效：镇静宁神，调理气血，调节内分泌。

针灸治疗难产具有综合调节作用，既适于产力异常者，亦可用于治疗胎位异常者，同时还具镇痛作用，值得推广。

五、预防与调护

难产之危"子母命，悬在片时"，备受关注，重在预防，中医有"缩胎""瘦胎"法预防胎儿过大以致难产，盛行"预服滑胎令易产""入月预备药物"，单《妇人大全良方》之预备中成药就有：保气散、佛手散、枳壳散、神寝丸、榆白皮散、保生丸、催生丹、黑神散、大圣散、花蕊石散等，多是补益气血、理气活血、宁心安神之辈，以使气血调和、心神安静，自能助产。

1. 产前检查　严格产前检查，发现异常及时处理。

2. 适劳逸　孕期要劳逸结合，适当运动，过逸易滞气滞血，易致难产。

3. 调饮食　饮食要合理，注意适当增加营养以济胎儿生长发育之需，但不能奉养太过，以致胎儿过大，甚或招致诸如糖尿病之类疾病的发生。

4. 和情志　孕期要保持心情愉悦，常听音乐，学习一些孕期的保健知识，认识到分娩是"瓜熟蒂落"的生理过程，不必忧虑。心情舒畅，肝气畅达，气血调和，何忧产难？

5. 禁房事　孕期应远房事，免伤精血，以伤胎元。妊娠晚期房事不禁，存在胎膜早破、产后感染等风险。

第二节 | 产力异常

影响分娩的主要因素为产力、产道、胎儿、胎位及精神心理因素，这些因素在分娩过程中相互影响，任何一个或一个以上的因素发生异常以及4个因素间相互不能适应，而使分娩进展受到阻碍导致难产。当出现异常分娩时，要仔细分析四因素的关系，及时处理，以保障母儿安全。

产力是促使胎儿从子宫内娩出的动力，包括子宫收缩力、腹肌及肛提肌收缩力等。其中以子宫收缩力为主，子宫收缩力贯穿于分娩全过程。在分娩过程中，子宫收缩的节律性、对称性及极性不正常或强度、频率有改变，称子宫收缩力异常，简称产力异常。子宫收缩力异常临床上分为子宫收缩乏力和子宫收缩过强两类，每类又分为协调性子宫收缩和不协调性子宫收缩。

●● 一、子宫收缩乏力

（一）病因

《妇人大全良方·产难门》载："凡妇人以血为主，唯气顺则血顺，胎气安而后生理和。今富贵之家，往往保惜产母，唯恐运动，故羞出入，专坐卧。曾不思气闭而不舒快，则血凝而不流畅，胎不转动，以致生理失宜，临产必难，甚至闷绝……贫者生育，日夕劳苦，血气舒畅，生理甚易，何俟乎药。"正是宫缩乏力原因之一。

1. 头盆不称或胎位异常　胎头下降受阻致先露部不能紧贴子宫下段与子宫颈内口而不能刺激子宫收缩。《十产论》中提到坐产："产母儿将欲生，却令坐着一物，即抵着儿路，不能生也。"尤如前置胎盘或头盆不称。横产、倒产、偏产等皆是。

2. 子宫局部因素　子宫疾病，如子宫肌瘤、子宫腺肌病、子宫畸形；子宫肌纤维过度伸展，如羊水过多、巨大胎儿、多胎妊娠；高龄产妇等影响子宫肌纤维收缩力。对胎儿过大者，唐代就有"缩胎"方药。

3. 精神因素　产妇对分娩的紧张、恐惧心理使大脑皮层功能障碍，导致原发性宫缩乏力。《千金要方》谓："忧悒则难产。"

4. 内分泌失调　分娩开始后胎先露衔接异常的产妇的催产素、前列腺素等激素分泌异常从而影响宫缩。

5. 药物影响　产程早期不适当使用宫缩抑制剂及解痉、镇静、镇痛剂等，以致直接抑制宫缩。

（二）临床表现与诊断

1. 协调性宫缩乏力　其特点为子宫收缩具有正常的节律性、对称性和极性，但收缩力弱，宫腔内压力低于15mmHg，持续时间短，间歇期长且不规律，此种宫缩乏力有原发和继发的不同：原发性者始于产程早期；多属继发性宫缩乏力，即临产早期宫缩正常，于第一产程活跃期后期或第二产程时宫缩减弱，致产程延长或停滞。常见于中骨盆与骨盆出口平面狭窄，胎先露部下降受阻，持续性枕横位或枕后位等。

2. 不协调性宫缩乏力　多见于初产妇，其特点是宫缩失去正常的节律性、对称性和极性，尤其是极性，其为子宫收缩的极性倒置，宫缩的兴奋点不是起自两侧宫角部，而是来自子宫下段的一处或多处冲动，子宫收缩波由下向上扩散，频率高，节律不协调，宫腔内压力达20mmHg，宫缩间歇期子宫壁也不完全松弛，这种宫缩不能使宫口如期扩张，不能使胎先露部如期下降，属无效宫缩。此种宫缩多属原发性宫缩乏力，这些产妇往往有头盆不称和胎位异常。

（三）对母儿影响

1. 对产妇的影响　由于产程延长，产妇休息不好，进食少，精神与体力消耗，可出现神疲乏力、腹胀纳减、排尿困难等，严重时可引起脱水、酸中毒、低钾血症，影响子宫收缩。由于第二产程延长，膀胱被压迫于胎先露部与耻骨联合之间，可导致组织缺血、水肿、坏死，形成膀胱阴道瘘、尿道阴道瘘或直肠阴道瘘，中医称为"交肠"。

2. 对胎儿影响　协调性宫缩乏力容易造成胎头在盆腔内旋转异常，使产程延长，手术产率高，胎儿产伤增多；不协调性宫缩乏力不能使子宫壁完全放松，对胎盘 - 胎儿循环影响大，胎儿在子宫内缺氧，容易发生胎儿窘迫。

（四）处理

1. 协调性宫缩乏力　一旦出现协调性宫缩乏力，首先应寻找原因，检查有无头盆不称与胎位异常，阴道检查了解宫颈扩张和胎先露部下降情况。若发现有头盆不称、估计不能经阴道分娩者，应及时行剖宫产术；若判断无头盆不称和胎位异常，估计能经阴道分娩者，应采取加强宫缩的措施。

（1）第一产程：

1）一般处理：消除精神紧张，鼓励多进食，注意营养与水分的补充，不能进食者静脉补充营养。

2）加强子宫收缩：经上述处理，子宫收缩仍弱，确诊为协调性宫缩乏力，可行人工破膜、催产素静脉滴注、地西泮静脉推注。经上述处理，若产程仍无进展或出现胎儿窘迫征象时，应及时行剖宫产术。

（2）第二产程：若无头盆不称，于第二产程期间出现宫缩乏力时，应加强宫缩，给予催产素静脉滴注促进产程进展。若胎头双顶径已通过坐骨棘平面，等待自然分娩，或行会阴后 - 侧切开以胎头吸引术或产钳术助产；若胎头仍未衔接或伴有胎儿窘迫征象，应行剖宫产术。

（3）第三产程：为预防产后出血，当胎儿前肩娩出时，可静脉推注麦角新碱 0.2mg 或静脉推注催产素 10U，并同时给予催产素 10~20u 静脉滴注，使宫缩增强，促进胎盘剥离与娩出及子宫血窦关闭。产程长、破膜时间长，给予抗生素预防感染。

2. 不协调性宫缩乏力　处理原则是调节子宫收缩，恢复正常节律性及其极性。给予强镇静剂哌替啶 100mg、吗啡 10~15mg 肌内注射或地西泮 10mg 静脉推注，使产妇充分休息，醒后不协调宫缩多能恢复为协调性宫缩。在宫缩恢复为协调性之前，严禁应用催产素。若经上述处理，不协调宫缩未能得到纠正，或伴有胎儿窘迫征象，或伴有头盆不称，均应行剖宫产术。若不协调宫缩已被控制，但宫缩仍弱时，可用协调性宫缩乏力时加强宫缩各种方法。

（五）预防与调护

应对产妇进行产前教育，进入产程后重视解除产妇不必要的思想顾虑，分娩前鼓励多进食，必要时静脉补充营养。避免使用过多镇静药物，注意检查有无头盆不称。

二、子宫收缩过强

协调性子宫收缩过强

（一）临床表现与诊断

子宫收缩的节律性、对称性和极性均正常，仅子宫收缩力过强、过频，宫腔压力 > 50mmHg，若产道无阻力，宫口迅速开全，分娩在短时间内结束，总产程 < 3h，称为急产。经产妇多见，若伴有头盆不称、胎位异常或瘢痕子宫，有可能出现病理缩复环或发生子宫破裂。

（二）对母儿影响

1. 对产妇的影响　宫缩过强、过频，产程过快，可致初产妇宫颈、阴道及会阴撕裂伤。接产时来不及消毒可致产褥感染，胎儿娩出后子宫肌纤维缩复不良，易发生胎盘滞留或产后出血。

2. 对胎儿及新生儿影响　宫缩过强、过频影响子宫胎盘血液循环，胎儿在宫内缺氧，易发生胎儿窘迫、新生儿窒息甚至死亡。胎儿娩出过快，胎头在产道内受到的压力突然解除，可致新生儿颅内出血。无准备的分娩，来不及接产，新生儿易发生感染。若坠地可致骨折、外伤。

（三）处理

有急产史的孕妇，在预产期前 1~2 周应提前住院待产。临产后不应灌肠，提前做好接产及抢救新生儿窒息的准备。胎儿娩出时，勿使产妇屏气。若急产来不及消毒及新生儿坠地者，新生儿应肌注维生素 K_1 预防颅内出血，并尽早肌注破伤风抗毒素。产后仔细检查宫颈、阴道、外阴，若有撕裂应及时缝合。若属未消毒的接产，应给予抗生素预防感染。

不协调性子宫收缩过强

（一）强直性子宫收缩

通常不是子宫肌组织功能异常，几乎均由外界因素异常造成，例如临产后不适当应用催产素，或以催产素敏感，以及胎盘早剥血液浸润子宫肌层等。

1.临床表现　产妇烦躁不安，持续性腹痛，拒按。胎位触不清，胎心听不清。有时可出现病理缩复环、肉眼血尿等先兆子宫破裂征象。

2.处理　一旦确诊为强直性子宫收缩，应及时给予宫缩抑制剂，如硫酸镁、肾上腺素。若属梗阻性原因，应立即剖宫产。若胎死宫内可用乙醚吸入麻醉，若仍不能缓解，应行剖宫产术。

（二）子宫痉挛性狭窄环

子宫壁局部肌肉呈痉挛性不协调性收缩形成的环状狭窄，持续不放松，称为子宫痉挛性狭窄环。狭窄环发生在宫颈、宫体的任何部分，多在子宫上下段交界处，也可在胎体某一狭窄部，以胎颈、胎腰处常见，多因精神紧张、过度疲劳以及不适当地应用宫缩剂或粗暴地进行阴道内操作所致。

1.临床表现　产妇出现持续性腹痛，烦躁不安，宫颈扩张缓慢，胎先露部下降停滞，胎心时快时慢。阴道检查时在宫腔内触及较硬而无弹性的狭窄环，此环不随宫缩上升（图 13-1）。

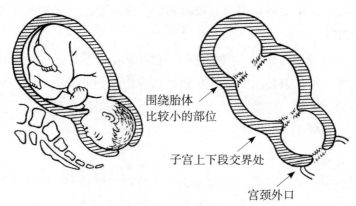

围绕胎体
比较小的部位

子宫上下段交界处

宫颈外口

图 13-1　子宫痉挛性狭窄环

注：图片来源于《妇产科学（第 10 版）》（孔北华、马丁、段涛主编，人民卫生出版社出版）。

2.处理　应认真寻找原因，及时纠正，停止阴道内操作及停用催产素等。若无胎儿窘迫征象，给予镇静剂，也可给予宫缩抑制剂如沙丁胺醇、硫酸镁，等待异常宫缩自然消失。当宫缩恢复正常时，可行阴道助产或等待自然分娩。若经上述处理，子宫痉挛性狭窄环不能缓解，宫口未开全，胎先露部高，或伴有胎儿窘迫，均应行剖宫产。若胎死宫内，宫口已开全，可行乙醚麻醉，经阴道分娩。

三、预防与调护

严格产前检查，及时发现异常，及时处理。对孕妇进行产前教育，进入产程后重视解除产妇不必要的思想顾虑，分娩前鼓励多进食，必要时静脉补充营养。做到"睡、忍痛、慢临盆"。避免使用过多镇静药物，注意检查有无头盆不称。

第三节 | 产道异常

产道异常包括骨产道异常及软产道异常，临床上以骨产道异常多见，产道异常可使胎儿娩出受阻。

一、骨产道异常

骨盆径线过短或形态异常，致使骨盆腔小于胎先露部可通过的限度，阻碍胎先露部下降，影响产程顺利进展，称为狭窄骨盆。

（一）狭窄骨盆的分类

1. 骨盆入口平面狭窄　以扁平型骨盆为代表，主要为骨盆入口平面前后径狭窄，常见两种类型（图 13-2）。

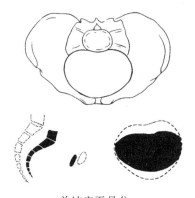
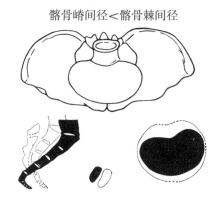

髂骨嵴间径<髂骨棘间径

单纯扁平骨盆　　　　　　　　　佝偻病性扁平骨盆

图 13-2　骨盆入口平面狭窄

注：图片来源于《实用妇产科学（第 4 版）》（徐丛剑、华克勤主编，人民卫生出版社出版）。

（1）单纯扁平骨盆：骨盆入口呈横扁圆形、骶岬向前下突出，使骨盆入口前后径缩短而横径正常。

（2）佝偻病性扁平骨盆：骨盆入口呈横的肾形、骶岬向前突、骨盆入口前后径短。骶骨变直向后翘，尾骨呈钩状突向骨盆出口平面。

2. 中骨盆平面狭窄　中骨盆平面狭窄较入口平面狭窄更常见，主要见于男型骨盆及类人猿型骨盆，以坐骨棘间径和中骨盆后矢状径为主。

3. 骨盆出口平面狭窄　常与中骨盆平面狭窄相伴行，常见两种类型（图13-3）：漏斗型骨盆和横径狭窄骨盆。

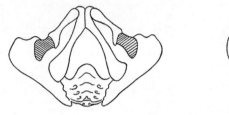 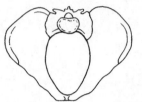

漏斗型骨盆　　　　　　　　　　横径狭窄骨盆

图 13-3　骨盆出口平面狭窄

注：图片来源于《妇产科学（第10版）》（孔北华、马丁、段涛主编，人民卫生出版社出版）。

（1）漏斗型骨盆：骨盆入口各径线值正常，两侧骨盆壁内收，状如漏斗而得名。其特点是中骨盆及骨盆出口平面均明显狭窄，使坐骨棘间径和坐骨结节间径缩短，坐骨切迹宽度＜2横指，耻骨弓角度＜90°，坐骨结节间径加出口矢状径＜15cm，常见于男型骨盆。

（2）横径狭窄骨盆：与类人猿型骨盆类似，骨盆各平面横径均缩短，入口平面呈纵椭圆形。常因中骨盆及骨盆出口平面横径狭窄导致难产。

4. 骨盆三个平面狭窄　骨盆外形属女型骨盆，但骨盆入口、中骨盆及骨盆出口平面均狭窄，每个平面径线均小于正常值2cm或更多，称为均小骨盆（图13-4）。多见于身材矮小、体形匀称的女子。

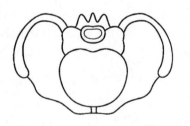

图 13-4　均小骨盆

注：图片来源于《实用妇产科学（第4版）》（徐丛剑、华克勤主编，人民卫生出版社出版）。

5. 畸形骨盆　指骨盆失去正常形态及对称性，包括跛行者及脊柱侧凸的斜形骨盆（图 13-5）、骨盆骨折所致畸形骨盆；骨软化症骨盆。

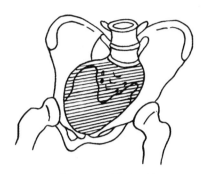

图 13-5　斜形骨盆

注：图片来源于《妇产科学（第 10 版）》（孔北华、马丁、段涛主编，人民卫生出版社出版）。

（二）临床表现

1. 骨盆入口平面狭窄的临床表现

（1）胎先露与胎方位异常、胎头衔接受阻：狭窄骨盆孕产妇异常胎位如臀先露、肩先露或面先露等的发生率是正常骨盆者 3 倍以上。头先露时头盆不称的发生率高，一般情况下初产妇在预产期前 1~2 周胎头已衔接，若骨盆入口狭窄时，即使已经临产胎头仍未入盆，经检查胎头跨耻征阳性。

（2）产程进展异常：若已临产，根据骨盆狭窄程度、产力强弱、胎儿大小及胎位情况不同，临床表现也不尽相同。当骨盆入口平面狭窄而致相对性头盆不称时，常见潜伏期及活跃期早期产程延长，经充分试产，一旦胎头衔接，活跃晚期产程进展顺利。绝对性头盆不称者，胎头不能入盆，不仅致宫缩乏力、产程停滞，甚至出现梗阻性难产。

（3）其他：胎膜早破、脐带脱垂发生率高。产道梗阻者，若宫缩过强，还有可能造成病理性缩复环，不及时处理甚至造成子宫破裂。

2. 中骨盆平面狭窄的临床表现

（1）胎方位异常、胎头能正常衔接：潜伏期及活跃早期进展顺利，当胎头下降达中骨盆时，由于内旋转受阻，胎头双顶径被阻于中骨盆狭窄部位之上，常出现持续性枕横位或枕后位。

（2）产程进展异常：可因持续性的枕后位引起继发性宫缩乏力致产程延长，甚至停滞。

（3）对胎儿的影响：胎头受阻于中骨盆：有一定可塑性的胎头开始变形，颅骨重叠，胎头受压，使软组织水肿，产瘤较大，严重时可发生脑组织损伤、颅内出血及胎儿宫内窘迫。

3. 骨盆出口平面狭窄的临床表现　骨盆出口平面狭窄与中骨盆平面狭窄常同时存在。若单纯骨盆出口平面狭窄者，第一产程进展顺利，胎头达盆底受阻，第二产程停滞，继发宫缩乏力，胎头双顶径不能通过出口横径。

（三）诊断

在分娩过程中，骨盆是个不变因素，在估计分娩难易时，骨盆是首先考虑的一个重要因素，在妊娠期应评估骨盆有无异常，以便及早做出诊断，以决定分娩方式。

1. 病史　询问有无佝偻病、脊髓灰质炎及脊柱与髋关节结核病史、骨盆外伤史等。经产妇要详细询问既往分娩史、难产史、阴道助产、新生儿产伤史等。

2. 全身检查　观察孕妇体形、步态有无异常。测量身高，孕妇身高＜145cm应警惕均小骨盆。注意有无脊柱及髋关节畸形、米氏菱形窝是否对称。脊柱侧凸或跛行者可伴有偏斜骨盆畸形。骨骼粗壮、颈部较短者易合并漏斗型骨盆。米氏菱形窝对称但过扁者易伴有扁平骨盆、过窄者易伴有中骨盆狭窄，两髂后上棘对称突出且狭窄者多是类人猿型骨盆特征。米氏菱形窝不对称、一侧髂后上棘突出者则偏斜骨盆可能性大。

3. 腹部检查

（1）一般检查：观察腹型，初产妇呈尖腹者，提示可能有骨盆入口平面狭窄。尺测孕妇宫高及腹围，四步触诊法评估胎方位、胎先露即先露是否衔接入盆。也可借助B超观察胎先露部与骨盆关系。临产后应持续观察评估胎头下降情况，有无胎头跨耻征阳性。

（2）胎位检查：骨盆入口狭窄往往因头盆不称、胎头不易入盆导致胎位异常，如臀先露、肩先露。中骨盆狭窄影响已入盆的胎头内旋转，导致持续性枕横位、枕后位。

4. 骨盆测量

（1）骨盆外测量：骨盆外测量各径线＜正常值2cm或以上为均小骨盆。骶耻外径＜18cm为扁平骨盆。坐骨结节间径＜8cm，耻骨弓角度＜90°为漏斗型骨盆。

（2）骨盆内测量：骨盆外测量发现异常，应进行骨盆内测量。对角径＜11.5cm，骶岬突出为骨盆入口平面狭窄，属扁平骨盆。中骨盆平面狭窄及骨盆出口平面狭窄往往同时存在，应测量骶骨前面弯度、坐骨棘间径、坐骨切迹宽度。若坐骨棘间径＜10cm，坐骨切迹宽度＜2横指，为中骨盆平面狭窄。若坐骨结节间径＜8cm，应测量出口后矢状径及检查骶骨关节活动度，估计骨盆出口平面的狭窄程度。若坐骨结节间径与出口后矢状径之和＜15cm，为骨盆出口平面狭窄。

（四）处理

首先应明确狭窄骨盆类别和程度，了解胎位、胎儿大小、胎心率、宫缩强弱、宫口扩张程度、胎先露下降程度、破膜与否，结合年龄、产次、既往分娩史进行综合判断，决定分娩方式。

1. 一般处理　在分娩过程中，应安慰产妇，保证营养及水分的摄入，注意休息。

2. 骨盆入口平面狭窄的处理

（1）明显头盆不称者不能经阴道分娩。

（2）轻度头盆不称者骶耻外径 16.5~17.5cm，骨盆入口前后径 8.5~9.5cm，胎头跨耻征可疑阳性，足月活胎体重＜3000g，胎心率及产力均正常，应在严密监护下试产。试产 2~4h，胎头仍迟迟不能入盆，宫口扩张缓慢或伴有胎儿窘迫征象，应及时剖宫产。

3. 中骨盆及骨盆出口平面狭窄的处理　若胎头俯屈及内旋转受阻，易发生持续性枕横位或枕后位，若宫口开全，胎头双顶径达坐骨棘水平或更低，可经阴道徒手旋转胎头为枕前位，待其自然分娩，或行产钳或胎吸助产。若胎头双顶径未达坐骨棘水平，或出现胎儿窘迫征象，应行剖宫产。

4. 骨盆三个平面狭窄的处理　主要是均小骨盆，若胎儿不大，胎位正常，头盆相称，宫缩好，可以试产。通常可通过胎头变形和极度俯屈，以胎头最小径线通过骨盆腔，若胎儿较大，应尽早行剖宫产。

5. 畸形骨盆的处理　根据畸形骨盆的种类、狭窄程度、胎儿大小、产力等情况具体分析，若畸形严重，明显头盆不称者应及早行剖宫产术。

●● 二、软产道异常

软产道包括子宫下段、宫颈、阴道及盆底软组织。软产道异常也可导致异常分娩，但相对少见。

（一）阴道异常

1.阴道横隔　多位于阴道上、中段，在横隔中央或稍偏一侧常有一小孔，易被误认为宫颈外口。当横隔被撑薄，此时可在直视下自小孔处将横隔作 X 形切开，待分娩结束再切除剩余的隔，用可吸收线间断或连续锁边缝合残端。若横隔高且坚厚，阻碍胎先露部下降，则须行剖宫产。

2.阴道纵隔　阴道纵隔若伴有双子宫、双宫颈，位于一侧子宫内的胎儿下降，通过该侧阴道分娩时，纵隔被推向对侧，分娩多无阻碍。当阴道纵隔发生于单宫颈时，有时纵隔位于先露部的前方，胎先露部继续下降，若纵隔薄可自行断裂，分娩无阻碍。若纵隔厚，须在纵隔中间剪断，待分娩结束后再剪除剩余的隔。

3.阴道包块　包括阴道囊肿、阴道肿瘤和阴道尖锐湿疣。阴道壁囊肿较大，阻碍胎先露部下降，此时可行囊肿穿刺，待产后选择时机处理。阴道内肿瘤阻碍胎先露下降而又不能经阴道切除者，应行剖宫产。阴道尖锐湿疣较大或范围广应行剖宫产。

（二）宫颈异常

1.宫颈粘连和瘢痕　可致宫颈性难产，轻度的宫颈膜状粘连可试行粘连分离、机械性扩展或宫颈放射状切开，严重的应行剖宫产。

2.宫颈坚韧　常见于高龄初产妇，宫颈成熟不良，缺乏弹性或精神过度紧张使宫颈挛缩，宫颈不易扩张，此时可静注地西泮，也可于宫颈两侧各注入 0.5% 利多卡因，若不见缓解，应行剖宫产术。

3.宫颈水肿　多见于扁平骨盆、持续性枕后位或滞产，宫口未开全过早使用腹压，轻者可抬高产妇臀部，减轻胎头对宫颈压力，也可于宫颈两侧各注入 0.5% 利多卡因或地西泮静脉推注，待宫口近开全时，用手将水肿的宫颈前唇上推，使其逐渐越过胎头，即可经阴道分娩。若经处理无明显效果，可行剖宫产术。

4.宫颈癌　应行剖宫产，以防出血及癌肿扩散。

（三）子宫异常

1.子宫畸形　包括纵隔子宫、双子宫、双角子宫等，子宫畸形时难产发生概率明显增加；胎位和胎盘位置异常的发生率增加；适当放宽剖宫产手术指征。

2.瘢痕子宫　包括曾经行剖宫产术、穿过子宫内膜的肌瘤挖除术、输卵管间质部及宫角切除术、子宫成形术等的孕妇，阴道试产过程中发现子宫破裂征象，应紧急剖宫产同时修补子宫破口，必要时切除子宫。

（四）盆腔肿瘤

1.子宫肌瘤　子宫肌瘤对分娩的影响主要取决于肌瘤大小、数量和生长部位。黏膜下肌瘤合并妊娠，容易发生流产及早产；肌壁间肌瘤可引起宫缩乏力，产程延长；宫颈肌瘤或子宫下段肌瘤或嵌顿于盆腔内的浆膜下肌瘤，均可阻碍胎先露衔接及下降，应行剖宫产，并可同时行肌瘤切除术。

2.卵巢肿瘤　由于卵巢随子宫提升，子宫收缩的激惹和胎儿先露部下降的挤压，卵巢肿瘤容易发生蒂扭转、破裂和感染。卵巢肿瘤位于骨盆入口阻碍胎先露衔接者，应行剖宫产术，并同时切除卵巢肿瘤。

对产道异常引起的难产中医有"交骨不开"用开骨散、佛手散治疗的记载，《陈素庵妇科补解》用加料佛手散（当归、川芎、蟹爪、龟甲、肉桂、生芝麻）治疗，有待探讨。

第四节 │ 胎位异常

胎位异常包括胎头位置异常、臀先露及肩先露，是造成难产的主要因素。

一、持续性枕后位、枕横位

在分娩过程中，胎头多为枕后位或枕横位衔接，枕部在下降过程中，向前旋转成枕前位，以最小径线通过产道自然分娩，若胎头枕骨持续不能转向前方，直至临产后仍位于母体骨盆后方或侧方，致使分娩发生困难者，为持续性枕后位或持续性枕横位（图13-6）。

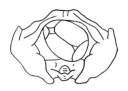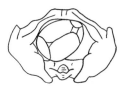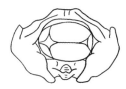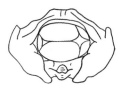

| 持续性枕右后 | 持续性枕左后 | 持续性枕右横 | 持续性枕左横 |

图13-6　持续性枕后位、枕横位示意

注：图片来源于《妇产科学（第10版）》（孔北华、马丁、段涛主编，人民卫生出版社出版）。

（一）原因

1.骨盆异常　多见于男性型骨盆和类人猿型骨盆，这两种骨盆多半有中骨盆狭窄，阻碍胎头内旋转，容易发生持续性枕后位与枕横位。扁平骨盆及均小骨盆容易使胎头以枕横位衔接伴胎头俯屈不良，内旋转困难，使胎头枕横位，胎头嵌顿在中骨盆形成持续性枕横位。

2.胎头俯屈不良　宫颈肌瘤、头盆不称、前置胎盘、胎儿发育异常、子宫收缩乏力等均可影响胎儿俯屈及内旋转而致。

（二）诊断

1.临床表现　临产后胎头衔接较晚及俯屈不良，胎先露部不易紧贴子宫下段及宫颈内口，常导致协调性宫缩乏力及宫口扩张缓慢。

2.腹部检查　胎背偏向母体后方或侧方，前腹壁容易触及胎儿肢体，且在胎儿肢体侧容易听及胎心。

3.肛门或阴道检查　枕后位时盆腔后部空虚。查明胎头矢状缝与骨盆横径一致，后囟位于骨盆左侧，为枕左横位，在右侧，为枕右横位；胎头矢状缝位于骨盆左斜径，前囟在骨盆右前方，后囟在骨盆左后方为枕左后位，反之为枕右后位。

4.B超检查　根据胎头眼眶及枕部位置，能准确探清胎头位置。

（三）对母儿影响

1.对产程影响　导致第二产程延缓及胎头下降停滞，若未及时处理常导致第二产程延长，甚至滞产。

2.对产妇的影响　胎头长时间压迫软产道，可发生缺血坏死脱落，形成生殖道瘘。胎位异常导致继发性宫缩乏力，使产程延长，常需要手术助产，容易发生软产道损伤，增加产后出血及感染机会。

3.对胎儿的影响　第二产程延长和手术助产机会增多，常出现胎儿窘迫和新生儿窒息，围产儿死亡率增高。

（四）处理

持续性枕后位、枕横位无骨盆异常、胎儿不大时，可试产，应严格观察产程，注意宫缩强度、宫口扩张程度、胎头下降及胎心情况。

1.第一产程　应保证产妇充分营养与休息。除外头盆不称，可行人工破膜，使胎头下降压迫宫颈增强宫缩，推动胎头内旋转，若产力欠佳，静滴催产素，若出现胎儿窘迫，应行剖宫产。

2.第二产程　第二产程进展缓慢，当胎头双顶径已达坐骨棘平面或更低时，可先行徒手将胎头枕部转向前方，使矢状缝与骨盆出口前后径一致，或自然分娩，或阴道助产（图 13-7）。若第二产程延长而胎头双顶径仍在坐骨棘以上或 S ≤ 2，或伴胎儿窘迫时，应考虑剖宫产术。

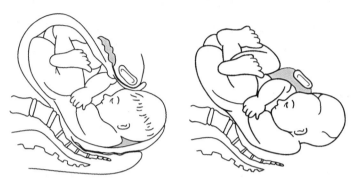

枕后位以前囟为支点娩出（胎头俯屈较好）

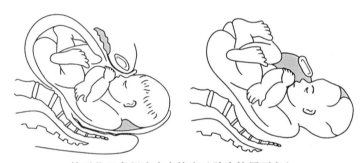

枕后位以鼻根为支点娩出（胎头俯屈不良）

图 13-7　枕后位分娩机制

注：图片来源于《妇产科学（第 10 版）》（孔北华、马丁、段涛主编，人民卫生出版社出版）。

3. 第三产程　因产程延长，容易发生产后宫缩乏力，胎盘娩出后应立即静脉注射或肌注催产素。

二、胎头高直位

胎头呈不屈不仰姿势衔接于骨盆入口，其矢状缝与骨盆入口前后径一致，称为高直位，包括：①高直前位，胎头枕骨向前靠近耻骨联合。②高直后位，胎头枕骨向后靠近骶岬者，又称枕骶位。

（一）病因

常见病因有：头盆不称、腹壁松弛及腹直肌分离、胎膜早破等。

（二）诊断

1. 临床表现　由于临产后胎头未俯屈，入盆困难，活跃期早期宫口扩张延缓或停滞，一旦胎头入盆后产程进展顺利，若胎头不能衔接，则表现活跃期停滞。高直后位时，胎头不下降，不能通过骨盆入口，先露部高浮，活跃期延缓或停滞。即使宫口能够开全，胎头高浮易发生第二产程延长、先兆子宫破裂或子宫破裂等。

2. 腹部检查　胎头高直前位时，胎背占据腹前壁，不易触及胎儿肢体，胎心位置稍高在近腹中线。胎头高直后位时，胎儿肢体靠近腹前壁，有时可在耻骨联合上方触及胎儿下颏。

3. 阴道检查　胎头矢状缝在骨盆入口的前后径上，高直前位时后囟在耻骨联合后，前囟在骶骨前，反之为胎头高直后位（图 13-8）。

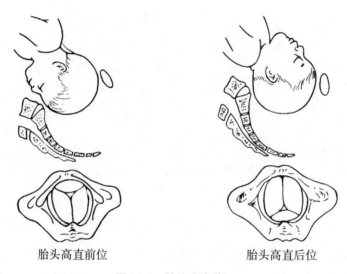

胎头高直前位　　　　　　　　胎头高直后位

图 13-8　胎头高直位

注：图片来源于《实用妇产科学（第 4 版）》（徐丛剑、华克勤主编，人民卫生出版社出版）。

4. B 超检查　高直前位时可在母体腹壁正中探及胎儿脊柱；高直后位时在耻骨联合上方探及眼眶反射。高直前（后）时胎头双顶径与骨盆入口横径一致。

（三）处理

高直前位时，若骨盆正常、胎儿不大、产力强，应给予阴道试产机会。加强宫缩促使胎头俯屈，胎头转为枕前位可经阴道分娩或阴道助产。若试产失败再行剖宫产。高直后位一经确诊，应行剖宫产。

●● 三、前不均倾位

枕横位入盆的胎头侧屈以其前顶骨先入盆，称为前不均倾位。易发生在头盆不称、骨盆倾斜度大，腹壁松弛时。

（一）诊断

1.临床表现　胎头后顶骨不能入盆，使胎头下降停滞，产程延长。前顶骨与耻骨联合之间的膀胱受压，产妇过早发生排尿困难、尿潴留等。

2.腹部检查　临产早期，耻骨联合上方可扪及胎头顶部。随顶骨入盆胎头折叠于胎肩之后，使耻骨联合上方不易触及胎头，形成胎头衔接入盆的假象。

3.阴道检查　胎头矢状缝在骨盆入口横径上，矢状缝向后移近骶岬侧，后顶骨的大部分尚在骶岬之上，盆腔后半部空虚；同时，前顶骨紧嵌于耻骨联合后方（图13-9），宫颈前唇因受压常出现水肿，尿道亦因受压而导致插入导尿管困难。

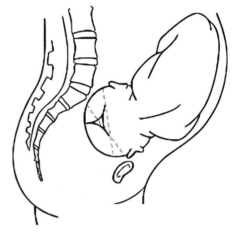

图 13-9　胎头前不均倾位入盆

注：图片来源于《妇产科学（第 10 版）》（孔北华、马丁、段涛主编，人民卫生出版社出版）。

（二）处理

临产后在产程早期，产妇应取坐位或半卧位，以减少骨盆倾斜度，尽量避免胎头以前不均倾位衔接。一旦确诊为前不均倾位，除个别胎儿小、宫缩强、骨盆宽大给予短时间试产外，均应尽快行剖宫产。

●● 四、面先露

胎头以颜面为先露称为面先露，多于临产后发现。常由额先露继续仰伸形成，以颏骨为指示点，有颏左前位、颏左后位、颏右前位、颏右后位、颏左横位、颏右横位 6 种。

（一）病因

主要原因有：骨盆狭窄、头盆不称、腹壁松弛、脐带过短或脐带绕颈、胎儿畸形等。

（二）诊断

1. 临床表现　潜伏期延长、活跃期延长或停滞，胎头迟迟不能入盆。

2. 腹部检查　因胎头极度仰伸入盆受阻，胎体伸直，宫底位置较高。颏后位时，在胎背侧触及极度仰伸的枕骨隆突是面先露的特征，于耻骨联合上方可触及胎儿枕骨隆突与胎背之间有明显凹沟，胎心较遥远而弱。颏前位时，胎体伸直使胎儿胸部更贴近孕妇腹前壁，使胎儿肢体侧的下腹部胎心听诊更清晰。

3. 肛门及阴道检查　触不到圆而硬的颅骨，可触到高低不平、软硬不均的颜面部，若宫口开大时可触及胎儿口、鼻、颧骨及眼眶，并根据颏部所在位置确定其胎位。

4. B超检查　根据胎头枕部及眼眶位置，可以明确面先露并确定胎位。

（三）对母儿影响

1. 对产妇的影响　颏前位时，因胎儿颜面部不能紧贴子宫下段及宫颈内口，常引起宫缩乏力，致使产程延长；颜面部骨质不能变形，容易发生会阴裂伤。颏后位时，导致梗阻性难产，若不及时处理，造成子宫破裂，危及产妇生命。

2. 对胎儿及新生儿的影响　由于胎头受压过久，可引起颅内出血、胎儿窘迫、新生儿窒息。胎儿面部受压变形，颜面皮肤青紫、肿胀，尤以口唇为著，影响吸吮，严重时可发生会厌水肿影响吞咽及呼吸。新生儿于生后保持仰伸姿势达数日之久，产后需加强护理。

（四）处理

面先露均在临产后发生，经阴道分娩者其机制如出现产程延长及停滞时，应及时行阴道检查。颏前位时，若无头盆不称，产力良好，有可能经阴道自然分娩。若出现继发性宫缩乏力，第二产程延长，可用产钳助娩，但会阴后 - 侧切开要足够大。若有头盆不称或出现胎儿窘迫征象，应行剖宫产术。持续性颏后位时，难以经阴道分娩，应行剖宫产术结束分娩。颏横位若能转成颏前位，可以经阴道分娩，持续性颏横位常出现产程延长和停滞，应行剖宫产术（图 13-10）。

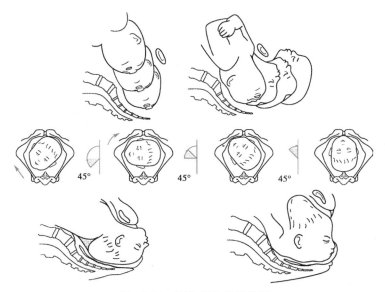

图 13-10　面先露的分娩机制

注：图片来源于《妇产科学（第 10 版）》（孔北华、马丁、段涛主编，人民卫生出版社出版）。

五、臀先露

臀先露是最常见的异常胎位，以骶骨为指示点，有骶左前、骶右前、骶左横、骶右横、骶左后、骶右后 6 种胎方位。

（一）病因

主要因胎儿在宫腔内活动范围过大或受限、包括羊水量、胎儿大小、脐带长短、孕妇腹壁紧张度等；或与胎儿发育相关，胎龄愈小臀先露发生率愈高，胎儿先天畸形如无脑儿、脑积水等的发生率高出头先露的 2~5 倍。

（二）分类

根据胎儿两下肢所取姿势分类。

1.单臀先露　胎儿双髋关节屈曲，双膝关节直伸，以臀部为先露，最多见。

2.完全臀先露　胎儿双髋关节及膝关节均屈曲有如盘膝坐，以臀部和双足为先露，较多见。

3.不完全臀先露　有一足或双足、一膝或双膝或一足一膝为先露。膝先露是暂时的，产程开始后转为足先露，较少见。

（三）诊断

1.临床表现　妊娠晚期胎动时，孕妇常有季肋部胀痛感。临产后因胎臀不能紧贴子宫下段及宫颈内口，常导致宫缩乏力，宫口扩张缓慢，致使产程延长。

2.腹部检查　四步触诊在宫底部触到圆而硬、按压时有浮球感的胎头；若未衔接，在耻骨联合上方触到不规则、软而宽的肥臀，胎心在脐左（或右）上方听得最清楚。衔接后，胎臀位于耻骨联合之下，胎心听诊以脐下最明显。

3.阴道检查　宫口扩张 2cm 以上且胎膜已破时，可直接触到胎臀、外生殖器及肛门，此时应注意与颜面相鉴别。

4.B超检查　可判断臀先露类型以及胎儿大小、胎头姿势、胎儿畸形等。

（四）对母儿影响

1.对产妇的影响　胎臀形状不规则，对前羊膜囊压力不均匀，易致胎膜早破；胎臀不能紧贴子宫下段及宫颈内口，容易发生产程延长；臀先露扩张宫颈及刺激宫旁神经丛的张力不如头先露，易导致继发性宫缩乏力和产后出血。若宫口未开全强行牵拉，容易造成宫颈撕裂甚至延及子宫下段。

2.对胎儿及新生儿的影响　容易发生胎膜早破，发生脐带脱垂是头先露的 10倍，脐带受压可致胎儿窘迫甚至死亡；胎膜早破，使早产儿及低体重儿增多。后出胎头牵出困难，常发生脊柱损伤、脑幕撕裂、新生儿窒息、臂丛神经损伤、胸锁乳突肌损伤导致的斜颈及颅内出血，颅内出血的发病率是头先露的 10 倍，臀先露导致围产儿的发病率与死亡率均增高。

（五）处理

1.妊娠期　于妊娠 30 周前，臀先露多能自行转为头先露。若妊娠 30 周后仍为臀先露应予矫正。方法：①胸膝卧位（见图 13-11）。②激光照射至阴穴或艾灸至阴穴。③外转胎位术（见图 13-12）。

2.分娩期　应根据产妇年龄、胎产次、骨盆类型、胎儿大小、胎儿是否存活、臀先露类型以及有无并发症，于临产初期作出正确判断，决定分娩方式。

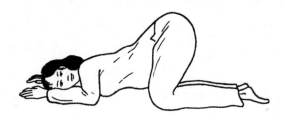

图 13-11　胸膝卧位

注：图片来源于《妇产科学（第 8 版）》（谢幸、荀文丽主编，人民卫生出版社出版）。

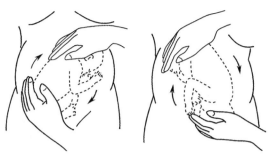

图 13-12 外转胎位术

注：图片来源于《妇产科学（第 10 版）》（孔北华、马丁、段涛主编，人民卫生出版社出版）。

（1）剖宫产的条件：足月臀先露选择剖宫产的指征有狭窄骨盆、软产道异常、胎儿体重大于 3500g、胎儿窘迫、妊娠并发症、高龄初产、B 超见胎头过度仰伸、有脐带先露或膝先露、有难产史、不完全臀先露、瘢痕子宫。

（2）阴道分娩的条件：孕龄 ≥ 36 周；单臀先露；胎儿体重为 2500~3500g；无胎头仰伸；骨盆大小正常；无其他剖宫产指征。

处理：①第一产程：产妇应侧卧休息，不宜站立走动，给予足够的水分和营养以保持较好的体力。一旦破膜，应立即听胎心，若胎心异常，应行阴道检查，了解有无脐带脱垂。若有脐带脱垂，胎心尚好，宫口未开全，为抢救胎儿需立即行剖宫产，若无脐带脱垂，可严密观察胎心及产程进展。当宫口开大 4~5cm，使用"堵"外阴方法（图 13-13），宫口近开全时，要做好接产和抢救新生儿窒息的准备。②第二产程：接产前，应导尿，初产妇应作会阴后 - 侧切开术。有 3 种分娩方式，自然分娩（图 13-14）、臀位助产（图 13-15）、臀牵引术。③第三产程：产程延长易并发子宫收缩乏力性出血。胎盘娩出后，应肌内注射催产素或前列腺素制剂，防止产后出血。行手术操作及有软产道损伤者，应及时检查并缝合，给予抗生素预防感染。

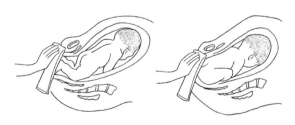

图 13-13 堵臀法

注：图片来源于《妇产科学（第 10 版）》（孔北华、马丁、段涛主编，人民卫生出版社出版）。

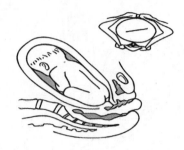

胎臀粗隆间径衔接于骨盆入口右斜径上

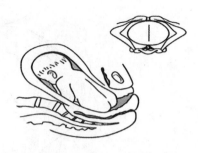

胎臀经内旋转后，粗隆间径与母体骨盆出口前后径一致

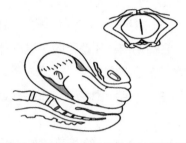

前髋自身止骨弓下娩，臀部娩出时粗隆间径与骨盆出口前后径一致

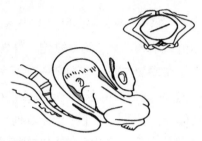

胎臀娩出后顺时针方向旋转，胎臀转向前方

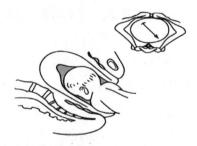

胎头矢状缝衔接于骨盆入口的左斜径上

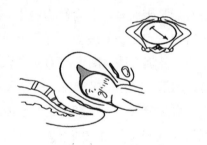

胎头入盆后矢状缝沿骨盆左斜径下降

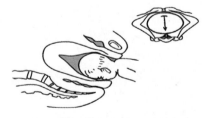

枕骨径内旋转达耻骨联合下方时，矢状缝与骨盆出口前后径一致

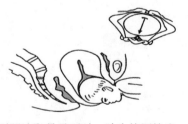

枕骨下凹达耻骨弓下时，胎头俯屈娩出，此时胎头矢状缝仍与骨盆出口前后径一致

图 13-14　臀先露的分娩机制

注：图片来源于《妇产科学（第10版）》（孔北华、马丁、段涛主编，人民卫生出版社出版）。

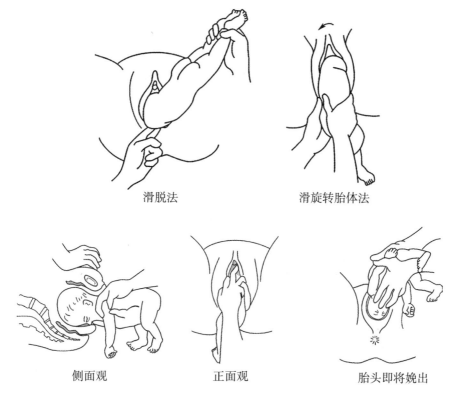

图 13-15　臀位助产

注：图片来源于《妇产科学（第 10 版）》（孔北华、马丁、段涛主编，人民卫生出版社出版）。

六、肩先露

当胎体横卧于骨盆入口以上，其纵轴与母体纵轴相垂直，先露部为肩时称为肩先露。

（一）病因

（1）经产妇所致腹壁松弛，如悬垂腹时子宫前倾使胎体纵轴偏离骨产道，斜向一侧或呈横产式。

（2）早产儿尚未转至头先露即临产。

（3）前置胎盘。

（4）骨盆狭窄。

（5）子宫畸形或肿瘤。

（6）羊水过多。

（二）诊断

（1）腹部检查子宫呈横椭圆形，子宫横径较正常妊娠宽，子宫底高度低于孕周，宫底部及耻骨联合上方空虚，母体腹部一侧触及胎头，另一侧触及胎臀。

（2）肛门检查或阴道检查：胎膜未破者不易查清胎位，但横位临产后胎膜多已破裂，若宫口已扩张，阴道检查可触到肩胛骨或肩峰、锁骨、肋骨及腋窝。

（3）B超检查：通过胎头、脊柱、胎心等检测，能准确诊断肩先露，并能确定胎位。

（三）临床表现

肩先露不能紧贴子宫下段及宫颈内口，缺乏直接刺激，容易发生宫缩乏力；胎肩对宫颈压力不均，容易发生胎膜早破。破膜后羊水迅速外流，胎儿上肢或脐带容易脱出，导致胎儿窘迫甚至死亡。

（四）对产程及母儿的影响

1. 对产程的影响　肩先露时宫颈不能开全，胎体嵌顿骨盆上方，产程停滞。若双胎妊娠第一胎儿娩出后，二儿发生肩先露，可致胎先露部下降停滞及第二产程延长。

2. 对母体的影响　肩先露很难有效扩张子宫下段及宫颈内口，以致宫缩乏力、对前羊膜囊压力不均又易导致胎膜早破，破膜后羊水流出，宫腔体积缩小，胎体被宫壁包裹，随着产程进展，宫缩的增强，胎体受压而折叠、嵌顿，直接阻碍产程进展，同时，可能出现病理性缩复环（图13-16），而增加子宫破裂的风险及增加手术产、产后感染等危险。

3. 对胎儿的影响　胎先露部不能有效衔接，对前羊膜囊压力不均，发生胎膜早破后，易致脐带与上肢脱垂，直接增加胎儿窘迫甚至死亡率。妊娠足月活胎均需手术助产，嵌顿性肩先露时，还增加手术的难度和分娩损伤。

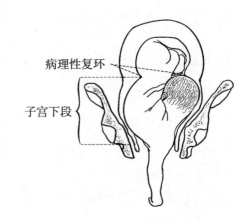

图13-16　嵌顿性肩先露及病理性缩复环
注：图片来源于《妇产科学（第10版）》（孔北华、马丁、段涛主编，人民卫生出版社出版）。

（五）处理

1. 妊娠期　定期产前检查，妊娠后期发现肩先露，及时采用胸膝卧位、激光照射（或艾灸）至阴穴矫正。上述矫正方法无效，应试行外转胎位术转成头先露，并包扎腹部以固定胎头。若行外转胎位术失败，应提前住院决定分娩方式。

2. 分娩期　应根据胎产次、胎儿大小、胎儿是否存活、宫口扩张程度、胎膜是否破裂、有无并发症等，综合判断决定分娩方式。

（1）剖宫产：足月活胎初产妇不论宫口扩张程度，以及胎膜是否破裂，应行剖宫产；经产妇首选剖宫产；出现先兆子宫破裂或子宫破裂征象，不论胎儿死活均行剖宫产。

（2）纠正胎位助产：经产妇若宫口开大 5cm 以上胎膜已破，羊水未流尽，胎儿不大，可麻醉下行内转胎位术（图 13-17），转成臀先露后分娩；双胎者第一胎娩出后若第二胎发生肩先露，可行内转胎术至臀先露娩出。

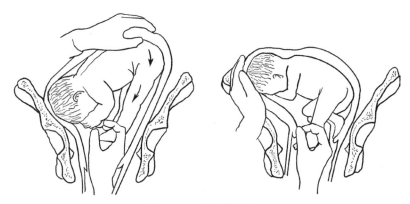

图 13-17　内转胎位术

注：图片来源于《妇产科学（第 10 版）》（孔北华、马丁、段涛主编，人民卫生出版社出版）。

（3）毁胎术：胎儿已死，无先兆子宫破裂，需在宫口开全及全麻下行毁胎术。并注意预防产后出血与产褥感染。

七、复合先露

胎头或胎臀伴有胎体（上肢或下肢）作为先露部同时进入骨盆入口，称为复合先露。

（一）病因

胎先露与骨盆入口未能完全嵌合，或在胎先露部周围有空隙均可发生。以经产妇腹壁松弛者、临产后胎头高浮、骨盆狭窄、胎膜早破、早产、双胎妊娠及羊水过多等为常见。

（二）临床经过及对母儿影响

仅胎手露于胎头旁，或胎足露于胎臀旁者，多能顺利经阴道分娩。只有在破膜后，上臂完全脱出方能阻碍分娩。下肢和胎头同时入盆，直伸的下肢也能阻碍胎头下降，若不及时处理可致梗阻性难产，威胁母儿生命。胎儿可因脐带脱垂死亡，也可因产程延长、缺氧造成胎儿窘迫，甚至死亡等。

（三）诊断

常因产程进展缓慢行阴道检查时发现。以胎头与手复合先露最为常见，应注意与臀先露及肩先露鉴别。

（四）处理

发现复合先露，首先应排除头盆不称。确认无头盆不称，让产妇向脱出肢体的对侧侧卧，肢体常可自然缩回。脱出肢体与胎头已入盆，待宫口近开全或开全后上推肢体，将其还纳，然后经腹部下压胎头，使胎头下降，以产钳助娩。若有明显头盆不称或伴有胎儿窘迫征象，应尽早行剖宫产。

第五节｜肩难产

胎头娩出后，胎儿前肩被嵌顿于耻骨联合上方，用常规助产方法不能娩出胎儿双肩者称为肩难产（shoulder dystocia）。有学者将其定义为胎头至胎体娩出时间间隔等于或大于60min，但目前以胎头-胎体娩出时间间隔定义肩难产证据不足。其发生率因胎儿体重而异，体重2500~4000g时发生率为0.3%~1%，4000~4500g时发生率为3%~12%，≥4500g为8.4%~14.6%。超过50%的肩难产发生于正常体重新生儿，因此无法准确预测和预防。

一、高危因素

产前高危因素包括：①巨大胎儿。②肩难产史。③妊娠期糖尿病。④过期妊娠。⑤孕妇骨盆解剖结构异常。⑥孕妇个子矮。产时高危因素包括：①第一产程活跃期进展缓慢。②第二产程延长伴"乌龟征"（胎头娩出后胎头由前冲状态转为回缩）。③使用胎头吸引器或产钳助产。

二、对母儿影响

对母体影响

（1）产后出血和严重会阴裂伤最常见，会阴裂伤主要指会阴Ⅲ度及Ⅳ度裂伤。

（2）产后出血、子宫破裂。

（3）其他并发症：包括阴道裂伤、宫颈裂伤、生殖道瘘、耻骨联合分离和产褥感染等并发症。

三、对新生儿影响

（1）臂丛神经损伤最常见，发生率为 7%~20%，其 2/3 表现为上颈神经根综合征，由第 5、6 颈神经根受损引起。多数为一过性损伤，6~12 个月内痊愈，只有 1%~2% 会导致永久性损伤。除了助产损伤以外，肩难产时产妇的内在力量对胎儿不匀性的推力也是造成臂丛神经损伤的原因。

（2）其他并发症：包括新生儿锁骨骨折、肱骨骨折、新生儿窒息，严重时可导致新生儿颅内出血、神经系统异常，甚至死亡。

四、诊断

一旦胎头娩出后，胎颈回缩，胎儿颏部紧压会阴，胎肩娩出受阻，除胎儿畸形外，即可诊断为肩难产。

五、处理

缩短胎头-胎体娩出间隔，是新生儿能否存活的关键。应做好新生儿复苏抢救准备。

（一）HELPERR 口诀法

（1）H=Help：通知增援。

（2）E=Evaluate：判断是否需要会阴切开。

（3）L=Legs：屈大腿法 McRoberts 法。

（4）P=Pressure：耻骨上加压法。

（5）E=Enter：阴道内操作。

（6）R=Remove：牵出后臂。

（7）R=Roll：轻为四肢着床位。

（二）具体处理

1.Help　通知增援，请求援助和会阴切开。一旦诊断肩难产，立即召集有经验的产科医师、麻醉医师、助产士和儿科医师到场援助。

2.Evaluate　判断是否需要会阴切开，以增加阴道内操作空间。

3.Legs　让产妇双腿极度屈曲贴近腹部，双手抱膝，减小骨盆倾斜度，使腰骶前凹变直，骶骨位置相对后移，骶尾关节稍增宽，使嵌顿在耻骨联合上方的前肩自然松解，同时助产者适当用力向下牵引胎头而娩出前肩。

4.Pressure　耻骨上加压法。助产者在产妇耻骨联合上方触到胎儿前肩部位并向后下加压，使双肩径缩小，同时助产者轻柔牵拉胎头，两者相互配合持续加压与牵引，切忌使用暴力。经过该操作方法，超过50%的肩难产得到解决。

5.Enter　阴道内操作，旋肩法（Woods法）。助产者以食、中指伸入阴道紧贴胎儿后肩的背面，将后肩向侧上旋转，助产者协助将胎头同方向旋转，当后肩逐渐旋转至前肩位置时娩出。操作时胎背在母体右侧用左手，胎背在母体左侧用右手。经过该操作方法，超过95%的肩难产在4min内得到解决。

6.Remove　牵出后臂娩后肩法：助产者的手沿骶骨伸入阴道，握住胎儿后上肢，使其肘关节屈曲于胸前，以洗脸的方式娩出后臂，从而协助后肩娩出。切忌抓胎儿的上臂，以免肱骨骨折。

7.Roll　轻为四肢着床位。产妇翻转至双手和双膝着地，重力作用或这种方法产生的骨盆径线的改变可能会解除肩嵌塞状态。在使用以上操作方法时，也可考虑使用此体位。

当以上方法均无效时，还可以采取一些极端的方法，包括胎头复位法（Zavanelli法）、耻骨联合切开、断锁骨法，预后可能不良，需严格掌握适应证，谨慎使用。

●● 六、中医纠正胎位的方法

胎位异常所导致的难产重在预防，孕28周以后一旦发现胎位异常应及时纠正。中医纠正胎位的常用方法。

（一）针灸疗法

至阴穴　令孕妇取坐位，两足自然下垂，或取仰卧，放松腰带，排空小便，用艾条灸至阴穴，每次30min；或用激光照射。或局部消毒后用5分毫针，在至阴穴斜刺向上，进针 1~2 分深，中等刺激，平补平泻，留针 15min。针毕，可再加艾灸，疗效更佳，每日 1 次，7 天为一个疗程。每次针灸前查胎位，至胎位正常停止操作。

（二）口服中药

1. 当归芍药汤（《金匮要略》）当归、白芍、川芎、茯苓、白术、泽泻。

原方治妊娠腹痛。功具养血柔肝，健脾利湿，治肝脾不和，气血失调之妊娠腹痛。以其方中有当归、白芍、川芎养血活血，茯苓、白术健脾生血，和茯苓、泽泻健脾利湿，补而不滞，血足则胎安，当归、川芎合茯苓、泽泻活血利湿以促进胎动，用于纠正胎位临床多有报道，尤其适于羊水过多之胎位异常。

2. 保产无忧散（《傅青主女科》） 炙黄芪、川贝母、荆芥、当归、川芎、羌活、甘草、生姜、菟丝子、白芍、厚朴、枳壳、蕲艾。

原方保胎。临产热服，催生如神。功具益气升阳，养血活血。适于气血亏虚性胎位不正。益气养血以养胎安胎，宽中理气活血以促胎动，理气温经，通调气血以利催生，故名保产无忧。

第十四章

分娩并发症

第一节 | 羊水栓塞

羊水栓塞是分娩中由于羊水突然进入母体血循环引起肺动脉高压、循环衰竭、低氧血症、弥散性血管内凝血（DIC）及多器官衰竭等一系列病理生理变化的过程，以其起病急、病情凶险、难以预测、病死率高，而为极其严重的分娩并发症。也可发生在足月分娩和妊娠 10~14 周钳刮术时。死亡率高达 19%~86%，是孕产妇死亡的主要原因之一。

一、病因

高龄初产、经产妇、宫颈裂伤、羊水过多、多胎妊娠、子宫收缩过强、急产、胎膜早破、子宫破裂、剖宫产和刮宫术等可能是其高危因素，具体原因不明。可能与以下因素相关。

1. 羊膜腔内压力过高　各种原因导致第二产程子宫收缩过强，宫腔压力过高时，羊水有可能被挤入破损的微血管而进入母体血液循环。

2. 血窦开放　分娩过程中若有宫颈或宫体损伤、血窦破裂，羊水可通过破损的血管或胎盘后血窦进入母体血循环。

3. 胎膜破裂　大部分羊水栓塞发生在胎膜破裂以后，羊水可从子宫蜕膜或宫颈管破损的小血管进入母体血循环。

二、病理生理

一般认为是由于胎粪污染的羊水中的有形物质（胎儿毳毛、角化上皮、胎脂、胎粪）进入母体血循环所引起。羊水进入母体血循环后，可引起一系列病理生理变化。

（一）肺动脉高压

羊水中有形物质直接形成栓子，经肺动脉进入肺循环，阻塞小血管并刺激血小板和肺间质细胞释放白三烯、5-羟色胺等血管活性物质使肺小血管痉挛；同时羊水有形物质激活凝血过程，使肺毛细血管内形成弥散性血栓，进一步阻塞肺小血管。肺动脉高压直接使右心负荷加重，导致急性右心扩张，并出现充血性右心衰竭。而左心房回心量减少，左心排血量明显减少，导致周围血循环衰竭，血压下降，出现休克，甚至死亡。

（二）过敏性反应

羊水有形物质成为致敏原作用于母体，引起 I 型变态反应，导致过敏性反应。

（三）DIC

羊水中含有多量促凝物质类似于组织凝血活酶，进入母血后易在血管内产生大量微血栓，消耗大量凝血因子及纤维蛋白原而发生 DIC。

（四）炎症反应

羊水栓塞所致的炎性介质系统的突然激活，引起类似于全身炎症反应综合征的表现。

三、临床表现

羊水栓塞起病急，临床表现复杂是其特点。70% 多发生在阴道分娩时，19% 发生在剖宫产时。大多数发生在胎儿娩出前 2h 至产后 30min 内。也有极少数病例发生于中孕引产、羊膜腔穿刺术时、外伤或羊膜腔灌注等情况下。

（一）典型羊水栓塞

是以骤然血压下降（血压与失血量不符合）、组织缺氧和消耗性凝血病为特征的急性综合征。一般经过三个阶段。

1. 心肺功能衰竭和休克　在分娩过程中，尤其是刚破膜不久，产妇突感寒战、出现呛咳、气急、烦躁不安、恶心等前驱症状，继而出现呼吸困难、发绀、抽搐、血压急剧下降、心率加快、肺底部啰音。

2. 出血　患者度过心肺功能衰竭和休克后，进入凝血功能障碍阶段，表现以子宫出血为主的全身出血倾向。

3. 急性肾衰竭　本病全身脏器均受损害，除心脏外，肾脏是最常受损器官。存活的患者出现少尿和尿毒症表现。

（二）不典型羊水栓塞

有些病情发展缓慢，症状隐匿。缺乏急性呼吸循环系统症状或症状较轻；有些患者羊水破裂时突然一阵呛咳，之后缓解，未在意；也有些仅表现为分娩或剖宫产时的一次寒战，几小时后才出现大量阴道出血，无血凝块，伤口渗血、酱油色血尿等，并出现休克症状。

四、诊断

（一）临床表现及病史

主要是根据诱发因素、临床症状和体征。在诱发子宫收缩、宫颈扩张或分娩、剖宫产过程中或产后短时间内，出现不能用其他原因解释的情况如血压骤降或心搏骤停；急性缺氧如呼吸困难、发绀或呼吸停止；凝血机制障碍，或无法解释的严重出血。

（二）辅助检查

（1）血涂片查找羊水有形物质。

（2）床旁胸部 X 线摄片：双肺弥散性点片状浸润影，沿肺门周围分布，伴右心扩大。

（3）床旁心电图与心脏彩色多普勒超声检查：提示右心房、右心室扩大，而左心室缩小，ST 段下降。

（4）与 DIC 有关的实验室检查示凝血功能障碍。

（5）若尸检，可见肺水肿、肺泡出血，主要脏器如肺、胃、心、脑等血管及组织中或心内血液离心后镜检找到羊水有形物质。

五、处理

一旦怀疑羊水栓塞，立刻抢救。

（一）抗过敏，解除肺动脉高压，改善低氧血症

（1）供氧，保持呼吸道通畅。

（2）抗过敏，使用大剂量肾上腺糖皮质激素。

（3）解除肺动脉高压：应用解痉药改善肺血流低灌注，根本改善缺氧，预防右心衰所致的呼吸循环衰竭。推荐使用磷酸二酯酶 -5 抑制剂、一氧化氮及内皮素受体拮抗剂等特异性舒张肺血管平滑肌的药物。如前列环素 1~2g/（kg·h）静脉泵入；西地那非每次口服 20mg，每日 3 次。也可使用盐酸罂粟碱、阿托品、氨茶碱、酚妥拉明等药物。

（二）抗休克

（1）补充血容量，尽快补充新鲜血和血浆。扩容可选用低分子右旋糖酐、葡

萄糖注射液。

（2）升压药物：使用多巴胺、间羟胺，根据血压调整速度。

（3）纠正酸中毒：应及时行动脉血气分析血清电解质测定。

（4）纠正心衰：常用毛花苷或毒毛花苷K。

（三）防治DIC

（1）肝素：肝素作为抗凝药，用于治疗羊水栓塞早期的高凝状态，认为尤其在发病后10min内使用效果更佳。但也有认为DIC早期高凝状态难以把握，使用肝素治疗弊大于利，因此，不推荐肝素治疗。

（2）补充凝血因子：应及时输新鲜血或血浆、纤维蛋白原等。

（3）抗纤溶药物：纤溶亢进时，用氧基己酸、氨甲苯酸、氨甲环酸，抑制纤溶激活酶。

（4）预防肾衰竭：羊水栓塞发生的第三个阶段为肾衰竭阶段，注意尿量。当血容量补足后，若仍少尿应选用呋塞米静脉注射，或20%甘露醇快速静脉滴注。

（5）产科处理：羊水栓塞发生于分娩前时，应考虑立即终止妊娠。出现DIC时，应快速切除子宫。

（6）预防感染：应用肾毒性小的广谱抗生素预防感染。

（7）产科处理：若发生胎儿娩出前，应积极改善呼吸循环功能，防止DIC，抢救休克，待好转迅速结束分娩。在第一产程发病者剖宫产终止妊娠；第二产程发病者阴道助产，并密切观察子宫出血情况。若发生产后出血，经积极处理仍不能止血者，应行子宫切除，以减少胎盘剥离面开放的血窦出血，争取抢救时机。

六、预防与调护

（1）严格产前检查，发现异常及时处理。

（2）产程中正确使用宫缩药。

（3）正确处理各产程，避免损伤子宫。

七、体会与探讨

羊水栓塞是产科危急凶险之症，死亡率高。其症与中医产后"三冲"症（冲心、冲肺、冲胃）所记载的症候十分相似，同时有治疗的记述。如宋代《陈素庵妇科补解》载："产后血晕，因败血冲心故也。……上逆冲心则发晕，额出汗，口噤牙紧，甚至不测。宜桃姜煎琥珀保生锭子。""产后发狂，其故有三，……有因败血冲心……

败血入心者，蒲黄黑荆芥散。""产后气喘者，由败血冲肺，九死一生之症也。……奔冲入肺则面黑发喘，最险难治，急宜夺命丹，或琥珀保生锭子急煎，定喘保肺汤可救一二""产后发哕者，由败血上冲入胃也。……凡病发呃必凶，宜安胃汤。"陈氏均采用活血化瘀方法治疗三冲症，成为后人治疗产后三冲症的铁则。现今临床亦有收效者，但却少有应用者。目前治疗羊水栓塞没有速效、特效方法，死亡率亦很高，期望将来中医能开展活血化瘀治疗羊水栓塞的研究。

第二节 | 子宫破裂

子宫破裂是指在妊娠晚期或分娩期子宫体或子宫下段发生破裂，是直接危及产妇及胎儿生命的严重并发症。

一、病因

1. 瘢痕子宫　由于子宫手术，如剖宫产、子宫肌瘤术等致子宫瘢痕、憩室形成，或术后切口愈合不良，剖宫产后再次妊娠时间相距太短，至妊娠晚期或分娩时宫腔压力增高，可致瘢痕破裂，尤以临产后发生破裂的风险更高。

2. 梗阻性难产　骨盆狭窄、头盆不称、胎位异常、巨大胎儿、胎儿畸形、软产道梗阻等均可导致胎先露下降受阻，子宫下段过度伸展而发生破裂。

3. 子宫收缩药物使用不当　宫缩药使用的剂量、时间、指征、方法掌握不当，及产妇对药物敏感的差异等，导致子宫收缩过强而引起子宫破裂。

4. 产科手术损伤　如宫口未开全行产钳助产或臀牵引术，中高位产钳牵引等可造成宫颈裂伤延及子宫下段；毁胎术、穿颅术的器械损伤；植入性胎盘、胎盘粘连剥离术也可能导致子宫破裂。

5. 其他　子宫发育异常或多次宫腔操作，局部肌层菲薄也可导致子宫破裂。

二、临床表现

子宫破裂多发生于分娩期，部分发生于妊娠晚期。按其破裂程度，分为完全性破裂和不完全破裂。子宫破裂发生通常是渐进的，多数由先兆子宫破裂进展为子宫破裂。

（一）先兆子宫破裂

常见于产程长、有梗阻性难产因素的产妇，临床表现如下。

（1）子宫呈强直性或痉挛性过强收缩，产妇烦躁不安，呼吸、心率加快，下腹剧痛难忍，出现少量阴道流血。

（2）因胎先露部下降受阻，子宫收缩过程子宫体部肌肉增厚变短，子宫下段变薄拉长，在两者间形成环状凹陷，称为病理性缩复环（图14-1），此环逐渐上升达脐平或脐上，压痛明显。

（3）膀胱受压充血，出现排尿困难及血尿。

（4）因宫缩过强、过频，胎儿摸不清，胎心率加快或减慢或听不清。

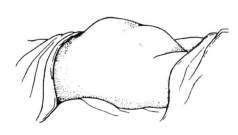

图 14-1　病理性缩复环

注：图片来源于《妇产科学（第10版）》（孔北华、马丁、段涛主编，人民卫生出版社出版）。

（二）子宫破裂

1. 不完全性子宫破裂　子宫肌层全部或全层破裂，但浆膜完整，宫腔与腹腔不相通，胎儿及其附属物仍在宫腔内，多见于子宫下段剖宫产切口瘢痕破裂，常缺乏先兆破裂症状，仅在不全破裂处有压痛，体征也不明显。若破裂口累及两侧子宫血管可导致急性大出血或形成子宫阔韧带内血肿，查体可在子宫一侧扪及逐渐增大且有压痛的包块，多有胎心率异常。

2. 完全性子宫破裂　子宫肌壁全层破裂，宫腔与腹腔相通，继先兆子宫破裂症状后，产妇突感下腹一阵撕裂样剧痛，子宫收缩骤然停止。腹痛稍缓和后，待羊水、血液进入腹腔，又出现全腹持续性疼痛，并伴有低血容量休克的征象。全腹压痛明显、有反跳痛，腹壁下可清楚扪及胎体，子宫位于侧方，胎心胎动消失。

●● 三、诊断与鉴别诊断

（一）诊断

典型子宫破裂根据病史、症状、体征，容易诊断。子宫切口瘢痕破裂，症状体征不明显，应结合前次剖宫产史、子宫下段压痛、胎心异常，胎先露部上升，宫口缩小等均可确诊。B超检查能协助确定破口部位及胎儿与子宫的关系。

（二）鉴别诊断

子宫破裂须注意与胎盘早剥、难产并发宫内感染、妊娠临产合并急性胰腺炎等鉴别，主要根据病史、临床主症、超声检查等不难鉴别。

四、处理

（一）先兆子宫破裂

应立即抑制子宫收缩：肌注哌替啶 100mg，或静脉全身麻醉，立即行剖宫产。

（二）子宫破裂

在输液、输血、吸氧和抢救休克同时，无论胎儿是否存活均应尽快手术治疗。

（1）子宫破口整齐、距破裂时间短、无明显感染者，或患者全身状况差不能承受大手术，可行破口修补术。子宫破口大、不整齐、有明显感染者，应行次全子宫切除术。破口大、撕伤超过宫颈者，应行全子宫切除术。

（2）手术前后给予大量广谱抗生素控制感染。

五、预防与调护

（1）做好产前检查，有瘢痕子宫、产道异常等高危因素者，应提前入院待产。

（2）对前次剖宫产切口为子宫体切口、子宫下段切口有撕裂、术后感染愈合不良者，均应行剖宫产终止妊娠。

（3）严密观察产程进展，警惕并尽早发现先兆子宫破裂征象。

（4）严格掌握催产素应用指征。

（5）正确掌握产科手术助产的指征及操作常规，阴道助产术后应仔细检查宫颈及宫腔，及时发现损伤给予修补。

第三节 | 产后出血

产后出血居我国产妇死亡原因的首位，处理原则主要为正确估计出血量，明确原因并快速止血，纠正休克；子宫收缩乏力是最常见的原因，首选治疗方法为子宫按摩和应用催产素；分娩后 2h 是高发时段，应密切监护。

产后出血是指胎儿娩出后 24h 内失血量超过 500ml，剖宫产时超过 1000ml，是分娩期的严重并发症，为产科"四大症"之一。

一、病因

产后出血主要病因：子宫收缩乏力、胎盘因素、软产道裂伤及凝血功能障碍是产后出血的主要原因。这些原因可共存、相互影响或互为因果。

（一）子宫收缩乏力

子宫收缩乏力是产后出血最常见原因。妊娠足月时血液以平均 600ml/min 的速度通过胎盘，胎儿娩出后，子宫肌纤维收缩和缩复使胎盘剥离面迅速缩小，同时其周围的螺旋动脉得到生理性结扎，血窦关闭，出血控制。所以任何影响子宫肌收缩和缩复功能的因素，均可引起子宫收缩乏力性出血。

1. 全身因素　如产妇精神过度紧张，体质虚弱或合并慢性全身性疾病等。

2. 产科因素　产程过长使体力消耗过多；前置胎盘、胎盘早剥、宫腔感染等可使子宫肌水肿或渗血，影响收缩。

3. 子宫因素　多胎妊娠、羊水过多、巨大儿使子宫肌纤维过分伸展；剖宫产史、肌瘤剜除术后等子宫肌壁损伤；子宫肌瘤、子宫畸形导致子宫病变。

4. 药物因素　临产后过多使用镇静剂、麻醉剂或子宫收缩抑制剂。

（二）胎盘因素

1. 胎盘滞留　胎盘多在胎儿娩出后 15min 内娩出，若 30min 后胎盘仍不排出将导致出血。常见原因有膀胱充盈、胎盘嵌顿、胎盘剥离不全。

2. 胎盘植入　指胎盘绒毛在其附着部位与子宫肌层紧密连接。常见原因有子宫内膜损伤如多次人流、宫腔感染、胎盘附着异常、子宫手术史等。其根据侵入深度分为胎盘粘连、胎盘植入、穿透性胎盘，根据胎盘粘连或植入的面积分为完全性和部分性。部分性者表现为胎盘部分剥离，部分未剥离，已剥离面血窦开放发生严重出血。完全性者因胎盘未剥离而出血不多。胎盘植入可导致严重的产后出血，甚至子宫破裂等。

3. 胎盘部分残留　是指部分胎盘小叶、副胎盘或部分胎膜残留于宫腔，影响子宫收缩而出血。

（三）软产道裂伤

软产道裂伤后未及时发现，可导致产后出血。常见原因有阴道手术助产（如产钳助产后、臀牵引术等）、巨大儿分娩、急产、软产道静脉曲张、外阴水肿、软产道组织弹性差等。

（四）凝血功能障碍

任何原发或继发的凝血功能异常，均能造成产后出血。原发性血小板减少、再生障碍性贫血、肝脏疾病等，因凝血功能障碍可引起手术创伤处及子宫剥离面出血。胎盘早剥、死胎、羊水栓塞、重度子痫前期等产科并发症，可引起DIC，从而导致子宫大量出血。

●● 二、临床表现

胎儿娩出后阴道流血及出现失血性休克、严重贫血等相应症状，是产后出血的主要临床表现。

（一）阴道流血

胎儿娩出后即发生阴道流血，色鲜红，应考虑软产道裂伤；胎儿娩出后数分钟出现阴道流血，色暗红，应考虑胎盘因素；胎盘娩出后阴道流血较多，应考虑子宫收缩乏力或胎盘、胎膜残留；胎儿娩出后阴道持续流血，且流血不凝，应考虑凝血功能障碍；失血表现明显，伴阴道疼痛而阴道出血不多，应考虑隐匿性软产道损伤，如阴道血肿。

剖宫产时主要表现为胎儿胎盘娩出后胎盘剥离面的广泛出血，亦有子宫切口出血严重者。

（二）低血压症状

患者头晕、面色苍白，出现烦躁、皮肤湿冷、脉搏细数、脉压缩小时，产妇已处于休克早期。

●● 三、诊断

主要根据临床表现，估计出血量，明确原因，及早处理。但需要注意的是估测的出血量往往低于实际失血量。

（一）估测失血量

其方法主要有如下几种。

1. 称重法 失血量（ml）=[胎儿娩出后接血敷料湿重（g）−接血前敷料干重（g）]/1.05（血液比重g/ml）。

2. 容积法 用产后接血容器收集血液后，放入量杯测量失血量。

3. 面积法 可按纱布血湿面积估计失血量。

4. 休克指数（SI）法 休克指数 = 脉率 / 收缩压，SI=0.5血容量正常，SI=1时则为轻度休克。SI为1.0~1.5时，失血量为全身血容量的20%~30%；SI为1.5~2.0时，为30%~50%；若SI在2.0以上，约为50%以上，重度休克。

5. 血红蛋白测定 血红蛋白每下降 10g/L，失血量 400~500ml。但是在产后出血的早期，由于血液浓缩血红蛋白无法准确反映实际的出血量。

（二）失血原因的诊断

根据阴道流血发生时间、出血量与胎儿、胎盘娩出之间的关系，能初步判断引起产后出血的原因。有时产后出血原因互为因果。

1. 子宫收缩乏力 正常分娩时胎盘娩出后，宫底平脐或脐下一指，子宫收缩呈球状，质硬。如果宫底升高，子宫质软，轮廓不清，阴道流血多，按摩子宫及应用催产素后，子宫变硬，阴道流血减少或停止，可确诊为子宫收缩乏力。

2. 胎盘因素 胎儿娩出后 10min 内胎盘未娩出，阴道大量流血，应考虑胎盘因素，胎盘部分剥离、嵌顿、胎盘部分粘连或植入、胎盘残留等是引起产后出血的常见原因。

3. 软产道裂伤 疑有软产道裂伤时，应立即仔细检查宫颈、阴道及会阴处是否有裂伤。

4. 凝血功能障碍 主要因为失血过多引起继发性凝血功能障碍，表现为持续阴道流血，血液不凝；全身多部位出血、身体瘀斑。根据临床表现及血小板计数、纤维蛋白原、凝血酶原时间等凝血功能检测可作为诊断。

四、治疗

（一）治疗原则

针对出血原因，迅速止血；补充血容量；纠正失血性休克；防止感染。

（二）一般处理

在寻找出血原因的同时，应先行交叉配血，并通知检验科备血；建立双静脉通道，补充血容量；保持气道通畅必要时给氧；监测生命体征和血容量、留置导尿管、记录尿量；进行基础的实验室检查（血常规、凝血功能、肝肾功能等）；必要时请求多学科包括有经验的助产士、产科医师、麻醉科、重症医学科会同诊治。

五、病因处理

（一）子宫收缩乏力

加强宫缩能迅速止血。导尿排空膀胱后，可采用以下方法。

1. 按摩子宫 包括腹部按摩宫底、腹部－阴道双手压迫子宫法见图 14-2。

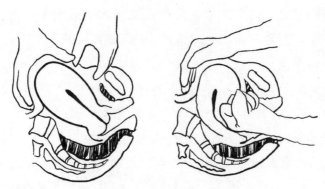

图 14-2　腹部子宫按摩法与腹部 - 阴道子宫按摩法

注：图片来源于《妇产科学（第 10 版）》（孔北华、马丁、段涛主编，人民卫生出版社出版）。

2. 应用宫缩剂　包括催产素、前列腺素类药物。

（1）催产素是治疗产后出血的一线药物，用法为 10~20U 加入晶体液 500ml 静脉滴注，或 10U 肌内注射，或子宫肌层注射，或宫颈注射，但 24h 内总量应控制在 60U 内。

（2）麦角新碱 0.2mg 直接肌内注射或静脉推注，每隔 2~4h 可重复给药。但妊娠期高血压疾病及其他心血管疾病者禁用。

（3）前列腺素类药物：当催产素和麦角新碱无效或麦角新碱禁用时加用，常用的有卡前列腺素丁三醇，米索前列醇和卡前列甲酯等，首选肌内注射。

3. 宫腔纱布与球囊填塞　见图 14-3、图 14-4，24h 后取出。

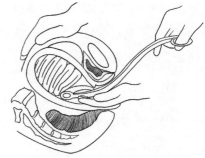

图 14-3　宫腔纱布填塞

注：图片来源于《妇产科学（第 10 版）》（孔北华、马丁、段涛主编，人民卫生出版社出版）。

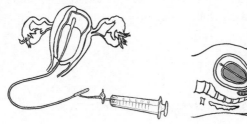

图 14-4　宫腔球囊填塞

注：图片来源于《妇产科学（第 10 版）》（孔北华、马丁、段涛主编，人民卫生出版社出版）。

4. 子宫压缩缝合术　适用于经宫缩剂和按压子宫无效者，尤其适于宫缩乏力者。

5. 结扎盆腔血管　以上治疗无效者可行子宫动脉上、下行支结扎，必要时行髂内动脉结扎。

6. 经导管动脉栓塞术　此法在有介入条件的医院使用，使用于经保守治疗无效的难治性产后出血，且生命征平稳者。此法为经股动脉穿刺插入导管至髂内动脉或子宫动脉，注入明胶海绵颗粒栓塞动脉，栓塞剂可于 2~3 周后吸收，血管复通。

7. 切除子宫　经积极抢救，诸法无效，危及产妇生命时应即行次全子宫切除或全子宫切除术，以挽救产妇生命。

（二）胎盘因素

胎儿娩出后，疑有胎盘滞留时，立即作宫腔检查。若胎盘已剥离则应立即取出胎盘；若胎盘粘连，可试行徒手剥离胎盘后取出。若剥离困难疑有胎盘植入，停止剥离，根据患者出血情况及胎盘剥离面积行保守治疗或子宫切除术。

1. 保守治疗　适用于孕产妇一般情况好，无活动性出血，胎盘面积小、子宫壁厚、子宫收缩好、出血少者。可采用局部切除、髂内动脉栓塞术、氨甲蝶呤等治疗。

2. 切除子宫　如有活动性出血、病情加重或恶化、穿透性胎盘植入时应切除子宫。特别强调瘢痕子宫合并前置胎盘，尤其胎盘附着于子宫瘢痕（凶险性前置胎盘）时处理较为棘手，采用彩色多普勒超声结合 MRI 检查，初步判断有无胎盘植入。

（三）软产道损伤

应彻底止血，按解剖层次逐层缝合裂伤。

（四）凝血功能障碍

首先应排除子宫收缩乏力、胎盘因素、软产道损伤等原因引起的出血，尽快输血、血浆、补充血小板、纤维蛋白原或凝血酶原复合物、凝血因子等。若并发DIC 应按 DIC 处理（参见第十五章第二节产科弥散性血管内凝血）。

（五）失血性休克

（1）密切观察生命征，发现早期休克，做好记录，去枕平卧，保暖，吸氧。

（2）呼叫相关人员，建立有效静脉通道，及时快速补充晶体平衡液及血液、新鲜冷冻血浆等，纠正低血压。

（3）血压过低者应用升压药物及肾上腺皮质激素，改善心肾功能。

（4）抢救过程中随时做血气检查，及时纠正酸中毒。

（5）防治肾衰竭。

（6）保护心脏：出现心衰时应用强心药物的同时加用利尿药。

（7）预防感染：抢救过程中，应注意无菌操作，并给予大剂量广谱抗生素预防感染。

六、产后出血的中医诊治

产后出血是产科严重的疾病，属产科四大症之一，也是导致产妇死亡的主要原因之一，属中医学"产后血崩""产后血晕"病范围，主属因出血过多而致晕厥。

1. 病因病机　中医认为产后出血主因素体不足，复因产程过长，用力耗气，气虚冲任不固，不能摄血；或因素体阳盛，过食辛辣，或产时情志不舒，郁而化热，血海蕴热，热迫血行；或因胎盘、胎膜残留、瘀血内阻，血不归经。或因产伤以致出血不止。《医宗金鉴·妇科心法要诀》有较全面的阐述："产后阴血已亡，更患崩证，则是血脱气陷，其病非轻，当补之，宜用十全大补汤加阿胶、升麻、续断、枣仁、山萸、炮姜炭，以升补其脱陷可也。若因暴怒伤肝，血妄行者，宜逍遥散加黑栀、生地、白茅根以清之。若因内有停瘀者，必多小腹胀痛，当用佛手散、失笑散，以补而逐之。"

2. 辨证要点　临证主要根据阴道出血的量、色、质及有无腹痛，结合形气舌以辨其虚实。气虚者，产后阴道出血量多、色淡红或暗红、质稀无血块，伴神疲乏力、气短懒言、面色㿠白，脉虚细无力；血热者，产后阴道出血量多，色深红，或有血块，烦躁口苦，舌质红，苔黄，脉数；血瘀者，出血量多，色黯有块，伴小腹阵痛、脉弦细。出血量多不止，气随血脱，可见头晕眼花、面色苍白、语声低微，汗出肢冷，脉微欲绝，晕厥身亡。

3. 治疗

（1）治疗原则：根据"急则治标，缓则治本"的原则，大出血时重在益气升举，止血固脱。出血量减少后，根据产后多虚多瘀的特点，治以益气止血，化瘀生新。

若因胎盘因素者，药物治疗无效者，应行手术治疗，有产伤者，应及时修复。

（2）常用方药：参脉饮（《内外伤辨惑论》）：人参、麦冬、五味子。

加参生化汤（《傅青主女科》）：人参、当归、川芎、桃仁、黑姜、炙甘草。

"有形之血不能速生，无形之气所当急固"，出血量多，气亦随血耗，故大出血不论何因，均须益气为先，气能摄血、生血，故急救时常用独参汤，合麦冬、五味子酸甘化阴，养心安神，五味子味酸兼能止血；临症可酌情加入地榆炭、升麻炭、阿胶、三七等以止血，宫缩乏力者，可加入枳壳以缩宫；若大出血，见面色㿠白，汗出肢冷，脉微欲绝，心悸愦闷，血压下降者，当用生脉注射液、参附注射液，静脉给药，中西医结合抢救，并尽快查明病因，按因治疗。大出血控制后，按证施治，气虚者，可酌情使用加参生化汤（《傅青主女科》）（人参、当归、川芎、桃仁、炮姜、炙甘草），或补中益气汤（《脾胃论》）益气摄血；血热者，用保阴煎（《景岳全书》）（熟地黄、生地黄、白芍、山药、续断、黄芩、黄柏、甘草）；血瘀者，用生化汤（《傅青主女科》）。现代研究表明，中药活血化瘀对凝血功能障碍也有一定疗效。情志不舒可能影响宫缩而致产后出血，出血时按宫缩乏力处理，并予心理治疗。

七、预防与调护

产后出血是产科急重症之一，也是导致产妇死亡的重要原因。做好防护可以减少病亡，促进康复。

（1）严格产前检查，及时治疗孕期疾病，尤其诸如妊娠期高血压疾病、贫血、糖尿病、甲亢等易引起产后出血的高危疾病。

（2）正确处理产程，及时处理产伤。密切观察宫缩情况。

（3）产室温度要适宜，避免过寒、过热。同时，保持安静，不宜多人探视，避免情绪刺激。

（4）发现出血较多，立即保持头低足高体位，保暖，给氧，并启动抢救预案。

八、疗效标准

依据《中华人民共和国中医药行业标准·中医病症诊断疗效标准》。

1. 治愈　出血停止，症状基本消失。

2. 好转　出血明显减少，症状改善。

3. 未愈　出血乃不止，病情恶化者。

九、体会与探讨

产后出血是产科急重症，严重影响产妇的康复，甚至危及生命。诊治刻不容缓，首先明确诊断，才能实行正确治疗。中医不论是在出血性休克的抢救或是在宫缩乏力的治疗上都有特色，并有很好的疗效，即便是处于 DIC 的严重阶段，中医益气、活血都有助于提高抢救成功率，应该积极参与，发挥中医药的优势。

·第十五章·

产科休克和弥散性血管内凝血

第一节│产科休克

休克是一种危急的临床综合征，由于各种原因包括感染、出血、脱水、心力衰竭、缺氧、过敏和严重创伤等致病因素引起有效循环血容量急剧减少并导致急性全身循环功能障碍，使维持生命的重要器官供血不足，并由于严重缺血、缺氧而产生代谢障碍与细胞受损的病理综合征。产科休克仅指发生于孕产妇的休克，是与妊娠和分娩有直接关系者，是产科常见的严重并发症。

孕产妇在下述情况下容易发生休克：①妊娠或分娩期发生大量出血。②原有贫血，在分娩时虽出血量不多亦易引起休克。③产程延长。④第三产程胎盘因素引起过多出血。⑤凝血障碍、胎盘早剥、羊水栓塞、死胎等如有促凝物质进入母血循环可诱发 DIC 而休克。⑥异常剧痛，如子宫破裂、子宫内翻、剖宫产及产钳手术。⑦仰卧位低血压综合征，特别是剖宫产麻醉后取仰卧位，膨大的子宫压迫下腔血管使回心血量减少。⑧盆腔或子宫内感染时造成感染性中毒休克。

●● 一、低血容量性休克

（一）病因

（1）前置胎盘、部分植入性胎盘、胎盘早剥等所致出血。

（2）各种原因引起的产后出血。

（3）产科损伤如子宫破裂、宫颈或会阴阴道裂伤。

（4）由于呕吐、腹泻、过度利尿、盆腹膜炎及肠梗阻等引起脱水及低血钠。

（二）临床表现

一般而言，休克征象和急性贫血的临床表现与出血量成正比，短期失血800~1000ml 孕产妇可出现面色苍白、口干、烦躁、出汗、心率快和血压下降，出血越多可出现脉搏加快，或不能触及，尿少或无尿，孕妇出血、胎儿缺氧出现胎心率改变，甚至死亡。

（三）诊断

1. 实验室检查　红细胞、血红蛋白和血细胞比容短期内急剧下降，但出血早期由于血管及脾脏代偿性收缩，组织间液进入循环，扩张血容量，红细胞及血红蛋白可无明显变化，须动态观察。

2. 血流动力学的检查

（1）动脉血压及脉压的测定：动脉压是观察休克最常用的数值，但不是判断休克的唯一指标。

（2）休克指数：脉率/收缩压，0.5为正常值，其值大表示失血多。

（3）中心静脉压：能反映右心功能及血容量、回心血量和右心排血功能的关系，正常值为0.49~1.18kPa。

（4）肺毛细血管楔压：能间接反映左心功能，对估计血容量，选择和衡量所用的疗法如强心药、血管收缩药或血管扩张药是否恰当帮助较大。

（四）治疗

出血性休克的治疗首先是止血，力争在1~4h内改善微循环障碍，以免发生不可逆的器质性损害。

1. 一般措施　最适当的体位是头胸部与下肢均抬高30°，以有利膈肌的活动，增加肺活量，禁食、供氧、记24h出入量，必要时留置导尿。

2. 补充血容量　输血、补液是抢救出血性休克的重要措施，常用的液体为胶体液、晶体液、成分输血或全血。

3. 血管活性药物的应用　主要指血管扩张剂和血管收缩剂，包括肾上腺素、去甲肾上腺素、异丙肾上腺素、酚妥拉明等。

4. 呼吸循环功能的维持　休克时呼吸复苏、给氧及肺部并发症的防治都很重要。严重休克昏迷应行气管插管或气管切开正压供氧，必要时人工呼吸。

5. 酸碱平衡的维持　休克病人血中CO_2以不低于18mmol/L为原则，如病人已休克1~2h或用血管活性药物升压反应不佳而血容量估计已补足，则考虑有代谢性酸中毒，根据血浆CO_2值，输入5%碳酸氢钠液。

6. 抗生素的应用　抗休克同时应给予广谱抗生素以防治感染。

7. 手术治疗　手术止血是产科出血性休克治疗的重要方法，若需要能止血，应在基本矫正休克的同时施行。

8. 出血原发病因治疗　参考相关章节。

9. 中医治疗　出血量多，头晕眼花、面色苍白、神疲乏力、脉细弱者，生脉注射液静脉推注或点滴。口服用人参 10g、阿胶 10g，血块多加三七粉 3g 以益气止血固脱。伴汗出、肢冷、脉微者用参附注射液，口服用参附汤或参附姜炭汤以回阳救逆。再见汗出脉微、烦躁不安者加龙骨、牡蛎。昏迷不醒者，针刺人中、涌泉等穴。

●● 二、感染中毒性休克

感染中毒性休克是产科感染的严重并发症，死亡率高达 30%~50%，由于感染引起急性微循环功能障碍和组织灌注不良导致组织缺氧和体内主要器官损害的临床综合征。

（一）病因

（1）感染性流产。

（2）中晚期引产后感染。

（3）产褥感染。

（4）手术感染。

（5）早期破膜并发急性绒毛膜羊膜炎。

（6）急性盆腔感染，如盆腔腹膜炎、盆腔脓肿。

（7）妊娠期化脓性肾盂肾炎。

（8）病原菌：包括厌氧菌、链球菌、葡萄球菌。

（二）临床表现

临床分两种类型，低排高阻型，即心排血量减低，外周阻力增高；高排低阻型，即心排血量增加，外周阻力减低。内毒素引起的休克多属低排高阻型，外毒素引起的休克小部分属主排低阻型。低排高阻型表现为肢体皮肤苍白、寒冷潮湿、脉搏细速、神志淡漠迟钝、尿量少，此类型休克较为常见，多属重症休克或休克中后期的表现。而高排低阻型表现为肢体皮肤温暖、干燥，脉搏快而有力，精神尚好，尿量减少不明显，一般属轻症或休克早期。

（三）诊断

1. 感染的诊断要点　详细询问病史及全身检查和妇科检查可发现明显或隐匿性感染病灶及相关的体征。实验室检查：白细胞增加，核象左移，外周血粒细胞可见中毒颗粒和幼稚型细胞，血和宫内脓液培养有细菌。

2. 休克的诊断要点　胎儿缺氧或死胎的情况，孕妇出现嗜睡、表情淡漠、神志迟钝、抽搐、昏迷、皮肤苍白、肢端厥冷、口唇及指甲发绀、血压降低、动脉音及心音变弱、脉压差缩小、收缩压低于 80mmHg、脉压差低于 20mmHg、尿量减少、脉搏弱而快。由于组织缺氧，血浆乳酸浓度明显升高。

●● 三、治疗

开始治疗的同时须取得一些实验室数据如血常规、电解质、肝肾功能、凝血功能、血气分析、尿常规、细菌培养及药敏试验等，必要时行肺部及腹部 X 线摄片、盆腔彩超及心电图检查。感染性中毒性休克的治疗大部分与失血性休克相同。

1. 消灭致病菌及清除原发感染灶　感染是导致感染性中毒性休克的基本原因，用有效的抗生素迅速控制感染，消灭致病菌应列为首要措施，孕产妇感染常为需氧菌和厌氧菌混合感染，应按药敏试验选用药物，应静脉用药，剂量宜较大，首次给冲击量，要二联或三联用药。掌握时机及时清除子宫感染灶是治疗感染性休克的根本措施之一，可加速休克的恢复。手术清除感染灶应在矫正休克和抗生素治疗的同时实施，手术时机及范围视病情而定。

2. 肾上腺皮质激素的应用　原则上应在有效剂量抗生素治疗下短期应用。早期可每天用氢化可的松 200~1600mg，或地塞米松 20~100mg，分次静脉推注或滴注，一般用 1~3 日，病情改善后迅速停药。

3. 中医治疗　可参考产褥感染及产后血晕的中医治疗。

●● 四、预防与调护

（1）规范产前检查，做好产前保健，预防难产并及时治疗孕期疾病。

（2）正确处理产程，尤其关注第三产程，仔细检查胎盘，查看阴道及外阴产伤，及时发现出血部位与原因。

（3）增强体质，讲究卫生，注意产伤的护理。

（4）调情志，适寒温。要给产妇心理支持，保持产室温度适宜、卫生舒适。

●● 五、疗效标准

1. 痊愈　出血停止，体温、血压恢复正常，神志清楚，临床主症明显改善，各项生化指标明显改善。

2. 有效　出血逐渐减少，血压有所提高，临床主症好转，各项生化指标有所改善。

3. 未愈　出血不止，体温、血压及各项生化指标无改善，临床症状无好转，甚或死亡。

●● 六、体会与探讨

产科休克极易导致产妇死亡，应从源头上积极预防与减少产后出血及产褥感染的发生，并及时治疗，以免发展至休克的严重程度。中医在产后出血、产褥感染的诊治中均有作为，但均须实行中西医结合治疗，发挥各自的特色，取长补短，以利提高疗效。在急重症诊治领域，中医还有很大空间。

第二节｜产科弥散性血管内凝血

弥散性血管内凝血（DIC）是多种疾病引起的一种凝血功能异常综合征，随着凝血的不断发展，凝血因子及血小板被消耗，凝血因子缺乏而致凝血障碍出血，称为消耗性凝血障碍。在凝血过程，纤维蛋白原不断转为纤维蛋白，使纤维蛋白原明显下降，故称去纤维蛋白原综合征。

诱发 DIC 的产科并发症有：胎盘早剥、羊水栓塞、死胎、重度子痫前期及子痫、产后出血。

●● 一、病因

任何引起血管内皮细胞损伤，组织损伤，红细胞或血小板损伤，以及有促凝物质进入母血循环，均可激活凝血系统，使血液处于高凝状态，就有可能发生DIC。妊娠期，血液成分发生重要变化，孕 16 周血浆纤维蛋白原随孕期而增加，其他凝血因子亦增加，妊娠后期凝血因子的增加，纤溶活动下降，血液处于高凝状态，如促凝物质进入血循环激活凝血系统，由于凝血酶的增加，使大量纤维蛋白原转为纤维蛋白，在微循环产生广泛性血管内凝血。而纤维蛋白原、血小板及其他凝血因子减少，激活了纤溶系统，纤溶酶倾向于纤维蛋白及纤维蛋白原而产生的降解产物则有更强抗凝作用，出血严重。

二、临床表现

表现有皮下出血，阴道大量流血，在穿刺处、齿龈、胃肠及泌尿系统出血。由于纤维栓子阻塞微血管，可导致内脏器官受损及产妇死亡。

三、诊断

根据临床表现和血液学的检查，诊断要点如下。

（1）有诱发 DIC 的病因存在。

（2）不明原因出血，量多而不凝。

（3）血液学检查：我国血液学会提出对 DIC 诊断要具有以下 3 项以上异常。

1）血小板＜100×10^9/L 或进行性下降。

2）血浆纤维蛋白原＜1.5g/L 或进行性下降。

3）3P 试验阳性或血浆 FDP＞20mg/L。

4）凝血酶原时间缩短或延长 3s 以上，或活化的部分凝血活酶时间缩短或延长 10s 以上。

5）优球蛋白溶解时间缩短或纤溶酶原减少。

四、治疗

1. 原发病治疗　DIC 确诊后，首要的是去除原发病，迅速终止妊娠，阻断促凝物质继续进入母血循环，阴道分娩条件不成熟者行剖宫产，在纠正凝血障碍后施行手术，必要时切除子宫。

2. 抗凝治疗　早期应用肝素，要求足量，可阻断 DIC 的发展，可抑制血浆中凝血活酶的形成，抑制已形成的凝血活酶活性，阻止凝血酶原变成凝血酶，抑制血浆中凝血酶的活性，从而抑制纤维蛋白原变成纤维蛋白。DIC 早期血液呈高凝状态，后期继发纤溶血液呈低凝状态，故应先用肝素，后输血、纤维蛋白原或纤溶抑制剂。

3. 补充凝血因子　DIC 时，纤维蛋白原、血小板及其他凝血因子消耗，故需要补充，可输入鲜血，冷冻血浆、血小板或冷沉淀。

4. 抗血小板凝聚药物，疏通微循环　常用抗凝的药物双嘧达莫、低分子右旋糖酐。

5. 纤溶抑制剂的应用　一般认为在 DIC 晚期有纤溶时，在肝素治疗及补充凝血因子的基础上可应用纤溶抑制剂。

6. 中医中药　本病归属于中医"产后血晕""产后血崩"，《傅青主女科》以加味生化汤（即生化汤加黑荆芥）生新血化瘀血，止血治崩治疗产后血晕；以止血止崩汤（即生化汤加黑荆芥、蒲黄炭、乌梅炭）亦以生血化瘀治疗产后血崩，是本病治疗的典范。现代研究认为，DIC 患者血液中凝血因子增加，血液黏稠度增高与中医血瘀相通，并以活血化瘀治疗 DIC 取得疗效。药理研究显示活血化瘀药可以改善微循环、改变血液流变性，使血液的浓、黏、凝、聚程度减轻或恢复正常，以改善血液流变性。但瘀血的形成有不同的原因，诸如气虚血瘀、气滞血瘀、血虚血瘀、寒凝血瘀、热灼血瘀等，产科临床 DIC 多因出血导致，故多为气虚血瘀或血虚血瘀证为常见。

五、预防与调护

（1）调情志。正确认识孕产生理，保持心情舒畅，使气血调和。

（2）适劳逸。孕期要注意锻炼身体，不宜过逸，免滞气滞血。

（3）避风寒。居处要保持寒温适宜，常到户外活动，呼吸新鲜空气，沐浴阳光。

（4）调饮食。忌大辛大热，免动血耗气；忌过食生冷，免滞气滞血。

（5）禁房事。妊娠晚期应禁房事，避免感染。

六、疗效标准

（1）痊愈　出血停止，临床主要症状明显改善，各项检查及生化指标大多恢复正常。

（2）好转　出血减少，临床主要症状有所改善，各项检查及生化指标有所改善。

（3）未愈　出血不能控制，临床症状无改善，各项检查及生化指标无改善。

七、体会与探讨

产科 DIC 是严重危及孕产妇生命的急重疑难病症，至今仍没有特效与速效的治疗手段。因此，预防极为重要，而增强体质是重要的预防措施，规律作息、合理饮食、情志舒畅是健康的保证。只要大家（尤其是孕妇）都树立起健康理念并付诸行动，就定能减少本病的发生。目前西医除了采用对症治疗外，主要采用抗纤溶治疗，所使用的主要药物为肝素。中医认为脾统血、生血，肝藏血，离经之血即瘀血。因此，以益气健脾、活血化瘀治疗本病，值得探讨。

·第十六章·

产后病

概　述

　　产后，指分娩后，亦包含早产、流产（自然流产、人工流产）后。产妇在新产后或产褥期内发生与分娩或产褥有关的疾病，称为"产后病"。

　　产后疾病，《金匮要略》有专篇论述，此后医籍论述日渐广泛。新产阴血骤虚，阳气易浮，产后一二日可见低热、自汗，胞宫复缩可有宫缩痛，产后尚有恶露待排，泌乳育儿等生理，故产后常见病证多因各种原因所致生理失衡而发病，临床常见病如产后出血、产后腹痛、产后发热、恶露不绝、产后身痛、缺乳、乳汁自出、大便难等，妇科教材多有论述。本章仅择其急重与等数病以论述。

　　产后急重证古医籍多有记载，如"三病""三冲""三急"。"三病"指痉、郁冒、大便难。《金匮要略·妇人产后病脉证并治》载："新产妇人有三病，一者病痉，二者病郁冒，三者大便难。"三者证候各异，但均因亡血伤津而发。产后"三冲"指：冲心、冲肺、冲胃。《陈素庵妇科补解·产后众疾门》载："产后三日内最险之症有三：败血冲心则血晕，冲肺则发喘气急，冲胃则呕吐、胀急，甚或发秽，以其不下行而上逆。"并列有桃姜煎、琥珀保生锭子、抵圣汤、夺命散等活血化瘀治疗方药，其活血化瘀治法成为后人治疗"三冲"的铁则，而师法百世。《张氏医通·妇人门下》明确指出其病机皆由败血上冲所致，并指出其预后凶险："大抵冲心者，十难救一，冲胃者，五死五生，冲肺者十全一二"。"三急"指：呕吐、盗汗、泄泻。《张氏医通》："产后诸病，惟呕吐、盗汗、泄泻为急。"产后多虚，若再患"三急"，则重伤津液，使阴血暴亡、阳气易脱。随着时日的迁移，医学的发展，产后"三病""三冲""三急"中有些病证已称不上危急，但它却概括了产科羊水栓塞、妊娠期高血压疾病、产后出血、妊娠合并心脏病等产科危急重症的部分证候，其治法、方药都值得深究，阎纯玺《胎产心法》称"与其视死，不若救生之意"。产后急重症急待深入研究。

　　产后病的病因病机，产后"多虚多瘀"的特殊生理是致病的内在依据，分娩用力、出汗、产创出血，使阴血骤虚、元气受损、百脉空虚，导致产后多虚。现代研究表明，孕妇血液黏稠度增高，"腹中增一障碍，则升降之气必滞"，气滞血滞，加之分娩创伤，血溢脉外，"离经之血即是瘀血"，产后胞宫在复原，恶露待排，易生瘀滞，导致产后多瘀。现代学者通过实验和临床研究，已初步验证了中医产科学传统生理观认为产后"多虚多瘀"理论的客观性和科学性。若素体不足、难产、产后出血、胞衣残留、产后调养不慎、操劳过早、七情内伤、外感六淫、房事不节、伤于饮食等，则可导致产后诸病。方约之："产后之证多端，其源有三，曰血虚火动，曰败血妄行，曰饮食过伤。"产后病的病机可归纳为二大纲：一是因虚发病，亡血伤津，阴血骤虚，虚阳浮散，脏腑、冲任失养，而致产后发热、产后缺乳、产后抑郁等；元气受损，气虚失摄，冲任不固，可致产后血晕、产后恶露不绝、乳汁自出，自汗等。二是瘀血内阻，营卫不和，血瘀气滞，冲任不利，可致产后发热、恶露不绝、产后抑郁、产后腹痛等。其病机特点为：亡血伤津，元气受损，瘀血内阻，多虚多瘀。

产后病的诊断，仍应采纳四诊八纲的方法并结合"三审"。《张氏医通》载："凡诊新产妇，先审少腹痛与不痛，以征恶露之有无，次审大便通与不通，以征津液之盛衰，再审乳汁行与不行，及饮食多少，以征胃气之充馁，必先审此三者，以脉参证，以证合脉，脉证相符，虽与寻常，治之必愈。"通过"三审"，结合产妇体质，产时情况，参以脉证，必要时还应配合实验室检查、超声、影像、病理等检查，进行全面综合分析，方能对产后病做出正确诊断及辨证。

产后病的治疗，《金匮要略·产后病脉证并治》开创了产后病辨证论治之先河，如产后血虚腹痛，用当归生姜羊肉汤温补散寒；干血著脐下之腹痛，用下瘀血汤祛瘀止痛；产后胃实，用大承气汤以通下等，皆是典范。但历代医家仍有偏执，如《陈素庵妇科补解·产后众疾门》曰："产后以百日为准，凡百日内得病，皆从产后气血二亏，参求用药。"《丹溪心法·卷五》曰："产后虚，当大补气血为先，虽有杂证，以末治之。"皆主张产后以补虚为主。张子和《儒门事亲》提出异议："产后慎不可作诸虚不足治之。"有的则主张先祛瘀，如《医学入门·卷之六》载："产后必须先逐瘀……瘀消然后堪补助。"有的则主张补血化瘀兼施，如《女科经纶》引《产宝新书》载："产后气血暴虚，理应大补，但恶露未尽，用补恐致滞血，惟生化汤行中有补，能生又能化，真万全之剂也。"忽略祛邪。张景岳纠偏就正，在《景岳全书·妇人规》中说："凡产后气血俱去，诚多虚证，然有虚者，有不虚者，有全实者。凡此三者，但当随症随人，辨其虚实，以常法治疗，不得执有诚心，概行大补，以助其邪，此辨之不可不真也。"实为产后病诊治之要领。故产后病的治疗应根据产后多虚多瘀的特点，以治病为主，本着"勿拘于产后，亦勿忘于产后"的原则，临证详细询问病史，全面体检，结合辅助检查、产妇体质、产后特点等进行辨证施治，补虚不滞邪，攻邪勿伤正，一般多选用扶正祛邪化瘀治法为主，选方用药照顾气血，补虚扶正勿滋腻，免滞气留邪；祛邪治实勿过峻，免耗气伤阴；清热勿过用苦寒，免碍气血畅行；祛寒不过于温燥，免耗伤津血；开郁勿过于耗散，消导必兼扶脾，以免伤其胃气或影响乳汁生化。产后病治疗古有禁汗、禁下、禁利小便之"产后三禁"之训，如《景岳全书·妇人规·论产后三禁》言："观病机机要云，治胎产之病，当从厥阴论之，宜无犯胃气及上二焦，是为三禁，谓不可汗，不可下，不可利小便。"汗、下、利三法是否产后应禁用，张氏又云："详此说虽为产育之法，然病变不同，倘有是症则不得用是药，所谓有病则病受之也，第此经常之法，故不可不知，而应变之权，亦不可执一也。"知常达变，方为上工。但在用药时应禁大汗，以防亡阳；禁峻下，以防亡阴；禁过利小便，以防亡津液。

哺乳期用药，几乎所有的药物都能通过血乳屏障转运到乳汁为乳儿所吸收，从而对乳儿产生影响；有些药物可能影响乳汁的分泌和排出，故哺乳期用药应受到重视。

乳儿脏腑娇嫩，形气未充。正如《灵枢·逆顺肥瘦》云："婴儿者，其肉脆、血少、气弱。"《育婴家秘》也指出：婴儿"血气未充""肠胃脆弱""神气怯弱"是稚阴稚阳之体，故凡大辛大热、大苦大寒、大滋大补、峻下滑利、破血耗气、回乳与影响乳汁分泌及有毒之品，乳母均应禁用或慎用。乳儿皮肤细嫩，血管丰富，能经皮肤吸收多种物质，同时乳儿嗅觉敏感，尤其对乳母身上的气味更为敏感，乳母体表涂抹的药物（包括含药物的化妆品），可以通过与乳儿的亲吻与皮肤接触把有害物质带给乳儿，故外用药乳母也应慎重选用。

哺乳期用药，乳汁中药量一般是很少的，不超过母体一日药量的1%~2%，故一般不会对乳儿带来危害，但乳儿稚嫩，药物理化性质各异，故哺乳期用药应正确把握适应证，严格控制剂量与疗程，选用经乳汁转入乳儿量少对乳儿无损害的疗效好、半衰期短的药物，用药时间宜在哺乳后30min（即下次哺乳前3~4h），推迟哺乳时间，哺乳时间不宜过长，以减少药物向乳儿转运。在使用有争议药物或用药剂量比较大时，可选择暂停哺乳。用药期间要密切观察乳儿有无不良反应，在使用含有西药的中成药时，还应掌握西药成分及对乳儿的影响。乳母乳头涂抹的外用药，在哺乳前一定要洗净。现代认为评价乳儿是否受到药物的影响及影响的程度，可通过测算药物在乳汁及乳母血浆浓度之比来衡量，故有人提出哺乳期不推荐应用中药，原因在于中药在母体血液向乳汁转运方面，缺乏严格的实验研究和临床研究资料。此说听似有些过激，但对中药理化性质不明时确实不宜盲目使用。

第一节｜产后血晕

产妇分娩后突然发生头晕眼花、不能起坐，或心胸满闷，恶心呕吐，痰涌气急，心烦不安，甚则神昏口噤，不省人事者，称为产后血晕。隋代巢元方《诸病源候论·产后血运闷候》有产后血晕的病因记载："运闷之状，心烦气欲绝是也，亦有去血过多，亦有下血极少，皆令运。"唐《经效产宝》列"产后血晕闷候"有病因、症状、治疗的记载"产后血气暴虚，未得安静，血随气上攻，迷乱心神，眼前生花……极甚者，令人闷绝，不省人事，口噤神昏气冷。"首用"清魂散""黑神散"内服治疗，并以秤锤烧红赤淬醋熏气促其苏醒，成为后世治疗本病的典范而沿用至今。《陈素庵妇科补解》《妇人大全良方》等提出以虚、实、寒、瘀之辨。《景岳全书》辨证论治详尽而切合临床。本病为临床急重症，概括了西医产后出血与羊水栓塞的部分症状。

●● 一、病因病机

产后生理"多虚多瘀"，产后血晕的病因病机与此密切相关，亦即虚、实两端，虚者乃因产时失血过多，血虚气脱，心神失养；实者则因血瘀气逆，扰乱心神。

●● 二、临床表现

起病急、来势凶，突发头晕眼花，不能起坐，或心胸满闷，痰涌气急，恶心呕吐，甚至神昏口噤，不省人事，脉微欲绝，是导致产妇死亡的重要疾病。

●● 三、诊断与鉴别诊断

（一）诊断

1.病史　贫血史、血液病史、肝肾疾病史、素体虚弱、巨大胎儿、妊娠期高血压疾病、胎盘早剥、胎膜早破、高龄初产、多胎妊娠、前置胎盘等。

2. 检查

（1）产科检查：注意胎盘、胎膜是否完整、阴道出血量、子宫收缩情况、有无软产道损伤等。

（2）实验室检查：血常规、血小板、凝血功能、肝肾功能等。

（3）其他检查：测血压、脉搏、呼吸；心电图、超声等检查。

（二）鉴别诊断

1. 产后郁冒　《金匮要略》谓："亡血复汗，寒多，故令郁冒。……产妇郁冒，其脉微弱，呕不能食，大便反坚，但头汗出。"而产后血晕以头晕神昏为主。

2. 产后痉症　本病以抽搐为主症，产后血晕以头晕神昏为主。

3. 产后子痫　本病以抽搐、昏迷为主症，而产后血晕无抽搐，以此为鉴。

●● 四、辨证论治

（一）辨证要点

本病有虚实之分，虚者为血虚气脱，因产失血过多，症见头晕眼花，面色苍白，心悸愦闷，甚则神昏不知人。舌质淡白，脉微欲绝；实者为血瘀气逆之闭证，下血量少，腹痛拒按，突然头晕，不能起坐，甚或心下急漫，气粗喘促，神昏口噤，牙关紧闭，两手握拳，不省人事，面色青紫，唇舌紫黯，脉涩不畅。

（二）治疗

1. 治疗原则　应根据"急则治标，缓则治本"的原则，迅速查明原因，对神昏不醒者，应首先进行急救。因出血而晕者，参照产后出血节处理。除药物治疗外，还可以针刺眉心、人中、涌泉穴，以强刺激手法促其苏醒。

2. 常用方药

（1）急症用药：

1）独参汤（《十药神书》）：人参。大补元气，益气固脱、益气摄血。

2）参附汤（《效注妇人良方》）：人参、附子、姜、大枣。益气固脱，回阳救逆。出血者，可加姜炭，即参附姜炭汤，止血还可酌情加荆芥穗、三七粉、阿胶等。若伴口干烦躁，为阳虚阴竭，应加龙骨、牡蛎以济阴。

3）产后血晕临床表现有些症状与羊水栓塞相似，现今普遍认为产后血晕涵盖了羊水栓塞，故羊水栓塞的治疗可以参照产后血晕。

（2）辨证施药：

1）产时、产后出血过多，面色苍白，头晕眼花，心悸愦闷，甚至昏不知人，眼闭口开，手撒肢冷，冷汗淋漓，脉微欲绝之血虚气脱证者，参照以上急救法，待苏醒后予大补气血，酌用人参养荣汤（《太平惠民和剂局方》）、十全大补汤（《太平惠民和剂局方》）、归脾汤（《校注妇人良方》）等。

2）若见恶露量少或不下，腹痛拒按，突发头晕眼花，心下急满，气粗喘促，神昏口噤，不省人事，两手握拳，牙关紧闭，面色青紫，唇舌紫黯，脉涩者为瘀阻气闭证，治宜行血逐瘀。常用方药有夺命散（《妇人大全良方》）：血竭、没药，具活血化瘀、理气止痛功效，可加当归、川芎以增其效。

黑神散（《太平惠民和剂局方》）：熟地黄、黑大豆、当归、肉桂、干姜、蒲黄、白芍、甘草，胸闷呕恶者，加半夏、南星。

五、西医治疗

产后血晕概括了西医产后出血与羊水栓塞等相关病症，治疗参考相关章节。

六、其他疗法

（一）针刺

（1）昏迷时急刺人中、眉心、涌泉。

（2）肢冷、脉微、汗出者可灸百会。

（3）针刺关元、气海、三阴交、足三里可温阳益气、补血养阴。用补法。

（4）针刺血海、隐白、内关、神门具有止血安神之功。适用于因出血过多而晕者。

（二）单方草药

（1）石菖蒲研末，吹鼻促苏醒。

（2）韭菜煎热醋沃之促苏醒（《妇人大全良方》）。

（三）食疗

（1）生益母草汁三合、生地黄汁二合、童子便一合、鸡子清三枚，煮食。（《妇人大全良方》）

（2）苏木 9g、青皮鸭蛋 2 个、艾叶 10g，将鸭蛋煮熟去壳，再与苏木、艾叶同煮 30 分钟，喝汤吃蛋。适于瘀阻气闭证。

（1）锻炼身体，增强体质，积极治疗孕前疾病。

（2）严格进行产前检查，有效控制孕期贫血、妊娠合并心脏病及高血压疾病等。

（3）产时要给产妇心理支持，使其情志舒畅，正确看待分娩。

（4）产室要寒温适宜、空气清新、安静舒适。

（5）要予产妇体力支持，使其饥饱适宜，酌情为其补充能量。

（6）产妇应住院分娩。

◗● 八、疗效标准

1. 痊愈　产妇神志清楚，临床主要症状消失。

2. 有效　产妇神志清楚，临床症状改善。

3. 未愈　产妇神志不清，临床症状无好转。

◗● 九、体会与探讨

产后血晕是产科的急重症，关乎母体生命的安危。本病涵盖了西医产后出血、羊水栓塞、妊娠合并心脏病之心衰等病所表现的全部或部分临床症状，也概括了中医"三冲"症的部分临床症状。故其主要病机虽然是"心神失守"，但证有虚、实之异，临症应注意甄别，虚者治以补虚固脱，实者治以化瘀开窍。中医对虚证治疗有比较成熟的经验，临床也取得了比较显著的疗效，但在以活血化瘀之法处理急重症方面仍存在较大的空缺，对"三冲"症的研究还是空白，同道仍需努力。

第二节 │ 产褥感染

产褥感染是指分娩或产褥期生殖道受病原体侵袭，引起局部或全身感染，发病率约 6%，是产褥期四大急重症之一，也是引起产妇死亡的主要原因。

产褥感染临床以发热为主症，故中医称其为"产后发热"。西医学的"产褥病率"亦以发热为主症，是指分娩 24h 以后的 10 日内，每日测量体温 4 次，间隔时间 4h，其中有 2 次体温达到或超过 38℃者。产褥病率常由产褥感染引起，但也可以由生殖道以外感染，如急性乳腺炎、上呼吸道感染，泌尿道感染等原因所致，不列入本节讨论。

产后发热的中医记述最早见于《素问·通评虚实论》："帝曰：乳子而病热，脉弦小者何如？岐伯曰：手足温则生，寒则死。"不仅有症状的叙述，还以脉象、手足寒温辨预后。《金匮要略》载："产后中风，发热，面正赤，喘而头痛，竹叶汤主之。"之外感发热及血瘀等产后发热证治。《诸病源候论》也有产后发热病因病机与证候的论述，主张其病机为血虚与血瘀，影响深广。《千金翼方》记载了5首治疗产后烦热方，而略于病机阐述。陈自明《妇人大全良方》首载"产后发热"病名及辨治。《陈素庵妇科补解》对产后发热证分外感、血虚、血瘀、中暑、蒸乳发热、阴虚、伤食发热等，皆属产褥病。而其中"产未满月交合"乃属产褥感染病因之一。《医宗金鉴·妇科心法要诀》综合前人产后发热病因病机。以上均似未提及感染邪毒发热，其实不然，《金匮要略·产后病脉证并治》记载：少腹坚痛，烦躁发热，恶露不尽，用大承气汤治疗，此正是瘀热互结胞中之证。另其中枳实芍药汤证、下瘀血汤证均包含有感染邪毒证的症状，明示枳实芍药汤主"痈脓"。《陈素庵妇科补解》言："风入阴户直至胞门血海，散入经络。"此"风"应理解为淫邪之总称，其症：憎寒发热，恶露不下，胸闷腹痛，肚腹鼓胀，气息喘促。其预后"玉门未合，进风发热，一危证矣"。《景岳全书》有"火证发热"，火热之邪为热之极，即热毒也。这些记载都为认识感染邪毒发热奠定了理论基础。1964年高等中医药院校第二版规划教材《中医妇科学》，在产后发热病中正式列"感染邪毒"型发热，填补了产后发热感染邪毒病因的空白，至今仍指导着临床的诊治。

●● 一、病因病机

中医认为本病的发生主要因产后正气不足，热毒之邪侵入胞中，正邪相争，营卫不和而致。产后"多虚多瘀"的生理特点是产褥感染发病的内在依据。素体不足，或产时失血过多，元气受损，复因分娩产伤、接生消毒不严、产后护理不当，或产褥不洁以致邪毒乘虚侵入胞中，蔓延全身，正邪交争，营卫不和致令发热。邪毒包含病原体，西医认为，正常女性阴道对外界致病因子侵入有一定防御能力，其对侵入病原体的反应与病原体的种类、数量、毒力和机体的免疫力相关。阴道有自洁作用，羊水中有抗菌物质，故妊娠和正常分娩一般不会增加感染的机会，只有在机体免疫力与病原体毒力及数量之间平衡失调时，才会导致感染的发生，产妇体质虚弱，营养不良、孕期贫血、卫生不良、胎膜早破、羊膜腔感染、慢性疾病、产科手术、产程延长、产后出血过多、多次宫颈检查，均可成为产褥感染的诱因。此正所谓"正气内存，邪不可干，邪之所凑，其气必虚"，其理中西相通。

引起产褥感染常见的病原体有：需氧菌、厌氧菌及支原体与衣原体。而 β- 溶血性链球菌是最常见的病原体，常为混合感染。

●● 二、临床表现

本病临床主要症状为发热、疼痛与恶露异常。

新产至产褥前内出现发热、体温升高≥ 38℃，或高热不退，或高热寒战；下腹疼痛拒按；恶露异常，色紫黯如败酱，气秽臭；舌质红，苔黄或黄浊。

产褥感染因生殖器官感染部位的不同临床表现亦有差异。如外阴、阴道、剖宫产腹壁伤口局部感染时可见局部红肿、化脓，疼痛，或伴低热。病原体经胎盘剥离面侵入，扩散至子宫蜕膜层者称子宫内膜炎，侵入子宫肌层称为子宫肌炎。子宫内膜炎时，子宫内膜充血、坏死、阴道内有大量脓性分泌物，气臭。若为子宫肌炎时，临床表现腹痛、高热寒战，头痛，白细胞明显升高等全身感染症状。恶露量多，色黯，气秽臭。子宫压痛，复旧不良。病原体沿宫旁淋巴和血行达宫旁组织，出现急性炎性反应而形成炎性包块。同时波及输卵管，形成急性输卵管炎，出现下腹痛伴肛门坠胀、高热、头痛、脉数等全身症状。体征为下腹明显压痛、反跳痛，肌紧张。宫旁单侧或双侧结缔组织增厚、压痛或触及炎性包块，严重者整个盆腔形成"冰冻骨盆"。若淋病奈瑟菌沿生殖道黏膜上行感染，达输卵管与盆腹腔，形成脓肿后，高热不退、腹痛严重。血白细胞持续升高，中性粒细胞明显增多，核左移。炎症继续发展，扩散至子宫浆膜，形成盆腔腹膜炎，继而形成弥漫性腹膜炎，全身中毒症状明显，高热、腹痛、恶心、呕吐、腹胀等。腹部检查有明显的压痛、反跳痛。同时，炎性分泌物可能在直肠子宫陷凹形成局限性脓肿。脓肿波及肠管与膀胱，则可出现腹泻、里急后重与排尿困难。继续发展可并发脓毒血症和迁徙性脓肿，如肺脓肿、肾脓肿等。若病原体大量进入血液循环，繁殖并释放毒素可形成严重的脓毒血症、感染性休克、多脏器功能衰竭，甚至危及生命。

盆腔感染亦可导致血栓性静脉炎，产后 1~2 周多见。临床可见寒战、高热，症状可持续数周或反复发作。下肢血栓性静脉炎表现为弛张热，下肢持续性疼痛，局部静脉压痛或触及硬索状物，血液回流受阻，引起下肢水肿，皮肤发白，俗称"股白肿"。

三、诊断与鉴别诊断

（一）诊断

1. 病史 产后素体血虚弱、营养不良、贫血、慢性疾病、阴道炎、临产前性生活史。胎膜早破、产程延长、剖宫产、临产多次宫颈检查、接产或手术消毒不严、产后出血、产道损伤、胎盘、胎膜残留等史。

2. 产科检查 可见外阴、阴道、宫颈、剖宫产腹部切口等，局部伤口感染部位红肿、化脓、压痛、伤口裂开；或阴道伤口红肿化脓；或脓血性恶露，气臭；或子宫复旧不良、压痛、活动受限；或附件增厚、压痛、盆腔包块；或腹部压痛、反跳痛等。

3. 实验室检查 血常规检查可见白细胞总数与中性升高。血、宫颈分泌物细菌培养与药敏试验可以明确引起感染的病原体，加药敏以指导治疗。

4. 其他检查 超声、CT、磁共振等检查可对盆腔炎性包块、脓肿等做出定位与定性诊断。

（二）鉴别诊断

1. 乳痛发热 发热并乳房局部红肿疼痛，或有硬块，甚至溃烂。

2. 产后淋证 即泌尿道感染，虽有发热，但主症为尿频、尿急、尿痛。尿常规检查有红、白细胞。

3. 外感发热 发热并见畏冷、头痛、咽痛、咳嗽、流涕。

4. 产后痢疾发热 发热并里急后重、下腹阵痛、脓血便。粪便化验有红、白细胞。

四、辨证论治

（一）辨证要点

主要根据发热特点，腹痛情况，恶露的量、色、质及气味，外阴、阴道产伤、腹壁切口等以辨病位与病性。若见外阴、阴道、宫颈伤口红肿疼痛、流脓、脓血性恶露，或伴低热者，为急性外阴、阴道、宫颈局部感染邪毒；如高热，或寒战高热，恶露量多或少，腹痛拒按，甚或触及肿块，为邪毒与瘀血相结，病情严重；若发热、腹痛，皮下瘀斑、瘀点为邪毒侵入营血分，病情危急；若高热、神昏，或肢冷脉微、神昏为邪毒攻入心包，常危及生命。

（二）治疗

1. 治疗原则　清热解毒，凉血化瘀。

2. 主用方药

（1）五味消毒饮（《医宗金鉴》）加减：金银花、野菊花、蒲公英、紫花地丁、紫背天葵子，加连翘。

（2）解毒活血汤（《医林改错》）加减：连翘、葛根、柴胡、枳壳、当归、赤芍药、生地黄、红花、桃仁、甘草，去红花，加败酱草、蒲公英。

3. 辨证加减　若外阴、阴道、宫颈及剖宫产腹壁创口发炎，见局部伤口红肿疼痛，发脓，或伴低热，治用五味消毒饮加连翘、生地黄、牡丹皮清热解毒，凉血消肿即可；若发热、腹痛拒按、恶露色紫红、紫黯如败酱，气秽臭，病及子宫内膜炎、子宫肌炎时，治宜清热解毒，凉血化瘀，退热止痛，方用解毒活血汤加败酱草、蒲公英。方中连翘、葛根、柴胡清热解毒，辛散退热。连翘、败酱草、蒲公英、甘草合生地、赤芍、当归、桃仁清热解毒，凉血化瘀，消肿止痛。便结者加大黄，热伤津液，烦渴汗出，脉滑数者，酌加石膏、天花粉、知母、竹叶、南沙参；若高热寒战，腹痛拒按，恶露量少，色紫黯如败酱，便结溲赤，急性盆腔炎、盆腔腹膜炎、盆腔脓肿等症者，治宜清热解毒，化瘀通府，排脓止痛，方用解毒活血汤加败酱草合大黄牡丹汤（《金匮要略》）：大黄、牡丹皮、桃仁、冬瓜仁、芒硝；如热入营血，高热不退，腹痛拒按，皮肤瘀斑，心烦汗出，舌质红少苔，脉细数者，治宜清营解毒，凉血化瘀，方用清营汤（《温病条辨》）：犀角（犀角已不再作为中药使用，应使用相应的替代品，如水牛角）、生地黄、元参、竹叶心、麦冬、丹参、黄连、金银花、连翘，加败酱草、紫花地丁、赤芍；如邪入心包，高热神昏、神昏肢冷，脉微欲绝者，治用紫雪丹（《外台秘要》）或安宫牛黄丸（《温病条辨》）。同时应中西医结合治疗以提高疗效。

◖◗ 五、西医治疗

1. 支持治疗　加强营养补充足够维生素，纠正水、电解质紊乱。病情严重或贫血者，多次少量输新鲜血或血浆。取半卧位，利于恶露引流。

2. 抗感染　产褥感染一旦确诊，原则上应用广谱、足量、有效抗生素，一般首选青霉素和氨基糖苷类药联合，并根据细菌培养和药敏试验的结果，调整抗生素种类和剂量，保持有效血药浓度。当中毒症状严重者，短期加用适量的肾上腺皮质激素，提高机体应激能力。

3. 抗凝治疗　血栓性静脉炎时，在应用大量抗生素抗感染的同时，可加用肝素每日 150U/kg 加入 5% 葡萄糖液 500ml 静脉滴注，每 6h1 次，体温下降后改为每日 2 次，连用 4~7 天。尿激酶 40 万 U 加入 0.9% 氯化钠注射液或 5% 葡萄糖注射液 500ml 静脉滴注 10 日。用药期间监测凝血功能。同时，还可以口服双香豆素、阿司匹林等其他抗凝药物。

4. 手术治疗　会阴伤口或剖宫产腹部切口感染，应及时切开引流；盆腔脓肿可经腹部或阴道后穹窿穿刺或切开引流；对有胎盘、胎膜残留者，在有效抗感染的同时，行清宫术清除宫内残留物；子宫严重感染，经积极治疗无效，炎症继续扩展，出现不能控制的出血、脓毒血症或 / 及感染性休克时，应及时行子宫切除术，清除感染源，挽救生命。

六、其他疗法

1. 中成药

（1）清开灵注射液：每日 20~40ml+10% 葡萄糖注射液 250ml 静脉滴注。或用 2~4ml，肌内注射，每日 2 次，以清热解毒，解热安神。

（2）穿琥宁注射液：每次 160mg+5% 葡萄糖注射液或生理盐水 500ml 静脉滴注，每日 2 次，以清热解毒，凉血化瘀。

（3）金刚藤胶囊：清热解毒，消肿散结。每次 3 粒，每日 3 次。

（4）丹白颗粒：清热解毒，活血止痛。每次 1 包，每日 3 次。

2. 外敷　五味消毒饮（金银花 15g、野菊花 15g、蒲公英 15g、紫花地丁 15g、紫背天葵子 15g），加水适量，煎煮 15min，取汁置无细容器中，待冷却后，用无纺纱布浸药液敷于外阴或腹壁伤口处，每日 3 次，1 次敷 30min。药渣用纱布包好，以皮肤可以接受的温度趁热贴下腹部，药袋冷却后移开，下次使用可将药袋置微波炉加热后使用。每日 2 次。

3. 针刺　关元、中极、血海、曲池、合谷、太冲，强刺激，泻法，不留针。

4. 食疗　竹叶 30g、麦冬 15g、冬瓜 300g，加水 1000ml，少许盐调味，取汁频服。

●● 七、预防与调护

（1）注意产前、产后卫生。产前 2 个月禁止性生活与盆浴，保持外阴清洁，及时治疗外阴、阴道炎及宫颈炎。产后禁性生活，注意外阴卫生，做好外阴切口与阴道、宫颈裂伤、剖宫产伤口修复与护理，必要时用抗生素预防感染。

（2）加强营养，增强体质，及时治疗孕前疾病，如贫血、慢性疾病、炎性疾病、糖尿病等。

（3）避免胎膜早破、滞产、产道损伤与产后出血。

（4）正确处理产程，严格无菌操作，及时处理产伤。

（5）产后饮食宜富营养，容易消化食品及新鲜蔬菜、水果，避免过于甘温与姜、酒过量。发热者宜多饮水、流质或半流质饮食。

●● 八、疗效标准

1. 治愈　体温恢复正常，症状消失，体征及实验室检查正常。
2. 好转　体温下降，症状及实验室检查好转。
3. 未愈　症状无改变，甚至病情恶化。

●● 九、体会与探讨

产褥感染是产科四大急重症之一。因生殖器官感染而得名，发热为其主症。中医以产后发热为主症而命名，概括了西医的产褥病率，也包括了产褥感染。产褥感染与中医产后感染邪毒发热临床均认同其主症为发热、疼痛、恶露异常。中医认为产后发热的发病与产后"多虚多瘀"的生理病理密切相关，发热及感染火热之邪均可耗气伤津，加之产后阴血骤虚，元气不足，两虚相得，正虚邪实，传变迅速，故病情急重。

产褥感染随感染部位的不同，临床表现有所不同，病情轻重各异。因此，及时、正确的诊断可以为治疗赢得时间。病情的发生与发展并不一定按部就班，病情的轻重亦不能以体温的高低为唯一标准，有些产后出血多或体质极差者，感染后体温可能不高，正不胜邪，邪毒直犯营血分，甚或逆传心包。而恶露气味的改变常常先于发热。因此，临症一定要进行全面体检，四诊合参，详细分析病情，才能把握诊断。

产褥感染相关临床研究显示，中西医结合治疗可以提高疗效，缩短抗生素的使用天数与住院天数。西医认为 β- 溶血性链球菌是引起产褥感染的主要病原体，多为混合感染。治疗首选广谱高效、足量抗生素，最有效的是根据细菌与药敏选择抗生素。中医治疗本病原则是：疾病全程均以清热解毒，凉血化瘀为法，并保持二便通利，使邪有产路。对体虚者，注意固护正气与阴液。产褥感染的治疗还要重视原发病灶的处理，如外阴、阴道、宫颈、剖宫产伤口化脓者，应结合切开排脓。对宫腔内有妊娠物残留者，应在抗感染治疗的同时行清宫术。对有盆腔脓肿者，应结合经腹或阴道后穹窿穿刺或切开引流。对药物不能控制的严重感染，甚至出现出血不止、脓毒血症、感染性休克者，应切除子宫，清除感染，挽救生命。同时，应注意病后康复治疗。

第三节 │ 产后恶露不绝

产后恶露持续 3 周以上仍淋漓不断者，称为"产后恶露不绝"，又称"产后恶露不止""恶露不尽"。

恶露指胎儿、胎盘娩出后，子宫中遗留的余血浊液，随子宫缩复而逐渐排出，总量 25~500ml。正常的恶露有血腥味，但无臭味，一般 3 周左右干净。若产后子宫复旧不全或宫腔内残留胎盘、胎膜或合并感染时，恶露的时间会延长。若人工流产、药物流产后，阴道出血超过 1~2 周不能自净者，可参照本病治疗和处理。

《金匮要略·妇人产后病脉证并治第二十一》载："产后七八日，无太阳证，少腹坚痛，此恶露不尽。"《诸病源候论》立"产后恶露不尽候"，病因以"风冷""瘀血"立论。王焘《外台秘要》记载"恶露不绝"，存方 4 首；孙思邈《备急千金要方》则载有 25 方治疗恶露不绝；陈自明《妇人大全良方·产后恶露不绝方论》谓："夫产后恶露不绝者，由产后伤于经血，虚损不足。或分解之时，恶血不尽，在于腹中，而脏腑挟于宿冷，致气血不调，故令恶露淋漓不绝也"，指出其病因病机；吴谦等《医宗金鉴·妇科心法要诀》提出根据恶露的颜色、形质、气味，辨寒热虚实的原则。

一、病因病机

主要病机是子宫藏泄失度，冲任不固，血海不宁。分娩和产后，子宫由妊娠时的"藏"转为"泄"，继而又转为哺乳期的"藏"。致病因素可使子宫久泄而不藏，血海不宁，冲任不固，恶露不绝。

若素体虚弱，或孕期调摄不慎，或产时失血过多而伤气，或产后劳倦伤脾，气虚不能摄血，冲任不固，可致恶露久下不止。或产妇素体阴虚，产时失血伤津，阴液益亏而虚火妄动；或因情志不畅，五志化火，或素体阳盛，产后过热过补，或产时操作不洁，感染邪毒，热扰冲任，迫血妄行，而致恶露不止。或因产时感寒，寒凝血瘀；或素有癥瘕，冲任瘀阻，新血不得归经，而致恶露不止。

西医认为，晚期产后出血常见于：①胎盘、胎膜、蜕膜残留：表现为血性恶露持续时间延长，以后反复出血或突然大量流血。②子宫胎盘附着面感染或复旧不全：表现为突然大量阴道流血，检查发现子宫大而软，宫口松弛，阴道及宫口有血块堵塞。③剖宫产术后子宫伤口裂开：多发生在术后2~3周，出现大量阴道流血，甚至引起休克。④产后子宫滋养细胞肿瘤、子宫黏膜下肌瘤等。亦见于子宫复缩不良者。产后晚期出血，量少者可参照恶露不净处理。

●● 二、临床表现

分娩后3周，恶露仍淋漓不断者，或人工流产、药物流产恶露1~2周仍淋漓不净者。或伴有色、质、气味的异常；或伴腹痛。若突然大量出血如崩，而致虚脱休克者，当按产后血晕论治。

●● 三、诊断与鉴别诊断

（一）诊断

1. 病史　产前体质虚弱，或气虚或阴虚，或素有癥瘕；产时感受寒邪，或产后情志不遂，或操作不洁；有胎盘胎膜残留、宫内感染、子宫复旧不全史。

2. 检查

（1）妇科检查：发现子宫较同期正常产褥子宫大而软，或有压痛，宫口松弛，内有血块或组织。

（2）实验室检查：血常规、凝血功能检测等，了解感染及有无贫血情况，除外凝血机制障碍。血 β-hCG、尿 β-hCG、胎盘生乳素（hPL）的检测有助于诊断胎盘残留、胎盘部位滋养细胞肿瘤。

（3）B 超检查：了解子宫复旧情况，宫腔内是否有残留组织，有无子宫黏膜下肌瘤，了解子宫切口愈合情况。

（4）病理检查：子宫刮出物做病理检查以确诊有无胎盘、胎膜残留、胎盘部位滋养细胞肿瘤。

（二）鉴别诊断

1. 凝血障碍　原有凝血障碍性疾病，如血小板减少症、白血病、再生障碍性贫血、重症肝炎等，多数在妊娠前即存在。可通过血液检查明确诊断。

2. 产褥期内外伤性出血　产褥期内性交或外伤，妇科检查可见阴道或宫颈有裂伤。

3. 胎盘部位滋养细胞肿瘤　继发于足月产、流产、葡萄胎后，表现为不规则的阴道出血，常伴贫血、水肿，子宫均匀增大或不规则增大，血 hCG、hPL 轻度升高。B 超检查、诊断性刮宫有助于确诊。

四、辨证论治

（一）辨证要点

本病特征是恶露过期不止，辨证时除运用四诊八纲外，主要从恶露的量、色、质、气味辨其寒、热、虚、实。

产后恶露逾期不止，量多，色淡红，质稀，无臭气，伴小腹空坠，神疲倦怠，气短懒言，面色㿠白。舌淡苔白，脉缓弱者多为气虚；恶露过期不止，量较多，色红或深红，质稠，或色如败酱，有臭气，面红唇赤，口燥咽干，或有腹痛、便秘，或兼五心烦热。舌红，苔燥或少苔，脉滑数或细数者多为血热；恶露过期不止，淋漓涩滞，量时多时少，色紫暗有块，腹痛拒按，块下痛减。舌紫暗，边尖有瘀斑、瘀点，脉沉弦涩者多为血瘀。

（二）治疗原则

1. 治则　根据"虚者补之，热者清之，瘀者攻之"原则，益气补肾是基础，祛瘀排瘀是关键。结合病情，必要时佐以清热化湿。勿忘产后多虚多瘀的特点，注意补虚不留瘀，化瘀不伤正，合理选用方药。

2. 常用方药

（1）补中益气汤（《脾胃论》）：人参、黄芪、白术、当归、陈皮、升麻、柴胡、炙甘草，适用于气虚证。

（2）保阴煎（《景岳全书》）：生地黄、熟地黄、黄芩、黄柏、白芍、山药、续断、甘草，适用于血热证。

（3）生化汤（《傅青主女科》）：当归、川芎、桃仁、炮姜、甘草，原方主治瘀血未净，腹痛，恶露下血块。

（三）辨证加减

生化汤是《傅青主女科》治疗产后病第一方。用其加减治疗产后病计11种之多。是当今临床治疗恶露不绝的常用方。产后生理病理"多虚多瘀"，生化汤独具生新血化瘀血之功，既生新补虚，又化瘀滞，达到行中有补、化中有生、补虚消瘀，故名生化汤。有"血块圣药"之称。临床可依寒热虚实加减化裁。若宫寒腹冷痛喜暖者，加小茴香、艾叶温经散寒，化瘀止血；兼疲乏无力等气虚证者，加黄芪、党参益气；若气滞腹胀痛者，加郁金、延胡索行气止痛。若见发热，恶露臭秽，属邪毒炽盛者，加败酱草、黄柏、牡丹皮清热解毒；血瘀腹痛者加失笑散、益母草化瘀止痛。

五、西医治疗

（1）胎盘胎膜残留：大量出血时应立即刮宫；术中术后抗炎缩宫；血量不大时可先抗炎再清宫。

（2）胎盘附着部位复旧不全：抗炎、促宫缩辅以中药治疗。

（3）剖宫产切口裂开：先保守（宫缩剂、抗生素），血量大应及时介入治疗或子宫切除。

（4）对产后反复出血不止，疑有妊娠物残留或滋养细胞肿瘤者，应在抗感染后行清宫术，刮出物送病理检查。既可以快速止血，又可以达到确诊的目的。

六、其他疗法

（1）中成药：

1）复方益母胶囊：

组成：益母草、当归、川芎、木香。

功效：调经活血，祛瘀生新。

用法：口服，每次2~3粒，每日2次。

2）新生化颗粒：

组成：当归、川芎、桃仁、炙甘草、干姜、益母草、红花。

功效：活血祛瘀止痛。

用法：口服，每次2袋，每日2~3次。

（2）腹带法：在腹壁上放棉花4~5层，用软布围而缚之。作用有三：一为外加压力以帮助子宫缩复；二能使腹部温暖，预防感寒；三可避免产后腹壁肌肉松弛，预防内脏下垂。可预防气血虚弱恶露不绝。

（3）食疗法：

参芪粥：黄芪 20g、党参 15g、白术 12g、大米 60g。先将 3 味药用干净布包好煎汤，再入大米煮成粥。食用，每日一剂，连服 5~7 日。具有健脾益气功效，用于气虚型。

七、预防与调护

（1）加强早期妊娠检查及孕期营养调护，提倡住院分娩。

（2）胎盘娩出后，必须仔细检查胎盘胎膜是否完整，有无副胎盘，如发现宫腔残留，应立即清宫。

（3）产后注意适当休息，注意产褥卫生，避免感受风寒。增加营养，不宜过食辛燥之品。提倡做产后保健操。

八、疗效标准

1. 治愈　主症（恶露不绝）消失，伴随症状（腹痛乏力、腰酸等）消失，舌脉如常。

2. 好转　主症减轻，伴随症状减轻或消失。

3. 未愈　主症及伴随症状均不减轻。

九、体会与探讨

产后恶露不绝，常因子宫复旧不良，或胎盘、胎膜残留，或子宫内膜感染影响子宫收缩所致。中医病机有虚有实，亦常见虚实夹杂。治疗原则益气补肾是基础，祛瘀排瘀是关键。结合病情，必要时佐以清热化湿。勿忘产后多虚多瘀的特点，注意补虚不留瘀，化瘀不伤正，合理选用方药。

药物流产后阴道下血淋漓不止者，可在辨证论治的基础上，重用益母草，一可祛瘀生新，二可促进子宫收缩，使恶露按时而净。蜂花合剂（蜂房、花蕊石、当归、川芎、蒲黄炭、枳壳、山楂炭等）系谢德聪经验方，治疗药物流产后出血、产后瘀血证恶露不净有良效。

对产后反复出血不止，疑有妊娠物残留或滋养细胞肿瘤者，应在抗感染后行清宫术，刮出物送病理检查。既可以快速止血，又可以达到确诊的目的。

第四节 | 产后缺乳

产后乳汁甚少或全无，不足以喂养婴儿者，称为"缺乳"，又称"乳汁不足""乳汁不行"。本病最早见于隋代《诸病源候论》载："妇人手太阴少阴之脉，下为月水，上为乳汁……即产则水血俱下，津液暴竭，经血不足者，故无乳汁也。"初步提出了缺乳的病因。《格致余论》有："乳子之母，不知调养，怒气所逆，郁闷所遏，厚味所酿，以致厥阴之气不行，故窍不得通，而乳汁不得出"的论述，在了解缺乳的病因病机方面有了发展。

西医学之产后泌乳过少等病可参照本病论治。

●● 一、病因病机

乳汁为血所化生，来源于中焦脾胃。乳汁的分泌是否畅通，还有赖于肝气的疏泄。乳汁缺乏，或素体气血亏虚，或脾胃素弱，复因分娩失血耗气，致气血亏虚，生化之源不足，乳汁无源可化，故无乳可下。或肝郁气滞，乳络不畅所致。多因产后情志不遂，肝失条达，气机不畅，乳脉不通，致乳汁不行而无乳。或素体脾虚，或产后嗜食膏粱厚味，脾失健运，不能运化水湿，聚湿成痰，痰浊阻滞乳络而致乳汁不行。

●● 二、诊断与鉴别诊断

（一）诊断

1. 病史　素体气血虚弱，或脾胃虚弱，或素性抑郁，或产时、产后出血过多；或产后情志不畅；或乳腺发育不良，乳头内陷。

2. 临床表现　产后乳汁甚少或全无，不足以喂养婴儿。产后开始哺乳即见乳房柔软，乳汁稀少；或乳房饱满、胀痛，乳汁甚少，点滴而下，甚或全为；乳汁清稀或稠黏；或伴神疲乏力、面色少华；精神抑郁，胸闷胁痛；或形体肥胖，纳呆便溏。

3. 检查　检查乳房柔软，或饱满，但无结块、压痛，或见有乳头凹陷。

4. 生化检查　血红蛋白或偏低，或贫血。

（二）鉴别诊断

本病应与乳痈相鉴别：乳痈初起有乳房局部红肿热痛，恶寒发热，触之乳房有硬块，一般单侧发病。

●● 三、辨证论治

（一）辨证要点

辨证主要根据乳汁、乳房、情绪、舌脉来辨其虚实。产后乳汁不充甚或全无，不够喂养婴儿，乳房柔软无胀感，乳汁清稀，面色无华，神疲乏力，精神萎靡，食欲不振，舌淡苔白，脉细弱者，多为气血不足；产后乳汁甚少或全无，或产后乳汁正常或偏少，伤于情志后，乳汁骤减或点滴全无，乳汁稠，乳房胀硬而痛，或有微热，精神抑郁，胸胁胀痛，嗳气，食欲减退。舌暗红，苔薄黄，脉弦细或弦数为肝郁气滞。产后乳汁稀少，或点滴皆无，乳房丰满，柔软无胀感；伴有形体肥胖，胸闷泛恶，或食少乳少，或大便溏泄；舌质胖，苔白腻，脉沉细者为痰浊阻滞。

（二）治疗原则

缺乳有虚有实，产后虽然多虚，亦不宜峻补，应以调理气血、通脉下乳为治疗原则。在治疗中还应注意产妇恶露情况。产后恶露过多可影响乳汁的化生，应同时治疗。脾虚痰湿壅滞亦可造成缺乳，虽形体肥胖，乳房丰满，脂肪组织多但乳腺组织少，痰湿壅滞乳络，行乳无力，宜健脾化痰通乳。精神紧张、劳逸失常或哺乳方法不当等，均可影响乳汁分泌。乳腺发育不良，乳头内陷导致缺乳者，非药物所能及。

（三）分型论治

1. 气血虚弱证

临床主症：产后乳汁甚少，不足以喂养婴儿，甚或乳汁全无，乳汁清稀，色淡白，乳房柔软无胀感。面色少华、萎黄，神疲乏力。舌质淡红，舌苔薄白。脉细弱。

治法：补气养血、佐以通乳。

方药：通乳丹（《傅青主女科》）加减，人参、黄芪、当归、麦冬、木通、桔梗、猪蹄，去木通，加通草。

原方治产后乳汁不行。以人参、黄芪补气；当归、麦冬养血滋阴；猪蹄血肉有情补虚增乳；桔梗、木通利气通乳。

2. 肝郁气滞证

临床主症：产后乳汁缺少，点滴而下，乳房胀痛，乳汁质稠，或色淡黄。伴胸闷胁胀、抑郁不舒，舌苔薄黄，脉弦。

治法：疏肝理气，通络下乳。

方药：下乳涌泉散（《清太医院配方》），当归、白芍、川芎、生地黄、柴胡、青皮、天花粉、漏芦、通草、桔梗、白芷、穿山甲（此为国家级保护野生动物，已被禁止入药）、王不留行、甘草。

原方治产后乳汁少或乳汁不行。方中柴胡、青皮疏肝理气，肝体阴用阳，方中当归、白芍、川芎、生地黄补血养肝以使肝血充盛，肝气畅达；天花粉、桔梗、白芷清热散结；漏芦、通草、穿山甲（此为国家级保护野生动物，已被禁止入药）、王不留行通络下乳；甘草调和诸药。

3. 痰湿阻滞证

临床主症：乳汁甚少或全无，乳房胀大，形体肥胖，胸闷脘胀，舌质淡胖，舌苔白腻。脉滑。

治法：健脾理气，化痰通乳。

方药：苍附导痰汤（《叶天士女科》）加减，茯苓、半夏、陈皮、甘草、苍术、香附、南星、枳壳、生姜、神曲，加漏芦、路路通。

原方治妇人肥盛乳汁不行。方中以二陈汤合南星、苍术燥湿化痰；香附、枳壳理气，气行则痰化；神曲理气消食。加漏芦、路路通以通络。

（四）辨证加减

产后缺乳证虽有虚、实，但乳汁为血所化，故缺乳的治疗勿忘补血。通乳丹是临床治疗缺乳的常用方，临床可依虚实加减化裁。若食少便溏者，加茯苓、山药健脾；头晕、心悸，加阿胶、首乌养血。实者，乳房胀甚，乳汁不下者，用下乳涌泉散，身有微热者，酌加黄芩、蒲公英以清热。若乳房胀硬热痛，触之有块者，为郁而成瘀，乳积化热，宜加丝瓜络、夏枯草、赤芍清热活血散结，同时配合局部按摩及热熨，以助散结通乳。若乳房胀满，乳汁甚少，伴脘胀纳呆、形体肥胖、苔腻，痰湿阻脉，乳络不畅，乳汁不下者，用下乳涌泉散去生地、柴胡、青皮、花粉，加陈皮、半夏、茯苓、神曲。若乳房结块，势欲成脓者，应按"乳痈"处理。

四、其他疗法

1. 中成药

（1）补血生乳颗粒：

组成：黄芪、当归、白芍、茯苓、白术、甘草、川芎、枳壳、王不留行、桔梗。

功效：益气补血，通络生乳。

用法：每次 4g，每日 2 次。

（2）下乳涌泉散：

组成：当归、白芍、川芎、生地黄、柴胡、青皮、花粉、漏芦、通草、桔梗、白芷、穿山甲（此为国家级保护野生动物，已被禁止入药）、王不留行、甘草。

功效：疏肝解郁，通络下乳。

用法：每次 1 袋，每日 2 次。

2. 食疗

（1）通草 24g，猪蹄 2 只，同炖，去通草，食猪蹄饮汤。

（2）王不留行 50g，研细末，取药末 10g，黄酒调匀，猪蹄 3~4 只煮汤，冲入药末食用。

（3）鸡血藤、大枣、桑寄生各适量，煎水代茶。

（4）生黄芪 30g，当归 6g，炖猪蹄。

（5）花生 120g，黄豆 120g，炖猪蹄。

（6）鲤鱼 100~150g，葱 50g，煎汤饮服。

（7）碎核桃仁，加猪油、红糖冲服。

3. 外敷　乳房有块者，局部用橘皮煎水外敷；乳房胀痛可用热水、葱汤洗涤乳房，以宣通气血。

4. 针刺　主穴膻中、乳根，配穴少泽、合谷、天宗。

五、预防与调护

（1）孕期做好乳头护理，产检时若发现乳头凹陷者，要嘱孕妇经常把乳头向外拉，并要常用肥皂擦洗乳头，防止乳头皲裂造成哺乳困难。

（2）纠正孕期贫血，预防产后大出血。

（3）提倡早期哺乳、定时哺乳，促进乳汁的分泌。

（4）加强产后营养，尤其是富含蛋白质食物和新鲜蔬菜，以及充足的汤水。饮食不过于滋腻，不偏食。

（5）保持情绪乐观，心情舒畅。睡眠充足，适当锻炼，维护气血和调。

（6）肥胖者尽早加强锻炼。合理饮食，不过于滋补。

●● 六、疗效标准

参照《中华人民共和国中医药行业标准 · 中医病证诊断疗效标准》。

1. 痊愈　乳汁分泌正常，能完全满足婴儿需要，其他症状消失。

2. 好转　乳汁分泌增多，能满足婴儿需要量的 2/3，其他症状明显改善。

3. 未愈　治疗前后乳汁分泌无明显变化，症状无明显改善。

●● 七、体会与探讨

缺乳有虚有实，产后虽然多虚，亦不宜峻补，应以调理气血、通脉下乳为治疗原则。在治疗中还应注意产妇恶露情况。产后恶露过多可影响乳汁的化生，应同时治疗。脾虚痰湿壅滞亦可造成缺乳，虽形体肥胖，乳房丰满，脂肪组织多但乳腺组织少，痰湿壅滞乳络，行乳无力，宜健脾化痰通乳。精神紧张、劳逸失常或哺乳方法不当等，均可影响乳汁分泌。乳腺发育不良、乳头内陷导致缺乳者，非药物所能及。产后调理对于泌乳也很重要，饮食要富于营养，容易消化，不偏食。注意乳房护理，哺乳前可用温水擦拭乳头、乳房。产后半小时内开始哺乳，以刺激泌乳。通乳丹是临床治疗缺乳的常用方，临床可依虚实加减化裁。食少便溏者，加茯苓、山药健脾；头晕、心悸者，加阿胶、首乌养血。实者，乳房胀甚、乳汁不下者，用下乳涌泉散；身有微热者，酌加黄芩、蒲公英以清热；若乳房胀硬热痛，触之有块者，为郁而瘀，乳积化热，宜加丝瓜络、夏枯草、赤芍清热活血散结。

第五节 | 产后乳汁自出

产后乳汁不经婴儿吮吸而不断自然流出者，称为"产后乳汁自出"，又称"漏乳"或"乳汁自溢"。若产妇身体壮实，气血充盛，乳房胀满而溢；或已到哺乳时间，未行哺乳而乳汁自流者，则为生理现象，不作病论。

本病始见隋代《诸病源候论》中"产后乳汁溢候"。唐代《经效产宝 · 产后乳汁自出方论》叙述了乳汁自出的病因："产后乳汁自出，盖是身虚所致，宜服补药以止之。"宋代《妇人大全良方》则进而指出"产后乳汁自出，乃胃气虚，宜服补药止之"是身虚之由。并附有独参汤、十全大补汤治验的案例。《校注妇人良方》补充了"肝经血热""肝经怒火"等病因，并各以方药治疗。《胎产心法》云："肝经怒火上冲，乳胀而溢。"

西医学之产后溢乳可参照本病论治。

一、病因病机

病机有虚实两端。虚者气血虚弱，胃气不固；实者肝郁化热，迫乳外溢。因产耗伤，中气不足，或饮食劳倦伤及脾胃，乳房属足阳明胃经，胃气不固，摄纳无权，乳汁随化随出。产后情志抑郁，郁久化火，或恚怒伤肝，肝火亢盛，乳头属足厥阴肝经所主，肝经火热，疏泄太过，迫乳外溢。

二、诊断及鉴别诊断

（一）诊断

1. 病史　素体虚弱，有贫血或其他慢性病史；或产后恚怒，情志不舒史。

2. 临床表现　产后未经婴儿吮吸而乳汁自动流出，尤其在哺乳时，吸吮一侧乳头而另一侧乳头乳汁自溢。乳汁或清稀，或浓稠。乳房或柔软，或胀痛。伴神疲乏力，面色少华，舌淡红，苔薄白；或烦躁易怒、口苦咽干，舌质红，苔薄黄。

3. 检查　双侧或一侧乳头乳汁自溢，点滴不断，浸渍衣服。乳房或柔软，或胀痛。乳头未见皲裂，乳房无红肿、包块。

（二）鉴别诊断

若妊娠期乳汁自溢，为"乳泣"；若溢出血液，或有结块者，应警惕乳腺癌。

三、辨证论治

（一）辨证要点

辨证主要根据乳汁和乳房情况辨虚实。乳汁不经婴儿吸吮而自然流出，量少质稀，乳房柔软而无胀感，神疲乏力，饮食减少。舌淡苔薄白，脉细无力者多属气血虚弱证；乳汁自出，量较多质浓稠，乳房胀痛，烦躁易怒，便秘尿黄。舌质红，苔薄黄，脉弦细数者，多属肝经郁热证。

（二）治疗原则

治疗以敛乳为主。虚者补而敛之，热者清而敛之。并注意加强营养，调畅情志，有利于乳汁的生化与蓄溢。

（三）分型论治

1. 气虚失摄证

临床主症：产后乳汁自出，量少，质清稀，乳房柔软无胀感；面色少华，神疲乏力；舌质淡苔薄白，脉细弱。

治法：补气养血，佐以固摄。

方药：补中益气汤加芡实、五味子。

2. 肝经郁热证

临床主症：产后乳汁自出，量多，质稠，乳房胀痛；胸胁胀满，情志抑郁或烦躁易怒，口苦咽干，便秘尿黄；舌质红，苔薄黄，脉弦数。

治法：疏肝解郁，清热敛乳。

方药：丹栀逍遥散去生姜，加生地黄、夏枯草、生牡蛎。

（四）辨证加减

乳汁自溢证有虚实，虚者乃因气虚摄乳无力，治用八珍汤，方中四物汤补血生乳，四君加黄芪、芡实、五味子健脾益气以摄乳；丹栀逍遥散则用于治疗肝经郁热，热迫乳溢之乳汁自出的常用方，临床可依虚实加减化裁。若乳房胀痛有块，加夏枯草清热散结，生牡蛎平肝散结敛乳；若五心烦热，舌红少津者，加生地黄、麦冬、五味子养阴清热敛乳。

四、其他疗法

1. 中成药

（1）补中益气丸：

组成：人参、黄芪、白术、当归、陈皮、升麻、柴胡、炙甘草。

功效：益气固摄，用于气虚摄乳无力之乳汁自溢。

用法：每次 9g，每日 3 次。

（2）加味逍遥丸：

组成：牡丹皮、栀子、柴胡、茯苓、白术、当归、白芍、甘草、生姜、薄荷。

功效：疏肝解郁，清热固摄。用于肝经郁热，热迫乳溢证。

用法：每次 9g，每日 2 次。

2. 耳针　取穴选内分泌、肝、胸区。

3. 食疗

人参粥：吉林红参 10g、大米 60g。人参先用炖盅隔水炖，取汁。大米另煮粥，粥成加入人参汁，混合服食。每日 1 剂，连服 3~5 剂即效。具有补气益血固摄的功效。用于气血虚弱型。

五、预防与调护

（1）产前、产后应注意饮食、情志之调摄以及乳房的护理，乳头内陷者应在产前进行纠正。

（2）正常分娩者应在产后半小时开始哺乳，哺乳结束后，用吸奶器或奶泵将乳房内的乳汁吸空，减少乳汁流出。

（3）加强产后营养及适当锻炼，促进脾胃健运以补气固摄。

（4）保持情绪乐观，心情舒畅。

（5）因故不能哺乳者，应及时回乳。

六、疗效标准

参照《中华人民共和国中医药行业标准 · 中医病证诊断疗效标准》。

1. 痊愈　乳汁分泌正常，能完全满足婴儿需要，其他症状消失。

2. 好转　乳汁分泌增多，能满足婴儿需要量的 2/3，其他症状明显改善。

3. 未愈　治疗前后乳汁分泌无明显变化，症状无明显改善。

七、体会与探讨

乳汁自出与缺乳之症状迥异，但均影响婴儿之喂养。而病机则均与气血虚弱和肝气郁结相关。乳汁之化生与分泌涉及肝、胃二经，产前、产后应注意饮食、情志之调摄以及乳房的护理，乳头内陷者应在产前进行纠正。

附：回乳

产后若因故不能哺乳，或已到断乳时间，即应适当用药物等以帮助回乳，以免回乳不全，以致很久还有乳汁分泌，影响月经的恢复，甚至导致闭经。或因乳汁瘀滞导致乳痈。常用方法有如下几种。

（1）炒麦芽 200g、蝉蜕 5g，水煎代茶饮。每日一剂，连用 3~5 天。

（2）免怀散（《济阴纲目》）：红花、赤芍、当归尾、川牛膝，水煎服，每日一剂，连用 3~5 天。

（3）外敷：皮硝适量，装入纱布袋，扎紧袋口，置微波炉加至微热，贴乳部，待潮湿后更换，每日 2 次，至见效。

（4）食疗：韭菜 150g，炒食，每日 1 次，至见效。

（5）维生素 B_6，每次 200mg，日 3 次，连用 3~5 天。

第六节 | 产后乳痈

乳腺炎，中医病名为"乳痈"，最常见的是"外吹乳痈"。90%以上发生于哺乳期，称"内吹乳痈"；发生于非哺乳期及非妊娠期的称"不乳儿乳痈"，则更少见。但近年来发病率有上升趋势。其中哺乳期乳腺炎是发生在乳房的最常见的急性化脓性疾病，好发于产后 1 个月以内的哺乳女性，尤以初产妇为多见。其临床特点是乳房结块，红肿热痛，溃后脓出，脓液稠厚，常伴恶寒、发热等全身症状。

相当于西医的哺乳期急性化脓性乳腺炎。

●● 一、病因病机

晋代葛洪《肘后备急方·卷五·治痈疽妒乳诸毒肿方第三十六》载："凡乳汁不得泄，内结名妒乳，乃急于痈。"隋代巢元方《诸病源候论·卷之四十·乳痈候》引用《养生方》云："热食汗出，露乳伤风喜发乳肿，名吹乳，因喜作痈。""因乳汁蓄结，与血相搏，蓄积生热，结聚而成乳痈。"

外吹乳痈总的病因病机：内有肝郁胃热，复染风热毒邪，引起乳汁郁积，乳络闭阻，气血瘀滞，从而腐肉酿脓而成。

（一）肝胃蕴热

产后伤血，肝失所养，若愤怒郁闷，肝气不舒，则肝之疏泄失畅，乳汁分泌或排出失调；或饮食不节，胃中积热，或肝气犯胃，肝胃失和，郁热阻滞乳络，均可导致乳汁淤积，气血瘀滞，热盛肉腐，终成乳痈。

（二）乳汁淤积

因乳头破裂，怕痛拒哺，或乳头内陷等先天畸形，影响乳汁排出，或乳汁多而少饮，或初产妇乳络不畅，或断乳不当，均可引起乳汁淤滞，宿乳蓄积，化热酿脓，而成乳痈。

（三）外邪侵袭

新产体虚，汗出腠理疏松，授乳露胸，容易感受风邪；或外邪从乳头等皮肤破碎处乘隙而入；或乳儿口气焮热，含乳而睡，热气从乳孔吹入，均可使邪热蕴结于肝胃之经，闭阻乳络，变生乳痈。

西医认为本病多因产后乳汁淤积，或乳头破损，细菌沿淋巴管、乳管侵入乳房继发感染而成。其致病菌多为金黄色葡萄球菌，其次为白色葡萄球菌和大肠杆菌。

●● 二、诊断及鉴别诊断

（一）诊断

1. 临床表现　多见于产后未满月的哺乳期女性，尤其是初产妇。可分为初起、成脓、溃后三期。

（1）初起：常见先有乳头皲裂，哺乳时乳头刺痛；或有乳管阻塞，乳汁排出不畅，导致乳汁郁积，发生乳房局部肿胀疼痛，结块或有或无，皮色微红或不红，皮肤微热或不热。常伴有恶寒发热，头痛骨楚，或胸闷不舒，纳少呕吐，大便干结等。若此时治疗适当，2~3 日内乳汁排出通畅，热退肿消痛减，可获消散。

（2）成脓：乳房结块逐渐增大，局部疼痛加重，或有鸡啄样疼痛，焮红灼热，伴同侧腋窝淋巴结肿大压痛。伴壮热不退，口渴喜饮，大便秘结，小便短赤，舌质红，舌苔黄腻，脉洪数，势在酿脓。至第 10 天左右，结块中央变软，按之应指；若病位深在，常需穿刺确诊；若脓蚀乳管，乳窍可有脓液流出。

（3）溃后：脓出通畅，多能肿消痛减，身热渐退，疮口逐渐愈合。若治疗不当可能形成袋脓，或传囊乳痈。亦有溃后乳汁从疮口溢出，形成乳漏。

2. 实验室及其他辅助检查

（1）血常规检查：可有白细胞总数及中性粒细胞数增加。

（2）彩超检查：可帮助辨别乳房深部脓肿。具体表现：局部区域组织增厚，内部回声较低，分布不均，边界不清，如果形成脓肿，内部可呈不均匀无回声区，边界增厚欠光滑。局部可见血流信号丰富。

（3）乳腺钼靶摄片：多表现为多发或单发大小不等的类圆形肿块，大多数边缘清楚，根据脓液成分不同，肿块所表现的密度有所不同，可呈低或中等密度影。

（4）脓液细菌培养及药敏试验：有助于明确致病菌种类，指导选用抗生素。

（二）鉴别诊断

1. 粉刺性乳痈　多发生于非哺乳及非妊娠期，大部分患者伴有先天性乳头凹陷畸形，乳头常有白色脂质样分泌物溢出。初起肿块多位于乳晕部，红肿热痛程度较轻，溃后脓液中夹有粉渣样物质，不易收口，可反复发作，形成乳漏。全身症状亦较乳痈为轻。

2. 乳岩（炎性乳腺癌）　多见于中青年女性，尤其是在妊娠期或哺乳期。患乳迅速肿胀变硬，常累及整个乳房的 1/3 以上，尤以乳房下半部为甚。病变局部皮肤呈暗红或紫红色，毛孔深陷呈橘皮样，局部不痛或轻度压痛。同侧腋窝淋巴结明显肿大，质硬固定。一般无恶寒、发热等全身症状，抗炎治疗无效。本病进展较快，预后不良。

二、辨证论治

（一）辨证要点

（1）多发生在初产妇的哺乳期，尤其是产后第三周或第四周。

（2）初期乳房肿胀、疼痛、结块，皮肤不红或微红，乳汁分泌不畅，或伴有高热、寒战；中期肿块变硬，有压痛，皮肤发红，常在短期内软化，形成脓肿。

（3）患侧乳房肿大，局部红、肿、热、痛，有搏动性疼痛，在哺乳时更剧。

（二）治疗原则

乳痈的治疗强调及早处理，以消为贵。注重通络下乳，避免过用寒凉药物。一旦乳汁排出通畅，则肿痛结块渐消。一般对发病 3 天之内者的治疗效果理想，而形成传囊乳痈、乳房僵块日久不消者的治疗则较为棘手。

（三）分型论治

1. 内治法

（1）气滞热蕴证：

临床主症：乳房部肿胀疼痛，肿块或有或无，皮色不变或微红，乳汁排泄不畅；伴恶寒发热，头痛骨楚，口渴，便秘；舌淡红或红，苔薄黄，脉浮数或弦数。

治法：疏肝清胃，通乳消肿。

方药：瓜蒌牛蒡汤加减。

乳汁壅滞太甚者，加王不留行、路路通、漏芦通乳；产妇断乳后乳汁壅滞者，加生山楂、生麦芽回乳；产后恶露未尽者，加当归尾、川芎、益母草祛瘀；乳房肿块明显者，加当归、赤芍、桃仁等活血祛瘀；大便秘结者，加生大黄、火麻仁通便。

（2）热毒炽盛证：

临床主症：肿块逐渐增大，皮肤焮红，灼热，疼痛如鸡啄，肿块中央渐软，有应指感；可伴壮热，口渴饮冷，面红目赤，烦躁不宁，大便秘结，小便短赤；舌红，苔黄干，脉数或滑数。

治法：清热解毒，托毒透脓。

方药：透脓散加味。

热甚者，加生石膏、知母、金银花、蒲公英清热解毒。

（3）正虚邪恋证：

临床主症：溃破后乳房肿痛减轻，但疮口脓水不断，脓汁清稀，愈合缓慢，或乳汁从疮口溢出形成乳漏；面色少华，全身乏力，头晕目眩，或低热不退，食欲不振；舌淡，苔薄，脉弱无力。

治法：益气和营托毒。

方药：托里消毒散加减。

2. 外治法

（1）初期：用金黄散或玉露散以冷开水或醋调敷；或用金黄膏或玉露膏敷贴；或用鲜野菊花、鲜蒲公英、鲜地丁草、仙人掌（去刺）等洗净捣烂外敷；或用20%芒硝溶液湿敷；或用大黄、芒硝各等份研末，适量凡士林调敷。

（2）成脓期：局部按之有波动感或经穿刺抽脓抽得脓液者，应及时切开引流。一般采用与乳头方向呈放射状的切口，切口位置选择脓肿稍低的部位，切口长度与脓腔基底的大小基本一致，使引流通畅不致袋脓，但需避免手术损伤乳络形成乳漏。而乳晕部的浅表脓肿、乳房后的脓肿或乳房周边脓肿，则可在乳晕边缘或乳房周边作弧形切口。若脓腔较大者，必要时可在脓腔最低部位作对口引流。脓肿小而浅者，可用针吸穿刺抽脓。

（3）溃后期：切开排脓后用八二丹、九一丹药线或凡士林纱条引流，外敷金黄散或金黄膏；脓尽改用生肌散收口，外用红油膏或生肌玉红膏盖贴；若有袋脓现象，可在脓腔下方用垫棉法加压，使脓液不致潴留；如有乳汁从疮口溢出，则可在患侧用垫棉法束紧，排出乳汁，促进愈合；若成传囊乳痈者，则在肿块按之应指处另做一切口；若形成乳房部窦道者，可用五五丹药捻，插入窦道至脓腔深处，以腐蚀管壁，至脓液减少后用九一丹药线，脓净则改用生肌散纽条，直至愈合。

四、其他疗法

1. 按摩　乳痈初起，局部肿痛，瘀乳明显者，可行乳房按摩。先做热敷，再在患侧乳房涂上少许润滑油，先轻揪乳头数次，然后一手掌托起患乳，另一手手指并拢由乳房基底边缘向乳头方向轻轻推按，将瘀滞的乳汁逐步挤出。

2. 针刺　取肩井、膻中、足三里、列缺、膈俞穴，用针刺泻法，留针15~30min，每日1次。

3. 单方验方

（1）蜂黄解毒汤：蜂房6g、蒲公英（鲜）60g、黄瓜藤15g，每日1剂。

（2）急性子外敷方：急性子25g、朴硝50g、鲜蟾皮1张、白酒1盅、炒面适量。上三味药捣烂成泥，加白酒及炒面拌调成干糊状。将药糊敷患处。

（3）露蜂房洗净撕碎，放置铁锅中以文火焙至焦黄（勿炒黑），研为细末，装入瓶内。每次服3g，每4h1次。服时用黄酒冲服。

（4）芒硝溶液（5%浓度）湿敷。或芒硝250g，置布袋内敷患处，此法需断乳时用。

五、预防与调护

（1）妊娠后期常用温水清洗乳头，或用75%乙醇擦洗乳头，并及早纠正乳头内陷。

（2）培养良好的哺乳习惯，注意乳头清洁。每次哺乳后排空乳汁，防止淤积。

（3）及时治疗乳头破溃及身体其他部位的化脓性疾病，并保持乳儿口腔清洁，积极防治口腔炎。

（4）保持心情舒畅。忌食辛辣炙煿之品，不过食膏粱厚味。

（5）患乳用三角巾或乳罩托起，减少疼痛，防止袋脓。

（6）若体温过高（≥38.0℃），或乳汁色黄，应停止哺乳，但必须用吸奶器吸尽乳汁。

（7）断奶时应先减少哺乳次数，使泌乳量逐渐减少。用麦芽、山楂各60g，或生枇杷叶15g（包）煎汤代茶，外敷皮硝。酌情使用苯甲酸雌二醇2mg，肌内注射，每日 2 次，连续 3 天；或溴隐亭 2.5mg，口服，每日 2 次，连续 3~7 天。

●● 六、疗效标准

参考《中华人民共和国中医药行业标准 · 中医病证诊断疗效标准》。

1. 痊愈　全身症状消失，肿块消散，疮口愈合。

2. 好转　全身症状消失，局部肿痛减轻，或疮口尚未愈合。

3. 未愈　反复"传囊"或形成乳漏。

第七节 | 产后身痛

女性在产褥期间，肢体关节酸楚疼痛，麻木重着者，称"产后身痛"，又称"产后关节痛""产后遍身疼痛""产后痹证"或"产后痛风"。

西医学方面因风湿、类风湿引起的产褥期关节疼痛可参照本病论治。

●● 一、病因病机

《诸病源候论》首论及其病机："产则伤动血气，劳损脏腑，其后未平复，起早劳动，气虚而风邪乘虚伤之，致发病者，故曰中风。若风邪冷气，初客皮肤经络，疼痹不仁。"宋代《当归堂医从 · 产育保庆集方》云："产后遍身疼痛，乃因产后百节开张……手脚不能动摇，不能屈伸，趁痛散以疗之。"《沈氏女科辑要笺正》则进一步从病因和治法上进行论述："产后遍身疼痛，多血虚，宜滋养。或有风寒湿三气杂至之痹，不可峻投风药。"后代历代医家则多以血虚、血瘀和外感致病之说立论。

产后身痛的主要病因病机为产后血虚，经脉失养；或产后血虚，风寒湿之邪乘虚而入，稽留关节、经络所致。产时失血过多，四肢百骸空虚，筋脉关节失于濡养而致肢体麻木，甚或疼痛。产后百节空虚，卫表不固，风寒湿邪乘虚而入，客于经络、肢节，痹阻作痛。产后多虚多瘀，若余血未净，瘀血滞留经络，气血运行不畅，亦致身痛。女子腰肾，胞脉所系，素体肾虚，复因产伤动肾气，胞脉失养，则腰膝、足跟疼痛。

二、诊断及鉴别诊断

（一）诊断

1. 病史　产时或产后出血过多，或产后受风寒、寒湿所侵，或居处潮湿，或有痹证史。

2. 临床表现　产褥期出现肢体关节酸楚疼痛或麻木重着，甚至屈伸不利；或痛处游走不定，或关节刺痛，或腰腿疼痛。

3. 检查

（1）体格检查：可有痛处关节活动受限，或关节肿胀按之疼痛。

（2）其他检查：红细胞沉降率、抗溶血性链球菌"O"或类风湿因子正常。

（二）鉴别诊断

本病应与内科痹证鉴别。主要以发生于产褥期，与产有关为辨。原有痹症，因产加重者，产褥期内亦可致产后身痛。若产褥期以后仍未愈者，则属"痹证"。

三、辨证论治

（一）辨证要点

本病辨证首以疼痛的部位、性质为主要依据，结合兼症与舌脉。肢体酸痛、麻木者，多属虚证。疼痛游走不定者，为风；冷痛而得热痛减者，为寒；肿痛灼热者，为热；重着而痛者，多为湿；若产后腰酸，足跟疼痛，伴头晕耳鸣，属肾虚；若疼痛较重，痛有定处，麻木，发硬，重着，屈伸不利，属瘀。

（二）治疗原则

本病以内伤气血为主，而兼风、寒、湿、瘀，临床表现往往本虚标实，治疗当以养血益气补肾为主，兼活血通络，祛风止痛。养血之中，应佐以理气通络之品以标本同治；祛邪之时，当配养血补虚之药以助祛邪而不伤正。本病与一般痹证不同，因产后气血俱虚，虽夹外感，也应以调理气血为主。

（三）分型论治

1. 血虚证

临床主症：产后遍身酸痛，肢体麻木，关节酸楚；面色萎黄，头晕心悸；舌淡，苔薄白，脉细无力。

治法：补血益气，通络止痛。

方药：黄芪桂枝五物汤（《金匮要略》），加减，黄芪、桂枝、白芍、生姜、大枣，加秦艽、当归、丹参、鸡血藤。

黄芪桂枝五物汤主治气血不足，营卫虚滞之痹证。方中黄芪益气固表，补益卫气，为君药。桂枝温通血脉，白芍养血补血，共为臣药。生姜温阳散寒；大枣益气补中，化生气血，并调和诸药；秦艽祛风湿，舒筋络；当归、丹参养血活血；鸡血藤补血，活血，通络，共为佐使药。全方共奏益气和营、温经通痹之功。

若关节疼痛较重兼有外邪者，加威灵仙、羌活、独活以疏风活络止痛；若上肢疼痛为主，加桑枝宣络止痛；下肢疼痛加怀牛膝补肝肾、强筋骨，引药下行。

2. 血瘀证

临床主症：产后遍身疼痛，或关节刺痛，屈伸不利，按之痛甚；恶露量少色暗，或小腹疼痛拒按；舌紫暗，苔薄白，脉弦涩。

治法：养血活络，行瘀止痛。

方药：身痛逐瘀汤（《医林改错》）加减，川芎、桃仁、秦艽、红花、甘草、羌活、没药、当归、香附、五灵脂、牛膝、地龙），加毛冬青、忍冬藤、益母草、木瓜。

身痛逐瘀汤主治寒凝血瘀之痹证。方中当归、川芎养血和血为君。桃仁、红花、五灵脂、没药活血化瘀为臣。香附行气，使气行则血行；秦艽、羌活、地龙祛风胜湿，通络止痛；牛膝强筋壮骨；毛冬青、忍冬藤、益母草、木瓜活血通络，共为佐。甘草调和诸药为便。全方共养血活血，化瘀祛湿之功。

若痛处不温，加姜黄、桂枝以温经散寒止痛；若小腹疼痛拒按者，加炮姜、益母草以温经通络，化瘀止痛。

3. 外感证

临床主症：产后遍身疼痛，项背不舒，关节不利，或痛处游走不定，或冷痛剧烈，恶风畏寒，或关节肿胀、重着，或肢体麻木；舌淡，苔薄白，脉浮紧。

治法：养血祛风，散寒除湿。

方药：独活寄生汤（《千金要方》）（独活、桑寄生、细辛、肉桂、防风、秦艽、杜仲、怀当归、白芍、干地黄、川芎、人参、甘草）。

独活寄生汤主治痹证日久，肝肾亏虚，气血不足证。方中独活辛苦微温，善祛下焦与筋骨间之风寒湿邪；桑寄生补肝肾，强筋骨，祛风湿，止痹痛，合为君药。

细辛、肉桂辛温散寒温经止痛，防风、秦艽祛风胜湿，舒利关节；杜仲、怀牛膝补肝肾，强筋骨，共为臣药。当归、白芍、干地黄、川芎养血活血；人参、茯苓、甘草补气健脾，扶助正气，均为佐药。甘草调和诸药，又为使药。综合全方，祛邪扶正，标本兼顾。

若关节疼痛恶风，游走不定者，加羌活祛风通络；若关节重着麻木明显者，酌加苍术、木瓜以除湿；若关节疼痛，活动不利者，加青风藤、伸筋草、络石藤以宣络止痛。

4. 肾虚证

临床主症：产后腰膝、足跟疼痛，艰于俯仰，头晕耳鸣，夜尿多；舌淡暗，苔薄，脉沉细弦。

治法：补肾填精，强腰壮骨。

方药：养荣壮肾汤（《叶氏女科证治》）加减，当归、川芎、独活、肉桂、防风、杜仲、续断、桑寄生、生姜），加熟地黄、秦艽、山茱萸。

养荣壮肾汤主治产后腰痛，属劳伤，或风寒所乘者。方中杜仲、续断、桑寄生补肾强腰壮筋骨，共为君药。防风、独活祛风湿而止痛；山茱萸、熟地黄补益肝肾，为臣药。秦艽祛风湿，舒筋络；肉桂、生姜温经散寒；当归、川芎养血活血止痛，是为佐药。全方可收补肾填精、强腰壮肾止痛之功。

●● 四、其他疗法

1. 中成药

（1）益母草冲剂：每次 1~2 包，每日 2 次，温水送服。适用于血瘀者。

（2）金鸡虎补丸：每次 6g，每日 2 次，温水送服。适用气血亏虚、肾精不足者。

（3）安络解痛片：每次 3~5 片，每日 3 次，温水送服。适用于血滞经脉者。

（4）人参再造丸：每次 3g，每日 2 次，能益气补血，舒筋活络，调治产后身痛。

2. 针刺治疗　肾虚证取脾俞、膈俞、阴陵泉、足三里等穴，血瘀证取膈俞、血海、气海，外感风寒取风池、曲池、膈俞、阴陵泉等穴。

3. 耳针　取耳神门、子宫、交感等相应部位耳穴，每次五六个耳穴，单侧，左右交替。

4. 艾灸　取关元、肾俞、大椎，艾条温和灸，每次5min，每日1次。

5. 食疗

归芪羊肉汤：当归30g、黄芪30g、生姜15g、羊肉500g。羊肉洗净切块，当归、黄芪用干净纱布包好，同放砂锅内加水适量，煮至烂熟，去药渣，分次服用。连服3~4日。具有补血益气，通络止痛的功效。用于气血虚弱型。

五、预防与调护

（1）产后身痛以预防为主，注意产褥期护理，要慎起居，避风寒，注意保暖，避免居住在寒冷的环境。

（2）加强营养，增强体质，适当活动，保持心情舒畅。

六、疗效标准

参照《中华人民共和国中医药行业标准·中医病证诊断疗效标准》。

1. 治愈　症状和相应体征完全消失，能很好地参加工作和劳动。

2. 好转　症状好转及稳定，但时有复发。

3. 未愈　治疗前后症状体征均无明显变化。

七、体会与探讨

产后身痛多发生在冬季春初严寒季节。病在产后，与产褥期生理密切相关，总因产后失血过多，气血虚弱不能濡养经脉为其根本，故治疗应以养血为主，可用四物汤加减，临证加益气、祛风、散寒、化湿、祛瘀止痛等治疗。不宜峻投祛风药，宜稍佐宣络之品。可配合针灸疗法。魏晋时代的《小品方》记载用大豆紫汤（大豆炒热沃清酒，去豆取酒饮）治疗产后中风身痛。中医妇产科名医陈雨苍用华佗愈风散（炒黑荆芥、酒淋豆），酒淋豆即用大豆炒熟，以酒淋之。改大豆为黑豆，治疗产后身痛有良效。

第八节 | 产后大便难

产后饮食正常而大便秘结艰涩，数日不解，或排便时干涩疼痛，难以排出者，称"产后大便难"。又称"产后便秘""产后大便不通""产后大便秘涩"。

一、病因病机

本病最早见于《金匮要略·妇人产后病脉证并治》篇："新产妇人有三病，一者病痉，二者病郁冒，三者大便难。"《诸病源候论》列有"产后大便不通候"。《产育宝庆集》《三病极一病证方论》《医宗金鉴·妇科心法要诀》等均有相关病因病机及治法之论述。

引起产后大便难的主要病因病机主因血虚津亏，肠燥失润，或气虚传导无力。素体阴血亏虚，复加产时失血出汗伤津，无以濡润肠道，犹如无水行舟，大便不得畅通，燥结难解。素体阴虚，无以制火，火伤阴津，津液更亏，大便结于肠腑。素体气虚，分娩失血，耗血者伤气，大肠传导无力，大便无以运行。

二、诊断及鉴别诊断

（一）诊断

1. 病史　素体气虚或阴血虚，加之产时或产后失血出汗，耗气伤津病史。

2. 临床表现　新产或产褥期内，饮食如故，但大便秘结不行，或排便艰涩困难，但腹无胀痛。血虚者伴面色萎黄，舌质淡红，脉细弱；阴虚有热，无水行舟者，伴咽干口燥，舌质红，舌苔黄。

3. 检查　肛门检查无异常。腹部触诊无压痛、无肿块。

4. 实验室检查　或有血红蛋白下降等贫血征。

（二）鉴别诊断

与其他原因所致的便秘、肠道梗阻相鉴别。后者多伴腹痛、腹胀、呕吐或发热等。

三、辨证论治

（一）辨证要点

产后多虚，临症结合全身症状和舌脉以辨别气虚、血虚和阴虚。产后大便秘结，艰涩难解，但腹无疼痛，饮食正常，伴心悸失眠，面色不华，舌淡，苔薄白，脉细涩者为血虚津亏证。产后大便干结，数日大便不解，伴颧红咽干，五心烦热，舌红，少苔或苔薄黄，脉细数者为阴虚火旺证。产后大便数日不解，伴汗出乏力，气短懒言，舌淡，苔薄白，脉虚缓者为气虚失运证。

（二）治疗原则

针对产后血虚津亏的特点，血虚者，以养以润；气虚者，以补以行；腑实者，通补兼施。不宜妄行苦寒通下，徒伤中气。

（三）分型论治

1. 血虚津亏证

临床主症：产后大便干燥，数日不解，或解时艰涩难下，腹无胀痛；饮食正常，或伴心悸少寐，肌肤不润，面色萎黄；舌淡，苔薄白，脉细弱。

治法：滋阴养血，润肠通便。

方药：四物汤加肉苁蓉、柏子仁、火麻仁。

若兼阴虚内热者，症见产后数日不解大便，解时艰涩，大便坚结，伴颧赤咽干，五心烦热，脘中痞满，腹部胀满，小便黄赤，舌质红，苔薄黄，脉细数，方用两地汤合麻子仁丸。若精神倦怠，气短乏力者，酌加白术、黄芪以益气；口燥咽干者酌加玄参、麦冬、玉竹、石斛以养阴润燥。

2. 脾肺气虚证

临床主症：产后大便数日不解，或努责难出；神倦乏力，气短汗多；舌淡，苔薄白，脉缓弱。

治法：补脾益肺，润肠通便。

方药：润燥汤（《万氏妇人科》）（人参、甘草、枳壳、槟榔、当归、生地黄、火麻仁、桃仁）。

润燥汤主治产后气血俱虚，大便闭涩不通。方中人参补脾气而益肺气，为君药。枳壳、槟榔理气行滞，以利传导；当归、生地黄养血育阴以润肠；火麻仁、桃仁润肠通便，共为臣药。甘草补脾气，调和诸药，为佐使药。全方共奏补脾益肺，润肠通便的功效。

若大便秘结难解者，重用白术、生何首乌以益气润肠通便。

3. 阳明腑实证

临床主症：产后大便艰结，多日不解；身微热，脘腹胀满疼痛，或时有矢气臭秽，口臭或口舌生疮；舌红，苔黄或黄燥，脉弦数。

治法：通腑泄热，养血通便。

方药：玉烛散（《儒门事亲》）（熟地黄、当归、白芍、川芎、大黄、芒硝、甘草）。

玉烛散主治血虚发热，大便秘结。方中熟地黄养血调血，大黄泻下通便，两者共为君药；当归、白芍滋阴养血，川芎活血行气，芒硝泄热通便，共为臣药；

甘草调和诸药，为佐使药。合用共奏通腑泄热，养血通便的功效。

若脘腹胀甚者，加鸡内金、佛手、枳壳；心烦口臭、口疮者，加黄芩、竹叶。

四、其他疗法

1. 中成药

（1）柏子仁丸：

组成：柏子仁、麻黄根、半夏、党参、白术、牡蛎、麦麸、五味子、大枣。

功效：养心安神，润肠通便。

用法：每次 6~9g，每日 2 次。

（2）麻仁丸：

组成：麻子仁、枳实、厚朴、大黄、杏仁、芍药。

功效：润肠泄热，行气通便。

用法：每次 9g，每日 2 次。

麻仁丸每日 2 次，每次 5g，吞服。适用于血虚津亏证。

2. 针刺　实秘证者，取中脘、足三里、内关等穴，针刺行泻法；虚秘者，取膈俞、肝俞、天枢等穴，针刺行补法。

3. 直肠用药　开塞露每次 1~2 支，肛门注入。

4. 口服缓泻剂　可服果糖口服液等辅助排便。

5. 食疗

（1）润肠粥：芝麻 10g，煮粥食。具有润肠通便的功效。用于各型。

（2）首乌粥（《百病饮食疗法》）：制首乌 30g，粳米 30~50g，加水适量共煮为粥，每日 1 次。

五、预防与调护

（1）注意预防产后出血，用药以养血润肠为主，或佐以滋阴，或佐以益气，不可妄用苦寒通下，以免更伤阴血。

（2）注意产后调摄，饮食清淡，营养均衡，多进食新鲜水果、蔬菜，忌食辛辣、难消化之品，适当活动，用手轻柔地按揉腹部，促进肠道蠕动，定时排便。

六、疗效标准

1. 治愈　患者排便通畅，规律排便，大便质地适中，性状如常。

2. 好转　患者排便有所改善，偶有大便干结、排便不规律等症状。

3. 未愈　患者排便与治疗前无改善，大便仍干结、不规律，仍有腹胀、口渴、烦躁等症状。

七、体会与探讨

产后大便难为产后"三病"之一，虽较之痉、郁冒二病之严重程度不能相提并论，是临床的常见病，但通过本病可以观察分娩失血伤津的程度，以便及时治疗，以防变生他症。同时，便秘难解，用力努责，腹压增加，易导致新产未复旧的生殖器官脱垂，也可能导致脱肛。故应受到临床重视，积极治疗。若因妊娠晚期胎头下降至真骨盆，压迫直肠而致大便难解，产后多能自行恢复。对于原有习惯性便秘者，产后也应积极治疗，以防内生殖器官脱垂。

第九节｜产后小便不通

新产后小便超过 8h 不能自解，小腹胀急疼痛者，称"产后小便不通"，又称"产后癃闭"。以初产妇、滞产及剖宫产后多见。

《素问·灵兰秘典论》曰："膀胱者，州都之官，津液藏焉，气化则能出焉。"《诸病源候论》首载"产后小便不通候"。《妇人大全良方》记载用木通散治产后小便不通。明代《万氏女科》指出："又有恶露不来，败血停滞，闭塞水渎，小便不通……加味五苓散主之。"清代《医宗金鉴》云："产后热邪夹瘀血流渗胞中，多令小便淋闭，宜四物汤加蒲黄、瞿麦、桃仁、牛膝、滑石、甘草梢、木通、木香治之。"《素问·宣明五气篇》云："膀胱不利为癃，不约为遗溺。"

西医学之产后尿潴留与本病相类似。

一、病因病机

主要病机为膀胱气化失司，与肺通调水道、脾运化水液和肾司二便功能失常等有关。若素体虚弱，脾肺气虚，复因产程延长，或产时耗气伤血，肺脾之气益虚，膀胱气化无力致小便不通。素体元气不足，复因产时劳伤肾气，肾阳不足，膀胱失煦，气化不及，而致溺不得出。产程过长，滞产逼胯，膀胱受压过久，气血运行不畅，瘀血阻滞，膀胱气化不利，溺不得出。

现代医学认为，本病的发生主因滞产，以第二产程延长为多见，因膀胱受压过久而充血水肿、膀胱麻痹感受性降低以致造成暂时性神经支配障碍。也可因手术或同时有会阴切口的疼痛，引起尿道口的痉挛而影响排尿。此外也有因为产后精神过度紧张而不能排尿，或不习惯于病室环境、躺在床上排尿所致。

二、诊断及鉴别诊断

（一）诊断

1. 病史　可有产程过长、失血过多或难产、手术助产等病史。

2. 临床表现　产后小便超过 8h 不能自解。新产后，排尿困难，点滴而下，小腹胀满，坐卧不安，甚或癃闭不通，或伴有精神抑郁、两胁胀痛，心烦口渴，或神疲乏力、面色少华，脉弦或细弱。

3. 检查　注意是否有下腹膨隆、膀胱充盈、触痛。并检查子宫复旧情况，有无阴道前壁、膀胱膨出。尿常规检查一般无异常。

（二）鉴别诊断

本病应与产后小便淋痛鉴别。两者皆为产后排尿异常。产后小便淋痛以尿频、尿急，尿痛为主症，而产后小便不通以小便不通为主症。同时产后小便淋痛可伴恶寒发热，尿常规检查可见红细胞、白细胞。而产后小便不通尿常规检查多无异常。

三、辨证论治

（一）辨证要点

根据产后小便情况，结合全身证候，辨其虚实。

（二）治疗原则

以"通利小便"为治疗原则，虚者补气温阳以化之，实者疏利决渎以通之。

（三）分型论治

1. 气虚证

临床主症：产后小便不通，小便胀急疼痛；精神萎靡，气短懒言，倦怠乏力，面色少华；舌淡，苔薄白，脉缓弱。

治法：益气生津，宣肺行水。

方药：补气通脬饮（《沈氏女科辑要》）（黄芪、麦冬、通草）。

补气通脬饮主治气虚不升，膀胱滞塞不通，小便不利。方中黄芪补益脾肺之气，气旺则水行；麦冬养阴滋液；通草甘淡利小便。全方共奏益气生津利尿之功。若多汗，咽干口渴者，酌加沙参、麦冬、生地黄、葛根以生津益肺；伴腰膝酸软者，酌加杜仲、巴戟天、桑寄生、续断以补肾壮腰膝。

2. 肾虚证

临床主症：产后小便不通，小便胀急疼痛，坐卧不宁；腰膝酸软，面色晦暗；舌淡，苔白，脉沉细无力，尺脉弱。

治法：补肾温阳，化气利水。

方药：济生肾气丸。

若腰痛甚者，酌加巴戟天、杜仲、续断以补肾强腰；小腹下坠者，酌加黄芪、党参以益气温阳。

3. 气滞证

临床主症：产后小便不通，小腹胀痛；情志抑郁，或胸胁、乳房胀痛，烦闷不安；舌淡。

治法：疏肝理气，行水利尿。

方药：木通散（《妇科玉尺》）（枳壳、槟榔、木通、滑石、冬葵子、甘草）。

木通散主治产后小便不利。方中枳壳、槟榔理气行滞，气行则水行；木通、滑石、冬葵子利水通小便；甘草和中。全方合用，有理气行滞，调畅气机，通利小便之效。

4. 血瘀证

临床主症：产程不顺，产时损伤膀胱，产后小便不通或点滴而下，尿色略混浊带血丝；小腹胀满刺痛，乍寒乍热；舌暗，苔薄白，脉沉涩。

治法：养血活血，祛瘀利尿。

方药：加味四物汤（《医宗金鉴》）（熟地黄、白芍、当归、川芎、蒲黄、桃仁、牛膝、木香、瞿麦、滑石、木通、甘草梢）。

加味四物汤主治产后热邪夹瘀血流渗胞中，令小便淋闭。方中熟地黄、白芍养血缓急止痛；当归、川芎养血活血；蒲黄、桃仁、牛膝活血祛瘀止痛；木香宜通气机；瞿麦、滑石、木通、甘草梢通利小便。

四、其他疗法

1. 针刺　取穴足三里、气海、阴陵泉、三阴交、中极、关元、肾俞等。

2. 推拿　掌揉小腹或推拿关元穴。

3. 敷贴法　以盐炒热敷于下腹部或神阙穴。

4. 灌肠　枳实、厚朴、生大黄等水煎取汁，保留灌肠。

5. 食疗　黄芪猪肠汤：黄芪60g、猪小肠1具、黑豆30g、赤小豆30g。将黑豆、赤小豆洗净装入猪肠内，用清水将猪肠与黄芪同炖至熟去药渣。吃肠、豆，喝汤，功能益气利尿。用于气虚型。

五、预防与调护

（1）本病重在预防，首先应正确处理产程，避免影响膀胱的功能。产后应密切观察排尿情况，并鼓励产妇多饮水、尽早自行排尿，不能自解者要及时处理。

（2）对有会阴切开，或有产伤者，要注意心理疏导，解除畏惧疼痛焦虑心理。

（3）注意产褥期卫生，避免外邪入侵加重本病或变生他症。

六、疗效标准

1. 治愈　治疗后排尿顺畅。

2. 好转　治疗后排尿明显顺畅，时有反复。

3. 未愈　治疗后排尿仍不利，需人工导尿，甚者出现尿频、尿急、淋漓涩痛，不缓解，或有肉眼血尿，腰酸，发热。

七、体会与探讨

产后小便不通是产后的常见病，多见于新产妇难产、产伤、体虚等原因导致。通常发生在产后12h内。产后多虚，治疗以温阳化气为主，不可滥用通利，损伤正气。针灸和按摩、外敷等中医外治法起效快，副作用少，应首先使用。一般只有对产后反复发作的小便不通才考虑中药内服治疗。

第十节｜产后小便淋痛

产褥期内出现尿频、尿急、淋漓涩痛等症状称"产后小便淋痛"，又称"产后淋""产后溺淋"。

西医学之产褥期泌尿系感染与本病可互参。

一、病因病机

隋代《诸病源候论》中就有"产后淋"病因病机的记载，指出多因产后体虚、热邪乘虚侵袭膀胱所致，并明确提出以肾虚为本，病位在膀胱。唐代《经效产宝》认为"产后患淋，因虚损后有热气客于脬中"所致。《妇人大全良方》云："产后诸淋，因热客于脬，虚则频数，热则涩痛，分虚实论治。"《证治准绳·女科》云："产妇小水淋漓或时自出，用分利降水之剂二年不愈……用补中益气汤、六味地黄丸而愈。"病因多与"热"相关。

产后小便淋痛的病机主要是热灼膀胱，气化失司，水道不利。产后血室正开，胞脉空虚，若摄生不慎，外阴不洁，或产时不顺，阴部创伤，秽浊湿热之邪乘虚入侵膀胱，或过食辛辣肥甘厚腻，酿成湿热，流注膀胱，气化不利，致小便淋痛。若素体肾虚，复因产时产后失血伤阴，肾阴亏虚，阴虚火旺，热灼膀胱，气化不利致小便淋痛。

二、诊断及鉴别诊断

（一）诊断

1.病史　可有产前或产后导尿，或外阴伤口愈合不良，或产后失血过多史。

2.临床表现　产后出现尿频、尿急、淋漓涩痛，可伴小腹坠胀、口苦口干、腰部酸痛，或伴发热口干。舌质红，舌苔黄，或黄浊，脉滑，或数。

3.检查

（1）妇科检查：可见外阴伤口愈合不良，尿道口、阴道口充血。

（2）辅助检查：尿常规检查可见白细胞、红细胞，甚则脓细胞，尿细菌培养可见致病菌。

（二）鉴别诊断

1.尿血　小便红赤，尿常规检查红细胞多，甚至满视野，但无尿痛感。

2.尿浊　产后小便混浊，色白如泔浆，但无排尿淋漓涩痛感。

三、辨证论治

（一）辨证要点

产后小便淋痛以尿频、尿急、淋漓涩痛为主要特点，病位在膀胱，病性为热，故临床辨证主要根据全身症状和舌脉以分虚实。实证者多见小便涩痛，尿黄赤色深，伴口心烦，舌红苔黄腻，脉滑数；虚证者多见小便短涩，淋漓灼痛，伴腰酸，手足心热，头晕耳鸣，舌红，少苔，脉细数。

（二）治疗原则

本病以热证、实证居多，临证以清热通淋为主，根据虚实的不同，实则清利，虚则补益。但鉴于产后多虚多瘀的特点，清热不可过于苦寒，除湿不宜过于通利，补虚不忘化瘀。

（三）分型论治

1. 湿热蕴结证

临床主症：产时不顺，产后突感小便频急，淋漓不畅，灼热刺痛，小腹疼痛胀急，尿黄赤混浊；口渴不欲饮，心烦；舌红，苔黄腻，脉滑数。

治法：清热利湿通淋。

方药：加味五淋散（《医宗金鉴》）加益母草（黑栀了、生地黄、赤茯苓、当归、白芍、黄芩、甘草梢、泽泻、木通、车前子、滑石）。

若热伤胞络，尿色红赤者，加小蓟、地榆、白茅根、益母草、旱莲草以清热利尿止血；若舌生疮，心烦者，加竹叶以清心除烦；若小便混浊者，加甘草、石菖蒲以分清泌浊；若肝经热，口苦便干，心烦易怒者，加龙胆草、茵陈以清肝泄热；若口渴引饮，舌红少津者，加知母、玉竹、石斛以养阴生津。

2. 肾阴亏虚证

临床主症：产后小便频数淋沥，尿道灼热疼痛，尿少，尿色深黄；五心烦热，腰膝酸软，头晕耳鸣；舌红，少苔，脉细数。

治法：滋肾养阴通淋。

方药：知柏地黄丸（《医宗金鉴》）加猪苓、川牛膝（知母、黄柏、熟地黄、山茱萸、淮山药、茯苓、牡丹皮、泽泻）。

若虚火内盛，潮热明显者，加地骨皮、生地黄、玄参以滋阴清热；心烦少寐者，加酸枣仁、柏子仁以滋阴安神，交通心肾；尿中带血者，加白茅根、小蓟等以清热凉血止血。

3. 肝经郁热证

临床主症：产后小便艰涩而痛，余沥不尽，尿色红赤；情志抑郁或心烦易怒，小腹胀满；甚或两胁胀痛，口苦咽干，大便干结；舌红，苔黄，脉弦数。

治法：疏肝清热通淋。

方药：沉香散（《医宗必读》）（沉香、石韦、滑石、瞿麦、冬葵子、当归、王不留行、赤芍、白术、甘草）。

沉香散主治气淋，方中沉香理气行滞；石韦、滑石、瞿麦、冬葵子行水通淋；当归、赤芍、王不留行养血化瘀；白术健脾行水；甘草缓急止痛，调和诸药。

若小腹胀满，胸胁胀痛明显者，加青皮、柴胡、枳壳以疏肝理气止痛；若恶露日久不止，小腹疼痛者，加益母草、炒蒲黄、五灵脂以化瘀止痛。

四、预防与调护

（1）注意孕期与产褥期卫生，保持外阴清洁，预防感染湿热之邪。
（2）积极治疗产后小便不通，若确需导尿，必须严格无菌操作。
（3）鼓励产妇多喝水，饮食宜清淡，忌食肥甘厚腻之品。
（4）禁房事，注意休息，保持心情舒畅。

五、疗效标准

1. 痊愈　尿频、尿急、淋漓涩痛症状消失。
2. 好转　尿频、尿急、淋漓涩痛症状明显减轻，易反复发作。
3. 未愈　尿频、尿急、淋漓涩痛症状依旧，不缓解，甚至肉眼血尿、腰酸、发热。

六、体会与探讨

产后多虚，易感外邪，应积极调摄产伤。因产后小便不通需导尿者，必须严格无菌操作，若需留置导尿管，应注意护理，预防感染。应鼓励产妇多喝水，饮食清淡，注意休息，适当活动。

本病以热证、实证居多，但产后不宜过于通利（通利乃产后三禁之一）。故临证之时，通利之药中病即止，仍当酌情选用滋阴之品以防过利伤阴。若有高热寒战，尿常规检查有大量红细胞、白细胞甚至有脓细胞，当配合西药抗感染治疗。

第十一节｜产后自汗、盗汗

产妇于产后出现涔涔汗出，持续不止者，称为"产后自汗"；若寐中汗出湿衣，醒来即止者，称为"产后盗汗"。

有些产妇在新产后汗出较多，尤以进食、活动后或睡眠时为著，此为"褥汗"。因产后气血骤虚、腠理不密所致，数天后营卫调和则自然缓解，不作病论。

一、病因病机

汉代《金匮要略》已有"新产血虚，多汗出，喜中风，故令病痉"的论述，并把"多汗出"视为产后三病的病因病机之一。隋代《诸病源候论》首列"产后汗出不止候"，指出"阴气虚弱不复者，则汗出不止"，里虚表实，阳气独发于外而为之。唐代《经效产宝》用黄芪、白术、防风、干地黄、牡蛎、茯苓、麦冬、大枣治疗产后汗出不止。方以玉屏风散益气固表止汗，加养阴收涩之品以治之，为后世奠定了治疗产后汗症的方药基础。宋代《妇人大全良方》提出了"产后虚汗不止"和"产后盗汗不止"之病名。明代《校注妇人良方》则明确提出"产后自汗、盗汗"之病名。并认为产后自汗、盗汗均可用补阴血兼益阳气之法治之。《医宗金鉴》提出按出汗的部位以辨证，认为："头汗阴虚阳上越，周身大汗是亡阳。"

产后汗症主要病机为产后耗气伤血，气虚阳气不固阴液外泄，阴虚内热则迫汗外出。素体虚弱，复因产时伤气耗血，气虚益甚，卫阳不固，腠理不实，阳不敛阴，阴津外泄而致自汗不止。素体阴虚，加之因产失血伤津，阴血益虚，阴虚内热，寐时阳乘阴分，热迫津液外泄，致令盗汗。醒后阳气卫外，腠理充、皮毛实而汗自止。

二、诊断及鉴别诊断

（一）诊断

1. 病史　素体气虚或阴虚，或产时失血较多，耗气伤津。

2. 临床表现　发生在产褥期，汗出多，自汗者，白昼时时汗出，动则益甚，浸渍衣物。盗汗者，寐中大汗，醒后即止。面色㿠白，或潮红。

3. 检查　必要时行胸部 X 线检查，以除外肺结核。

（二）鉴别诊断

主要与产后发热伴多汗者相鉴别。产后外感风热或中暑均可有多汗的表现，但均有发热，以发热为主症，以此为辨。

三、辨证论治

（一）辨证要点

本病以产后出汗量多和持续时间长为特点。根据出汗发生时间之不同分自汗和盗汗。白昼汗多，动则尤甚为气虚自汗；寐中出汗，醒后即止为阴虚盗汗。

（二）治疗原则

治疗产后自汗、盗汗，气虚者，治以益气固表，和营止汗；阴虚者，治以益气养阴，生津敛汗。

（三）分型论治

1. 气虚证

临床主症：产后汗出过多，不能自止，动则加剧；时有恶风身冷，气短懒言，面色白㿠，倦怠乏力；舌质淡，苔薄白，脉细弱。

治法：益气固表，和营止汗。

方药：黄芪汤（《济阴纲目》）（黄芪、白术、防风、熟地黄、煅牡蛎、茯苓、麦冬、大枣、甘草）。

黄芪汤主治卫气不固自汗证。方中黄芪益气固表为君；白术、茯苓、甘草健脾补气为臣；熟地黄、麦冬、大枣养血滋阴，煅牡蛎固涩敛汗，防风走表，助黄芪、白术以益气御风，共为佐药。全方共奏补气固表止汗之效。

若汗出过多，可加浮小麦、麻黄根、五味子固涩敛汗；若头晕心悸，唇甲苍白者，加党参、何首乌、阿胶益气养血。

2. 阴虚证

临床主症：产后睡中汗出，甚则湿透衣衫，醒后即止；面色潮红，头晕耳鸣，口燥咽干渴不思饮；或五心烦热，腰膝酸软；舌质红，苔少，脉细数。

治法：益气养阴，生津敛汗。

方药：生脉散加煅牡蛎、浮小麦、山茱萸、糯稻根。

若口燥咽干甚者，加石斛、玉竹生津滋液；五心烦热甚者，加白薇、地骨皮、生地黄、栀子滋阴清热除烦。

四、其他疗法

1.中成药

（1）玉屏风颗粒：

组成：黄芪、白术、防风。

功效：益气固表止汗。

用法：每次 5g，每日 3 次。

（2）生脉饮：

组成：人参、麦冬、五味子。

功效：益气复脉，养阴生津。

用法：每次 1 支，每日 3 次。

2.耳穴贴压　自汗者选取肺、肾、内分泌、交感、肾上腺等穴位；盗汗者选取心、肾、肺、交感、内分泌、三焦、神门等穴位。

3.食疗　糯稻根 30g，泥鳅 90g，泥鳅洗净，用食油煎至金黄，用清水 2 碗煮糯稻根，煮至 1 碗汤时，放进泥鳅煮汤。调味，吃泥鳅饮汤。具有滋阴止汗的功效。用于盗汗证。

4.口服维生素　可服用谷维素和维生素 B_1 调节自主神经。

五、预防与调护

（1）加强产后营养及适当锻炼，以增强体质，调和营卫。

（2）适寒温，慎起居，防外感。

六、疗效标准

1.痊愈　自汗、盗汗症状消失。

2.好转　自汗、盗汗明显改善、好转，出汗量少或偶有症状出现。

3.未愈　治疗前后自汗或盗汗的量无变化。

七、体会与探讨

产后自汗、盗汗多因虚所致，前者主要责之于气虚，后者主要责之于阴虚。治疗以调和营卫，平衡阴阳为主，针对病因或补气或滋阴，并宜酌加敛汗之品，标本兼治。此外，基于气与津互根互生的生理关系，治疗自汗时，当佐以补津化气之品；治疗盗汗时，当佐以补气生津之物。乃阴中求阳、阳中求阴之意。相得益彰，其效更佳。

第十二节 │ 产后抑郁

产后抑郁是指产妇分娩后在产褥期内出现情绪低落、精神抑郁症状，是产褥期精神障碍最常见的类型。国外报道发病率为3.5%~33%，国内为3.8%~16.7%。本病多在产后1周内出现症状，产后4~6周症状明显，平均持续6~8周，甚则长达数年。产后抑郁可发展到较为严重抑郁，可出现幻觉、自残、自杀或杀婴。

中医古籍中有大量与现代产后抑郁症相类似的记载，"产后不语""产后癫狂""产后脏躁""产后惊悸恍惚""产后乍见鬼状"均当属本病范畴。汉代张仲景在《金匮要略》中有"妇人脏躁，喜悲伤欲哭"的论治，隋代《诸病源候论》有相关证候的病因论述，宋代《妇人大全良方》记载"产后癫狂""产后脏虚心神惊悸""产后乍见鬼神""产后中风恍惚"等方论。清代《医宗金鉴·妇科心法要诀》进一步充实了本病的辨证论治："产后血虚，心气不守神志怯弱，故令人惊悸，恍惚不宁也，宜用茯神散""若因忧愁思虑，伤心脾者，宜归脾汤加朱砂、龙齿治之"。

一、病因病机

产后抑郁症病因复杂，主要与产后生理、心理因素及社会文化因素有关。如产后内分泌的改变，妊娠后期体内雌孕激素显著增高，皮质类固醇、甲状腺素也有不同程度增加，分娩后这些激素迅速下降，导致脑内和内分泌组织的儿茶酚胺减少，进而影响高级神经系统情绪活动。与产妇心理因素密切相关，如原有精神病史，社会逆境，早年丧母，孩提时期父母离异，孕前存在婚姻矛盾，产后缺少家庭关怀支持，心理压力大。情绪控制能力差、性格孤僻、焦虑的产妇好发此病。孕产妇文化程度低，缺乏妊娠、分娩、育儿知识，增加了恐惧、紧张和焦虑的情绪。家庭经济状况、居住条件差，分娩畸胎、死胎、死产、新生儿患病等亦为诱因。诸如此类，常是产后抑郁发病的高危因素。

中医认为本病的发生与孕妇等素体及产后"多虚多瘀"的生理特点密切相关。妊娠期气血下注胞宫以养胎，孕妇处于阴血相对不足状态，若素体血虚，再逢产后失血过多，产后过劳，而致气血两虚。血不养心，心神失养；血虚肝木失养，魂不守舍；肝血不足或素性抑郁，产后情志不舒，肝失疏泄，气机不利，情志失常。

二、诊断与鉴别诊断

（一）诊断

1. 病史　产前抑郁症、精神障碍史。甲状腺功能减退症、糖尿病、高血压等病史。产后失血过多、不良妊娠分娩史。

2. 症状　多于产后2周内发病，产后4~6周症状明显。表现为情志不舒，感情淡漠，孤僻多疑，夫妻不睦；或对生活、对家庭缺乏信心，有厌倦情绪，对事物反应迟钝，注意力不易集中，食欲不振，性欲减退；或伴有头晕、头痛，胃部不适，心率加快，呼吸增加，便秘等；或有思维障碍，迫害妄想，甚至出现伤婴或自杀行为。

3. 检查　使用筛查表进行心理评估，常用量表如爱丁堡孕产期抑郁量表（EPDS）产后抑郁筛查量表（PDSS）/ 医院焦虑抑郁量表（HADS）等；全面体检，注意精神、神志状态，排除内科疾病；测量血压，行血常规、甲状腺功能、血糖、雌激素、孕激素等检测。

（二）鉴别诊断

主要与产后神经衰弱相鉴别。神经衰弱的主要症状为易兴奋和易疲劳，情感以焦虑为主，而非低落。神经衰弱者自知力良好，症状波动大，求治心切，常有引起大脑活动过度紧张等的精神诱因。

三、辨证论治

（一）辨证要点

产后抑郁主要病因为血虚或气郁，导致心神失守，证有虚实，但以虚证为多。辨证应根据患者体质、情志变化分辨虚实。一般而言，产后自觉疲乏无力、情绪低落、喜悲伤、时感内疚、焦虑、食欲减退、性欲减低、头晕心悸、面色苍白、气短懒言、舌淡无苔或少苔，脉细弱无力者，属血虚气弱。若烦躁易怒，哭闹无常，胸闷胁胀，小腹疼痛，恶露色黯夹血块，面色、口唇、舌质紫黯，脉沉弦者属肝郁气滞。

（二）治疗原则

治疗以调和气血，安神定志为主。同时配合心理治疗。

（三）分型论治

1. 心血不足证

临床主症：产后精神抑郁，沉默寡言，情绪低落，悲伤欲哭，心神不宁，失眠多梦，健忘心悸，恶露量多；神疲乏力，面色苍白或萎黄；舌质淡，苔薄白，脉细弱。

治法：养血滋阴，补心安神。

方药：天王补心丹。

2. 肝气郁结证

临床主症：产后心情抑郁，或心烦易怒，心神不安，夜不能寐，或噩梦纷纭，惊恐易醒恶露量或多或少，色紫黯，有血块；胸胁、乳房胀痛，善太息；舌淡红，苔薄，脉弦或弦细。

治法：疏肝解郁，镇静安神。

方药：逍遥散加首乌藤、合欢皮、磁石、柏子仁。

3. 血瘀证

临床主症：产后郁郁寡欢，默默不语，神思恍惚，失眠多梦；或神志错乱，狂言妄语，如见鬼神，喜怒无常，哭笑不休；恶露不下，或下而不畅，色紫黯，有血块，小腹疼痛，拒按，面色晦暗；舌质紫暗，有瘀斑，苔白，脉弦或涩。

治法：活血化瘀，镇静安神。

方药：癫狂梦醒汤（《医林改错》）加龙骨、牡蛎、酸枣仁。

癫狂梦醒汤：桃仁、赤芍、柴胡、香附、青皮、陈皮、大腹皮、桑白皮、紫苏子、木通、半夏、甘草。

癫狂梦醒汤主治癫狂，哭笑不休，詈骂歌唱，不避亲疏者。方中重用桃仁、赤芍活血化瘀；柴胡、香附理气解郁；青皮、陈皮、大腹皮、桑白皮、紫苏子行气降气；木通泻火行水，通血脉；半夏、甘草和胃调中；加龙骨、牡蛎、酸枣仁镇静安神。诸药合用，共奏活血化瘀，镇静安神之效。

四、其他治疗

1. 心理治疗　为本病的重要方法，包括心理支持、咨询及社会干预。通过心理咨询，解除疾病的心理因素，如家庭、婚姻、期盼生育男儿、缺乏孕产保健知识等，以增强患者的自信心，增强其自我价值意识；根据患者的个性特征、心理状态、发病原因给予个体化的心理辅导。家庭、社会要关爱产妇，帮助产妇排忧解难，提供心理支持；指导产妇对情绪与生活进行自我调节，处理好家庭、夫妻等各种关系及养成良好的睡眠习惯。通过心理治疗，轻症患者有望痊愈。

2. 中成药治疗

（1）柏子养心丸：

组成：柏子仁、党参、炙黄芪、川芎、当归、茯苓、远志、酸枣仁、肉桂、五味子、半夏曲、炙甘草、朱砂。

功效：补气养血安神。

用法：水蜜丸每次 6g，每日 2~3 次，口服。

（2）越鞠丸：

组成：香附、川芎、苍术、神曲、栀子。

功效：理气解郁，宽中除满。

用法：每次 6g，每日 2~3 次，口服。

3. 针刺

（1）主穴：百会、四神聪、人中、内关、神门、太冲，施以平补平泻手法。

（2）主穴：水沟、百会、四神聪，伍以中脘、内关、三阴交、太冲，施以平补平泻。

4. 食疗

（1）玫瑰花 10g，冲入 500ml 热开水饮用。

（2）桂圆莲子茶：百合 40g、莲子 20g、龙眼肉 30g，以 1000ml 水煮沸 5min，饮用。

5. 西医治疗　适用于中、重度抑郁症及心理治疗无效者。进行个性化药物选择，尽量选用不进入乳汁的抗抑郁药。

（1）5- 羟色胺再吸收抑制剂为首选，因此类药物不进入乳汁。

1）帕罗西汀：初始剂量 20mg qd，2~3 周后如疗效欠佳，10mg 递增，最大剂量 50mg qd，餐中服。

2）盐酸舍曲林：起始量为 50mg qd，餐中服，数周后增至每日 100~200mg，最大剂量为每日 150~200mg，且不得连续使用超过 8 周。

（2）三环类抗抑郁药：阿米替林 25mg bid/tid，根据病情逐渐增量至每日 150~250mg。

●● **五、预防与调护**

（1）对于具有发生抑郁危险因素的孕妇给予足够的重视。做好围产期宣教工作，普及有关妊娠、分娩常识，减轻孕产妇对妊娠、分娩的恐惧、焦虑。

（2）医护人员加强哺乳期健康教育及心理保健，鼓励家属给予足够的关怀与照顾，保证产妇有充足的睡眠和适当的营养。

●● 六、疗效标准

1. 痊愈　治疗后情绪恢复正常，其他症状消失。
2. 好转　治疗后主要症状消失，其他症状有不同程度改善。
3. 未愈　治疗后临床症状无变化。

●● 七、体会与探讨

西医学关于产后抑郁的研究较早，20世纪80年代出现了大量研究，由于研究设计、测量工具、样本大小，抑郁诊断标准及研究时间的不同，因而报道产后抑郁的发病率亦不相同。姚婷等进行Mate分析结果显示，中国女性产后抑郁发生率为16%，而分娩时年龄≥35岁的高龄产妇产后抑郁检出率升高至20%。目前，我国对产后抑郁尚未引起足够重视，常常忽略早期症状，未予以及时治疗。

近年来许多学者对产后抑郁的中医病因病机、治疗进行了探究。例如，庞玉琴教授指出，气血失调、脏腑失和为产后抑郁的主要病机，在治疗产后抑郁时，以移情易性、畅气通滞、养血安神为治疗总则，强调当分阶段施治。若妇女新产阶段发生产后抑郁，以活血化瘀为主，加川芎、桃仁、炮姜之品；若妇女产后子宫已恢复，以补益气血为要，加当归、丹参、黄芪之品。陈亚妹等主张从脾胃入手，认为产后气血亏虚、枢轴调度进退失据为基本病机，以温补气血、健脾疏肝为治疗原则，从源头生发气血，兼顾疏通气机，从"血"与"虚"入手治疗产后抑郁，采用经方甘麦大枣汤加减等来治疗，收效甚佳。

第十三节 | 产后盆底功能障碍

女性盆底功能障碍是由于盆底支持结构缺陷、损伤及功能障碍造成的疾患，主要表现为压力性尿失禁、盆腔器官脱垂和性功能障碍。国内流行病学调查表明，产后6周盆底功能障碍发生率为25.08%~31.78%，妊娠、分娩均是产后盆底功能障碍的独立危险因素。因此，产后需早重视、早发现盆底功能的病理状态。

中医学中也有相关症状的描述，如宋代《三因极一病证方论》言："妇人趣产，劳力努咽太过，致阴下脱，若脱肛状，及阴下挺出，逼迫肿痛，举重房劳，皆能发作，清水续续，小便淋露"；明代《景岳全书》载："妇人阴中突出如菌、如芝，或挺出数寸。"根据症状及体征，归属中医学"遗溺""小便不禁""肠风""便秘""阴挺""产肠不收"范畴。

一、病因病机

分娩是一个持续时间较长的体力消耗过程，分娩用力、出汗、产创、出血均易致亡血伤津，元气受损，故"多虚"是妇女产后生理病理特征，也是产后病发生的基础和内因。若素体脾肾亏虚，加之孕产耗伤，产后生活饮食不慎、调摄不当，易致中虚下陷，肾气不固，气化失常，开阖失司，膀胱失约而致小便不禁。若产程过长，或产时用力太过，或产后过早操劳持重，盆底肌肉筋膜损伤，胞脉、胞络功能失常，无力系胞，故阴挺下脱。本病以虚证为主，与脾肾二脏关系最为密切。

二、诊断与鉴别诊断

（一）诊断

1. 病史　难产、会阴裂伤、产褥早期重体力劳动、慢性咳嗽、长期便秘、肥胖等。

2. 临床表现

（1）症状：自觉有物自阴道脱出，久站、行走、排便用力时加重，平卧休息后可消失，重度子宫脱垂者休息后脱出物亦不能自行还纳，或伴小腹下坠、腰酸、排便困难。

大笑、咳嗽、打喷嚏或行走等腹压增加时尿液溢出，或伴排尿困难、尿路刺激症状、下腹或腰部不适。

（2）体征：盆腔器官脱垂：阴道前、后壁膨出，宫颈外口达坐骨棘水平以下，甚至子宫颈及宫体脱出阴道口外。若长期摩擦导致宫颈和阴道壁溃疡，可见脓样或血性分泌物附着。

压力性尿失禁：患者膀胱充盈时，咳嗽或用力增加腹压同时有尿液溢出，腹压消失后溢尿也同时消失。

3. 妇科检查　见子宫颈外口降至坐骨棘水平以下，重者子宫部分或全部脱出于阴道口外。患者增加腹压时尿道口见尿液溢出。

4. 辅助检查

（1）盆底超声：可显示静息状态下尿道、阴道膀胱、膀胱颈、直肠等与耻骨联合下缘的关系，又动态观察上述结构的变化，了解膀胱颈活动度、尿道旋转的程度及盆底支持结构的变化，可作为盆腔器官脱垂和压力性尿失禁的评价指标。

（2）膀胱颈抬举试验：患者截石位，医师中指及食指分别放在阴道内膀胱颈水平尿道两侧的阴道壁上，嘱患者咳嗽或 Valsalva 动作增加腹压，有尿液溢出时用手指向头腹侧抬举膀胱颈，如溢尿停止，则为阳性。

（3）棉签试验：截石位，消毒后于尿道插入无菌棉签，前端应插过膀胱颈。在无应力状态下和应力状态下，棉签活动的角度超过 30°则提示膀胱颈过度活动。

（4）尿流动力学检查：自由尿流率、压力 - 流率测定、尿道压力描记等。

（5）盆底肌力检测：肌力测试是根据产妇肌肉收缩时间和连续完成动作的次数进行 Oxford 评分，0~3 分提示肌力降低。或使用盆底表面肌电检查仪采集盆底肌群进行一系列收缩和放松动作时盆底肌表面肌电信号，对整个盆底肌群Ⅰ型、Ⅱ型肌纤维功能进行评估。

（二）鉴别诊断

1. 宫颈延长　宫颈延长需与盆腔器官脱垂相鉴别，宫颈延长患者妇科检查时宫体在盆腔内，屏气用力后仍不下移。

2. 神经性尿失禁　神经源性尿失禁需与压力性尿失禁相鉴别，前者是由神经系统疾病所致的尿路功能异常。常见于脑血管疾病、糖尿病、盆腔脏器术后和脊髓损伤等。从病史、神经系统体格检查和尿流动力学检查三个方面加以区别。

三、辨证论治

（一）辨证要点

本病主要是气虚下陷，固摄失常所致，以虚为本。若子宫下脱，劳则加剧，带下清稀量多，伴小腹下坠，神疲乏力，少气懒言，舌质淡，苔薄白，脉细弱，为气虚证；如同时有腰膝酸软，头晕耳鸣，小便频数，为脾肾两虚；若子宫脱出阴道口外，摩擦损伤，局部红肿溃烂，带下量多色黄、味臭，为兼有湿热。

（二）治疗原则

按照"虚者补之，陷者举之，脱者固之"的原则，以健脾益气，升阳固摄为主，辅以补肾缩尿。兼湿热者，佐以清热利湿，配合局部外治。

（三）分型论治

1. 气虚证

临床主症：子宫下移或脱出于阴道口外，劳则加剧；小腹下坠，少气懒言，四肢乏力，面色少华，小便频数，或带下量多，色白质稀；舌淡苔薄，脉虚细。

治法：补中益气，升阳举陷。

方药：补中益气汤加金樱子、杜仲、续断。

若兼带下量多，色黄质黏腻，有臭气，为湿热下注，加黄柏、败酱草、薏苡仁清热利湿；若小便频数或失禁，为膀胱失约，加覆盆子、桑螵蛸固缩小便。

2. 肾虚证

临床主症：子宫下移或脱出于阴道口外，劳则加剧；小腹下坠，腰膝酸软，头晕耳鸣，小便频数，入夜尤甚；舌淡，苔薄，脉沉弱。

治法：补肾固脱，益气提升。

方药：大补元煎加黄芪。

若兼腰膝酸冷，为命门火衰，加补骨脂、肉桂温肾壮阳；若兼带下量多，色白质稀，为湿浊下注，加海螵蛸、芡实固涩止带。

●● 四、其他疗法

1. 针刺　取穴：中极、子宫、尺泽、太渊、百会、阴陵泉、蠡沟、太溪。采用平补平泻法，得气后留针 30min，每日 1 次，1 周为 1 个疗程。

2. 盆底肌训练　又称为 Kegel 运动，实施方法如下：持续收缩盆底肌（即缩肛运动）不少于 3s，松弛休息 2~6s，连续做 15~30min，每天重复 3 遍；或每天做 150~200 次缩肛运动。持续 3 个月或更长时间。但此方法存在依从性差、训练技巧不易掌握的缺点。

3. 盆底肌肉电刺激　电刺激可以增强神经肌肉兴奋度，唤醒一些由于受到压力而功能暂时丧失的神经细胞，加快其功能恢复。位于阴道中的电极可以传递出强度不一的电流，对盆底肌肉以及神经进行刺激，提高盆底肌肉收缩能力以及弹性，从而改善控尿功能，缓解盆腔器官脱垂症状，预防脱垂加重。

4.西药治疗

（1）选择性α-肾上腺素受体激动剂：盐酸米多君，每次 2.5~5.0mg，每日 2~3 次。

禁忌证：高血压、心律失常、急性肾脏疾病、肾功能不全、前列腺肥大伴残留尿、机械性尿阻塞、尿潴留、嗜铬细胞瘤、甲状腺功能亢进症、青光眼等。

（2）阴道局部雌激素：对绝经后妇女，阴道局部雌激素治疗可以缓解部分压力性尿失禁症状。

（3）子宫托：维持子宫与阴道壁在阴道内而不脱出，但长期使用可能造成阴道刺激和溃疡，甚至导致直肠阴道瘘形成。

5.手术治疗

（1）盆腔器官脱垂：主要是通过手术恢复正常解剖位置，包括阴道封闭术、盆底重建术。

（2）压力性尿失禁：非手术治疗效果不佳或依从性不好的患者可选择手术治疗，重度压力性尿失禁患者可直接选择手术。目前标准术式为经阴尿道中段悬吊带术、经腹耻骨后膀胱颈悬吊术，盆腔器官脱垂伴有压力性尿失禁需行盆底手术者，可同时行抗压力性尿失禁手术。但手术有一定的创伤，存在术后排尿困难、尿急、脏器损伤等风险。

五、预防与调护

（1）提高助产技术，避免滞产、第二产程延长。

（2）避免产妇在产褥期内过早劳作及重体力劳动。

（3）积极治疗慢性咳嗽、长期便秘等引起腹压增高的疾病。

（4）节制生育，避免多产多育。

六、疗效标准

（一）参照《中华人民共和国中医药行业标准·中医病证诊断疗效标准》

1.痊愈　子宫恢复正常位置，半年未复发。

2.好转　宫颈与宫体向上回纳，但未恢复到正常位置。

3.未愈　症状与体征无变化。

（二）参照《女性压力性尿失禁诊断和治疗指南（2017）》

1.痊愈　咳嗽等腹压增高情况下无漏尿。

2. 好转　咳嗽等腹压增高情况下有漏尿，1h 尿垫试验漏尿量较治疗前减少≥ 50%。

3. 未愈　咳嗽等腹压增高情况下有漏尿，1h 尿垫试验漏尿量较治疗前减少＜ 50%。

●● 七、体会与探讨

本病临床辨证常以气虚证、肾虚证多见，治疗以补虚、举陷、固脱为主。在补中气、益肾气的同时，可加入振奋阳气药物，如肉桂、吴茱萸、葫芦巴、巴戟天等温通肾阳，正所谓肾之元阳，乃一身阳气之根本，达到升提的目的，效果较佳。

产后盆底功能障碍的预防重于治疗。对于病情较轻者，解除或减少诱因，再配合有效中医药的治疗，可事半功倍。而对于病情较严重者，选择适当的手术方式治疗。

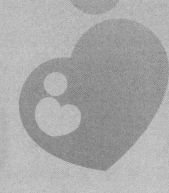

附篇——产科特殊检查

第十七章

产科特殊检查

第一节│超声检查

超声检查由于其对胎儿无创伤、无致畸作用、无叠加效应，同时胎儿图像清晰，诊断准确率高、安全性好，是产前诊断与筛查畸形胎儿的重要工具，是目前产科首选的影像检查方法。超声不仅可以在产前诊断中起重要作用，而且在产前备孕及产后康复中亦具有重要的价值。

一、超声在产前备孕中的应用

（一）监测排卵

超声显像对监测卵泡发育和有否排卵提供了一种有效的方法，对卵泡发育异常和各种排卵障碍能比较明确地进行诊断，包括卵泡发育不良、无优势卵泡形成、未破裂卵泡黄素化综合征、延缓排卵及多囊卵巢综合征等。另外，在药物诱发排卵治疗过程中，使用超声监测治疗效果、防止卵巢过度刺激、指导临床用药等方面均有重要价值。

（二）评估子宫内膜的容受性

子宫内膜容受性是受孕是否成功的又一关键因素。超声可以通过测量内膜厚度、观察其回声及血流特征来评估内膜的容受性。有研究显示，当子宫内膜厚度为8~9mm，形态表现为外层高回声，内层低回声的"三线征"时，预示内膜容受性较好，获得妊娠的机会较大。

（三）超声造影评价宫腔及输卵管的通畅度

不孕症的病因复杂，其中女性因素约占60%，而输卵管性不孕在女性不孕症中则高达58.28%，故输卵管因素是女性不孕不育的最主要因素。另外，子宫因素如子宫畸形、内膜息肉、宫腔粘连等亦可引起不孕。经阴道实时三维子宫输卵管超声造影具有无创、无辐射等优点，不仅可以实时动态、立体直观、形象真实地显示输卵管的形态，较准确地检测输卵管的通畅度，亦可检查宫腔形态，发现宫腔畸形、子宫内膜息肉、子宫黏膜下肌瘤、宫腔粘连等病变，为女性不孕不育检查提供了一种重要的方法。

●● 二、超声在整个孕期中的价值

超声具有经济、便捷、无电离辐射、图像清晰等优点，已成为产科检查的首选方法。从早孕至分娩的全过程都可以用超声监护：观察胎儿的发育过程，判断胎儿成熟度以及有无先天畸形，了解胎盘及脐带的状况等。整个妊娠过程中大概需要进行 5 次超声检查。

（一）第一次超声检查：早孕期

从精子与卵子结合到胎儿形成，超声见证了新生命的诞生。最早在怀孕第 5 周以后，超声就可以观察到妊娠囊。而经阴道超声因为探头位置更靠近宫腔，分辨率高，可以比经腹部超声更早一些观察到妊娠囊。在 6~7 周就可以观察到胚芽和心管搏动。早孕期超声检查的目的主要是确定宫内妊娠、确定胚胎数、评估孕周估算预产期，排除宫角妊娠、输卵管妊娠、瘢痕妊娠等异常妊娠状态。

（二）第二次超声检查：NT 检查

NT 超声检查的时间为 11~13^{+6} 周，最佳时间为 12~13 周，跨越了早孕到中孕，是最早期进行的胎儿畸形筛查。NT 超声检查不仅可以测量颈项透明层厚度，用以协助判断染色体异常，还可以发现一些显著的胎儿畸形，如无脑儿、露脑儿、颈部水囊瘤、胸腹裂等。

（三）第三次超声检查

系统性筛查的最佳时间为 22~24 周。中孕期的胎儿大小达到超声较适合检查的程度，而且此期羊水相对充足，胎儿活动空间较大，超声成像清晰，是最适合进行畸形筛查的时期。中孕期超声除了可筛查出一些重要的胎儿畸形，如颜面部、四肢、大脑、心脏、内脏器官等出现的畸形，还可以评估胎儿的生长发育情况、在宫内的状态以及胎盘、羊水、脐带等胎儿附属物有无异常，是孕期中最重要的一次检查。

（四）第四次超声检查：28~32 周

此次检查的作用为筛查晚发的畸形，如脑积水、肾积水等，并评估胎位、胎儿生长发育情况、羊水量及脐带情况等，判断胎儿是否有生长受限等异常情况等。

（五）第五次超声检查：36~39 周

此期因临近预产期，胎儿体积较大，活动空间不足，超声检查较困难。颜面部常因肢体、胎盘、宫壁的遮挡显示不清晰，而四肢一般一侧被压于下方而显示不清。但是此期超声检查仍是必不可少的，其主要目的是评估胎盘成熟度、羊水情况、胎方位及胎儿生长发育情况，为分娩做准备。

除此之外，整个孕期如果有腹痛、阴道流血或流水或分泌物异常、胎动异常（包括过度、减少或消失）等异常情况，都要及时就医，遵医嘱进行超声检查。

超声检查在孕期中的作用虽然很大，但必须提出的是，超声检查受多种因素的影响，如孕妇的腹壁较厚、孕周不合适、胎儿姿势与体位不配合、羊水量过少等，均可能导致图像不清晰，影响探查效果。目前超声筛查仅可发现 50%~60% 的畸形。误诊和漏诊的发生主要原因有以下几个方面。

（1）胎儿结构是一个逐渐形成和动态发育的过程，胎儿畸形也有一个发展过程，畸形只有发展到一定程度才能被超声显示，在这之前就很容易造成漏诊。例如有些孕妇在 22 周检查时胎儿的双顶径在两个标准差范围内，但是到 32 周检查时却已经小于三到四个标准差，这在中孕筛查时是无法预计的情况。还有些一过性异常如脑室扩张、脉络膜囊肿等在随访过程中可消失。还有一些迟发性疾病如宫内感染所致的脑液化往往在妊娠晚期才表现出来。

（2）由于胎儿本身的生理特点，某些疾病的诊断十分困难。比如复杂心脏畸形由于诊断困难，可能导致胎儿期漏诊或误诊。另外一些细小的畸形或异常，因检查困难尚不能列入筛查范围，如耳郭畸形、手掌脚掌及指趾畸形、隐形脊柱裂等。另外宫内胎儿双手经常呈握拳状，脚底也经常紧贴宫壁，所以目前无法完全观察到手指及脚趾的畸形。

（3）很多畸形临床表现变异很大。如先天性脑积水、肾积水等，胎儿期仅有轻度表现，出生后可能表现为严重的疾病，也可能逐渐好转。

（4）约 60% 的染色体疾病没有超声表现，因此大部分染色体疾病不能通过超声发现，更不能通过超声诊断，需要进行血清学或羊水穿刺染色体检查。

●● 三、超声在产后康复的运用

胎儿分娩后，超声依然具有重要的作用。超声可通过观察子宫大小形态评估子宫恢复情况；通过子宫内膜回声、血流情况，判断有无胎盘残留。

女性盆底功能障碍性疾病（female pelvic floor dysfunction, FPFD）是指盆底支持组织因损伤、退化所致松弛而引发的一系列疾病，包括压力性尿失禁、盆底器官脱垂及女性性功能障碍等，它极大地影响了女性的生活质量和身体健康。妊娠及分娩的过程中，各种原因导致的肌纤维过度拉伸甚至撕裂或损伤盆底神经，均可对盆底肌群造成不同程度的功能受损；此外，产后过早参加重体力劳动，影响了盆底结缔组织张力的恢复，亦有可能导致盆底肌肉功能发生障碍。

盆底超声以无辐射、价廉、重复性较好等优点逐渐取代 X 线影像检查。三维超声可以获得更加稳定与立体的图像，不需要移动探头便可以完成对盆底的全面扫描，可观察膀胱、尿道及盆底结构的运动，同时做出形态学和功能学评价，提高了检查的准确性。实时三维超声实现了动态立体观察，可以提供更加准确和实时的盆底结构观察和盆底功能评估，可帮助产妇早期诊断盆底功能障碍、早期治疗，解除其痛苦。

第二节 | 胎儿镜检查

胎儿镜检查是用直径 0.5~2mm 光纤内镜，以套管从孕妇腹壁穿刺，经子宫壁进入羊膜腔，观察胎儿形体、采集脐血或胎儿组织行活组织检查，以及对胎儿进行宫内治疗的方法，为有创检查。

●● 一、适应证

1. 疑胎儿体表畸形　观察胎儿有无体表畸形，如唇腭裂、多指（趾）、并指（趾）、脊柱裂等。

2. 抽取脐血　协助诊断胎儿有无地中海贫血、镰状细胞贫血、遗传性免疫缺陷和血液病等遗传性疾病，鉴别胎儿血型。

3. 胎儿组织活检　如皮肤活检可发现大疱病、鱼鳞病等遗传性皮肤病。

●● 二、检查时间

一般根据羊水量、胎儿大小、脐带粗细和检查目的而定。妊娠 15~17 周时，羊水达足够量，胎儿也较小，适宜观察胎儿外形。妊娠 18~22 周时，羊水继续增多，脐带增粗，适宜作脐血取样及胎儿宫内治疗。妊娠 22 周后，羊水透明度下降，不利于胎儿外形观察。

三、操作步骤

（1）术前按下腹部手术常规备皮，嘱孕妇排空膀胱，术前 10min 肌内注射哌替啶 50mg。

（2）在 B 超引导下选择穿刺点，一般选择宫体部无胎盘附着区；要求套管刺入子宫时能避开胎盘且面对胎儿腹侧，尽可能靠近脐带，手术严格无菌操作。

（3）穿刺点局麻，作 2mm 切口，深达皮下，助手固定子宫，在皮肤切口垂直穿刺套管针，进入羊膜腔后抽出针芯，见羊水涌出，换上胎儿镜。

（4）接上冷光源观察胎儿外形，根据检查目的抽脐血、胎儿组织活检或实施治疗。

（5）检查完毕，将胎儿镜连同套管退出，纱球压迫腹壁穿刺点 5min，包扎。平卧 3~5h，观察母体脉搏、血压、胎心率、有无宫缩及有无羊水及血流溢漏。一般不用抑制宫缩药物，因子宫肌松弛不利于子宫壁创口闭合，容易发生羊水溢出导致流产。

四、并发症

1. 感染　胎儿镜是经体表进入羊膜腔的有损伤检查方法，可引起母体和胎儿感染。术后发热、腹部疼痛、血白细胞升高甚至羊水细菌培养阳性是孕妇或胎儿感染的征兆。

2. 出血　检查过程中损伤腹壁或子宫壁血管可引起出血。

3. 流产、早产或胎儿死亡　手术过程损伤胎盘和脐带或者造成羊水渗漏引起流产、早产或胎儿死亡。

4. 羊水渗漏　羊水由穿刺点漏出羊膜囊外，沿羊膜-子宫壁间隙渗出，经宫颈、阴道流出体外。若术后阴道流水增多，应考虑羊水渗漏，取阴道后穹窿处液体测酸碱度，若 pH > 7 或有羊齿状结晶可确诊。

5. 周围脏器损伤　如肠管损伤等。

第三节 ｜ 羊水检查

羊水检查是经羊膜腔穿刺取羊水，采用多种实验室技术对羊水成分进行分析的一种产前检查方法。临床常用遗传病的产前诊断、宫内感染病原体的检查及胎儿肺成熟度的判断。

一、适应证

（1）遗传病的产前诊断和遗传代谢病的产前筛查。

（2）宫内病原体感染的产前诊断。

（3）胎儿肺成熟度的判断。

二、临床应用

（一）遗传病的产前诊断和遗传代谢性病的产前筛查

1. 染色体疾病及基因组疾病　通过羊水细胞培育进行传统的染色体核型分析，可用于诊断染色体数目异常和结构异常。目前使用的染色体微阵列分析(chromosomal mlcroarray analysis,CMA)技术包括比较基因组杂交微阵列和单核苷酸多态性微阵列 (single nucleotide polymorphism array,SNP array)，除了常规的染色体数目异常，还可以在全基因组范围内高分辨检测出传统核型分析难以发现的染色体微缺失及微重复等微小结构变异。SNP array 芯片还可以通过SNP 分型检出基因组的杂合性丢失 (loss of heterozygosity,LOH) 与单亲二倍体(uniparental disomy,UPD)。荧光原位杂交技术和实时荧光定量聚合酶链式反应(quantitaive poiymerase chain reacton,qPCR) 技术主要用于常见的染色体疾病与基因组疾病的靶向检测。

2. 基因疾病　目前能进行产前诊断的基因病已达 3000 多种，常见的如地中海贫血、苯丙酮尿症、甲型及乙型血友病、假肥大型进行性肌营养不良症、遗传性脊肌萎缩症及脆性 X 综合征等。在众多基因检测技术中，Sanger 测序 (Sanger sequencing) 是目前基因突变检测的"金标准"。多重连接依赖式探针扩增技术适用于未知基因缺失与重复的高通量检测，除对基因缺失的定性检测外，还具有检测靶点拷贝数的相对定量能力，能对基因片段的杂合缺失及重复进行判断。高通量测序技术主要包括全基因组测序 (whole genome sequencing,WGS) 技术和靶向重测序技术。靶向重测序技术分为全外显子测序技术、临床外显子测序 (medical exome sequencing, MES) 技术、靶向疾病基因组检测等。此外，还有定量 PCR 技术、DNA 印迹、长片段 PCR 技术等。

3. 遗传代谢病的产前筛查　通过羊水酶学分析，可诊断因遗传基因突变引起的某种蛋白质或酶的异常或缺陷。目前已知蛋白质功能异常的遗传性代谢性疾病多由酶的活性丧失而引起。如测定氨基己糖酶 A 活力，可诊断类脂质蓄积引起的黑蒙性家族痴呆病。测定半乳糖 -1- 硫酸盐尿苷酰转移酶，可诊断半乳糖血症等。

（二）宫内感染的产前诊断

当疑孕妇有弓形虫、巨细胞病毒宫内感染时，可行羊水病毒 DNA 或 RNA 的定量分析以确诊。羊水培养是诊断宫内细菌感染的可靠依据，羊水涂片革兰氏检查、葡萄糖水平测定、白细胞计数、白细胞介素 -6 检测等可用于绒毛膜羊膜炎的产前诊断。

（三）胎儿肺成熟度检查

主要用于高危妊娠在终止妊娠前胎儿肺成熟度的评估。

1. 卵磷脂 / 鞘磷脂 (lecithin/sphingomyelin, L/S) 比值测定　胎儿肺泡 II 型上皮细胞分泌的表面活性物质，能使胎肺表面张力降低，有助于预防新生儿呼吸窘迫综合征的发生，肺泡表面活性物质的主要成分为磷脂，羊水 L/S 比值可用于判断胎肺的成熟度，L/S > 2，提示胎儿肺成熟。

2. 磷脂酰甘油（phosphatidyl glycerols, PG）测定　PG 占肺泡表面活性物质中总磷脂的 10%，判断胎儿肺成熟度优于 L/S 比值法。妊娠 35 周后羊水中出现 PG，代表胎儿肺已成熟，以后继续增长至分娩。如糖尿病合并妊娠时，即使 L/S 比值 > 2，而未出现 PG，则提示胎儿肺仍不成熟。

附　录：方剂索引

·二画·

人参养营汤（《**太平惠民和剂局方**》）人参　白术　甘草　当归　白芍　黄芪　陈皮　肉桂　熟地　五味子　茯苓　远志

八珍汤（《**正体类要**》）党参　白术　茯苓　甘草　熟地黄　当归　白芍　川芎

·三画·

下乳涌泉散（《**清太医院配方**》）当归　川芎　花粉　白芍　生地黄　柴胡　青皮　漏芦　桔梗　通草　白芷　穿山甲（此为国家级野生保护动物，已被禁止入药）　甘草　王不留行

大黄牡丹皮汤（《**金匮要略**》）大黄　牡丹皮　桃仁　冬瓜仁　芒硝

小柴胡汤（《**伤寒论**》）柴胡　黄芩　半夏　人参　炙甘草　生姜　大枣

·四画·

天仙藤散（《**校注妇人良方**》）天仙藤　香附　陈皮　甘草　乌药　生姜　木瓜　紫苏叶

天麻钩藤饮（《**杂病证治新义**》）天麻　钩藤　栀子　黄芩　杜仲　石决明　川牛膝　益母草　桑寄生　首乌藤　朱茯神

开骨散（《**医宗金鉴·杂病心法要诀**》）　当归　川芎　龟甲　血余炭

丹栀逍遥散（《**内科撮要**》）牡丹皮　栀子　柴胡　当归　白术　茯苓　白芍　炙甘草

五味消毒饮（《**医宗金鉴**》）金银花　蒲公英　紫花地丁　紫背天葵子　蒲公英

六味地黄丸（《**小儿药证直诀**》）熟地黄　山茱萸　山药　泽泻　牡丹皮　茯苓

·五画·

生化汤（《傅青主女科》）当归　川芎　炮姜　桃仁　炙甘草

加参生化汤（《傅青主女科》）人参　当归　川芎　炮姜　桃仁　炙甘草

生脉饮（《内外伤辨惑论》）人参　麦冬　五味子

甘麦大枣汤（《金匮要略》）甘草　小麦　大枣

龙胆泻肝汤（《医宗金鉴》）龙胆草　栀子　黄芩　车前子　木通　泽泻　生地黄　当归　甘草　柴胡

半夏白术天麻汤（《医学心悟》）半夏　白术　天麻　陈皮　茯苓　炙甘草　蔓荆子　生姜　大枣

四苓散（《明医指掌》）白术　茯苓　猪苓　泽泻

四物汤（《太平惠民和剂局方》）熟地黄　当归　白芍　川芎

四逆散（《伤寒论》）甘草　枳实　柴胡　白芍

加味五淋散（《医宗金鉴》）黑栀子　赤茯苓　当归　白芍　甘草节　车前子　黄芩　生地黄　泽泻　滑石　木通

加味四物汤（《医宗金鉴》）当归　熟地黄　白芍　川芎　天花粉　王不留行　木通

白术散（《全生指迷方》）白术　茯苓　大腹皮　生姜皮　陈皮

白虎汤（《伤寒论》）知母　石膏　甘草　粳米

白虎加人参汤（《伤寒论》）知母　石膏　甘草　粳米　人参

圣愈汤（《兰室秘藏》）人参　黄芪　熟地黄　当归　川芎　生地黄

平甲煎（经验方）龙胆草　栀子　柴胡　黄芩　夏枯草　昆布　玄参　牡蛎　麦冬　酸枣仁　生地黄

归脾汤（《校注妇人良方》）黄芪　人参　当归　白术　茯神　酸枣仁　桂圆　木香　远志　甘草　生姜　大枣

瓜蒌牛蒡汤（《医宗金鉴》）瓜蒌仁　牛蒡子　花粉　黄芩　栀子　连翘　皂刺　金银花　陈皮　青皮　柴胡

·六画·

当归散（《金匮要略》）当归　白芍　白术　川芎　黄芩

当归补血汤（《兰室秘藏》）黄芪　当归

当归芍药汤（《金匮要略》）当归　白芍　川芎　茯苓　白术　泽泻

导赤散（《小儿药证直诀》）生地黄　木通　淡竹叶　甘草梢

夺命散（《证治准绳》）没药　血竭

托里消毒散（《外科正宗》）人参　川芎　当归　白芍　白术　金银花　白芷　皂角刺　甘草　桔梗　黄芪　茯苓

安宫牛黄丸（《温病条辨》）牛黄　郁金　犀角（犀角已不再作为中药使用，应使用相应的替代品）　黄芩　黄连　栀子　雄黄　朱砂　冰片　麝香　珍珠

·七画·

两地汤（《傅青主女科》）生地黄　玄参　麦冬　白芍　阿胶　地骨皮

补中益气汤（《脾胃论》）黄芪　党参　当归　甘草　陈皮　白术　柴胡　升麻

补肾固冲丸（《中医学新编》）菟丝子　续断　熟地黄　阿胶　鹿角霜　巴戟天　杜仲　当归　枸杞子　党参　白术　砂仁　大枣

苍附导痰丸（《叶天士女科》）苍术　香附　茯苓　陈皮　半夏　甘草　南星　生姜　神曲

苏叶黄连汤（《温热经纬》）黄连　紫苏叶

肠宁汤（《傅青主女科》）当归　熟地黄　麦冬　人参　阿胶　山药　甘草　续断　肉桂

身痛逐瘀汤（《医林改错》）秦艽　川芎　桃仁　红花　甘草　羌活　没药　当归　五灵脂　地龙　香附　牛膝

佛手散（《普济本事方》）当归　川芎

何氏安胎饮（《何子淮女科经验集》）党参　黄芪　阿胶　当归　白术　白芍　桑寄生　黄芩　大枣　甘草　箬蒂　苎麻根

寿胎丸（《傅青主女科》）菟丝子　续断　桑寄生　阿胶

杞菊地黄丸（《医级》）枸杞子　菊花　熟地黄　山茱萸　山药　牡丹皮　茯苓　泽泻

肾气丸（《金匮要略》）熟地黄　山药　山茱萸　茯苓　牡丹皮　桂枝　泽泻　附子

参附汤（《校注妇人大全良方》）人参　附子

免怀散（《济阴纲目》）红花　赤芍　当归　牛膝

鱼腥草合剂（谢德聪经验方）鱼腥草　黄柏　爵床　生地黄　牡丹皮　赤芍药　女贞子　旱莲草　白茅根　乌药　甘草梢　苎麻根　续断

知柏地黄汤（《医宗金鉴》）知母　黄柏　熟地黄　山药　山茱萸　茯苓　牡丹皮　泽泻

柏子仁丸（《妇人大全良方》）柏子仁　川牛膝　卷柏　泽兰　续断　熟地黄

独活寄生汤（《千金要方》）独活　桑寄生　秦艽　防风　细辛　当归　川芎　干地黄　杜仲　牛膝　人参　茯苓　甘草　桂心　芍药

独参汤（《十药神书》）人参

保阴煎（《景岳全书》）生地黄　熟地黄　白芍　山药　续断　黄芩　黄柏　甘草

保产无忧散（《傅青主女科》）枳壳　甘草　川贝母　艾叶　当归　川芎　荆芥　羌活　菟丝子　厚朴　白芍　生姜　黄芪

胎元饮（《景岳全书》）人参　白术　陈皮　甘草　熟地黄　当归　杜仲　白芍

香砂六君子汤（《名医方论》）人参　白术　茯苓　甘草　半夏　陈皮　木香　砂仁　生姜

宫外孕Ⅰ号方（山西医学院附属第一医院）赤芍　丹参　桃仁

宫外孕Ⅱ号方（山西医学院附属第一医院）赤芍　丹参　桃仁　三棱　莪术

送子丹（《傅青主女科》）黄芪　当归　麦冬　熟地黄　川芎

春泽汤（《世医得效方》）桂枝　白术　茯苓　猪苓　泽泻　人参

济生肾气丸（《严氏济生方》）熟地黄　山药　山茱萸　牡丹皮　茯苓　桂枝　泽泻　附子　牛膝　车前子

·十画·

逍遥散（《太平惠民和剂局方》）柴胡　当归　白芍　茯苓　白术　甘草　煨姜　薄荷

桃红四物汤（《医宗金鉴》）桃仁　红花　当归　熟地黄　川芎　白芍

益气导溺汤（《中医妇科治疗学》）党参　茯苓　白术　扁豆　桂枝　升麻　桔梗　通草　乌药

桂枝茯苓丸（《金匮要略》）桂枝　茯苓　桃仁　牡丹　芍药

胶艾汤（《金匮要略》）阿胶　艾叶　当归　川芎　白芍　干地黄　甘草

真武汤（《伤寒论》）附子　生姜　茯苓　白术　白芍

泰山磐石散（《古今医统大全》）人参　黄芪　白术　炙甘草　当归　川芎　白芍　熟地黄　续断　糯米　黄芩　砂仁

通乳丹（《傅青主女科》）人参　黄芪　当归　麦冬　木通　桔梗

·十一画·

黄芪桂枝五物汤（《金匮要略》）黄芪　桂枝　白芍　生姜　甘草　大枣

黄芪汤（《太平圣惠方》）黄芪　知母　石膏　白芍　麦冬　甘草　茯苓　桂心　升麻　熟地黄　人参

清营汤（《温病条辨》）玄参　生地黄　麦冬　金银花　连翘　竹叶心　丹参　黄连　犀角（犀角已不再作为中药使用，应使用相应的替代品）

救母丹（《傅青主女科》）人参　当归　川芎　益母草　赤石脂　荆芥

脱花煎（《景岳全书》）当归　川芎　肉桂　车前子　牛膝　红花

羚角钩藤汤（《重订通俗伤寒论》）钩藤　羚羊角　桑叶　川贝母　生地黄　菊花　白芍　茯神　鲜竹茹　甘草

麻黄连翘赤小豆汤（《伤寒论》）茵陈　栀子　大黄　麻黄　连翘　赤小豆　大枣　杏仁　桑白皮　生姜　炙甘草

·十二画·

舒气散（《傅青主女科》）人参　当归　川芎　紫苏梗　白芍　牛膝　陈皮

柴胡　葱白

蜂花合剂（谢德聪经验方） 蜂房　花蕊石　当归　川芎　枳壳　山楂炭　蒲黄炭

紫雪丹（《温病条辨》） 石膏　磁石　滑石　羚羊角　沉香　玄参　木香　升麻　丁香　麝香　辰砂　炙甘草　朴硝　犀角（犀角已不再作为中药使用，应使用相应的替代品）　寒水石

黑神散（《太平惠民和剂局方》） 熟地黄　黑大豆　当归　肉桂　干姜　蒲黄　白芍　甘草

·十三画·

催生饮（《济阴纲目》） 当归　川芎　大腹皮　枳壳　白芷

解毒活血汤（《医林改错》） 连翘　葛根　柴胡　枳壳　当归　赤芍　生地黄　红花　桃仁　甘草

·十四画以上·

蔡松汀难产方（经验方） 黄芪（蜜）　当归　茯神　党参　龟甲（醋）　川芎　白芍（酒炒）　枸杞子

增液汤（《温病条辨》） 玄参　生地黄　麦冬

镇肝熄风汤（《医学衷中参西录》） 怀牛膝　生赭石　生龙骨　生牡蛎　生龟甲　白芍　玄参　天冬　川楝子　麦芽　茵陈　甘草

薏苡附子败酱汤（《金匮要略》） 薏苡仁　附子　败酱草

橘皮竹茹汤（《金匮要略》） 橘皮　竹茹　大枣　甘草　生姜　人参

酸枣仁汤（《金匮要略》） 酸枣仁　甘草　知母　茯苓　川芎

鲤鱼汤（《千金要方》） 鲤鱼　白术　生姜　白芍　当归　茯苓